— 全国高等职业教育医学影像技术专业新形态规划教材 —

核医学检查技术

（供医学影像技术等专业使用）

主　编　张　多　李小东

中国协和医科大学出版社

北　京

内容提要

本教材是“全国高等职业教育医学影像技术专业新形态规划教材”之一，系根据本套教材的编写指导思想和原则要求，结合专业培养目标和本课程要求的教学目标编写而成，内容涵盖了核医学理论知识、核医学技术和核医学检查技术的临床应用。此外，本教材还增加了丰富的数字资源，包括教学视频、微课、课件、思维导图、岗位对标考试等知识点总结、能力测试等，丰富了教材内容，增强了线上和线下教学的联动性，以提升学生学习的主动性和积极性。

本教材主要供医学影像技术等专业使用。

图书在版编目（CIP）数据

核医学检查技术 / 张多，李小东主编. -- 北京 ：中国协和医科大学出版社，2025. 7. --（全国高等职业教育医学影像技术专业新形态规划教材）. -- ISBN 978-7-5679-2613-4

Ⅰ. R817.4

中国国家版本馆 CIP 数据核字第 2025NQ0399 号

主　　编　张　多　李小东
策划编辑　刘　婷
责任编辑　沈紫薇
封面设计　邱晓俐
责任校对　张　麓
责任印制　黄艳霞
出版发行　**中国协和医科大学出版社**
（北京市东城区东单三条 9 号　邮编 100730　电话 010-65260431）
网　　址　www.pumcp.com
印　　刷　北京中科印刷有限公司
开　　本　889mm×1194mm　1/16
印　　张　22.25
字　　数　570 千字
版　　次　2025 年 7 月第 1 版
印　　次　2025 年 7 月第 1 次印刷
定　　价　75.00 元

全国高等职业教育医学影像技术专业
新形态规划教材建设指导委员会

编者名单

主　　编　张　多　李小东

副 主 编　李苗苗　张建华

编　　者　(按姓氏笔画排序)

刘晓宇（襄阳职业技术学院）

刘鹏鑫（青海卫生职业技术学院）

孙　童（菏泽医学专科学校）

李　立（襄阳市中心医院）

李小东（北京大学国际医院）

李苗苗（山东医学高等专科学校）

李建红（北京大学国际医院）

杨萌萌（江苏医药职业学院）

吴庆伟（山东第一医科大学附属肿瘤医院）

宋　莹（洛阳职业技术学院）

张　多（陕西能源职业技术学院）

张建华（北京大学第一医院）

陈佩雯（沧州医学高等专科学校）

郑婷婷（延安大学咸阳医院）

赵洪刚（天津医科大学第二医院）

薛宝睿（陕西能源职业技术学院）

数字教材编者名单

主　　编　张　多　李小东　景红丽

副 主 编　邢海群　宋娟娟　刘　宇

编　　者　(按姓氏笔画排序)

王　瞳（中国医学科学院北京协和医院）

王晓慧（山东第一医科大学附属肿瘤医院）

王静楠（中国医学科学院北京协和医院）

邢海群（中国医学科学院北京协和医院）

任　超（中国医学科学院北京协和医院）

刘　宇（中国医学科学院北京协和医院）

刘旭昇（湖北医药学院附属太和医院）

李小东（北京大学国际医院）

杨广杰（中国医学科学院北京协和医院）

宋娟娟（北京大学国际医院）

张　多（陕西能源职业技术学院）

周鲁濛（黄冈市中心医院）

胡　楠（中国医学科学院北京协和医院）

胡海萍（西安中医脑病医院）

袁婷婷（北京大学第一医院）

景红丽（中国医学科学院北京协和医院）

焦　博（西安高新医院）

魁学妍（北京市大兴区人民医院）

出版说明

随着医学影像技术在现代医疗中的核心地位日益凸显，行业对高素质应用型人才的需求持续攀升。当前，我国医学影像技术领域呈现“设备智能化加速升级”与“复合型人才结构性短缺”并存的现状，人工智能、多模态影像融合、精准医疗等技术的广泛应用，使得传统教材已难以匹配快速迭代的行业需求。高等职业教育作为技术技能型人才培养的主阵地，其新型教材体系的建设，不仅是实现职业教育类型化发展的关键举措，更是推动医学影像技术国产化进程、助力“健康中国2030”目标达成的重要基石。

本套教材以实践科学发展观为指导思想，以服务教学、指导教学、规范教学、适应我国医学教育改革为宗旨，立足高等职业教育教学实际，以胜任能力培养为目标，使课程设置与理论实践紧密衔接，突出教材内容的实用性、先进性、科学性和通用性。本套教材为新形态教材，具体体现为：体现教育改革精神与职业教育特色；注重产教融合，突出实践教学；以实际操作技能为导向，融入新技术、新方法；融合思政，强化价值引领；以学生为中心，丰富模块设计；纸质教材与数字教材融合；教材编写在贯彻职业教育理念的同时，亦充分体现现代化的教育思想和方法，以全面提升学生的创新精神、人文素养、胜任能力等综合素质，培养适应医疗卫生体制改革的复合型和应用型人才。

同时，本套教材的编写遵循教材编写的基本规律，秉持“三基、五性、三特定”的原则，注重基础理论、基本知识和基本技能的培养，内容深度和广度适应全国高等职业教育的需求。教材编写以医学影像技术专业的培养目标为导向，着重培养学生的职业技能，满足职业岗位需求、学生学习需求和社会需求。教材内容涵盖了医学影像技术领域工作岗位所需的知识、技能和素质，帮助学生全面理解工作岗位，培养学生科学的临床思维和学习方法，以满足社会对学生知识和技能的要求，强调培养学生的创新能力、信息获取技能和终身学习能力，确保教材的启发性。在编写过程中，我们充分考虑到高等职业教育的多样性，确保教材既能适应不同院校的需求，又能满足学生毕业时的知识和技能要求。

本套教材涵盖医学影像解剖学、医学影像诊断学、X线摄影检查技术等12门课程，定位清晰、特色鲜明，具有以下特点。

一、构建高质量、互动性强的创新形态教材体系

本系列教材为创新形态教材，教材所有内容，均实现数字化呈现；同时，为纸质教材提供配套教学视频、微课、思维导图、教学课件、在线练习等丰富教学资源，学生可直接获取与教材内容相关联的课程资源；支持多媒体资源嵌入与实时更新；配套的数字教材平台，支持在线教学、资源共享、数据分析等功能，实现教学全流程数字化管理，满足多样化教学需求。这种创新的学习方式，不仅提高了教学效果，也丰富了学习体验，使学习更加便捷，提升了学生的学习积极性和主动性。

二、强化价值引领，助推专业教育与思政教育相融合

本套教材以专业知识为载体，以思政教育为引领，深度挖掘专业课程蕴含的思政资源，巧妙融入教材内容，全方位助推专业教育与思政教育深度交融，培育德技兼修人才。在教材编写中，我们注重以影像案例为切入点，将社会主义核心价值观、医者仁心的职业精神、中华优秀传统文化等思政元素自然融入专业知识点。引导学生树立正确的职业价值观，具备社会责任感，在实践教学环节强化人文关怀培养，使学生在掌握专业技能的同时，自觉践行“健康所系，性命相托”的医者担当。

三、体现教育改革精神与职业教育特色

本套教材深入贯彻国家职业教育改革精神，坚持以人为本、能力为重，强调实践操作和技能培训，注重培养学生的职业素养和实际工作能力。内容贴近职业实践，力求使学生能够顺利进入职业领域，成为胜任基层医疗机构或医学影像相关岗位的高级技术型专业人才。编写过程中，我们注重教材内容与实际工作岗位匹配，确保教材内容符合基层实际工作的需求。

四、注重产教融合，突出实践教学

高等职业教育强调产教深度融合，创新培养模式，这是职业教育的重要发展方向。本套教材的建设始终把提高人才培养质量放在首位，密切联系实际，突出实践教学，将专业内容设置与行业需求对接；推动教学与行业技术发展同步，使课程内容与职业标准对接；完善职业教育教学过程机制，使教学过程与实际工作过程对接。

五、贴合考试，对接行业需求

本教材严格遵循《国家职业教育改革实施方案》及职业教育规划教材建设要求，以医学影像技师职业标准为核心，将岗位技能、职业技能竞赛、职业资格考试内容有机融入教材，实现“岗课赛证”融通，助力学生无缝对接行业需求。

六、以学生为中心，丰富模块设计

考虑到职业教育学生的年龄和学习特点，本套教材的模块设置丰富多样，包括案例导入、思维导图、考试知识点总结、习题等模块。这种结构不仅有助于学生理解和记忆知识点，还能提高学生的学习兴趣和学习效果。每个模块设计精细，既有理论讲解，又有实践应用，旨在全面提升学生的综合素质。

希望本套教材的出版，能够推动高质量医学影像技术专业人才的培养，促进我国医学影像技术专业领域的教材建设与教育发展，为促进我国医学影像事业的发展和保障人民健康作出积极贡献。

前 言

在现代医学蓬勃发展的进程中，核医学检查技术凭借其独特优势，已成为医学影像领域不可或缺的关键力量。它巧妙融合核物理学、电子学、计算机科学及医学等多学科知识，为疾病的精准诊断、高效治疗和科学评估预后开辟了全新路径。

本教材正是顺应医学影像检查技术专业发展需求，由院校教师与医院核医学科经验丰富的医师和技师共同精心编写而成。院校教师以扎实的教学经验，保障教材内容契合教学规律与学生认知水平；医院一线专业人员凭借丰富的临床实操经验，赋予教材鲜明的实用性与前沿性。双方通力协作，致力于为医学影像技术专业的学生打造一本兼具理论深度与实践指导价值的优质教材。

本教材内容全面且系统，涵盖核医学检查技术的基础理论知识，如核医学概述、核医学物理基础、核医学辐射防护的基本知识等；详细介绍核医学技术内容，如核医学仪器设备、放射性药物、放射性核素示踪技术与显像技术等；深入阐述核医学检查技术在神经系统、心血管系统、消化系统、泌尿系统、内分泌系统等的临床应用。同时，注重理论与实践相结合，每章均设有案例和操作技能视频，助力学生将所学知识转化为实际操作技能。

本教材的主要特点是将纸质教材和数字资源充分融合，将思维导图、教学课件、题库、微课、视频等数字化素材加入其中，构建网络化、数字化教材体系，打造多维度融合教材，以满足学生的学习需求。

本教材主要适用于全国高等职业院校医学影像技术专业的师生使用学习。

我们衷心期望本教材能够成为医学影像检查技术专业学生开启核医学检查技术知识大门的钥匙，为他们今后在核医学领域的学习与工作奠定坚实基础。也希望通过本教材能够培养出更多适应临床需求、具备扎实专业技能的高素质医学影像人才，为推动我国核医学事业的发展贡献力量。

尽管编写团队竭尽全力，但由于医学技术发展日新月异，教材中难免存在不足之处。恳请广大师生与同行在使用过程中提出宝贵意见和建议，以便我们不断完善与改进。

编　者

2025 年 4 月

目　录

第一篇　核医学理论知识

第二篇 核医学技术

第三篇 核医学检查技术的临床应用

第一篇

核医学理论知识

第一章　核医学概述

教学课件

学习目标

素质目标

（1）具有对核医学工作的敬畏心，养成科学思维与严谨作风，充分认识核医学操作规范的重要性。

（2）提升对核医学伦理及安全问题的重视，具备良好的沟通能力和人文关怀精神。

（3）增强团队协作意识和安全意识。

知识目标

（1）掌握：核医学的定义及内容、相关法律法规。

（2）熟悉：核医学检查技术岗位定位与职责。

（3）了解：核医学发展历程中的关键节点及发展现状。

能力目标

（1）能清晰阐述核医学的基本知识，做好核医学的科普宣传工作。

（2）能分析核医学发展趋势对临床实践的影响，合理应用新的技术和理念。

（3）能遵守并运用相关法律法规，确保检查工作合法合规地开展，避免违规操作带来的风险。

案例导入

【案例】

患者，男性，60 岁，体检发现肿瘤标志物癌胚抗原（carcinoembryonic antigen，CEA）轻度升高，身体无明显不适，常规 CT 检查亦无异常。经医师建议，该患者做了 PET/CT 检查，结果显示结肠处有一个代谢异常增高的小结节，后通过病理活检，被确诊为早期结肠癌。

【问题】

面对早期癌症，常规 CT 未能发现异常，而 PET/CT 却能将其检测出来，这背后的原因是什么？

· 核心知识拆解 ·

微课：什么是核医学

第一节　核医学定义及内容

在临床诊疗中，疾病的精准诊断往往需要综合多种医学影像检查技术，通过优势互补来提供更全面、准确的影像学信息。对于恶性肿瘤等占位性病变或器质性病变，传统影像学技术（如 X 线、超声、CT 和 MRI 等）主要提供解剖形态学信息，成为疾病诊断的重要依据。然而，在疾病发生发展的早期，组织器官的功能代谢异常（如血流灌注、生理生化改变或基因受体表达变化等）往往先于解剖结构的改变。因此，单纯依赖形态学信息可能无法实现疾病的早期诊断，而获取功能代谢信息的需求日益迫切。在此背景下，核医学（nuclear medicine）作为一种独特的影像学手段，为疾病的早期诊断和精准治疗提供了新的视角。

一、定义

核医学是一门利用开放型放射性核素及其标记物进行临床诊断、疾病治疗及生命科学研究的学科。核医学的诊断过程主要是观察放射性核素及其标记物在人体内的分布、代谢等情况来获得相关的生理和病理信息；核医学的治疗过程则是利用放射性核素发出的射线所产生的生物效应，即通过破坏病变组织来达到治疗的目的。

作为核医学的重要组成部分，核医学检查技术是核医学中一系列用于疾病诊断和医学研究的技术手段的统称。它借助放射性核素的特性，通过无创或微创的操作获取人体内部的信息，为疾病的诊断、后续治疗方案的制定及治疗效果的评估等提供重要依据。

核医学与核医学检查技术紧密交织、协同共进。一方面，核医学的发展推动了核医学检查技术的进步。随着医学研究的逐步深入和临床需求的持续攀升，核医学的应用范畴不断拓展，在疾病诊断、治疗及医学研究领域愈发关键。这就对核医学检查技术提出了更高要求。为了满足这些需求，核医学领域的科研人员不断探索和创新，从改进放射性核素标记方法，让显像更精准，到研发新型探测器，提升成像分辨率，种种努力推动着核医学检查技术日新月异。另一方面，核医学检查技术的每一次突破，也都在反哺核医学。新技术带来的更加清晰的病灶成像、更加精准的功能测定，不仅有助于疾病的早期发现、准确判断，还能为治疗方案的优化提供依据，推动个性化治疗发展。

二、内容及分类

根据应用和研究范围，核医学可以分为实验核医学和临床核医学（图 1-1）。

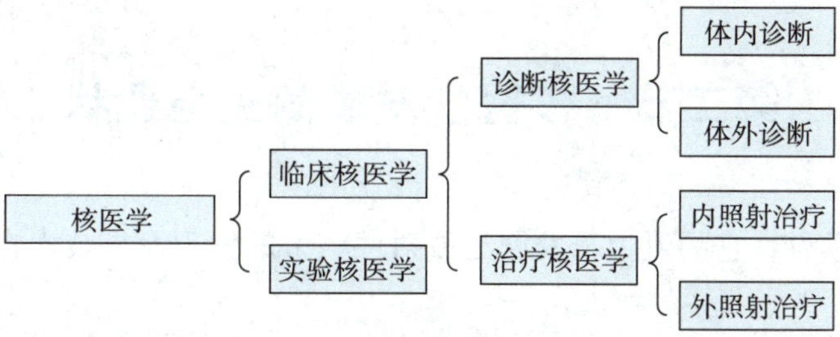

图 1-1　核医学分类

1. 实验核医学　聚焦于医学研究领域，其核心目标是探索、开创全新的诊断与治疗技术及方法。它研究核医学技术在生命科学中的应用原理，例如，利用放射性核素标记生物分子来追踪体内生理、生化过程。实验核医学从理论层面与技术角度，为临床核医学的发展给予了有力支撑。

2. 临床核医学　侧重于疾病的诊断和治疗，是借助核医学的各类原理、技术与方法展开对疾病的探究。一方面，深入剖析疾病从发生到发展的全过程，探寻机体在病理生理、生物化学层面的改变；另一方面，着重研究机体功能与结构的变化情况，提供关于病情现状、治疗效果及预后状况的关键信息，从而达到诊疗疾病的目的。临床核医学可以分为诊断核医学和治疗核医学。

（1）诊断核医学：包括体内诊断和体外诊断两部分。

1）体内诊断：是将放射性核素引入受检者体内后进行检查，包括显像检查法和非显像检查法。①显像检查法：是利用显像技术，观察放射性药物在体内的生物学分布，通过对脏器功能和代谢进行显像，达到诊断疾病和评估疗效的目的。放射性药物在体内被特定组织摄取后，通过探测其放射性分布来成像，能够发现早期代谢异常的组织，如肿瘤细胞代谢活跃，在图像上会表现为高摄取的“亮点”。目前常用的成像技术有单光子发射计算机断层成像（single-photon emission computed tomography，SPECT）和正电子发射计算机断层显像（positron emission tomography，PET）等。②非显像检查法：是对脏器的功能进行测定，放射性药物被引入人体后，在体外记录其在某脏器的分布数据和时间放射性曲线等，再经计算机软件分析，即可对脏器功能进行判断。如甲状腺功能测定，口服放射性碘-131后，通过观察甲状腺部位对放射性碘的摄取情况，判断甲状腺的功能状态。

2）体外诊断：是在体外利用放射性核素标记的试剂，对取自人体的血液、尿液等样品内微量生物活性物质的含量进行测定。其核心原理是抗原-抗体反应，将放射性核素标记在抗原或抗体上，通过检测标记物的放射性来定量分析样本中微量生物活性物质的浓度。这种技术的优势在于它的高灵敏度。因为放射性核素的探测方法很灵敏，所以可以检测出极低浓度的生物分子，为疾病的早期诊断提供依据，如体外诊断可以检测出血清中浓度极低的胰岛素、甲状腺激素等。此外，体外诊断在检测肿瘤标志物方面应用广泛，有助于肿瘤的早期筛查和病情监测。

（2）治疗核医学：是利用放射性核素发射的射线对病变组织进行高度集中照射以达到治疗的效果，可以分为内照射治疗和外照射治疗。

1）内照射治疗：是将放射性核素或其标记物引入体内，让其在病变组织聚集，利用它发射的射线对病变组织进行近距离照射。

2）外照射治疗：主要是利用放射性核素产生的射线从体外对病变组织进行照射。不过，不同于传统放射治疗使用的 X 射线、γ 射线，核医学的外照射治疗在射线类型等方面有自己的特点，例如，在照射时可以精确控制照射剂量和范围，对体表或靠近体表的病变进行治疗等。

第二节　核医学发展简史与现状

核医学是一门新兴学科，它的诞生、发展与放射性核素的发现及核技术在生物医学领域的广泛应用密切相关。

一、国外核医学发展简史

（一）辐射和放射性的发现

1895 年，德国物理学家威廉·康拉德·伦琴发现了 X 射线。1896 年法国物理学家安东尼·亨利·贝克勒尔在天然铀（U）中发现了一种类似 X 射线的射线，这是人类首次发现天然放射性的存在，贝克勒尔也因此获得诺贝尔物理学奖。1898 年，玛丽·居里和皮埃尔·居里在研究沥青铀矿时发现了放射性元素钋（Po）和镭（Ra），并于 1903 年与贝克勒尔共同获得诺贝尔物理学奖。但是这些放射性核素由于半衰期长、射线能量高、毒性大等原因不能用于人体。

（二）人工放射性的发现

1934 年，居里夫妇的女儿伊雷娜和女婿弗雷德里克·约里奥–居里用 α 粒子照射稳定的核素，创造出了放射性核素。1931 年欧内斯特·劳伦斯在加利福尼亚大学伯克利分校研制了第一个回旋加速器。1942 年恩利克·费米建立了世界上第一座核反应堆，使人工放射性核素得以大批量生产，为人类打开了原子世界的大门。

（三）同位素示踪技术的发明

1913 年瑞士籍匈牙利裔化学家乔治·德·赫维西首次提出并实践同位素示踪法，并在一系列示踪剂实验中取得了许多成就。他还把示踪技术应用到生物学领域，指出放射性药物可以参与生物过程，但不会改变或扰乱它们，因此科学家可以通过探测“作了标记”的磷的放射性来获取其在体内的行踪。这一发现为人类认识生命现象的奥秘开辟了道路，赫维西因此获得了 1943 年诺贝尔化学奖，并被称为“核医学之父”。

（四）放射性核素药物的发现

碘元素是放射性核素药物在医学上使用的第一个例子。1811 年，法国化学家贝尔塔·路易斯·吕瓦尔在海藻中发现了碘。1819 年，碘首次被用于治疗甲状腺肿。1936 年，索尔·赫兹医师设想放射性碘的医疗用途，通过与麻省理工学院的物理学家合作，研究放射性碘对兔子甲状腺的影响，并将其应用于临床。

另一个早期使用的放射性元素是碳。20 世纪 30 年代末，欧内斯特·劳伦斯通过用氘核轰击氧化硼生产碳-11。1940 年，马丁·卡门和萨姆·鲁本通过轰击石墨靶获得了碳-14，碳-14 的发现被认为是放射化学的一个开创性成果。

（五）核医学设备的发展

核医学设备的发展始于 1928 年发明的盖革-米勒计数器，它主要用于检测放射物质的存在。随着技术进步，1957 年出现了 γ 相机。γ 相机能够对体内放射性核素分布进行平面成像，为核医学的影像诊断奠定基础。1963 年大卫・库尔提出了 SPECT 的断层理论，该技术于 20 世纪 80 年代实现商业化应用。SPECT 通过旋转 γ 相机采集多角度数据，可以获取放射性药物在体内的断层图像，提供三维信息，克服了平面显像中组织器官的重叠干扰，显著提升了病变定位的精准度。PET 设备则是核医学领域的又一重大进步，其突破始于 1974 年首台原型机的开发（由迈克尔・菲尔普斯团队实现），并在 20 世纪 90 年代后广泛应用于临床。其在肿瘤学（如癌症代谢活性成像）、神经系统疾病（如阿尔茨海默病脑功能评估）及心血管系统疾病（如心肌存活检测）等的诊断和研究中发挥了关键作用。

近年来，PET/CT、SPECT/CT 等融合成像设备相继出现。这些设备结合了核医学成像与 CT 的优势，使功能代谢信息与解剖结构图像精准融合，进一步提高了诊断的准确性。同时，设备的分辨率不断提高，扫描速度加快，辐射剂量也在逐步降低。

二、我国核医学发展简史

我国核医学发展经历了从无到有、逐步提升的过程。

（一）早期阶段（20 世纪 50 年代前）

我国核医学起步较晚。20 世纪初，世界范围内核物理的基础研究兴起，但当时我国受限于各种条件，相关理念和技术引入缓慢。直到中华人民共和国成立后，我国才逐渐走上核医学的探索之路。

（二）起步阶段（20 世纪 50 年代至 70 年代）

中华人民共和国成立后，我国核医学进入起步阶段。一些医院开始引进和初步应用放射性核素相关设备和核医学诊断方法，开始将放射性碘应用于甲状腺的功能检测方面，放射性核素在医学领域的应用也逐渐从简单的功能检测向一些疾病的治疗拓展。

在这一时期，一批先驱开始投身核医学工作，他们在艰难的条件下坚持研究，在放射性核素的制备和标记技术等方面取得进展，为临床诊断提供了更多的选择。肖伦牵头组织开展体内、体外用放射性同位素药物的研究与生产工作，助力中国在放射性药物领域收获显著成果。这一突破为核医学在疾病诊断和治疗方面的应用提供了关键支撑，极大地推动了核医学在临床实践中的应用与发展。王世真领导合成近 200 种放射性药物及生物医学所需的示踪剂，创建和推广了多项创新性核医学技术，为我国核医学的起步打下坚实基础。王世真也被誉为“中国核医学之父”。在他创办的同位素应用训练班里，多个“第一”相继诞生：我国第一批放射性同位素测试仪在此问世；第一批放射性标记物成功研制；第一批显影实验圆满完成。尤为重要的是，这里还培养出了我国第一批投身于核医学研究的专业人才。

（三）成长阶段（20 世纪 80 年代至 90 年代）

随着改革开放，大批先进的核医学设备引入国内，如 γ 相机、SPECT 等，核医学的临床应用范围不断扩大，从最初的甲状腺疾病拓展到心血管疾病、神经系统疾病等诸多领域。与此同时，国内相关专业学会成立，学术交流活动逐渐增多，使学科逐渐向规范化方向发展。

周前教授是我国临床核医学发展的重要推动者。20 世纪 80 年代，她推动国产直线扫描机与肾图仪的技术升级，促进设备普及与临床应用规范化。20 世纪 90 年代初，她系统规范锝-99m 标记药物（如甲状腺显像、肾动态显像）的临床应用，推动诊断流程标准化，显著提升诊断精度。基于对甲状腺疾病患者的长期随访（20 世纪 60 年代至 90 年代），她于 1995 年提出亚临床甲状腺功能减退症存在病程双向转化的创新观点，颠覆了传统单向病程认知，为个体化治疗提供依据。1997 年，她参与筹建北京协和医院 PET 影像中心，助力我国核医学向分子影像领域迈进。

（四）快速发展阶段（21 世纪后）

21 世纪以来，我国的核医学更是蓬勃发展。PET 及 PET/CT 等高端设备在大型医院逐渐普及，应用于肿瘤早期诊断、分期和疗效评估等。在放射性药物的研发领域也有了新的突破，基础研究紧跟国际前沿趋势，同时聚焦分子影像等新兴领域，积累了丰富的研究经验与成果。不仅如此，国家还高度重视核医学人才的培养，构建了一套日益完善的人才培养体系，为我国核医学学科的持续、高速发展注入了强大的动力。

三、核医学技术发展现状

当前核医学技术正处于快速发展阶段，体现在以下几个方面。

（一）成像技术进步

PET 和 SPECT 设备的空间分辨率不断提高，新型 PET 的分辨率已经能够达到毫米级别；扫描速度显著提升，在提高检查效率的同时改善受检者体验；融合成像技术不断优化，PET/CT、PET/MRI 等融合成像技术更加成熟，能够同时获取功能代谢信息和解剖结构图像，并让二者的融合更加精准。

（二）放射性药物创新

新型放射性示踪剂不断涌现，如针对特定肿瘤抗原的放射性标记抗体等；治疗性放射性药物的种类不断增加，已从早期的碘-131、碘-125 等拓展至镥-177、钇-90 等，广泛应用于多种恶性肿瘤治疗。此外，放射性核素偶联药物（radionuclide drug conjugates，RDC）是放射性药物创新的重要成果，具备巨大的发展潜力和临床应用价值，能通过灵活更换核素在临床中实现诊疗一体化。

（三）多种技术融合

与人工智能结合，通过机器学习算法，对核医学图像进行自动分析，有助于医师快速、准确地识别病变，还能对药物剂量的计算等复杂工作进行辅助；与分子生物学联合，使核医学能够从分子水平研究疾病的发生、发展机制，有助于开发更具针对性的诊断和治疗方法。

（四）应用领域拓展

核医学技术的应用领域持续拓展，在心血管系统、神经系统、泌尿系统、内分泌系统、肿瘤显像等诸多领域发挥着日益重要的作用。

第三节 核医学检查技术岗位

一、核医学技师的定位

核医学检查技术岗位处于医疗检查的前沿，是连接核医学理论与临床检查的桥梁。核医学技师是临床核医学领域的专业技术人员，在核医学检查和治疗过程中提供技术支持，确保检查过程安全、有效。他们介于核医学医师和受检者之间，与核医学医师紧密合作，利用放射性核素相关技术和设备，进行图像采集与图像重建工作，以核医学相关基础知识和扎实的专业知识为依托，为疾病的诊断和治疗提供高质量的核医学诊断图像和数据。

二、核医学技师的职责

核医学技师的职责贯穿整个核医学检查过程，主要包括放射性药物应用、影像信息采集、图像质量控制及辐射防护等。

1. 检查前，需要做好充分的准备工作，定期对核医学设备进行维护和保养，检查设备的性能，如探测器的灵敏度、图像的分辨率等，确保设备处于良好的工作状态，保证检查和治疗结果的准确性；根据医嘱和临床应用准确地配制放射性药物；向受检者详细地解释检查流程、时间安排、可能出现的感觉等，消解受检者的紧张情绪。

2. 在检查过程中，要准确地操作设备，根据医师的要求和检查的部位及目的，准确地设置图像采集方式及参数，获取清晰反映受检者组织脏器的功能学影像；协助医师准确地给予受检者放射性药物，要严格按照规范操作，控制药物剂量、给药途径和时间，并且观察受检者的反应，保证检查过程顺利进行。

3. 检查结束后，要对检查中各种数据进行收集和整理，协助医师对数据进行初步分析；完整、准确地记录所有相关数据，建立规范的医疗档案，以便于受检者的病情跟踪、后续治疗、医疗研究等。

4. 依照核医学相关法律法规，在整个核医学检查或治疗的过程中，做好受检者、患者及工作人员的射线辐射防护工作。

第四节 核医学相关法律法规

随着科技的发展和社会的进步，放射性核素与射线装置在工业、农业、医药卫生等各个领域的应用日益广泛。然而放射性核素与射线装置的固有特性决定了其在帮助人类进行诊疗的同时，还存在一定的潜在辐射风险。因此，为保障公众健康与安全，规范核医学行业发展，以及适应核医学技术发展的新趋势，我国以国际放射防护标准为依据，相继制定了多项放射防护法律法规和标准，以规范核医学的各项活动，包括放射性药物的管理、核医学诊疗的操作流程、设备的使用与维护等。这些法律法规和标准不仅是放射卫生防护机构执法监督的法律依据，更是医疗卫生机构开展核医学活动的准则。

一、相关法律法规

法律法规，泛指中华人民共和国现行有效的宪法、法律、行政法规、监察法规、司法解释、地方性法规等。我国的国家法律是由全国人民代表大会通过后发布的，行政法规由国务院发布，国务院下属各部委可以发布部门规章，即上述法律、行政法规的具体规定和技术指导准则。

为保障核医学活动中的辐射安全，保护受检者、医护人员及公众的身体健康免受不必要的辐射危害，我国核医学相关法律法规体系正在逐渐完善和健全。

《中华人民共和国核安全法》是我国核领域的基础性法律，由全国人民代表大会常务委员会制定，侧重于核设施、核材料、辐射安全等全面核安全监管，涵盖核医学涉及的放射性同位素与射线装置的安全管理。

《中华人民共和国放射性污染防治法》是在总结我国放射性污染防治经验和借鉴国际核与辐射安全监管制度的基础上建立的。立法目的是“防治放射性污染，保护环境，保障人体健康，促进核能、核技术的开发与和平利用”。该法明确阐述“国家对放射性污染的防治，实行预防为主、防治结合、严格管理、安全第一的方针”。

《放射性同位素与射线装置安全和防护条例》从人员管理、设备管理、放射性药物管理、放射性废物管理等多个方面对核技术利用的放射性同位素与射线装置进行规范和调整，目的是“加强对放射性同位素、射线装置安全和防护的监督管理，促进放射性同位素、射线装置的安全应用，保障人体健康，保护环境”。

▶知识拓展

法规修正说明

《中华人民共和国职业病防治法》于 2001 年 10 月 27 日第九届全国人民代表大会常务委员会第二十四次会议通过，根据 2011 年 12 月 31 日第十一届全国人民代表大会常务委员会第二十四次会议决定第一次修正，根据 2016 年 7 月 2 日第十二届全国人民代表大会常务委员会第二十一次会议决定第二次修正，根据 2017 年 11 月 4 日第十二届全国人民代表大会常务委员会第三十次会议决定第三次修正，根据 2018 年 12 月 29 日第十三届全国人民代表大会常务委员会第七次会议决定第四次修正。

《放射性同位素与射线装置安全和防护条例》于 2005 年 8 月 31 日国务院第 104 次常务会议通过，根据 2014 年 7 月 29 日《国务院关于修改部分行政法规的决定》进行第一次修订，根据 2019 年 3 月 2 日《国务院关于修改部分行政法规的决定》进行第二次修订。

《放射性药品管理办法》于 1989 年 1 月 13 日中华人民共和国国务院令第 25 号发布，根据 2011 年 1 月 8 日《国务院关于废止部分行政法规的决定》进行第一次修订，根据 2017 年 3 月 1 日《国务院关于修改和废止部分行政法规的决定》进行第二次修订，根据 2022 年 3 月 29 日《国务院关于修改和废止部分行政法规的决定》进行第三次修订。

二、许可证要求

（一）放射诊疗许可证

1. 机构要求 医疗卫生机构开展放射诊疗工作，应当具备以下基本条件：具有经核准登记的医学影像科诊疗科目；具有符合国家相关标准和规定的放射诊疗场所和配套设施；具有质量控制与安全防护专（兼）职管理人员和管理制度，并配备必要的防护用品和监测仪器；产生放射性废气、废液、固体废物的，具有确保放射性废气、废液、固体废物达标排放的处理能力或可行的处理方案；具有放射事件应急处理预案。

2. 人员要求 开展核医学工作的人员，应当具有中级以上专业技术职务任职资格的核医学医师，病理学、医学影像学专业技术人员，大学本科以上学历或中级以上专业技术职务任职资格的技术人员或核医学技师。

3. 场所和设备要求 医疗卫生机构开展核医学工作，应当设有专门的放射性同位素分装、注射、储存场所，放射性废物屏蔽设备和存放场所；具有核医学设备及其他相关设备；配备并使用安全防护装置、辐射检测仪器和个人防护用品，配备活度计、放射性表面污染检测仪。

符合以上要求的医疗卫生机构可向省级卫生行政部门提出建设项目卫生审查、竣工验收和设置放射诊疗项目等相关申请。

（二）放射性药品使用许可证

1. 机构要求 医疗卫生机构使用放射性药品，必须符合国家有关放射性同位素的安全和防护规定，应取得有效的《医疗机构执业准许证》《辐射安全许可证》《放射诊疗许可证》；医疗卫生机构应设置核医学科、室（同位素室）；具备有效的防护措施、防止污染措施及安全保障措施，具备相关药品质量保证体系。

2. 场所和设备要求 开展核医学工作的，必须配备相应等级的仪器设备、房屋设施、卫生条件。

3. 人员要求 必须配备与其医疗任务相适应的并经核医学技术培训合格的技术人员，非核医学专业技术人员未经培训，不得从事放射性药品使用的相关工作。

医疗卫生机构使用放射性药品，必须符合国家有关放射性同位素安全和防护的规定。所在地的省、自治区、直辖市药品监督管理部门，应当根据医疗卫生机构和医疗技术人员的水平、设备条件，核发相应等级的《放射性药品使用许可证》，无许可证的医疗卫生机构不得临床使用放射性药品。

《放射性药品使用许可证》有效期为5年，期满前6个月，医疗卫生机构应当向原发证的行政部门重新提出申请，经审核批准后，换发新证。

—• 考试知识点总结 •—

—• 本章小结 •—

—• 协和云课堂…… 拓展练习及参考答案 •—

（陈佩雯　张　多）

第二章 核医学物理基础

教学课件

学习目标

素质目标

（1）具有严谨求实的科学态度，能认识到核医学物理基础（如核衰变规律、放射性活度计算）的精确性对检查结果及安全的重要性。

（2）具有团队协作意识强，核医学检查需技术人员、医师、防护人员等多角色配合，拥有主动沟通、协同完成任务的素养（如与医师配合确认放射性药物活度）。

（3）具有自主学习能力，能及时了解核医学物理知识的动态发展（如新型放射性核素的应用），形成主动关注行业技术更新的意识。

知识目标

（1）掌握：核素、同位素、同质异能素、放射性核素的基本概念和放射性活度的定义及其单位。

（2）熟悉：半衰期的定义和含义。

（3）了解：原子核的基本结构、核衰变的类型及核衰变规律。

能力目标

（1）具备核素符号和衰变方程的基础分析与判断能力，能够根据核素符号判断其质子数、质量数及核素类型，根据衰变方程判断衰变类型。

（2）具备核衰变规律的应用能力，能够利用半衰期公式计算放射性物质的剩余活度和使用时效，能够用衰变规律解释实际工作中的相关现象。

（3）具备放射性活度的计算与换算能力，能进行放射性活度的单位换算，能根据放射性比活度判断放射性物质的纯度。

案例导入

【案例】

患者，男性，52 岁，确诊为甲状腺乳头状癌并入院，无甲状腺手术史。针对其病情，医师决定采用放射性碘-131 进行治疗。碘-131 是一种放射性同位素，通过释放放射线来破坏甲状腺组织或癌细胞。它的物理半衰期约为 8 天，生物半衰期则与人体对碘-131 的代谢过程相关，通常在数小时至数天不等，有效半衰期综合考虑了物理衰变和生物衰变因素，是评估其在体内实际作用时间的重要指标。这意味着碘-131 在体内的放射性会随着时间推移而减少，其放射性强度的变化遵循特定的衰变规律。在治疗过程中，医师会根据患者的具体情况和所需剂量来精确计算，以确保治疗的安全性和有效性。

【问题】

1. 为什么要选择使用碘-131 作为治疗药物？
2. 半衰期对核医学的治疗有什么影响？

· 核心知识拆解 ·

第一节　原子核结构

原子结构的核心部分是原子核，环绕其外的称为电子云。原子核内部包含有质子（proton，符号 p）与中子（neutron，符号 n），这两者统称为核子（nucleon）。其中，每个质子携带一个单位的正电荷，该电荷量恰好与单个电子所带电荷相等。相比之下，中子则呈电中性。质子与中子的质量极为接近。在描述原子核时，通常采用一种简写形式，即使用元素符号 X 表示特定类型的原子，A 代表该原子的总质量数（质子数加中子数之和），而 Z 则专指质子的数量，亦称为原子序数。因此，一个完整的原子核可被简化标记为${}^{A}_{Z}X$ 的形式。通常可以省略为${}^{A}X$。此外，原子核具备一定的能量水平，处于最低能级状态时称为基态，较高能级状态时称为激发态，激发态是不稳定的，会自发跃迁到基态。

原子核内部存在着一种极其强大的吸引力——核力，核力将构成原子核的所有核子紧密地绑定在一起。这种力量的作用距离非常有限，大约仅在 1.5×10^{-15}m 范围内有效，一旦超出此界限，其强度会迅速衰减直至几乎消失。与此同时，由于质子本身带有正电荷，它们之间还会产生相互排斥的静电作用力，并且这种排斥效应随着彼此间距减小而增强。

一个原子核是否稳定，取决于上述两种相反性质的力量——吸引性的核力与排斥性的静电作用力之间的平衡关系。具体来说，这种稳定性受到参与组成原子核的核子数目及质子与中子比例的影响。

原子核相关的几个基本概念如下。

1. 元素（element）　是一类具有相同核电荷数（质子数）的同一类原子的总称，在化学性质上呈现出一致性，但中子数可能有所差异。例如，碘-131（${}^{131}I$）和碘-125（${}^{125}I$）。

2. 核素（nuclide）　指具有一定数目质子和一定数目中子，并且处于特定能量状态的一种原子。同一元素可能包含多种不同的核形态，以氢元素为例，它的核形态包括氕（${}^{1}H$）、氘（${}^{2}H$）和氚（${}^{3}H$）。

3. 同位素（isotope）　在同一元素中，质子数相同但中子数不同的核素，在元素周期表中占据相同的位置，它们被互称为该元素的同位素。例如，碳元素的同位素变体包括碳-12（${}^{12}C$）、碳-13（${}^{13}C$）、碳-14（${}^{14}C$）。

4. 同质异能素（isomer）　当原子的质子数和中子数都相同，但它们的核能状态却存在差异时，这样的原子被称为核能态异构体。如果某种核形态处于激发态，则通常会在其符号的左上角加上“m”来表示，如^{99m}Tc（激发状态下的锝-99）与^{99}Tc。

5. 稳定性核素（stable nuclide）　原子核稳定，在自然条件下，稳定性核素不会自发衰变为其他核素。

6. 放射性核素（radio nuclide）　放射性核素的原子核处于不稳定状态，会自发地通过发射粒子（如α粒子、β粒子）、光子等方式调整其内部结构或能级，以达到稳定状态。

第二节　原子核的核衰变

微课：衰变与核医学检查技术

放射性核素由于核内部结构调整或能级变迁，自发地向外释放出一种或一种以上的射线并因此转化为另一种核素的过程称为核衰变，也称放射性衰变。常见的核衰变类型如下。

一、α 衰变

放射性核素向外放射出α射线（或称为α粒子）的衰变方式称为α衰变（alpha decay）（图 2-1）。α衰变常发生于原子序数>82 的重元素。α衰变后，新生成的核素相较于原始母核，质子数减少 2 个，质量数减少 4 个；在元素周期表中，衰变后的子核位置会比衰变前的母核向左移两位。

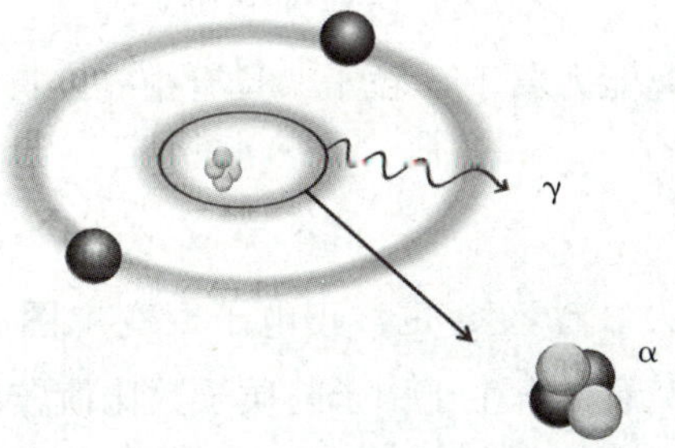

图 2-1　α 衰变模式

衰变反应式如下，其中 X 代表母核，Y 代表子核，Q 代表此过程中释放的衰变能量。

$$^{A}_{Z}X \rightarrow {}^{A-4}_{Z-2}Y + {}^{4}_{2}He + Q$$

$$例如：{}^{226}_{88}Ra \rightarrow {}^{222}_{86}Rn + {}^{4}_{2}He + 4.937MeV$$

α粒子由 2 个质子和 2 个中子构成，带 2 个单位的正电荷，质量数为 4。α粒子具有射程较短、能量高及电离能力强等特性。

二、β 衰变

β衰变（betadecay）是由于母核内中子或质子数量失衡，所导致的质子与中子相互转化的放射性核衰变，包括$β^-$衰变、$β^+$衰变及电子俘获三种形式。

（一）β⁻衰变

β⁻衰变指原子核释放β⁻射线（或β⁻粒子）的衰变方式（图2-2）。这种衰变通常发生在中子与质子数比值高的富中子核素中，其实质是原子核内部的一个中子转化为质子。经过β⁻衰变后，子核的质子数会增加1个，而质量数则保持不变。因此，在元素周期表中，衰变后的子核位置会比衰变前的母核向后移动一个位置。

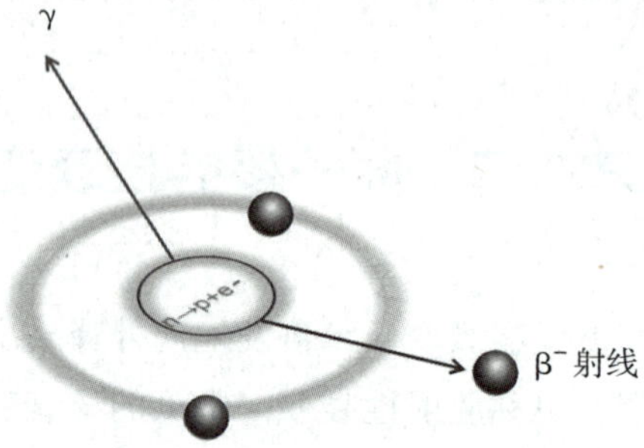

图2-2　β⁻衰变模式

衰变反应式如下，其中涉及反中微子 $\overline{V}$ 的产生。

$$n \rightarrow p^{+} + \beta^{-} + \overline{V} + Q$$

$$^{A}_{Z}X \rightarrow ^{A}_{Z+1}Y + \beta^{-} + \overline{V} + Q$$

例如：$^{14}_{6}C \rightarrow ^{14}_{7}N + \beta^{-} + \overline{V} + Q$

β⁻粒子带有1个负电荷，电离能力弱于α粒子，具有中等穿透能力。

（二）β⁺衰变

释放出β粒子的衰变方式称为β⁺衰变，也称正电子衰变（图2-3）。β⁺粒子带1个单位正电荷、质量与电子相同，也称正电子。β⁺衰变发生于中子与质子数比值较小的贫中子核素，但这一转变需要消耗核内超过1.02MeV的能量。其实质是原子核内部的一个质子转变为中子。经过β⁺衰变后，子核的质子数会减少1个，质量数不变。因此，在元素周期表中原子序数减小1，即向左前移动一个位置。

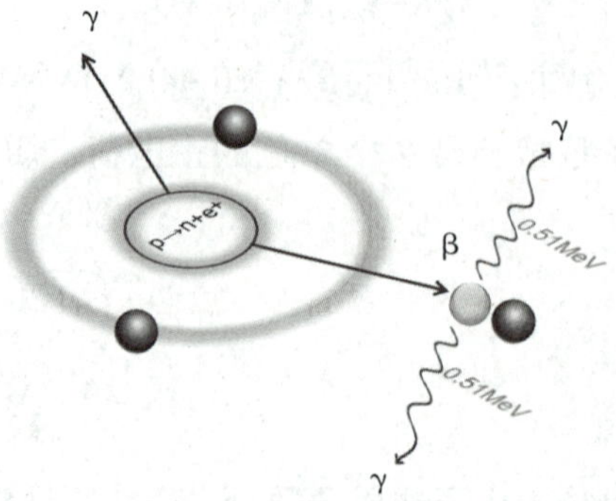

图2-3　β⁺衰变模式

衰变反应式如下，其中涉及中微子 $\overline{V}$ 的产生。

$$p^{+}\rightarrow n+\beta^{+}+\overline{V}+Q$$

$${}_{Z}^{A}X\rightarrow{}_{Z-1}^{A}Y+\beta^{+}+\overline{V}+Q$$

$$例如：{}_{9}^{18}F\rightarrow{}_{8}^{18}O+\beta^{+}+\overline{V}+Q$$

正电子的射程仅 1~2mm，正电子与电子发生湮灭，其质量转化为能量以 γ 光子形式释放，转换成两个能量为 511keV、方向相反的 γ 光子，这一特性被广泛应用于正电子发射计算机断层显像（PET）技术中。

（三）电子俘获

电子捕获（electron capture，EC）描述的是原子核俘获一个核外壳层电子的过程。这一过程同样发生在中子与质子数比值较小的贫中子核素中，但核内转换所需的能量要低于 1.02MeV（图 2-4）。是从核外内层的电子轨道上俘获一个电子，使一个质子转化为中子。电子捕获发生后，子核的质子数将减少 1 个，质量数不变。因此，在元素周期表中，衰变后的子核相较于衰变前的母核，其位置会向前移动一个位置。

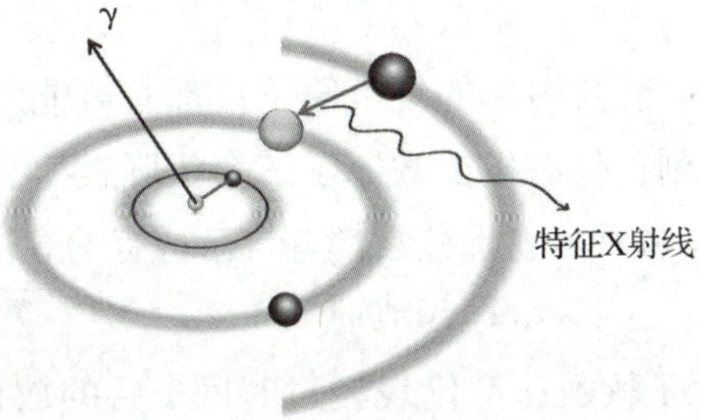

图 2-4 电子俘获模式

衰变反应式如下：

$$p^{+}+e^{-}\rightarrow n+v$$

$${}_{Z}^{A}X+e^{-}\rightarrow{}_{Z-1}^{A}Y+v$$

$$例如：{}_{26}^{55}Fe+e^{-}\rightarrow{}_{25}^{55}Mn+v$$

电子俘获发生后，可能伴随下列次级辐射：①当内层电子被俘入核内，外层轨道电子则补缺，从大轨道跃迁到小轨道释放的能量差以特征 X 射线的形式释放出来。②该能量差也可传给大轨道的其他电子使之脱离轨道而释放，这种电子被称为俄歇电子。

三、γ 衰变

有些放射性核素在发生 α 衰变或 β 衰变之后，仍处于激发态。原子核由激发态向基态或由高能态向低能态跃迁时，会释放出 γ 射线（或 γ 光子），这个过程称为 γ 衰变（图 2-5）。发生 γ 衰变时，原子核的激发能也可以直接传递给核外内层电子，使这些电子挣脱原有轨道束缚，变为自由电子。这种特定的能量传递过程被称为内转换，而由此产生的电子则被称为内转换电子。

发生 γ 衰变后质子数和质量数都不变，但能量状态会发生改变。衰变反应式为：

$$^{Am}_{Z}X \rightarrow {}^{A}_{Z}Y + \gamma$$

$$例如：{}^{99m}_{43}Tc \rightarrow {}^{99}_{43}Tc + \gamma$$

γ 射线是高能量的电磁辐射，也称 γ 光子。其不带电，穿透力强，电离能力弱。

发生内转换将原子核的激发能直接传递给核外电子，而产生特征 X 射线和俄歇电子等次级辐射，这一过程等同电子俘获。

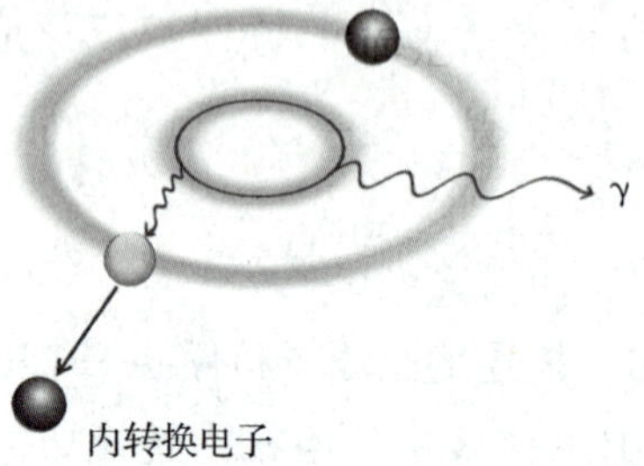

图 2-5　γ 衰变及内转换模式

四、核衰变规律

在任何一种放射性物质中，虽然其内部的每个原子核都有可能发生衰变，但这些衰变事件并不是同步发生的，而是在任意给定时刻，仅有极少数原子核会实际发生衰变。放射性核素的衰变是随机自发的并遵循一个特定的速率进行，各种放射性核素都有自己特有的衰变速度（衰变常数）。其表达式为：

$$N = N_0 e^{-\lambda t} \quad 或 \quad A = A_0 e^{-\lambda t}$$

N_0 代表初始时刻的放射性原子核数，N 代表经过时间 t 后的放射性原子核数。A_0 为初始时间的放射性活度，A 为经过 t 时间后的放射性活度。λ 即衰变常数（decay constant）。

这两个公式共同揭示了放射性原子核数量或放射性活度随时间呈指数型规律减少的规律。

五、半衰期

1. 物理半衰期（$T_{1/2}$）　指在单一放射性核素的衰变过程中，放射性活度减少到初始值一半所需的时间。是衡量放射性核素特性的一个重要参数。

2. 生物半衰期（T_b）　指当放射性核素进入生物体后，经各种途径从体内排出一半所需要的时间。

3. 有效半衰期（T_{eff}）　指进入生物体内的放射性核素，通过从生物体内排出和物理衰变的共同作用，原有放射性活度减少一半所需的时间。

第三节　射线与物质的相互作用

放射性核素衰变产生的射线有 α 粒子、β 粒子等荷电粒子及 γ 射线等，不同辐射类型与物质发生的相互作用也各有差别。

一、电离和激发

（一）电离辐射

电离辐射涵盖诸如 α 粒子、β 粒子等荷电粒子及 γ、X 射线等高能光子，这些辐射能够以直接或间接的方式诱发物质的电离过程。在电离辐射与物质发生交互作用时，它们主要借助电离作用将能量转移至周围介质，从而引发物质的物理性质或化学组成的变化，或在生物体产生特定的生物学效应。

（二）电离密度

电离密度是指射线通过介质时每厘米径迹上产生的离子对数，是衡量射线粒子电离能力的关键指标。射线的电离密度越大，其对生物体可能造成的损害程度越大。电离密度受以下因素影响。

1. 荷电粒子的速度 电离密度与荷电粒子的速度的平方成反比。因为高速粒子与电子的相互作用时间短，导致电离机会减少，电离密度减小。

2. 荷电粒子的电量 电离密度与粒子所带电量成正比。粒子带电量越大，对核外电子的静电作用力更强，从而增加了电离的概率，电离密度增大。

3. 介质的密度 电离密度与物质的密度成正比。物质的密度越大，单位体积内的原子数或电子数更多，增加了带电粒子与电子的相互作用概率，电离密度也越大。

对于能量相同但类型不同的射线，在同一介质中展现出的电离能力存在显著差异。具体而言，2MeV 能量的荷电粒子在空气中的电离密度，α 射线为 6000 离子对/厘米，β 射线为 60 离子对/厘米，γ 射线为 0.6 离子对/厘米。

（三）激发

当射线给予原子核外轨道电子的能量不足以使其摆脱原子核的束缚发生完全电离时，核外轨道电子可能会从内层低能级轨道跃迁到较外层高能级轨道，使原子处于激发状态，这一过程称为激发。激发态原子不稳定，会迅速跃迁回低能基态，并以电磁波的形式释放能量。根据能量差的大小，这些电磁波可以是可见光、紫外线或 X 射线。闪烁探测器正是利用射线的激发作用来探测 β 射线和 γ 射线的。

（四）传能线密度

传能线密度（linear energy transfer，LET）指射线粒子通过单位长度路径时所损失的能量。荷电粒子的能量损失主要消耗于物质原子的电离和激发，因此传能线密度也称为电离损失率，单位为 MeV/cm。LET 与射线的性质及吸收物质的性质有关。一般来说，电离密度越大，LET 也越大，引起的生物效应越显著。

二、α 射线与物质的作用

α 粒子在介质中行进时基本没有散射现象。这是因为 α 粒子的质量远超过电子，大约是电子的

7300 倍，当 α 粒子穿越介质并与电子发生碰撞时，这种碰撞类似于大型重物撞击微小轻物，行进方向几乎不会改变，所以 α 粒子在物质内部的行进轨迹近乎直线。对于给定能量的 α 粒子，其电离密度与吸收物质的密度成正比。电离密度越高，意味着 α 粒子能量损失越快，射程相应缩短。换言之，因为物质密度越大，α 粒子与物质中的原子或电子等发生相互作用的概率就越高，能量损失就越快，所以射程会缩减，穿透能力随之减弱。

鉴于固体物质的密度普遍远高于液体和气体，α 粒子的穿透能力弱，相对而言 α 粒子在气体中比在液体和固体中更容易传播一定距离。例如，一个能量为 5MeV 的 α 粒子，在铝中、生物组织内和空气中的射程分别为 0.02mm、0.04mm 和 35mm。

三、β 射线与物质的作用

β 射线主要包括 β^+ 粒子和 β^- 粒子，它们除电荷符号相反及 β^+ 粒子具有湮灭效应外，其他性质基本相同，以下统称为 β 粒子。

（一）β 粒子的弹性散射

当 β 粒子与原子核相撞，若仅导致其运动轨迹改变，而不释放光子、不激发原子核，且碰撞前后的总动能维持恒定，这种相互作用被称为弹性散射。由于原子核的质量远超过 β 粒子，所以在碰撞过程中，原子核几乎保持原位不动，而 β 粒子的行进方向发生偏斜，能量变化很小。

当 β 粒子穿越较厚的散射介质时，会发生多次散射，每次散射都会改变其运动方向，部分 β 粒子甚至会发生反散射。散射物质的原子序数越大，反散射现象越明显。

（二）韧致辐射

β 粒子在穿过物质时，除了通过电离和激发原子释放能量，还会以发射电磁波的方式损失能量，这种现象被称作韧致辐射。当高速 β 粒子靠近原子核时，会受到库仑场的加速效应，进而辐射出电磁波。这些电磁波构成了连续的 X 射线光谱。根据经典电磁理论，电磁波的振幅与加速度成正比，韧致辐射的强度与介质原子序数 Z 的平方成正比。这意味着，若吸收介质的原子序数越高，产生的韧致辐射会更严重。

鉴于韧致辐射的穿透能力远超 β 射线，在使用 β 射线时，需尽量避免使用高原子序数的物品。例如，测量用的铅室内壁常覆盖一层铝片（因铝的原子序数相对较低）。同时，样品盘、支架及防护屏等也应优先选用低 Z 的有机玻璃或塑料制品等，以减少 β 射线引发的韧致辐射和反散射现象。

（三）β 粒子的吸收及射程

β 粒子在介质中穿行时，会不断使径迹周围的原子发生电离、激发或产生韧致辐射，同时损失能量。随着其能量降低和速度减缓，β 粒子的电离密度会急剧上升，能量损失速率也随之加快，直至其能量完全耗尽并被介质原子捕获。

由于 β 衰变释放的 β 粒子能量分布具有连续性，因此其射程并不固定。而为了测量和防护的需要，人们通常采用未经碰撞或散射且具有最大能量的 β 粒子所能行进的距离来表征其射程。例如，能量为 2MeV 的 β 粒子在空气、机体组织和铝片中的射程分别为 7100mm、11mm 和 3.5mm。

（四）β^+粒子的湮灭辐射

在自然界中，独立的正电子（β^+粒子）不存在，它们通常是原子核衰变过程中从核内发射出来的。正电子的寿命极短，会与物质相互作用，借助电离、激发和辐射等方式迅速耗尽能量，并最终与物质中的1个负电子结合而共同湮灭。在此过程中，这两个粒子的静止质量会转化为两个能量相等（各为0.511MeV，等同于一个电子的质量）且运动方向相反的光子。这一现象被称为湮灭辐射，亦称正电子湮灭。

四、γ 射线与物质的作用

γ射线与物质的相互作用主要有光电效应、康普顿效应和电子对效应三种形式。

（一）光电效应

当低能量的光子（如γ射线/X射线）与介质原子中的核外内层电子相互作用时，光子将其全部能量传递给内层电子，使其发射出去，而光子本身消失。这个过程称为光电效应（photoelectric effect）。在光电效应中发射出来的电子称为光电子。发射了光电子的原子会在光电子所在的壳层留下空缺，使原子处于激发态。当原子回到基态时，会发出光子，也可能会发生俄歇效应等其他退激方式。核医学中闪烁探测晶体的原理就是基于γ光子与晶体的光电效应。当光电子使晶体原子处于激发态时，晶体原子回到基态时会发出闪烁光子。

（二）康普顿效应

具有中等能量的γ光子在与介质原子中的核外外层电子相互作用，将一部分能量转移给外层电子，使其脱离原子发射出去，同时γ光子的能量和运动方向发生变化，这个过程称为康普顿效应（compton effect），也称为康普顿散射。在康普顿散射中发射出去的电子称为康普顿电子，也称为反冲电子。而能量和运动方向发生变化的γ光子称为散射光子。在核医学成像中，康普顿效应会使γ光子改变方向，导致定位发生偏差，使图像模糊。因此，需要对其进行校正。

（三）电子对效应

具有高能量的γ光子与介质原子的原子核相互作用，光子受到原子核库仑场的作用，转化为一个正电子和一个负电子，这个过程称为电子对效应（electron pair production）。γ光子在物质中产生电子对效应需要满足两个条件：必须有原子核参与；γ光子的能量必须大于正负电子对的静止能量（$2m_ec^2=2\times0.511\text{MeV}$）。

γ射线在物质中的衰减规律表现为指数衰减。当γ射线穿过某种物质时，其强度会随着吸收物质厚度的增加而减少。单位厚度的物质使γ射线强度衰减的比例系数，称为衰减系数μ，也称为线性衰减系数，单位为cm^{-1}或m^{-1}。衰减系数大小取决于物质的性质和射线能量。一定能量的γ射线在物质中的衰减系数随着介质原子序数的增加而变大，因此原子质量数越大，吸收γ射线的能力越强。在实际工作中，常用高原子序数的铅作为γ射线的防护屏。对于某种吸收物质，衰减系数随γ射线能量的增加而减小。γ射线可以穿透几十米的空气，其穿透能力比α射线大10 000多倍，比β射线大50~

100 倍。但是，γ 射线不像 α 粒子和 β 粒子那样有最大射程，因为 α 粒子和 β 粒子在穿过物质时有能量损失，能量全部损失后停止，此时认为 α 粒子和 β 粒子被吸收。而 γ 射线在穿过物质时，根据衰减规律，其不可能完全被吸收，而是逐渐减弱。当 γ 射线的强度减半时，所穿透的物质厚度称为半厚度或半价层。

第四节　放射性活度与比放射性活度

一、放射性活度

放射性活度（radioactivity）是核医学检查中常用的反映放射性强弱的物理量，指每秒有多少个原子核发生衰变。根据指数衰变规律可得放射性活度等于衰变常数乘以衰变核的数目。放射性活度亦遵从指数衰变规律。

放射性活度的国际单位是贝克勒尔（Becquerel），简称贝可（Bq）。当放射性核素每秒有一个原子发生衰变时，其放射性活度称为 1 贝可。

常用派生单位：

千贝可（kBq）= 10Bq

兆贝可（MBq）= 10^6Bq

吉贝克（GBq）= 10^9Bq

放射性活度的旧制单位是居里（Ci）。

居里（Ci）与贝可（Bq）的换算关系为：$1Ci=3.7\times10^{10}Bq$

常用派生单位：

毫居里（mCi）= 3.7×10^7Bq

微居里（μCi）= 3.7×10^4Bq

目前我国仍并行采用两种单位制度。在核医学领域内，毫居里（mCi）和兆贝可（MBq）是最为常用的单位，二者的简单换算关系是：1mCi=37MBq。

二、比放射性活度

比放射性活度指单位质量或单位体积的放射性制剂中所含有的放射性活度，通常简称为比活度。其单位有 Bq/mg，mCi/mg，Bq/ml，mCi/ml 等。放射性溶液、气体的比活度也可称为放射性浓度。

比放射性活度反映了放射性物质的放射性强弱与质量或体积之间的关系，在核科学与技术、放射性药物研究、环境放射性监测等领域有重要应用。例如，在放射性药物中，比活度是衡量药物有效性和安全性的重要指标，也是确定放射性药物给药剂量的重要依据，较高比活度的放射性药物可在较低剂量下提供足够的放射性信号用于诊断或治疗，同时减少非放射性物质对人体的潜在影响。在环境监测中，可用于评估放射性污染物在空气、水等环境介质中的分布和污染程度。在放射性废物处理和管理中，也是重要的监测和控制指标，有助于采取合适的处理和处置措施，以确保环境和人员安全。

▶知识拓展

核医学物理应用拓展

1. 特征 X 射线 是一种具有特定波长的 X 射线，当高速电子撞击材料时，材料内部的电子会被击出，形成空位。为了填补这些空位，外层电子会向内层跃迁，同时释放出能量，这种能量以光量子的形式辐射出来，形成特征 X 射线。其具有特定的波长，是可叠加于连续谱线之上反映原子结构的特征 X 线光谱。

2. 不同的核素衰变在核医学中的应用 α 射线因其射程短、电离能力强，对局部病灶的杀伤作用很强，对周围正常组织影响相对小，所以在一些靶向内照射治疗中有独特优势，如锕-225用于治疗转移性去势抵抗性前列腺癌。β 射线能量大小可依据治疗过程中的要求调节，其在核医学内照射治疗中的主要应用是利用其能在一定范围内破坏细胞的 DNA 等结构，从而达到治疗肿瘤等疾病的目的，如 ^{32}P 等 β 放射性核素可用于治疗某些血液病等。而具有 γ 衰变的核素因其射程远、能量高、穿透力强，多用于显像诊断。

3. 核素半衰期在核医学中的意义 核素半衰期是决定核素在体内滞留时间长短的关键参数，根据用途不同，我们常选择不同的核素。治疗用的核素常需要半衰期长一些的核素，如 ^{131}I 半衰期是 8 天，可发挥长时间的辐射作用，达到持续治疗的目的，多用于治疗甲状腺疾病；显像用的核素常需要半衰期较短的核素，如 ^{99m}Tc 半衰期是 6 小时，可为显像提供充足的时间，同时又可在短时间内衰变掉，以减少辐射对受检者的损害。

4. 核医学检查技术临床应用中常见的核素及其半衰期和衰变常数 见表 2-1。

表 2-1 核医学检查技术临床应用中常见的核素及其半衰期和衰变常数

核素	半衰期(h)	衰变常数(h^{-1})
泛型 ^{99m}Tc	6.00	0.693/6.00
碘-131	8.02	0.693/8.02
铊-201	73.10	0.693/73.10
钴-57	270.00	0.693/270.00
铬-51	27.70	0.693/27.70
铒-169	9.40	0.693/9.40
银-111	7.45	0.693/7.45
碘-123	13.20	0.693/13.20
碘-124	4.18	0.693/4.18
铼-99	67.70	0.693/67.70
氟-18	0.76	0.693/0.76
镥-177	6.65	0.693/6.65

—• 考试知识点总结 •—

—• 本章小结 •—

—• 协和云课堂……　拓展练习及参考答案 •—

（刘鹏鑫　张　多）

第三章　核医学辐射防护的基本知识

教学课件

学习目标

素质目标

（1）具有良好的核医学技师的职业素养和道德，树立强烈的辐射安全意识，认识辐射防护在核医学工作中的重要性。

（2）培养科学严谨的工作态度，在诊疗过程中能够承担保护受检者免受不必要辐射损伤的责任。

（3）增强自我防护意识，学会在保障受检者安全的同时，有效保护自身及周围工作人员的健康。

知识目标

（1）掌握：核医学常用辐射剂量及度量单位、放射防护的基本原则及措施、核医学工作中的放射防护要求及放射性废物的处理。

（2）熟悉：辐射的生物效应、核医学工作场所的功能分区和工作人员的健康管理。

（3）了解：核医学工作场所的选址和场所分级。

能力目标

（1）能够在实际核医学工作中，正确评估辐射风险、制订并执行有效防护措施。

（2）能够向受检者及公众进行辐射防护宣教。

（3）能够熟练操作辐射监测设备，准确记录并分析辐射剂量数据。

（4）面对突发辐射事件时，能够迅速采取应急措施，保障人员安全，减少辐射危害。

案例导入

【案例】

患者，男性，72 岁，右上肺小细胞肺癌化疗后 1 年，近期因频繁出现背痛伴右肩、右上臂疼痛入院就诊。

【问题】

1. 若怀疑骨转移，该患者可以选择哪项无创的影像检查？

2. 在检查过程中可以采取哪些辐射防护措施？

·核心知识拆解·

第一节　电离辐射的度量

一、电离辐射的来源

微课：电离辐射的生物效应

电离辐射是一种足以使物质原子或分子中的电子成为自由态，从而发生电离现象的能量形式。电离辐射可根据其来源分为天然辐射和人工辐射。

（一）天然辐射

天然辐射指存在于宇宙空间和地球中的天然放射源对人类造成的辐射，包括宇宙射线、太阳粒子对地球的初级辐射，宇宙射线与大气层中的氮或氧等原子发生核反应释放出质子、中子、介子等微粒而形成的次级辐射，宇宙射线感生放射性核素产生的辐射以及地球自然环境中天然存在的放射性核素对人类造成的辐射。

（二）人工辐射

人工辐射指由人类生产实践活动产生的辐射，例如，X 射线、CT、核医学及放射治疗所致的医疗照射，应用于离子烟雾报警器、放射性避雷针、地质勘探等方面的核探测技术，利用电离辐射对材料进行加工处理的辐射加工技术，以及核能发电和核武器爆炸等产生的辐射。

二、常用辐射剂量

核医学中常用的辐射剂量包括照射量、吸收剂量、当量剂量等。

（一）照射量

照射量（exposure dose）指 X 射线或 γ 射线在单位质量的空气中释放出来的全部电子完全被空气阻止时，在空气中所产生的带正（或负）电的离子总电荷的绝对值，可用于衡量 X 射线或 γ 射线在空气中的电离能力，公式为 $X=\mathrm{d}Q/\mathrm{d}m$，$X$ 表示照射量，$\mathrm{d}Q$ 表示任一带电离子总电荷的绝对值，$\mathrm{d}m$ 表示空气的质量。照射量的国际单位为库仑/千克（C/kg），专用单位为伦琴（R），$1\mathrm{R}=2.58\times10^{-4}\mathrm{C/kg}$。单位时间内的照射量称为照射量率，单位是 C/（kg·s）。

（二）吸收剂量

吸收剂量（absorbed dose）表示单位质量的物质受照射后吸收电离辐射能量的大小，以 D 表示，公式为 $D=\mathrm{d}E/\mathrm{d}m$，$\mathrm{d}E$ 表示吸收的能量，$\mathrm{d}m$ 表示受照物质的质量。吸收剂量的国际单位为戈瑞

(Gy)，1Gy 表示 1kg 受照物质吸收 1J 的辐射能量，即 1Gy＝1J/kg。专用单位为拉德（rad），1Gy＝100rad，1rad＝0.01Gy。单位时间内的吸收剂量称为吸收剂量率（absorbed dose rate），单位为戈瑞/秒(Gy/s)。

（三）当量剂量

当量剂量（equivalent dose）是将个人或集体所接受的吸收剂量根据组织生物效应加权修正后的吸收剂量，它反映不同类型及能量的辐射对人体的不同危害程度，以 $H_{T\cdot R}$ 表示，$H_{T\cdot R}=D_{T\cdot R}\cdot W_R$，其中 $D_{T\cdot R}$ 为组织或器官 T 的平均吸收剂量，W_R 为辐射权重因子。当量剂量的国际单位为希沃特(Sv)，1Sv＝1J/kg。专用单位为雷姆（rem），1Sv＝100rem，1rem＝0.01Sv。

（四）有效剂量

有效剂量（effective dose）表示当考虑的效应为随机效应时，在全身受到不均匀照射的情况下，人体所有组织或器官加权后的当量剂量之和，以 E 表示，$E=\sum_T W_T\cdot H_T$，其中 W_T 为组织或器官 T 的权重因子，H_T 为组织或器官 T 的当量剂量。有效剂量的单位与当量剂量相同。组织权重因子 W_T 反映了不同组织或器官对辐射危害的相对敏感性，通过对各个组织或器官的当量剂量乘以相应的权重因子并求和，得到的有效剂量能够更全面、科学地评估人体在不均匀辐射照射下所面临的辐射风险，用于辐射防护和剂量评价等领域。

第二节　辐射防护的基本原则和措施

一、辐射防护的基本原则

辐射防护是核医学技术领域至关重要的内容，它旨在保护受检者、工作人员及公众免受不必要的辐射损害。遵循辐射防护的基本原则和措施，可以确保核医学检查的安全性和有效性，在获得最大利益的同时，将辐射对机体的损伤降到尽可能低的水平。根据国际辐射防护委员会（International Commission on Radiological Protection，ICRP）的建议及我国《电离辐射防护与辐射源安全基本标准》，辐射防护的基本原则如下。

（一）实践的正当性

在进行任何能够产生电离辐射的放射实践之前，都必须经过正当性判断，权衡利弊，确认放射实践获得的利益足以弥补其可能引起的辐射危害。

（二）辐射防护的最优化

考虑到经济和社会因素，所有辐射照射都应保持在可合理达到的尽量低的水平，即应当避免一切不必要的照射，坚持辐射防护最优化原则，以最小代价换取最大利益。

（三）个人剂量的限制

在坚持上述两项原则的同时，要保证个人接受的照射剂量不超过规定的相应限值。个人剂量限值是可接受的剂量范围的上限。满足正当性和最优化条件的剂量不一定对每个人提供了最适宜的防护，对个人受到的辐射剂量要利用个人剂量限值加以限制。

二、辐射防护的基本措施

（一）外照射防护措施

1. 时间防护 外照射累积剂量与照射时间成正比。在保证工作质量的前提下，应尽量减少在辐射场中停留的时间，以降低受照剂量。

2. 距离防护 点状放射源在周围某一位置所产生的剂量率，与该位置到放射源的距离平方成反比。距离放射源越远，受到的辐射剂量率就越小。

3. 屏蔽防护 在放射源和人体之间放置适当的屏蔽物，借助物质对射线的吸收减少人体受照射的剂量。例如，使用铅、铁等重元素物质屏蔽 γ 射线和 X 射线；使用铝、有机玻璃或塑料制品等屏蔽 β 粒子；在屏蔽中子时，常需结合含氢材料和吸收中子的材料（如使用石蜡、石墨等材料），以达到更好的屏蔽效果。另外，水也常被用作中子屏蔽材料，因为水中也含有大量的氢原子。

（二）内照射防护措施

内照射指放射性核素进入生物体内，使生物体受到来自体内的射线照射。内照射防护的基本原则是尽可能隔断放射性物质进入人体的各种途径。例如，在可能接触放射性物质的环境中，要严格遵守操作规程，佩戴适当的防护装备，如防护口罩、手套等，避免通过呼吸、吞食或皮肤接触等途径将放射性物质摄入体内；保持工作场所良好的通风条件，有助于降低放射性物质在空气中的浓度，减少吸入放射性物质的风险；工作结束后及时清洗身体，特别是可能接触放射性物质的部位，如手部、面部等，以减少放射性物质在体表的残留。

三、个人剂量限值

个人剂量限值指在辐射防护中，为保护个人免受或少受电离辐射的危害，对个人所接受的辐射最大剂量所做的定量限制。ICRP 和我国辐射防护基本安全标准都对辐射相关工作人员和公众受照射的年剂量限值作出了明确规定。

（一）职业照射个人剂量限值

职业照射指放射工作人员在工作过程中所受的所有照射。放射工作人员的年剂量指一年工作期间接受的外照射剂量和摄入的放射性核素所产生的累积剂量的总和。放射工作人员的剂量限值必须同时满足非随机效应和随机效应两种限值的要求。个人剂量限值如下。

1. 年满 18 周岁的放射工作人员，连续 5 年内年平均有效剂量限值为 20mSv，任何单一年份内有效剂量不超过 50mSv。

2. 年当量剂量限值，眼晶状体为 150mSv，其他单个器官或组织为 500mSv。

3. 在一般情况下，连续 3 个月内一次或多次接受的总当量剂量不超过年剂量限值的一半。

（二）公众个人剂量限值

从事各种放射活动导致公众个人的辐射不得超过下列剂量限值。

1. 一年中有效剂量不超过 1mSv。

2. 在特殊情况下，连续 5 年的年平均剂量不超过 1mSv 时，某一单一年份可提高至 5mSv。

3. 眼晶状体的年当量剂量应低于 15mSv，其他任何器官或组织的年当量剂量不超过 50mSv。

（三）对特殊工作人员的规定

《电离辐射防护与辐射源安全基本标准》（GB 18871—2002）中对一些从事放射性工作的特殊人员的个人剂量限值也作出规定，该限值不包括天然本底照射和医疗照射。

1. 孕妇和授乳妇女防护 应严格规避内照射的风险。用人单位有责任切实改善妊娠期女性的工作环境与条件，确保胚胎和胎儿所接受的辐射防护水平等同于公众，要从源头上降低辐射对母婴健康的潜在威胁。例如，合理调整工作任务，避免其接触高放射性物质。

2. 对 16 ~18 周岁人员规定 徒工、实习人员，除在监督下进行培训外，不得在控制区工作。所受年有效剂量不超过 6mSv，眼晶状体的年当量剂量限值为 50mSv，四肢（手和足）或皮肤的年当量剂量限值为 150mSv。这是考虑到该年龄段人员身体仍在发育，对辐射的耐受能力相对较弱。

3. 对年龄低于 16 周岁的人员规定 该类人群的身体各器官和系统发育尚不完善，对辐射极为敏感，不得接受职业照射。

4. 应急照射规定 孕妇、年龄低于 18 周岁的人员，由于身体较为脆弱，对辐射的抵抗力和恢复能力较差，不得接受应急照射。

第三节 核医学工作场所的分级和分区

一、核医学工作场所的选址布局

《核医学放射防护要求》（GBZ 120—2020）和《核医学辐射防护与安全要求》（HJ 1188—2021）都对核医学科的选址和布局作出了明确要求。

（一）选址

1. 核医学工作场所应建在医疗机构单独的建筑物内，或设在多层建筑物底层的一端，或设在高层建筑物顶层的一端，并应采取相应的辐射防护措施。

2. 核医学科不应邻接产科、儿科、食堂等部门，尽可能做到相对独立布置或集中设置，宜有单独出、入口，出口不宜设置在门诊大厅、收费处等人群密集区域。与非放射工作场所之间应设“控制区”和“监督区”。

（二）布局

1. 住院与门诊分开、控制区集中 住院治疗场所和门诊诊断场所应相对分开布置，核医学科的住院治疗和门诊诊断的流程与需求不同，将两者相对分开布置有利于提高工作效率，减少相互干扰，也便于针对不同情况进行管理。

2. 控制区、核医学高活性室相对集中设置 能够更好地进行辐射防护管理，便于采取统一的防护措施，防止放射性物质扩散导致交叉污染。

3. 控制区出、入口安全措施 控制区的出、入口应设置门锁权限控制和单向门等安全措施，限制患者或受检者随意流动。门锁权限控制可以确保只有经过授权的工作人员能够进入，防止无关人员误闯，减少辐射暴露风险。单向门的设置有助于规范人员流动方向，避免患者或受检者随意流动，从而保证控制区内的秩序和辐射安全。

4. 卫生缓冲区与专用卫生间 控制区的出、入口应设立卫生缓冲区，可以有效减少放射性物质带出控制区的可能性，工作人员或患者在进出时可以在此进行必要的辐射防护措施操作，如更衣、洗手等。控制区内设置给药后患者的专用卫生间，是为了避免患者使用普通卫生间时可能造成的放射性污染，保证工作场所内的工作人员和公众免受不必要的照射。这也是保障公众和工作人员安全的重要措施。

5. 设置独立通道路径 设立相对独立的工作人员、患者、放射性药物和放射性废物路径，能够最大程度地减少不同路径之间的交叉，降低放射性物质传播和辐射暴露的风险。确保注射放射性药物前后的患者不交叉，注射放射性药物后患者与工作人员不交叉，人员与放射性药物通道不交叉，这是核医学科布局中遵循的“三不交叉”重要原则，有助于保障整个核医学科工作的安全性和有序性。

二、核医学工作场所的功能分区

核医学工作场所根据管理需要分为控制区和监督区，其中控制区和监督区都属于放射性区域，纳入辐射工作场所管理。

（一）控制区

控制区是核医学工作场所中放射性物质操作量最大、辐射防护要求最高的区域，包括使用非密封源核素的房间（放射性药物贮存室、分装和/或药物准备室、给药室等）、扫描室、给药后候诊室、样品测量室、放射性废物储藏室、病房（使用非密封源治疗患者）、卫生通过间、保洁用品储存场所等。

（二）监督区

监督区通常指未被划定为控制区，预期工作期间其辐射水平一般较低，不需要采取专门防护措施或安全手段，但需要进行定期的辐射监测和对职业照射情况进行审查的区域，主要包括控制室、员工休息室、更衣室、医务人员卫生间等。另外，如果不存在放射性物质污染等风险，通常不属于监督区，而是属于非放射性区域，不纳入辐射工作场所管理范畴。

三、核医学工作场所的分级

根据《电离辐射防护与辐射源安全基本标准》（GB 18871—2002），核医学工作场所按放射性核素日等效最大操作量的大小分为甲、乙、丙三个级别。大多核医学科属于乙级。

1. 甲级　日等效最大操作量>4×10^9Bq。

2. 乙级　2×10^7Bq<日等效最大操作量≤4×10^9Bq。

3. 丙级　豁免活度值<日等效最大操作量≤2×10^7Bq。

第四节　核医学工作中的防护

一、核医学放射防护一般要求

1. 医疗机构对临床核医学中的放射防护与安全工作全面负责。医疗机构要做好核医学科的选址、设计和建造；配备与核医学工作相适应的仪器设备、防护设施及专业人员；加强有关人员的专业素质教育与防护培训；建立明确的放射防护质量保证大纲和有关规章制度，并且认真实施。

2. 核医学工作人员所受职业照射及公众照射的防护，应按《电离辐射防护与辐射源安全基本标准》（GB 18871—2002）的规定严格执行，确保了核医学工作中的辐射防护有明确、统一的标准可依，能有效保障工作人员和公众的健康安全。

3. 医疗机构应对开展核医学活动的工作场所和周围环境进行定期的辐射监测和评估，有关工作人员所受职业性外照射、职业性内照射，以及皮肤放射性污染的个人监测结果应记录在案，妥善保存。如此不仅可以跟踪工作人员的受照情况，为健康评估提供依据，也是辐射防护管理工作的重要内容，便于追溯和分析辐射暴露情况。

4. 妥善收集、暂存和处理核医学活动中产生的放射性废物。确保放射性废物得到安全、规范地处置，防止放射性物质泄漏和扩散。否则会对环境和公众健康造成严重危害。

5. 医疗机构制订恰当的辐射事故应急预案，做好辐射事故应急准备和响应工作安排，有效防范辐射事故或缓解辐射事故的后果。旨在最大限度地减少事故对人员、环境和社会的影响，体现了预防为主、防治结合的原则。

二、放射性药物操作的放射防护要求

1. 操作放射性药物应有专门场所，在非专门场所给药时需采取适当的防护措施，如防护用具、屏蔽手段等。

2. 放射性物质贮存容器、装有放射性药物的给药注射器应有适当屏蔽。

3. 熟练掌握放射性药物操作技能、缩短工作时间并正确使用个人防护用品（如铅衣、铅手套、防护眼镜等）。

4. 操作放射性碘化物等挥发性或放射性气体应在通风柜内进行，工作人员宜使用对放射性气溶胶有高效过滤能力的口罩。通风柜保持良好通风，并按情况进行放射性浓度的监测。

5. 控制区内不应进行进食、饮水、吸烟等无关工作及存放无关物品。

6. 工作人员在离开放射性工作场所前应洗手和进行表面污染监测，如其污染水平超过规定值，应采取相应去污措施。

7. 从控制区取出物品应进行表面污染监测，防止超过规定表面污染控制水平的物品被带出。

8. 为体外放射免疫分析目的而使用低活度、低毒性的放射性核素，如含^{125}I 和^{14}C 等的放射免疫分析试剂盒，可在一般临床核医学检验实验室内进行。

9. 放射性物质的放置应合理有序、易于取放，每次取放的放射性物质应只限于需用的部分。

10. 放射性物质贮存室应定期进行监测（如辐射剂量率、表面污染等），无关人员不应入内。

11. 贮存和运输放射性物质时应使用专门容器，取放内容物时不应污染容器。容器在运输时应有适当的固定措施。

12. 贮存的放射性物质应及时登记建档，登记内容包括生产单位、核素种类、理化性质、活度和容器表面放射性污染擦拭试验结果等。

13. 所有放射性物质不再使用时，应根据相关法规和最佳实践措施的原则进行处理，实际情况中可能存在多种处理方式，对有些放射性物质需要按照规定进行衰变贮存后处理，有些可能需要专门机构进行回收处理和安全储存。

14. 当发生放射性物质溢出、散漏事故时，应根据单位制订的放射事故处置应急预案，及时控制和消除放射性污染，如立即实施疏散人员、设置警戒区域等措施。

三、核医学诊治中的放射防护要求

1. 执业医师应参照《核医学放射防护要求》（GBZ 120—2020）规定的核医学诊断参考水平，以保证放射性药物施用活度的合理性。当患者/受检者剂量或施用活度显著低于相应的参考水平，又不能提供有用的诊断信息或给患者/受检者带来预期的医疗利益时，应按需要采取纠正行动；当患者/受检者剂量或施用活度显著超出相应的参考水平时，应考虑参考水平是否未达到辐射防护优化，或医学实践活动是否保持在适当良好水平。

2. ^{131}I 治疗患者出院标准 接受^{131}I 治疗的患者，应在其体内的放射性活度降至 400MBq 或距离患者体表 1m 处的周围剂量当量率不大于 25μSv/h 方可出院，这是为了控制该患者家庭与公众成员可能受到的照射，符合相关防护标准和要求。

3. ^{131}I 核素治疗病房及分装室的设施要求 应有通风设备，可有效排出放射性气体，减少室内放射性物质浓度。病区应配备专用便器，下水管道宜短且露出地面的部分应进行防护和标记，排泄物经过衰变池处理衰变达到国家相关标准要求后方可排入下水系统。目的是防止放射性物质通过下水系统扩散，避免对公共环境造成污染。

4. 患者个人用品及生活垃圾处理 接受放射性药物治疗的患者其个人用品使用后应做去污处理，并经表面污染检测合格后方可做一般处理。接受核素治疗患者的一般生活垃圾，应根据放射性药物排出的途径合理分类。对有放射性沾染可能的垃圾应按放射防护要求相应处理。旨在防止放射性污染扩散，保护周围环境和人员安全。

5. 控制区划分及管理　将使用治疗量发射 γ 射线放射性药物的区域划为控制区，用药后患者床边 1.5m 处或单人病房应划为临时控制区，并在控制区入口设有电离辐射警告标志，限制无关人员进入，患者也不应随便离开该区。

6. 对陪护者、探视者和家庭成员的防护指导　医疗机构应向陪护者、探视者和家庭成员进行充分的辐射防护措施告知指导，使其在患者/受检者诊断或治疗期间所受的有效剂量不超过 5mSv，儿童的有效剂量限制更严格，应尽量避免探视已施用放射性药物的患者/受检者，无法避免时所受有效剂量不应超过 1mSv。

四、放射工作人员的健康管理

（一）培训要求

放射工作单位有责任定期组织本单位的放射工作人员接受放射防护和有关法律知识培训。放射工作人员两次培训的时间间隔不超过 2 年，每次培训时间不少于 2 天。

（二）体检要求

有关部门负责组织放射工作人员就业前和就业后的定期体检。两次体检的时间间隔不应超过 2 年，必要时可增加临时性检查。建立放射工作人员的健康档案。除了临床内科、外周血象、肝功能及尿常规等一般体检项目，还需注意以下项目。

1. 接受外照射的放射工作人员，需进行眼晶状体的检查，因为外照射可能对眼晶状体造成损伤。

2. 对接触放射性气体、气溶胶及放射性粉尘的工作人员，应进行呼吸系统的检查。

3. 对从事开放性操作的工作人员，依据所使用的放射性核素在人体内代谢的特点，增加对不同脏器的检查。

4. 对疑似放射性核素进入体内的人员，可做尿液、粪便或呼出气体的放射性测定，必要时进行全身或脏器的放射性测定，这是检测放射性核素内污染的重要手段。

第五节　放射性废物的处理

一、放射性废物的概念

放射性废物指含有放射性核素或被放射性核素污染，其浓度或活度大于国家监管部门规定的清洁解控水平，并且预计不再用于任何有益目的的物质。核医学工作中会产生许多放射性废物，按其物理性状分为放射性固体废物、放射性液体废物和放射性气体废物，简称为放射性“三废”。

二、放射性废物的管理要求

1. 分类处理 放射性废物不能以普通废弃物的方法进行处理，需根据废物的性状、体积、所含核素种类、半衰期、活度水平等特征进行分类收集和分别处理。有助于采用适宜方式处置，降低风险，确保安全。

2. 废物最小化 应遵循废物最小化原则准确区分放射性废物与解控废物，从源头控制和减少放射性废物产生量，可有效降低处理成本与环境风险。

3. 短半衰期放射性废物处理 采用贮存衰变的方式处理，待活度满足解控水平后实施解控，安全且经济。无法解控的废物送交有资质的机构进行处理，确保处理过程的专业性和安全性。

4. 管理台账 建立涵盖放射性废物收集、贮存、排放环节的管理台账，详细记录放射性核素名称、重量、产生日期等信息，便于监管部门监督，也有助于追溯废物来源与去向，保障放射性废物管理的规范化和可追溯性。

三、放射性固体废物的管理

（一）收集贮存

1. 固体废物 包括带有放射性的注射器、纱布、玻璃瓶等。废物桶内应放置专用塑料袋直接收纳废物。含尖刺及棱角的放射性废物，应预先进行包装处理，再装入废物桶，防止刺破废物袋。

2. 存放容器标准 存放废物的容器须有辐射屏蔽结构，可减少放射性物质对外辐射。张贴电离辐射标志能够起到警示作用，避免他人误触。

3. 重量与转运规定 放射性废物每袋重量不超过20kg，便于搬运且确保密封稳定性。装满后应密封并及时转运至放射性废物暂存间贮存，能减少放射性物质在工作场所的暴露时间与风险。

4. 废物暂存间管理规范 废物暂存间内应设置专用容器盛放固体放射性废物袋（桶），不同类别废物分开存放。容器表面应注明废物所含核素的名称、废物类别、入库日期等信息，并做好登记。有助于追溯和管理，实现废物有序存放与后续处理。

5. 贮存场所安全措施 放射性废物贮存场所应安装通风换气装置，可降低放射性气体浓度，对含有易挥发放射性核素的废物要设置单独的通风换气装置管道。入口处应设置电离辐射警告标志，采取有效的防火、防丢失、防射线泄漏等措施，全方位保障贮存场所安全。

（二）处理

1. 放射性固体废物暂存时间满足下列要求的，经监测辐射剂量率满足所处环境本底水平，α 表面污染小于 $0.08Bq/cm^2$、β 表面污染小于 $0.8Bq/cm^2$ 的，可清洁解控并作为医疗废物处理。

（1）所含核素半衰期小于24小时的放射性固体废物：根据放射性衰变规律，暂存时间不超过30天。

（2）所含核素半衰期大于24小时的放射性固体废物：暂存时间超过核素最长半衰期的10倍，能确保放射性核素经过足够长的时间衰变，使放射性水平降低到可解控的程度，再结合相关监测指标判断是否可以解控。

（3）含^{131}I的放射性固体废物：由于其半衰期相对较长，暂存超过180天是为了使其放射性活度降低到安全水平，以便进行解控判断。

2. 不能解控的放射性固体废物

（1）后续处理：不能解控的放射性固体废物应按照相关规定予以收集、整备，并送交有资质的单位处理。这是为了确保放射性废物得到专业、安全的处置，防止对环境和人体健康造成危害。

（2）包装体要求：放射性废物包装体外的表面剂量率应不超过0.1mSv/h，表面污染水平对β发射体和γ发射体及低毒性α发射体应小于4Bq/cm^2、其他α发射体应小于0.4Bq/cm^2。这是为了在运输、储存等过程中保障操作人员和周围环境的安全，这些限值是基于辐射防护标准和实践经验确定的。

四、放射性液体废物的管理

（一）收集贮存

1. 液体废物主要包括放射性药物操作间、核素治疗病房、给药后患者卫生间等场所和事故应急时清洗产生的放射性废液，应收集于槽式或推流式放射性废液衰变池或专用容器，容器表面应张贴电离辐射标志。

2. 含有长半衰期核素的放射性废液应单独收集存放。这是为了便于后续根据其特性进行专门处理和监测，避免与其他废液混合后增加处理难度或影响衰变效果。

3. 放射性废液收集的管道走向、阀门和管道的连接应设计成尽可能少的死区，下水道宜短，大水流管道应有标记，避免放射性废液积聚，便于检测和维修。能够有效降低放射性废液泄漏风险，保障收集系统的正常运行。

4. 衰变池的池体应坚固、耐酸碱腐蚀、无渗透性、内壁光滑和具有可靠的防泄漏措施。这是为了确保衰变池在长期储存和处理放射性废液过程中不会出现泄漏等安全问题，保证放射性废物管理的安全性和稳定性。

5. ^{131}I核素治疗病房应设置槽式废液衰变池，以匹配^{131}I治疗病房相对集中、批量处理放射性废液的需求。核医学诊断和门诊I^{131}治疗场所可设置推流式放射性废液衰变池，适用于核医学诊断和门诊^{131}I治疗场所较为分散、连续处理少量废液的情况。

（二）处理

1. 槽式衰变池 所含核素半衰期小于24小时的废液暂存时间超过30天后可直接解控排放；所含核素半衰期大于24小时的废液暂存时间超过10倍最长半衰期（含^{131}I核素暂存超过180天），监测结果经审管部门认可后，按《电离辐射防护与辐射源安全基本标准》（GB 18871—2002）规定的方式进行排放。放射性废液总排放口总α不大于1Bq/L、总β不大于10Bq/L、^{131}I的放射性活度浓度不大于10Bq/L。旨在将排放的放射性废液对环境和公众健康的潜在影响控制在可接受的范围内。

2. 推流式衰变池 所含核素半衰期大于24小时的，每年应对衰变池中的放射性废液进行监测，^{131}I和最长半衰期核素的放射性活度浓度应满足GB 18871—2002中规定的要求。

五、放射性气体废物的管理

1. 产生放射性气体废物的核医学场所应设置独立的通风系统，合理组织工作场所的气流，对排出工作场所的气体进行过滤净化，避免污染工作场所和环境。

2. 通风系统的过滤器应定期检查并及时更换以保持其有效性，更换下来的过滤器按放射性固体废物进行收集、处理。如此可以避免过滤器中的放射性物质对环境和人员造成潜在危害，确保放射性废物得到妥善处置。

▶知识拓展

电离辐射的生物效应

辐射生物效应分为确定性效应和随机性效应。放射防护的目的就是防止确定性效应的发生，限制随机性效应的发生概率。

1. 确定性效应　指存在一个剂量阈值且严重程度与剂量有关的效应。当射线照射人体全部或局部组织，杀死一定数量的细胞而这些细胞又不能由活细胞增殖来补充时，就可引起人类的确定性效应。辐射低于阈剂量时，不会引起组织或器官可检查到的功能性损伤，当剂量增加到一定水平时，就可以引起确定的损伤，这个剂量称为阈剂量。超过阈剂量后，损害的严重程度随剂量的增加而增加，即受影响的细胞越多，功能丧失越严重。

2. 随机性效应　指效应发生的概率与受照剂量相关，但其有害效应的严重程度与受照剂量大小无关的一种效应。电离辐射的随机性效应无剂量阈值。当电离辐射作用于细胞，未直接导致细胞死亡，但使细胞发生了改变，这些被改变的体细胞克隆繁殖出来的细胞，经过长短不一的潜伏期后，细胞可能发生恶性转型，进而引发癌症，这种现象属于随机性效应中的致癌效应。如果这种改变发生在具有传递遗传信息功能的细胞上，可能导致基因突变、染色体畸变等，其后果将显现在受照射者的后代身上，从而使后代出现各种不同的遗传性状改变等情况，其严重程度也不一致，这种随机性效应称为遗传效应。

—• 考试知识点总结 •—

—• 本章小结 •—

—• 协和云课堂……　拓展练习及参考答案 •—

（杨萌萌　李小东）

第二篇

核医学技术

第四章　核医学仪器设备

教学课件

学 习 目 标

素质目标

（1）具有良好的核医学技师的职业道德和医德，具有保护受检者显像过程中安全的能力和意识。

（2）具有较好的核医学技术团队合作意识和协作精神，具有爱护核医学仪器/设备的良好意识。

知识目标

（1）掌握：放射性探测仪器的基本结构及工作原理，γ 相机的显像原理和动态显像，SPECT、SPECT/CT 工作原理和显像特点，PET、PET/CT、PET/MRI 的显像原理和显像特点。

（2）熟悉：核医学非显像仪器。

（3）了解：兼容型 ECT。

能力目标

（1）能胜任核医学技师的岗位，熟练掌握设备的正确使用及操作。

（2）能对受检者做好辐射防护的宣教和措施，掌握核医学影像检查技术的质量保证和质量控制操作。

案例导入

【案例】

患者，男性，58 岁。其子患有尿毒症，两人配型成功。拟行术前检查，供体肾动脉 CTA 未见明显异常，查血生化发现肌酐 74μmol/L（正常参考值 45～84μmol/L），尿酸 8. 21mmol/L（正常参考值 3. 1～8. 8mmol/L），腹部超声提示左肾上极可见一 8mm×7mm 囊肿。医师想进一步了解左、右肾的功能情况。

【问题】

1. 该患者术前评估肾功能，可以选择哪种核医学检查技术？

2. 可使用哪些核医学仪器，请简述它们的差别。

第一节 放射性探测仪器的基本原理

放射性探测仪器主要由电子学线路和射线探测器组成。电子学线路是记录及分析这些电脉冲信号的电子学仪器；放射性探测器是一种能量的转换装置，可将射线转换成可以记录的电脉冲信号。射线探测的基本原理建立在射线与物质相互作用的基础上，主要有以下三种。

一、电离

射线可以引起物质电离，并产生相应的电信号，电信号的强度与射线的种类、强度存在一定的关系，收集、记录并分析这些电信号就可得知射线的种类和放射性活度。如电离室、盖革计数器、正比计数器等。

二、激发

带电粒子能直接激发闪烁物质，处于激发态的闪烁物质跃迁至低能态或基态时会发出荧光。γ 光子与闪烁物质相互作用后产生的光电子、康普顿电子和电子对等带电粒子会使闪烁物质被激发而发出荧光。荧光光子通过光电倍增管转换成电信号被放大，通过电子学线路后处理分析并记录下来。根据该原理制成的探测器称为闪烁探测器。

三、感光

γ 射线可以使感光材料中的卤化银形成潜影，显影处理后，潜影中的感光银离子被还原成黑色金属银颗粒，银颗粒的多少与射线的强度成正比。定影处理后，可以根据感光材料产生黑影的位置和灰度，来判断放射性存在的部位和量。放射自显影技术就是根据这个现象得以建立并发展。

第二节 放射性探测仪器的基本构成及种类

放射性探测仪器根据探测原理主要分为固体闪烁型探测器、电离型探测器、半导体探测器和感光材料探测器四种。闪烁型探测器一般用于核医学的显像仪器及功能测定仪器、体外 β 射线测量仪器等；电离型探测器一般用于测定放射源活度及辐射防护仪器。市面上的放射性探测仪器种类很多，不过基本结构是一样的，一般由两大部分组成：放射性探测器及后续电子学单元。由于临床上通常使用的是固体闪烁型探测器，下面以固体闪烁型探测器为例，简要介绍其基本结构和工作原理。

固体闪烁型探测器是主要利用射线让荧光物质分子激发，处于激发态的荧光物质分子恢复到基态的时候发射荧光光子的原理设计的探测器。固体闪烁型探测器是目前核医学最常用的放射性探测仪器之一。主要由晶体（闪烁体）、光学耦合剂、光电倍增管、放大器等部件组成（图 4-1）。

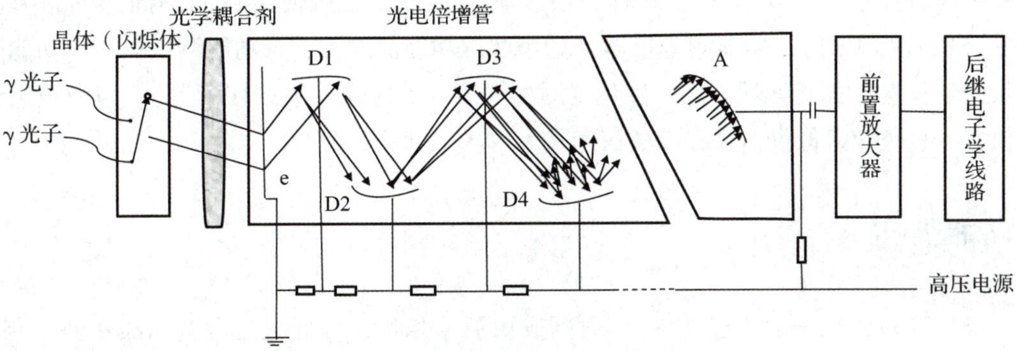

图 4-1　固体闪烁型探测器的基本结构

一、晶体

晶体是在放射线或原子核粒子作用下发生闪烁显像的晶体材料，可以将射线的辐射能转换为光能，所以晶体又称为闪烁体。探测γ射线最常用的是碘化钠晶体，经研究在碘化钠晶体内按0.1%~0.4%分子比例加入铊（Tl）可以增加能量转换效率，并提高探测效率。通常碘化钠晶体表示为NaI（Tl）。

二、光学耦合剂

光学耦合剂位于晶体与光电倍增管之间，它的作用是有效地把光传递给光电倍增管的光阴级，可以减少全反射，提高荧光光子进入光电倍增管的效率。常用的光学耦合剂主要有硅油和有机玻璃两种。

三、光电倍增管

光电倍增管是一种光电转换放大器件，可以将微弱的光信号转换成可测量的电信号。光电倍增管通常由光电发射阴极（光阴级）、聚焦电极、多个电子倍增极和电子收集极（阳极）等组成。

四、放大器

放大器主要包括前置放大器及主放大器两个部分。因为探测器输出的电脉冲信号较弱小，一般形状也不规整，它需要放大整形以后才能被有效地记录和显示。放大器的作用是通过电子学线路将电脉冲进行放大、整形和倒相。

第三节　核医学显像仪器

核医学仪器指在医学中用于探测和记录放射性核素发出射线的种类、活度、能量等，随着时间变化的规律及空间分布的一大类仪器的统称。核医学仪器根据临床使用目的不同，可分为显像仪器（如γ相机、SPECT、PET）、功能测量仪器（如甲状腺功能测定仪、肾功能测定仪、多功能测定仪）、放射性计数测量仪器（如活度计、放射性免疫测量仪器、手持式γ射线探测器），以及放射性药物合成与分装仪器。核医学显像仪器是临床核医学技术的重点组成部分。

一、γ相机

哈尔·安格尔（Hal Anger）于1957年研制成功了γ相机，因此它也称为Anger型γ相机。γ相机可以一次成像也可连续动态地对脏器中放射性核素的分布进行成像。

（一）γ相机的基本结构

γ相机由准直器、晶体、光电倍增管（PMT）、前置放大器、X-Y位置电路、总和电路、脉冲高度分析器（PHA）及显示或记录器件等部件组成（图4-2）。

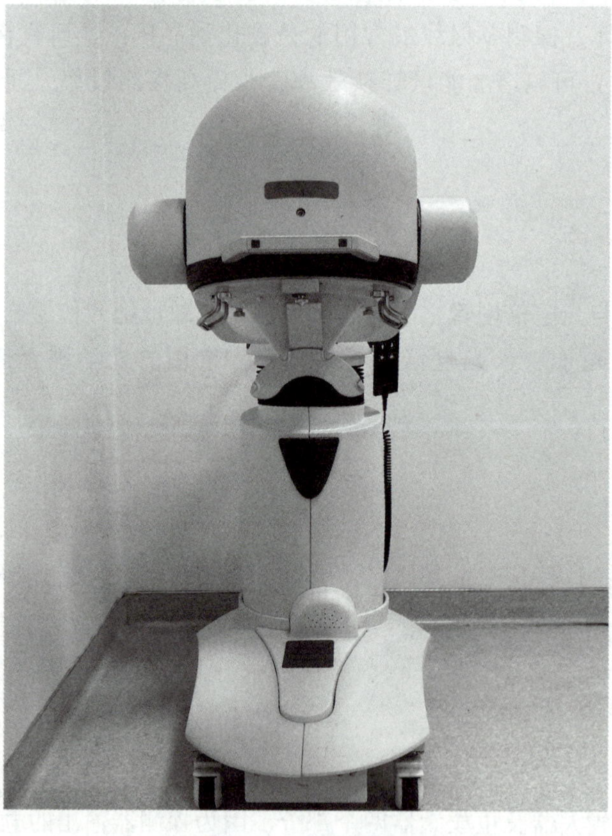

图4-2　小γ相机

1. 准直器　γ相机的准直器在探头的最前面，位于晶体和受检者中间，它由铅或钨合金等重金属制成，有很多个小孔贯穿其中，称为准直孔。准直器只能允许特定方向的γ光子和晶体发生作用，屏蔽并限制散射光子，确保γ照相机的分辨率及信号定位的准确性。准直器的主要参数包括孔数、孔径、孔长（或称孔深）及孔间壁厚度，这些参数决定了准直器的空间分辨率、灵敏度和适用能量范围等性能指标。现在市面上常用的准直器主要有平行孔准直器及针孔准直器，平行孔准直器主要用于脏器和组织的显像，针孔准直器可用于较表浅的小器官显像（如甲状旁腺），针孔准直器的灵敏度较低，需延长采集时间或增加放射性药物剂量，不适用于深部器官。发散孔或汇聚孔准直器虽不常用，但仍有特定用途（如儿科或特殊器官显像）。准直器按能量的使用范围可以分为四类：低能型（75~170keV）、中能型（170~300keV）、高能型（270~360keV）和超高能型（511keV）。注意，这是厂商的常见划分方式，实际应用中则需要根据核素能量选择。准直器按灵敏度和分辨率可分为三类：高灵敏型、高分辨型和通用型（兼顾灵敏度和分辨率的一类准直器）。

2. 晶体 PET 设备常用锗酸铋（BGO）晶体或硅酸镥（LSO）晶体。γ 照相机常用的闪烁晶体是 NaI（Tl）晶体。通常选用 NaI（Tl）晶体探测 γ 射线。NaI（Tl）极易吸湿潮解，暴露于潮湿环境中会变黄失效，因此必须严格密封（如铝壳封装）。而且操作环境湿度需低于 60%。放置 NaI（Tl）晶体的房间温度必须恒定（每小时变化≤3℃），温度的急剧变化会导致晶体碎裂。因此，温度需长期控制在 20~25℃，避免热胀冷缩产生的机械应力。商业 γ 相机的 NaI（Tl）厚度通常为 6~12mm。晶体厚度对于射线的探测效率及图像的分辨率有明显的影响，NaI（Tl）对 140keV γ 射线的衰减长度约为 4.6mm，设计厚度时需考虑此参数。增加晶体厚度可以增加射线被完全吸收的概率，也可提高探测灵敏度，但是也增加了多次康普顿散射的概率，降低图像的分辨率。因此可见探测效率与图像的分辨率是一对矛盾体，在选择闪烁晶体厚度时，需要同时兼顾探测效率及图像分辨率。

3. 光电倍增管（photomultiplier tube，PMT） γ 相机光电倍增管的安装数量与探头的大小和形状有关。在 γ 相机中，主流仍以圆形 PMT 为主。方形 PMT 的应用场景较少，可能用于特定探测器设计，而非通用 γ 相机。圆形 PMT 通常以蜂窝状（六边形）紧密排列，有效减少间隙和死角。光电倍增管均匀地排列在晶体的后面，紧贴着晶体。当射线进入晶体，与晶体相互作用产生的信号，被该部位一个或多个光电倍增管吸收，转变成电压信号输出。这些输出信号的综合和加权，最终形成显像图像。现代 γ 相机可能采用混合探测器，如硅光电倍增管（silicon photomultiplier，SiPM）阵列。

4. X-Y 位置电路 一个 γ 光子在晶体中产生多个闪烁光子，可被多个光电倍增管接收，各个 PMT 接收闪烁光子数目随距离成平方反比或高斯型衰减。在晶体中发生一次 γ 闪烁事件，能使 PMT 的阳极端输出多个幅度不同的电脉冲信号。这些信号通过权重处理就可得到这个闪烁事件的位置信号。位置信号的计算通常采用 Anger 逻辑电路（或数字算法），这一过程依赖 PMT 的空间排列对称性和信号幅度的线性响应。光电倍增管的数目越多，图像上所有脉冲的 X-Y 位置精度越好，图像空间分辨率越好。但要注意的是分辨率提升存在边际效应。

5. 脉冲高度分析器（pulse height analyzer，PHA） 是一种电子学模块，通过设定能量阈值（窗位和窗宽），筛选出探测器输出中符合预设能量范围的脉冲信号。在临床中需根据放射性核素的射线能量（如 Tc-99m 的 140keV）设置窗位，并依据探测器能量分辨率调整窗宽（如±10%），从而排除本底辐射和散射光子等干扰信号。对多能峰核素需设置多个能量窗以覆盖所有特征能量。

6. 模-数转换器 将 γ 相机的模拟脉冲信号转换为数字信号，以便计算机处理。模-数转换器（analog to digital converter，ADC）的位数决定信号幅度的量化精度（如 12 位对应 4096 级灰度），影响图像的动态范围和对比度分辨率，而采样率需足够高（通常 10~100MHz）以准确捕获快速变化的信号。一台 γ 相机的 ADC 位数（通常 12~16 位）取决于探测器信噪比、硬件成本及成像需求，高位深可减少量化误差但受实际噪声水平限制。图像的空间分辨率主要由晶体分割的像素矩阵尺寸决定。

（二）γ 相机的显像原理和动态显像

Hal Anger 研制的 γ 相机，首次实现实时动态成像，推动了首次通过法心室造影、甲状腺摄锝功能分析等经典核医学检查的临床应用。

1. 显像原理 静态显像时，将特定放射性药物注入受检者体内，经过一定时间后放射性药物需在靶器官或病灶处特异性聚集，通过代谢差异实现靶向分布。在体内达到图像采集的要求后，开始进行γ相机成像。从人体中发射出的γ光子先到达准直器，准直器（如平行孔准直器）实际通过几何投影限制γ光子方向，只有与孔道轴线夹角极小的光子能通过，以保证γ光子发射点与入射点对应。到达晶体的γ光子与晶体相互作用，被晶体吸收并产生多个闪烁光子。闪烁光经过光导之后由光电倍增管接收。光电倍增管将闪烁光转变成电脉冲信号，电脉冲信号再经过特殊位置电路定位、能量电路甄别，成为一个计数脉冲。成像装置记录探测器视野内各个位置的脉冲计数，经过处理和校正，形成一幅人体放射性浓度分布图像，即一幅γ相机图像。另外，准直器类型（平行孔、针孔、扇形等）也会对成像产生影响，如平行孔准直器保持图像大小不变，针孔准直器用于小器官放大成像。

2. 动态显像 γ相机采用大视野探头，动态显像对探头的时间分辨率要求较高（如心脏显像需毫秒级采集），且需配合高速电子学线路处理脉冲信号。可以在短时间内实现连续采集模式，通过帧模式（固定时间间隔分帧）或列表模式（记录每个事件的能量、位置及时间戳）实现动态数据存储。动态显像的本质是时间-空间连续采样，通过短时间（如1秒/帧）或长时间（如1分钟/帧）的帧序列，反映放射性示踪剂分布随时间在体内的动态变化。例如，心电门控显像是通过生理信号同步采集，消除运动伪影（如门控心肌灌注显像）。γ相机动态显像可显示被测脏器在某一瞬间的形态，还可通过计算机的后处理手动或自动勾画而获得感兴趣区内的“时间-放射性计数”曲线，但曲线需进行本底扣除（如肾脏显像中肾周组织本底校正）和衰减修正。根据曲线的特征可以计算出各种临床工作需要的定量指标，这些数据可以反映脏器的功能信息。通过脏器显像与功能测定相结合，可检测早期功能改变（如脑血流灌注异常早于结构异常），并且能够显示其脏器功能影像及功能参数，并进行功能的详细评估；而其他影像学检查（如CT/MRI）的动态增强图像，由于受限于对比剂特异性及辐射剂量（CT）或时间分辨率（MRI），只能评估部分脏器功能。这就是核医学影像比其他影像学方法具有的优势之一，γ相机的应用也因此成为核医学发展史上一个重要的里程碑。

二、SPECT及SPECT/CT

SPECT是在γ相机的原理上发展起来的新核医学显像仪器。SPECT在γ相机平面显像的基础上，增加了图像重建的计算机软件系统和探头旋转装置。SPECT通过探头旋转（180°或360°，全身）获取多角度投影数据，利用滤波反投影（filtered back-projection，FBP）或迭代重建算法生成三维断层图像。断层成像可消除重叠组织干扰（如心肌灌注显像中膈肌对左心室下壁的遮挡）。现代SPECT采用双探头或三探头设计。

SPECT/CT就是将SPECT和CT这两种设备安装在同一机架上（图4-3），共享同一检查床和坐标系，确保两种模态的空间配准精度（误差<1mm）。受检者一次摆位即可完成功能代谢与解剖结构成像。CT扫描提供高分辨率解剖图像，CT的扫描范围通常覆盖SPECT成像区域（如全身SPECT/CT采用低剂量CT，局部诊断SPECT/CT采用高分辨率CT）。这一设备可以使功能代谢图像与解剖结构图像同机融合，一次显像即可获得SPECT功能代谢图像，又能获得CT解剖结构图像及SPECT/CT融合图像，通过图像融合、衰减校正和辐射剂量优化提升SPECT诊断价值，为临床工作提供了更多的诊断信息。SPECT/CT的融合技术克服了传统核医学“高敏感性、低特异性”的局限，成为肿瘤、心

血管疾病及神经疾病的重要诊断工具。同时 SPECT/CT 利用 CT 的 X 射线能谱数据生成衰减图（将 CT 的 kV 级能谱转换为 SPECT 的 MeV 级能谱），对 SPECT 图像进行衰减校正，更快速和精准（尤其适用于肥胖受检者或腹部成像）。

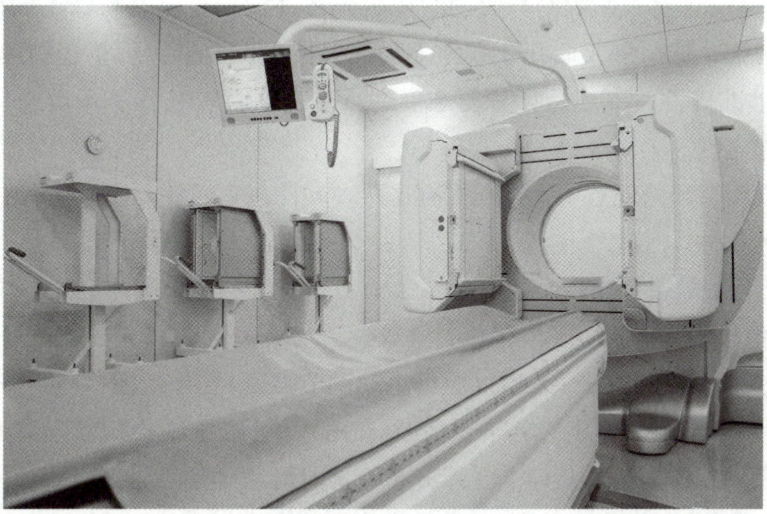

图 4-3　SPECT/CT

微课：SPECT/CT 日常操作

1. SPECT 基本结构　SPECT 设备由探测器（探头）、机架、检查床及图像采集后处理工作站四个主要部分组成。探头是 SPECT 的核心部件，其结构与 γ 相机相同，由准直器、晶体、光导和光电倍增管组成。SPECT 探头基于 γ 相机技术，但增加了旋转功能以实现三维成像，而普通 γ 相机仅用于平面显像。根据临床的需要，设计有单探头、双探头或多探头的不同类型。

2. SPECT 的工作原理和显像采集　SPECT 的工作原理与 γ 相机相同。它的图像采集根据临床需要可进行静态采集和动态采集，平面采集和断层采集，全身采集和局部采集，以及门控采集等。门控采集需明确其与生理信号（如心电图 R 波）同步，以减少运动伪影（如心肌门控显像）。在 SPECT 断层成像采集时，探头围绕受检者旋转，在旋转的过程中，探头表面总是与旋转轴平行，旋转轴与受检者检查床平行。部分新型 SPECT（如心脏专用机）采用固定多探头（如 C 形臂）替代旋转，但传统 SPECT 仍以旋转探头为主。SPECT 的探头借助运动的机架围绕受检者的器官或身体旋转 180°或 360°进行放射性探测，从多角度、多方位采集多幅投影图像，之后再使用计算机专用软件处理，通过数据处理、校正、图像重建获得三维 SPECT 断层图像。需要注意的是衰减校正方法是影响成像质量和定量准确性的关键因素。断层显像清除了不同体层放射性的重叠干扰，可发现较小的异常及病变，还可进一步精确局部放射性核素定量分析。断层图像的空间分辨率和对比度显著优于平面显像，尤其在深部病变（如肝脏、脑）中更具诊断价值。

3. SPECT 的断层图像重建

（1）原理：是基于投影数据反演的数学过程。通过采集已知来自不同方向的物体投影值（即 γ 光子计数分布），利用重建算法反推出该物体内（如人体器官）各点的放射性核素的三维空间分布情况，将多角度的投影数据转化为能清晰呈现物体内部结构的断层图像，最终生成横断面、冠状面或矢状面图像。

（2）重建的方法：分为滤波反投影法和迭代法两大类。①FBP 是以消除星形伪影，再通过反投影叠加生成图像。优势是计算速度快，实时性高，适合急诊或快速筛查场景；算法成熟，对硬件资源需求低。不足之处是噪声敏感度高，低计数投影数据易引入伪影。空间分辨率受限于滤波函数选择，可能丢失影像细节。②迭代法是通过统计学模型［如最大似然期望最大化算法（maximum likelihood expectation-maximization，MLEM），有序子集期望最大化算法（ordered subsets expectation maximization，OSEM）］逐步迭代优化，将投影数据与假设的初始分布进行反复比对和修正，直至收敛到最优解。优势是噪声抑制能力强，低剂量或低计数数据下仍能保持图像质量；可整合物理效应（如衰减、散射）校正，提升定量准确性。不足是计算复杂度高，重建耗时较长；需预设迭代次数和收敛条件，参数设置影响结果稳定性。

总之，在核医学断层显像设备中，都配置有这两种软件，它们各有优势，在临床应用中可以根据具体情况选择不同的软件。

4. SPECT/CT 和图像融合技术

（1）SPECT 显像技术特点：由于依赖放射性核素衰变释放的伽马光子（光子通量受示踪剂剂量限制），其光子计数率显著低于 CT（X 射线源可主动调节强度），导致图像噪声较高，空间分辨率受限于探测器性能（传统 NaI 晶体固有分辨率为 4~8mm）。对细微结构的精确显示方面不如 CT，但 SPECT 优势是能够反映组织血流、代谢、受体分布等功能信息（如心肌缺血、骨转移癌活性）。

（2）CT 显像技术特点：现代 CT 的空间分辨率可达亚毫米级（0. 3~0. 5mm），可清晰显示细微解剖结构（如小血管、钙化灶）。虽然 CT 解剖分辨率高，可以观察解剖及形态的细微变化，但无法显示病变的功能、代谢及分子水平的变化。CT 优势是能提供高分辨率解剖定位，并辅助 SPECT 进行衰减校正（修正伽马光子穿过组织时的吸收衰减，提升定量准确性）。SPECT/CT 的 CT 不仅是解剖参考，更是 SPECT 图像重建的关键校正工具。

（3）SPECT 与 CT 高度的互补性：①医学图像融合是通过空间配准算法（刚性/非刚性变换）将多模态影像（如 SPECT 功能图像与 CT 解剖图像）的空间坐标系统一，并采用融合算法（如像素叠加、颜色映射）生成复合图像，以同时呈现功能与解剖信息。②SPECT/CT 是 SPECT 与 CT 共享同一机架和检查床，通过硬件校准确保两种模态的空间坐标系一致，避免受检者移动导致的配准误差。③扫描流程通常为先进行 CT 扫描（耗时数秒至数十秒），再进行 SPECT 采集（耗时数分钟至半小时），两者间隔时间短，受检者体位固定，解决了时间一致性问题。④通过 SPECT/CT 图像融合技术，可以使 SPECT 组织器官功能显像变化与 CT 的解剖结构信息相结合，真正实现了功能、代谢、生化影像与解剖结构影像配准精度接近“无缝衔接”，为临床提供了更加全面、客观、准确的诊断治疗依据。

5. SPECT 的质量控制及性能评价

（1）意义：SPECT 的性能参数（如空间分辨率、灵敏度、均匀性）直接影响图像质量与诊断准确性。为了使 SPECT 的检查结果最大限度地接近真实，尽可能消除误差和伪影，从而为临床提供真实的诊断信息，因此必须对仪器进行系统化质量控制（quality control，QC）。

（2）目标：①最小化误差。消除设备硬件漂移、软件算法偏差及操作流程缺陷导致的伪影（如环形伪影、衰减校正错误）。②标准化输出。确保不同机型、不同中心间的图像结果具有可比性，满足多中心研究及定量分析需求。③合规性保障。符合国际标准及监管机构对设备性能的强制要求。

（3）分类：每类对应关键参数与操作规范，包括平面质量控制、断层质量控制和全身扫描质量控制。

（4）系统性能测试与体模应用：为了获取与临床实际接近的 SPECT 整体性能状况，全面评估 SPECT 设备的临床适用性，需采用充有放射性核素的标准化体模进行真实场景模拟，对仪器进行性能测试。得到图像对比度、显像噪声、视野均匀性、衰减校正的准确性等参数。对于设备具体的质量控制操作及操作频率详见“第八章 核医学图像质量控制”。

总之，SPECT 质量控制是确保功能影像诊断可靠性的基石。通过分层化质控流程（平面/断层/全身）与标准化体模测试，可系统性监控设备性能并优化临床输出。随着自动化与 AI 技术的整合，未来质控效率与精度将进一步提升，为精准核医学诊疗提供坚实保障。

三、PET、PET/CT、PET/MRI

PET 的全称是正电子发射计算机断层显像（positron emission tomograph），其通过正电子核素标记的放射性药物参与生物代谢过程，利用符合探测技术捕获湮灭辐射产生的 γ 光子对，生成反映组织代谢、功能及分子水平的断层图像。采用电子准直器（符合探测）替代传统准直器，显著提高探测灵敏度。可定量分析葡萄糖代谢率、血流灌注等生化指标，早期发现亚临床病变。PET/CT 设备将 PET 功能代谢显像和 CT 解剖结构成像集成于同一系统，可同时实现 PET 与 CT 图像的同机融合。临床影像诊断应用价值是能够精准定位和提升诊断效能。随着磁共振成像（MRI）技术的高速发展，基于 PET 与 MRI 的整合，也已用于临床，通过一次扫描可得到融合的 PET 和 MR 信息的全身图像。PET/MR 可同步获取功能代谢信息与软组织多参数成像（如 T_1/T_2 加权、弥散加权），尤其适用于神经系统疾病（如癫痫灶定位）和儿童肿瘤评估。

（一）PET 的结构和显像原理

微课：PET/CT 影像检查技术

PET 由扫描机架、扫描床、电子柜（主机柜）、操作控制台等几个部分组成，部分高端设备可能包含独立分析工作站（如动态 PET 代谢分析）。其中扫描机架是 PET 扫描仪的主要部件，它由探测器环、棒源、射线屏蔽装置、事件探测系统、符合线路及激光定位器等组成，主要功能为数据采集。PET 的工作原理如下。

1. 湮灭符合探测 PET 的显像是将正电子核素标记的药物作为显像剂，将药物引入体内后定位于靶器官，正电子核素（如 ^{18}F）衰变释放的正电子与周围电子发生湮灭反应，生成两个能量相等（511keV）而方向相反的 γ 光子。PET 探测是采用一系列成对的互成 180°排列并与符合线路相连的探测器来探测湮灭辐射光子，从而获得机体正电子核素的断层分布图。

2. 双探头 SPECT 符合探测 由 2 个探头闪烁晶体探测器、机架检查床及电子准直模块组成，其硬件框架与传统双探头 SPECT 一致。进行显像时，双探头以 180°对称分布围绕扫描部位旋转，同步采集 γ 光子信号。符合探测模式下，不需要传统准直器（多孔准直器），它使 2 个晶体能接收不同角度的符合光子。通过电子准直器（非物理准直器）筛选湮灭光子对事件，避免传统准直器对灵敏度的限制。

（二）PET 的图像采集

1. 透射扫描 通过外部放射源（如锗-68 棒源或 CT X 射线）围绕身体旋转，采集测量射线穿透人体后的衰减光子，用于计算组织线性衰减系数。透射扫描和空白扫描（无受检者时采集的放射源本底数据）的结果相结合，可以消除系统自身衰减误差。其临床意义在于提供衰减校正图谱，提高发射扫描定量准确性（如 SUV 标准化摄取值误差可降低至<5%）。

2. 发射扫描 方式有静态全身采集、局部采集和延迟扫描、动态采集和门控采集等。

（1）静态全身采集是临床应用最常用的显像方式，将显像剂引入体内，经过一定时间（一般≥50 分钟），当显像剂在体内分布达到平衡后，再以 2~3 分钟/床位速度进行全身断层成像，适用于肿瘤分期及转移灶筛查。

（2）局部采集多用于特定的某些脏器（如脑、心脏）的高分辨率显像，需调整晶体孔径及采集时间。

（3）延迟扫描是指在早期显像后经过一定的时间间隔（6~24 小时）进行的显像，用于鉴别良性病变（如炎性摄取随时间下降）与恶性肿瘤（持续高代谢）。

（4）动态采集是在注射显像剂后即刻以秒级时间分辨率连续采集（如 60 帧/60 分钟）影像数据的采集方法，可获得连续动态的图像序列，生成时间-活度曲线（time-activity curve，TAC），用于计算代谢动力学参数（如 Ki 血流灌注值）。

（5）门控采集主要用在心肺 PET 显像，包括心电门控采集（同步心电信号触发多周期数据分段采集，消除心脏搏动伪影，提升心肌灌注显像分辨率）和呼吸门控采集（通过呼吸传感器划分呼吸时相，减少胸腹部器官运动伪影，如肺结节定位误差≤2mm）。

（三）PET 的图像重建

主要有两种方法：滤波反投影法及有序子集期望最大化算法。FBP 的基础是傅里叶中心分片定理，它的优点是图像重建速度很快，标准化摄取值（standardized uptake value，SUV）计算较准确；而缺点是射线分布的脏器相邻部位有明显的伪影，身体轮廓边缘有较多模糊伪影。OSEM 则属于代数迭代方法类，是建立在两种迭代重建方法基础上的图像重建方法。优点是具有较高的分辨率和较好的抗噪声能力，重建的图像解剖结构及层次清楚，伪影少，病灶变形少，定位及定量准确，身体轮廓清楚、图像质量好。OSEM 的局限性是计算复杂度高和迭代次数与子集数敏感。目前技术进展，包括深度学习重建-基于卷积神经网络（如 U-Net 架构）的混合算法和飞行时间技术-正电子发射计算机断层显像（TOF-PET）优化技术的应用。

（四）PET/CT

PET/CT 是由 PET 扫描组件（γ 光子探测器）和 CT 扫描组件（X 射线管与探测器）集成于同一个机架内，其中 CT 模块位于机架前端，PET 模块位于后端（图 4-4），两者通过共轴设计实现同机架整合。CT 扫描，快速获取全身解剖图像（10~30 秒），提供组织密度与定位信息；PET 扫描，注射放射性药物（如 ^{18}F-FDG）后，通过探测正电子湮灭产生的 γ 光子生成代谢功能图像（15~30 分钟）；图像融合：通过一体化工作站对 CT 解剖图像与 PET 功能图像进行空间配准与像素级融合，获得 PET/CT 融合图像。技术优势是“同步性与误差控制”，同机架设计确保 CT 与 PET 扫描时受检者体位完全一致，避免分体设备因体位移动导致的融合误差（如胸腹部病灶定位误差可降低至≤2mm）。工作站采用仿射变换算法或非刚性配准技术，校正因呼吸、肠蠕动等造成的细微位移。

1. PET 的灵敏度较高，可以显示脏器病变部位的生理和病理特征，能够更早地发现病灶；CT 的空间分辨率高，可以对脏器病灶精确定位，并显示病灶内部的结构及其变化。PET/CT 实现了 PET 图像及 CT 图像的同机融合，共同发挥了两者的优势，PET/CT 可以同时反映病灶的病理生理变化和形态结构，大大提高了诊断的准确性。

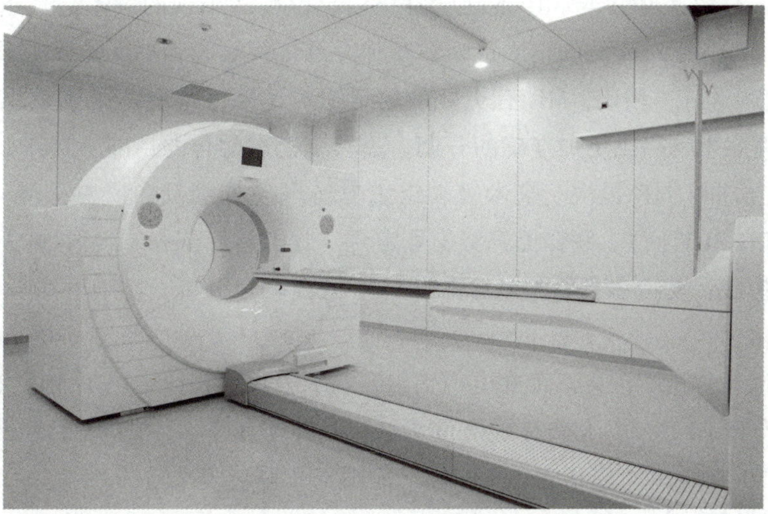

图 4-4 PET/CT

2. PET/CT 用 CT 图像进行衰减校正，与传统 PET 扫描所用的棒源相比，不仅缩短了扫描时间，更提高了设备的使用率；经过衰减校正后的 PET 图像质量，优于传统 PET 图像，提高了分辨率和校正效率。

3. PET/CT 检查可以解剖/功能影像互补，CT 精准定位病灶形态，PET 显示代谢活性，联合诊断恶性肿瘤的灵敏度很高。因此得到临床医师的高度认可，广泛应用于恶性肿瘤的诊断、鉴别诊断、分期、疗效的评估等。

微课：
PET/CT
日常操作

（五）PET/MR

PET/MR 是在同一个设备上同时进行 PET 扫描和 MR 信号的采集，可以通过一次扫描直接得到 PET 和 MR 信息的融合全身图像。PET/MR 整合了解剖、代谢、功能、分子影响的综合能力。可为肿瘤患者提供更加准确的分期（表 4-1）。

表 4-1 PET/MR 临床应用与局限性

领域	优势应用场景	技术限制
神经系统	癫痫灶定位、神经退行性疾病（如阿尔茨海默病）	脑干/颅底区域易受磁敏感伪影干扰
肿瘤学	前列腺癌/乳腺癌浸润范围评估、淋巴瘤疗效监测	肺部病灶检出率低于 PET/CT（受呼吸运动影响）
儿科与科研	发育性脑疾病、辐射敏感人群长期随访	扫描时间较长（全身 60~90 分钟）

1. PET/MR 同步扫描

（1）集成设计：PET/MR 采用同机架一体化整合方案，将 PET 探测器模块（如硅光电倍增管）嵌入 MR 磁体内部，通过电磁屏蔽与射频噪声抑制技术实现 PET 扫描与 MR 信号采集准同步进行（非严格实时同步，需满足 MR 序列兼容性）。

（2）信号采集模式：①分时交替采集（主流方案）。MR 序列间隔期嵌入 PET 数据采集，避免梯度磁场与射频脉冲干扰 γ 光子探测。②同步触发采集（实验性）。针对特定生理信号（如呼吸门控、心电触发），同步启动 PET 与 MR 序列，用于动态功能研究。

（3）技术优势：避免了 PET 与 MR 不同设备扫描定位可能出现的偏差，真正地实现了代谢与生理功能上的准同步，有利于对疾病的精确诊断，在神经系统疾病和脑功能研究中显得尤为重要。

2. 临床诊断价值 与 CT 相比，MR 有更好的软组织对比度，主要适用于软组织内原发肿瘤和转移瘤的探测，可为肿瘤患者提供更加准确的分期。具有多模态融合的精准，具体如下。

（1）解剖-功能协同：MR 提供亚毫米级软组织分辨率（如脑灰白质对比度），PET 定量示踪剂代谢活性（如^{18}F-FDG SUV 值），联合提升癫痫灶定位（误差≤1.5mm）与肿瘤浸润范围评估精度。

（2）分子影像扩展：支持多参数 MR 与靶向 PET 探针联合分析，实现肿瘤异质性定量（如 ADC 值与 SUV 相关性研究）。

（3）辐射剂量优化：由于 MR 不存在电离辐射，与 PET/CT 相比，PET/MR 可以大幅减少受检者所受的辐射剂量。全身 PET/MR 检查有效剂量为 3~7mSv（仅来自 PET 放射性药物，MR 无电离辐射），较 PET/CT（10~25mSv）降低 60%~80%，适用于儿科与多次随访。

3. PET/MR 与 PET/CT 的比较

（1）软组织对比度：MR 对肌肉、神经、软骨的分辨率较 CT 提升 3~5 倍，但骨骼与钙化灶显示能力弱。

（2）动态功能分析：MR 可实时捕捉血流灌注（如 DCE-MRI）与细胞密度（DWI）变化，而 PET/CT 依赖代谢半定量指标。

（3）成本与效率：PET/MR 单机价格是 PET/CT 的 2~3 倍，且日均检查量低（8~12 例）。

（六）PET 的质量控制

为了保证设备使用的最佳状态，以提供准确的诊断数据和图像，必须对 PET 进行质量控制。PET 的质量控制包括 PET 质量控制频度、CT 质量控制频度、PET/CT 配准质量控制频度、探测器性能、能量分辨率、空间分辨率、灵敏度等诸多方面的检测和校准。设备具体的质量控制操作及操作频率详见“第八章　核医学图像质量控制”。

第四节　核医学非显像仪器

核医学非显像仪器包括脏器功能测定仪和体外样品测量仪（放射免疫测量）。脏器功能测定仪由 γ 闪烁探测器连接计数率仪或记录器组成，根据临床实际需要设计一个或者多个探头，通常配备计算机后处理系统。脏器功能测定仪的工作原理是利用探头从受检者体表测定脏器中的放射性，随着时间的变化而发生的动态变化，从而获得以时间为横坐标、放射性为纵坐标的反映脏器情况的时间-放射性曲线。脏器功能测定仪主要有甲状腺功能测定仪、肾脏功能测定仪及多功能仪等。体外样品测量仪器是对样品或环境中的放射性进行定量的仪器，它主要用于体外放射分析和实验室研究方面。体外样品测量仪主要有 γ 计数器、液体闪烁计数器及活度计。

一、甲状腺功能测定仪

甲状腺功能测定仪简称甲功仪（图 4-5），是利用放射性碘作为示踪剂来测定人体甲状腺功能的仪器。主要用于测定甲状腺吸碘率，评价甲状腺吸碘功能。甲功仪通常配备一个探头，由准直器、闪烁晶体、光电倍增管、前置放大器及定标器构成，一般配有随设备一起的计算机。甲状腺功能测定仪的准直器为张口型，这样可以限制探头的视野，从而屏蔽相邻组织的放射性干扰。

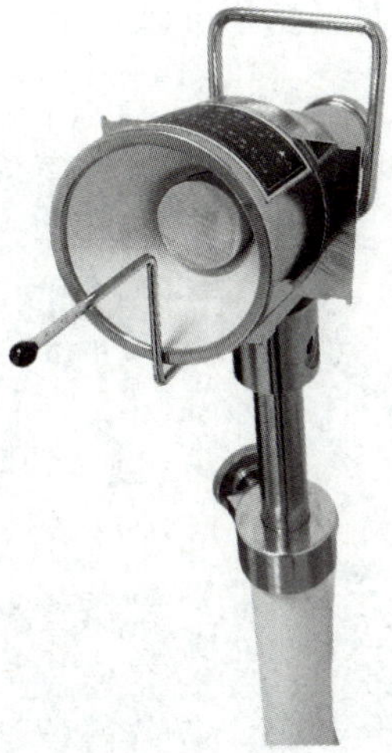

图 4-5 甲状腺功能测定仪

二、肾功能测定仪

肾功能测定仪简称为肾图仪，一般设有两个探头，探头固定在可以多方向移动的支架上。肾功能测定仪的两个探头由两套完全相同的探测器、放大器、甄别器、计数率仪组成。使用该设备时，需从受检者后方将两个探头分别对准左右肾，两个探头分别探测记录左右肾放射性随时间变化的时间-放射性曲线，也就是肾图。通过对肾图曲线的分析可以分别获得双肾的血流灌注、分泌及排泄状况。肾图主要对肾功能和上尿路的通畅情况进行评价。

三、多功能测定仪

多功能测定仪的结构与肾功能测定仪相似，它配有多个探头，具有多路测量系统。多功能测定仪的探测器依然采用 γ 闪烁探头，晶体前装有两种准直器，分别为聚焦型准直器和张口型准直器，张口型准直器配有甲状腺探测的专用标尺，用于甲状腺功能测定。该套系统可以进行肾功能、甲状腺功能、膀胱残余尿量、心功能和脑功能等多项测定，实现了一机多用。

四、放射免疫测量仪器

放射免疫测量仪器是在 γ 井型计数器的基础上，为了适应放射免疫分析的需求而发展起来的新型分析设备，简称放免仪。临床应用包括 γ 计数器和液体闪烁计数器。这类设备通常采用 NaI 晶体作为探测元件，同时配备有微型计算机及样品传送和换样装置，该装置具备数据运算及处理功能，它可以实现全自动测量、换样、自动记录、分析测量数据及自动打印测量和分析结果，是核医学体外分析常用的仪器之一。

1. γ 计数器 由 γ 射线探测器及后续电子学线路组成，主要结构包括晶体、光导和光电倍增管构成。一般情况下，探测器的闪烁晶体呈井型，因此被称为 γ 井型计数器，该设备主要用于测量样品的 γ 计数率或计数（图 4-6）。在测量放射性样品时，需将样品放入闪烁晶体的“井”中，待测的放射性样品被闪烁晶体包围，故探测的效率高，而且易于屏蔽。

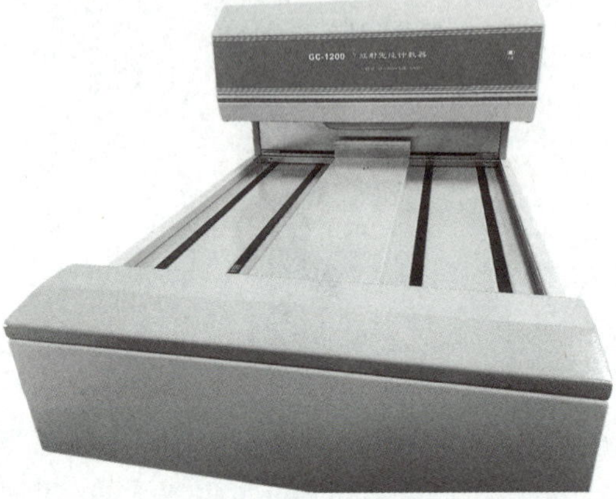

图 4-6 γ 计数器

2. 液体闪烁计数器 简称液闪，是把晶体溶解在合适的溶液中配制成闪烁液，再将放射性样品放置于闪烁液中进行测量。它主要用于测量能量低、射程短、容易被空气和其他物质吸收的 α 射线、低能的 β 射线。液闪计数器的探测原理和基本结构与固体闪烁计数器相仿，由于其探测的对象多为能量较低的带电粒子，产生的光子数量较少，故液闪计数器在结构和功能实现上要比固体闪烁探测器更为复杂。液体闪烁计数器一般采用链式、旋转式或盒式换样架构，它一次性可以测量 30~300 个样品，实现了换样、测试、计算、质控、校正、显示和打印结果的全自动化功能。

五、医用核素活度计

医用核素活度计是主要用于测量放射性药物或试剂含放射性活度的专用放射性计量仪器（图 4-7），是核医学科必不可少的测量仪器。主要由探测器、微电流前置放大器、放大处理电路、控制系统及软件平台等部分组成，活度计的探头为封闭式井型电离室，是由弱电流测量系统组成的测量装置，它用来测量放射源发出的射线所产生的电离电流。《中华人民共和国国家计量检定规程》（JJG 377—2019）规定，医用核素活度计用于医疗卫生中以放射性核素进行诊断和治疗的核素活度的测量，属于强制检定管理的仪器。由具备相关资质的县级以上政府计量行政部门指定的法定计量检定机构或授权的计量技术机构或单位对其进行定期检定，我国现行规定活度计的检定周期不得超过 2 年。

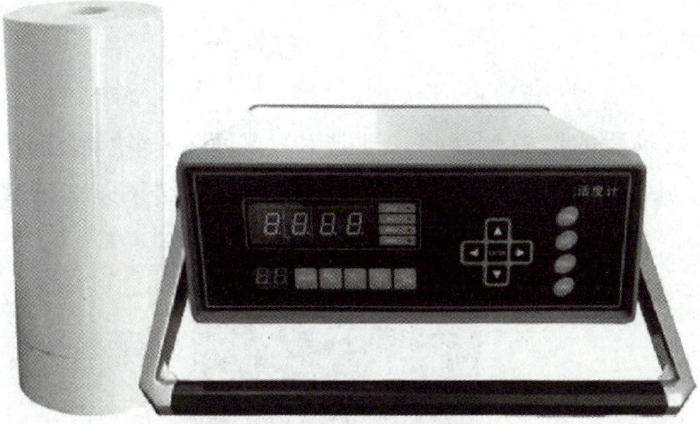

A　　　　B

注：A. 井型电离室；B. 显示装置。

图 4-7　医用核素活度计

第五节　放射防护仪器

一、场所辐射剂量监测仪

场所辐射剂量监测仪是一种专门用于放射性工作场所的剂量监测仪器（图 4-8），它具有剂量率和累计剂量测量、超剂量报警、阈值记忆及多点扫描数据管理等功能。探测器一般安装于回旋加速器室或其他辐射剂量较高场所，可通过计算机系统控制，连接多路剂量监测，进行多点位辐射剂量监控。装在回旋加速器室内的辐射剂量监测仪会与门锁连动，若室内辐射剂量超标，门锁将不能打开，可防止人员误入。

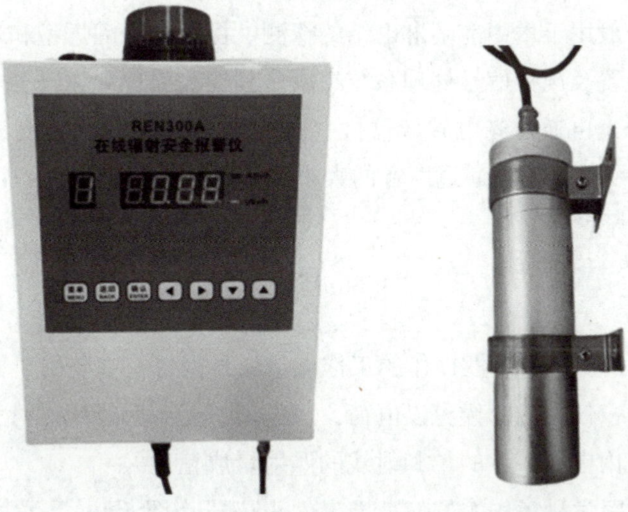

A　　　　B

注：A. 报警仪；B. 探头。

图 4-8　场所辐射剂量监测仪

二、表面污染检测仪

主要用于放射性工作场所的地板、墙壁、门把手、桌面、衣物等表面的放射性污染的监测仪器（图 4-9）。它可以分别测量 α、β、γ 放射性污染的情况，测量结果以剂量率（mR/h、mGy/h）或每秒计数表示。

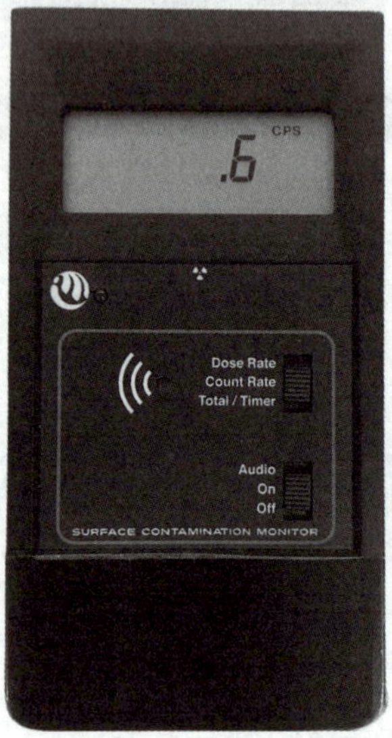

图 4-9　表面污染检测仪

三、手持式 γ 射线探测仪

手持式 γ 射线探测式由探头和信号处理显示器两部分构成，它具有体积较小、准直性能好、灵敏度高、使用方便等优点，一般用于术中前哨淋巴结的探测。探头分为闪烁型和半导体型两种类型，信号处理显示器由数字显示装置及声控信号处理系统组成。其探测原理和 γ 计数器相同，γ 射线与晶体相互作用产生闪烁光，闪烁光再通过光电转换器件（如光电倍增管等）转换为电信号，之后由信号处理显示器进行记录，γ 射线的强弱可通过声音的大小和计数高低来确定。

四、个人剂量监测仪

1. 便携式剂量仪　一般由从事放射性操作的工作人员随身携带，主要用于监测个人受到的辐射剂量。它采用电离室探测技术，使用的时候充以电荷，当电离室受到射线照射时，引起空气电离，使电离室内的电荷减少。电离室内电荷减少的量和射线的照射量成正比。

2. 热释光剂量仪　是核医学科工作人员随身携带的小仪器（图 4-10），它主要是利用热致发光的具有晶体结构的固体材料测量核辐射的装置。热释光剂量仪主要用于个人累积剂量的监测，其体积小、轻便，具有测量灵敏度高、量程范围宽、测量精度高及能量响应好等特点，可测 β、γ、X 射线等多种射线。具有受环境影响小，并可多次重复使用的优点。通常可制成盒式、笔式、卡片式和徽章式等形状，方便从事放射性工作的人员佩戴。

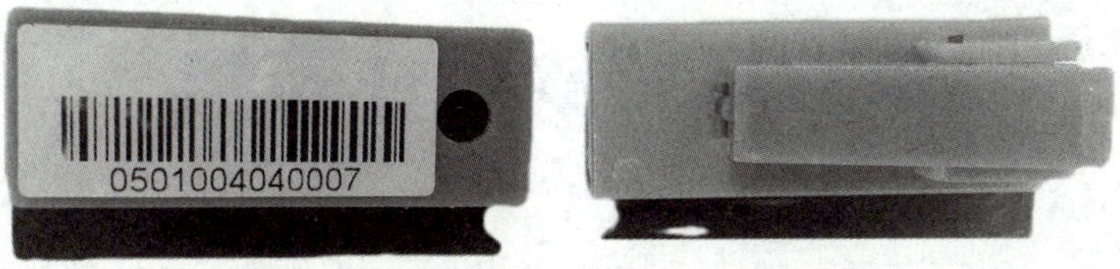

正面　　　　背面

图 4-10　热释光剂量仪

▶**知识拓展**

兼容型 ECT

兼容型发射计算机断层显像（emission computed tomography，ECT）既有普通 SPECT 的功能，又能对正电子进行符合成像，也就具有了 PET 的功能，因此又称为多功能 ECT、符合线路 SPECT、SPECT/PET，也有学者称其为兼容性 PET。售价低于专用型 PET，性能和专用型 PET 也有一定的差距。

兼容型 ECT 其实就是在普通的多探头 SPECT 或 SPECT/CT 系统上增加了符合探测的硬件和软件。兼容型 ECT 的探头要兼顾单光子和正电子显像，需扩大脉冲幅度分析仪的能量范围，探测 511keV 的能量时，探头需加厚铅屏蔽。兼容型 ECT 仍使用 NaI 晶体，采集 511keV 高能量 γ 射线，为保证一定的灵敏度也需增加晶体厚度。511keV 的 γ 射线与 NaI 晶体相互作用，发生康普顿散射，产生 3 个康普顿散射能峰，分别为 147keV、186keV、268keV。目前专用型 PET 分辨率为 6~8mm，兼容型 ECT 符合成像的分辨率在 15mm 左右，小于 15mm 的病灶难以检出。

目前兼容型 ECT 符合成像在临床上除了普通 ECT 的作用，还可用于 ^{18}F-FDG（fluorodeoxyglucose，氟代脱氧葡萄糖）成像。由于分辨率较 PET 差，应用中受到一定的限制，现处于 PET/CT 的飞速发展时期，该设备逐渐被淘汰。

—• 考试知识点总结 •—

—• 本章小结 •—

—• 协和云课堂……　拓展练习及参考答案 •—

（李建红　袁婷婷　邢海群）

教学课件

第五章　放射性药物

学习目标

素质目标

（1）具备良好的职业道德和医德，强调安全、责任和伦理的重要性。

（2）具备对放射性药物使用和管理的安全意识，确保在操作中遵循相关法规和标准。

（3）具备团队合作意识和协作精神，能够在多学科团队中有效沟通和协作。

知识目标

（1）掌握：放射性药物的定义、分类与特点，医用放射性核素的来源，各类放射性药物的共性要求，临床中常用的诊断及治疗用放射性药物、放射性药物应用的基本原则、不良反应及其防治措施。

（2）熟悉：放射性药物质量控制与保证的内容。

（3）了解：放射性药物管理方法及相关规章制度。

能力目标

（1）具备放射性药物的制备、质量控制和应用的基本操作技能，能对受检者做好放射性药物辐射防护的宣教和防护措施，能够分析和解决在放射性药物使用过程中遇到的实际问题。

（2）具备创新思维，能够在放射性药物的研究和应用中提出新的思路和方法。

案例导入

【案例】

患者，男性，65 岁，出现不明原因的腰背部及左肋部疼痛，夜间加重。既往有前列腺癌史，已接受手术、放射治疗联合内分泌治疗。近期血清前列腺特异性抗原水平升高（15ng/ml），提示可能存在骨转移。医师决定使用核医学成像技术进一步检查评估。

【问题】

1. 该患者进行核医学全身骨显像评估骨骼系统的代谢活动和可能的病变，应选择何种放射性药物？

2. 使用放射性药物时，应注意哪些伦理问题，以及如何确保患者和医护人员的安全？

·核心知识拆解·

第一节 放射性药物概述

一、基本概念

放射性药物（radiopharmaceutical）指含有放射性核素、用于医学诊断和治疗的一类特殊制剂。大部分临床用放射性药物由放射性核素和非放射性被标记物质两部分组成，二者具有高度亲和力。广义而言，凡是用于研究人体生理功能、病理变化及药物在体内代谢过程的放射性核素及其标记化合物，都可归入放射性药物的范畴。临床常用的放射性核素包括锝、碘和氟等，非放射性被标记物包括小分子化合物、血液成分（红细胞、白细胞）、生化制剂（多肽、激素、抗生素等）、生物制品（小蛋白、单克隆抗体等）和纳米材料等。其中用于显像的放射性核素及其标记化合物被称为诊断性放射性药物（diagnostic radiopharmaceutical），用于治疗的放射性核素及其标记化合物则称为治疗性放射性药物（therapeutic radiopharmaceutical）。在我国，获得国家药品监督管理局（National Medical Products Administration，NMPA）批准，具有批准文号、质量标准、规格标准和使用说明书的放射性药物称为放射性药品（radiopharmaceutical preparations），被允许在市场流通与销售。放射性药物可以不具备完善的规格标准，但需要在当地药品监督管理部门备案，只能在研制单位作为医院制剂使用。目前新型放射性药物的研发、制备及临床转化是核医学领域的研究热点和发展关键。

二、基本特性

放射性药物是一种特殊类型的药物，与常规药物相比，具有以下几方面特性。

1. 具有放射性 放射性药物中放射性核素发出的粒子（α、β粒子）或射线（γ射线、正电子）是医学诊断和治疗的应用基础，诊断多依赖γ射线或正电子湮灭产生的γ光子（如PET显像），而治疗主要利用α粒子或β粒子的电离杀伤作用。与普通药物的药理作用机制明显不同，其生产制备、质量控制、储存、运输及临床使用的安全性要求极高，要遵循辐射防护三原则（正当性、最优化、剂量限值），并需归属核医学科或经资质认证的放射性药物中心管理。在实际临床应用中，放射性药物的放射性需进行特殊的双重性评价。一方面是有效性评价，它是基于辐射剂量-效应关系，即合理恰当地使用可以达到诊断灵敏度、准确性或治疗效力的前提下，严格遵循辐射防护标准，将受检者受照剂量控制在可接受范围内（如诊断检查的辐射剂量通常低于50mSv），避免对受检者造成明显的辐射损伤；另一方面则是危害性评价，在放射性药物生产、制备、储存、运输或使用不当时，药品的放射性会对生产人员、受检者、医护人员等造成辐射损伤，乃至对环境带来放射性污染。因此，在生产、制备、储存、运输和使用的各个环节中，工作人员必须严格遵守国家相关法规（如《放射性药品管理办法》）及国际标准［如国际原子能机构（International Atomic Energy Agency，IAEA）安全导则、药品生产质量管理规范（good manufacturing practice，GMP）放射性药物附录]，并依规定期接受辐射安全监测与审计。

2. 具有特定的物理半衰期和有效期 由于放射性药物中的放射性核素会自发地进行放射性衰变，药物的放射性活度会随时间增加而不断减少，所以放射性药物在生产、制备、储存、运输和使用时要进行严格的时间管理，强调“记录时间”的观念，记录时间需精确到分钟（如锝-99m的半衰期误差对活度计算影响显著），使用标准化标签注明制备时间、活度、校正时间及失效时间。临床工作中常用的放射性核素半衰期比较短，因此大多数放射性药物的有效期比较短，不能长期贮存；而部分治疗性放射性核素（如镥-177，半衰期6.7天；碘-131，半衰期8天）可在严格条件下短期贮存（1～2周），长半衰期核素需屏蔽储存于铅罐中，并定期监测活度。在每次使用时均需根据特定核素的物理半衰期做衰减校正。需要注意，“有效期”不仅取决于物理半衰期，还与化学稳定性和生物活性相关。例如，^{18}F-FDG物理半衰期为109分钟，但化学有效期仅4～6小时（因脱氟反应导致脱标）。而^{99m}Tc-MDP（methylene diphosphonate，MDP，亚甲基二磷酸盐）半衰期6小时，但化学稳定性较好，有效期可达12小时。衰减校正十分必要，临床使用时，注射剂量需根据制备时间、注射时间及受检者体重计算实际活度，如锝-99m标记药物需每6小时校正一次。对显像设备校准，如PET/CT需根据核素半衰期调整图像采集参数。

3. 被标记物的特性决定体内效应 放射性药物与常规药物的作用机制显著不同，常规药物通过化学相互作用（如受体结合或酶调控）发挥药理作用，而放射性药物功能依赖于其物理辐射效应。在体内的生理和生化特性由载体分子（被标记物质），如抗体、小分子化合物的理化性质决定，这些载体通过靶向结合、代谢通路等机制“引导”药物，能够被特定的靶器官选择性摄取和浓聚。例如，特定的抗体或小分子化合物可通过受体结合、代谢通路等机制，被靶器官或病变组织选择性摄取。放射性核素的化学量极微，通常不足以引起传统意义上的药理学效应。“携带”（标记）的放射性核素通过释放γ射线光子（如^{99m}Tc用于SPECT显像）实现示踪诊断作用，或通过释放β^-粒子（如^{131}I治疗甲状腺癌）等电离辐射杀伤靶细胞的生物效应达到治疗作用。

4. 脱标记及辐射自分解

（1）脱标记（radiolysis-induced dissociation）：放射性药物在贮存过程中，放射性核素从载体分子上解离，导致放射化学纯度（radiochemical purity，RCP）下降及比活度异常改变。脱标记主要由辐射分解引起，放射性核素衰变释放的射线（如β^-粒子）引发水分子电离，产生自由基，攻击载体分子与核素的化学键（如^{18}F-FDG中C—^{18}F键断裂）。

（2）辐射自分解（radiation self-decomposition）：是放射性药物在储存或使用过程中，因自身放射性核素衰变释放的射线（如α、β、γ射线）引发药物分子结构破坏或功能丧失的现象。这一过程不仅影响药物的有效性和稳定性，还可能导致毒性副产物的生成，是核医学药物质量控制的核心问题之一。辐射自分解的程度通常与放射性药物的放射性活度或比活度呈正相关。活度越高，单位时间内衰变事件越多，自由基生成量越大，自分解越显著。比活度（单位质量药物的放射性活度）过高可能导致局部自由基浓度激增，加速分解。还受到放射性核素射线种类和能量的影响，而电离密度较大、射线能量较低且射程较短的β粒子，其辐射自分解作用更为强烈。因此，若放射性药物运输或储存较久，应该进行放射性核素纯度和放射化学纯度鉴定，符合临床要求才能使用。

5. 特殊计量单位和使用量 放射性药物以放射性活度为计量单位，用于描述放射性核素的衰变速率，如贝克勒尔（Bq）或居里（Ci），而不是采用化学量，因为化学量是以质量（μg/mg）或摩尔数

(mol) 衡量载体分子或核素本身的量。与普通药物的一次用量（克或毫克水平）相比，放射性药物的化学量很少，通常在微克或毫克级，且多一次性使用，其化学量根本不足以显示出药理效应。诊断性核素药物的化学量极低（纳克级），通常无药理活性，例如，^{99m}Tc 标记的放射性药物，一次用 370MBq（10mCi），其中^{99m}Tc 的化学质量仅为 10^{-10} ~ 10^{-9}mol。因此，临床核医学诊断用量的放射性药物几乎不会在体内引起化学危害。但治疗性核素药物要注意，碘化钠（^{131}I-NaI）的化学碘量可能影响甲状腺功能，考虑到二氯化镭（$^{223}RaCl_2$）中镭的化学毒性，需监测骨髓抑制风险。

三、基本分类

1. 按应用方式分类 可分为体外用放射性药物和体内用放射性药物两大类，体外用放射性药物主要用于实验室检测和分析（离体样本检测）；体内用放射性药物是直接注射或摄入受检者体内，用于诊断或治疗目的。

2. 按用途分类 可分为诊断用放射性药物（成像和功能评估）和治疗用放射性药物。

3. 按放射性核素半衰期分类 可分为长半衰期放射性药物（如^{131}I）和短半衰期放射性药物（^{99m}Tc、^{18}F）。

4. 按辐射类型分类 可分为单光子放射性药物、正电子放射性药物、发射 α/β 粒子的放射性药物等。

5. 按放射性核素的生产来源分类 可分为核反应堆、医用回旋加速器和放射性核素发生器生产的放射性核素。

6. 按药物性状或剂型分类 可分为注射液（^{99m}Tc）、注射用悬浮液（^{90}Y 微球）、口服液（^{131}I）、气体（^{99m}Tc 气体）、气溶胶和放射性粒子（^{125}I）等（表 5-1）。

表 5-1 按放射性药物性状或剂型分类

性状/剂型	代表药物	临床应用
注射液	^{99m}Tc-MDP	骨显像
冻干粉针剂	^{99m}Tc-ECD（需现配）	脑血流显像
口服液	^{131}I-NaI	甲状腺功能亢进治疗
气体	^{99m}Tc 气体	肺通气显像
气溶胶	^{99m}Tc-DTPA 雾化剂	肺灌注显像
放射性微球	^{90}Y 树脂微球	肝癌放射栓塞治疗
放射性粒子	^{125}I 密封籽源	前列腺癌近距离治疗
透皮贴剂	^{32}P 胶体（局部敷贴）	皮肤血管瘤治疗

第二节　放射性药物的制备

一、放射性药物标记常用方法

1. 同位素交换法（isotope exchange method）　是通过同一元素的放射性同位素与其稳定同位素在两种不同化学形式之间进行交换反应，用于制备标记化合物的一种方法。简单来讲即利用化学反应将放射性同位素置换到分子中的非放射性同位素的位置，替换后的分子结构和化学性质在大多数情况下保持稳定，但轻同位素（如^{3}H、^{14}C）可能因同位素效应影响生物活性。其反应如下：

$$AX+BX^{*} \rightleftharpoons AX^{*}+BX$$

式中，X 和 X^{*}分别为同一元素的稳定同位素和放射性同位素，AX 与 BX^{*}混合，在特定条件下发生同位素交换反应，除同位素效应外，重同位素（如碘、磷）理化性质和生物活性基本不变。这种交换并不引起体系中这两种化合物化学状态的改变，它们的理化和生物学性质是相同的。交换反应是可逆的，可通过调节反应条件来控制反应的进行。常用于标记放射性氚、碘、磷、硫和碳等简单分子或小分子化合物，但氟的标记通常需要其他方法（如化学合成法）。

2. 化学合成法（chemical synthesis method）　即在化学合成过程中引入放射性同位素，标记效率较高，是制备有机放射性标记化合物的经典方法之一。其原理与普通的化学合成法十分相似，即应用化学反应将放射性核素的原子“引入”所需的化合物分子结构中去，不同的是所用原料含有放射性。合成需严格防护（屏蔽、通风），产物纯化需避免同位素稀释（如高效液相色谱法纯化后测定比活度）。化学合成法大体有三种类型：①逐步合成法。即以最简单的放射性化合物按预定合成路线逐步合成复杂的有机标记化合物。②加成法。通过加成反应将不饱和有机分子制备成标记化合物。③取代法。有机分子中的原子或原子基团被放射性核素或基团置换。

3. 生物合成法（biosynthesis method）　是通过微生物（细菌、酵母等）的生理代谢过程，利用生物催化剂或酶系统的活性，将放射性底物整合到目标化合物中，从而制备所需的放射性标记物。这种方法适用于合成结构复杂、具有生物活性且难以通过化学合成法制备的放射性标记化合物，如用于胆固醇代谢研究的^{11}C-胆固醇。此外，还可以利用生物组织中特定酶的作用，催化标记前体物质的反应，生成目标标记化合物。然而，采用生物合成法制备的标记化合物通常成分较为复杂，且放射性核素的利用率较低。

4. 金属络合法（metal complexing method）　是一种用于标记金属放射性核素的常用方法。与非金属放射性核素标记不同，该方法通过让金属放射性核素直接与配体形成络合物来完成标记。目前广泛应用于标记金属放射性核素的药物，如^{99m}Tc、^{67}Ga、^{68}Ga、^{111}In、^{113m}In 等，均采用此方法制备。金属络合法的大部分放射性药物是将放射性核素以配位键的形式络合到被标记的分子中，被标记分子中不含有该放射性核素的稳定同位素。双功能螯合剂法是金属络合法的分支技术，其特点是先把某种双功能螯合剂络合在被标记的分子上，再将放射性核素标记到螯合剂上，形成“放射性核素-螯合剂-被标记物”的复合物。由于螯合剂的存在，被标记物有可能出现理化和生物学性质的改变，临床应用时要注意。金属络合标记方法的显著特点是对反应条件如试剂浓度、pH 和离子强度等非常敏感。

微课：放射性药物的制备（^{99m}Tc-MDP）

例如，当^{99m}Tc与二巯基丁二酸（DMSA）反应时，pH的变化会显著影响生成的络合物类型。在低pH条件下形成Tc（Ⅲ）络合物，主要用于肾显像；而在高pH条件下则生成Tc（Ⅴ）络合物，可用于肿瘤阳性显像。这些络合物在体内的生物学行为也因此发生了明显变化。

微课：放射性药物的制备（^{99m}Tc-MIBI）

5. 生物分子标记法　通过将放射性核素与生物分子（如抗体、蛋白质、多肽、核酸等）结合，制备具有高特异性和高靶向性的放射性药物。这种方法广泛应用于分子影像（如PET、SPECT）和靶向治疗（如放射性免疫治疗）中。放射性核素通过与生物分子形成共价键（非金属核素）或配位键（金属核素）实现标记，形成放射性标记的生物分子。标记后的生物分子既保留了其靶向特性，又具备放射性核素的诊断或治疗功能。如锆-89标记的曲妥珠单抗（^{89}Zr-trastuzumab），用于HER2阳性乳腺癌的PET显像。

二、放射性核素的来源

天然放射性核素通常不适用于医学领域。目前，临床上使用的放射性核素大多是通过人工手段制备而成，其主要来源包括核反应堆（nuclear reactor）、医用回旋加速器（cyclotron）及放射性核素发生器（radionuclide generator）。

1. 核反应堆生产核素　核反应堆是一种可控制的重核裂变链式反应装置，其产生放射性核素是利用反应堆提供的高通量中子流照射靶材料，吸收中子后的靶核发生改变，变为不稳定的（放射性）核素，即通过核反应获得放射性核素。反应堆生产的放射性核素品种多、成本低，是目前医用放射性核素的主要来源。临床常用核反应堆以^{235}U为核燃料，通过可控链式反应提供中子，利用热中子流轰击靶材料，通过中子俘获（N，γ）或裂变反应生成放射性核素如^{131}I等，^{99}Mo也是通过中子照射^{235}U靶生成，衰变后产生^{99m}Tc，用于SPECT显像。常用核反应堆生产的医用放射性核素见表5-2。核反应堆生产的优点是能同时辐照多种样品，辐照时间短，生产量大，操作简单。缺点是产物多为富中子核素，以β^-衰变为主，适用于制备治疗性放射性药物，而制备诊断用放射性药物多选用γ或正电子发射核素（如^{99m}Tc、^{18}F）；核反应产物与靶核多属于同一元素，化学性质相同，难以获得高比活度的产品。

表5-2　常用核反应堆生产的医用放射性核素

放射性核素	半衰期（$T_{1/2}$）	核反应过程
^{3}H	12.3年	^{6}Li（n，α）^{3}H
^{14}C	5730年	^{14}N（n，p）^{14}C
^{32}P	14.3天	^{31}P（n，γ）^{32}P
^{89}Sr	50.5天	^{88}Sr（n，γ）^{89}Sr
^{90}Mo	2.75天	^{98}Mo（n，γ）^{99}Mo ^{235}U（n，f）^{99}Mo
^{125}I	60.1天	^{124}Xe（n，γ）^{125}Xe→^{125}I
^{131}I	8.04天	^{130}Te（n，γ）^{131}Te→^{131}I
^{133}Xe	5.24天	^{235}U（n，f）^{133}Xe
^{153}Sm	46.7小时	^{152}Sm（n，γ）^{153}Sm
^{186}Re	90.6小时	^{185}Re（n，γ）^{186}Re

2. 医用回旋加速器生成核素 生产医用放射性核素的加速器称为回旋加速器，是通过电流和磁场使带电粒子（如质子、氘核、α 粒子）得到加速轰击靶核后引起核反应生产放射性核素，获得的产物大多为缺中子核素，多数以电子俘获（发射特征 X 射线）或发射 β^+的形式进行衰变。此形式获得的核素（如^{11}C、^{18}F）以 β^+衰变为主，适用于 PET 显像，而 SPECT 显像需使用单光子核素（如^{99m}Tc），图像清晰，辐射危害小。

临床中 PET 常用的发射正电子的短寿命核素^{11}C、^{13}N、^{15}O、^{18}F 等均由医用回旋加速器生产，由于它们的稳定同位素是机体的主要组成成分，所以临床广泛应用。常用医用回旋加速器生产的放射性核素见表 5-3。回旋加速器生产的放射性核素具有以下特点：①发射单能 γ 射线，容易探测，辐射损伤也相对小。②大部分正电子核素半衰期短，受检者使用时辐射剂量小，可以多次重复检查。③带电粒子核反应生成的核素大部分与靶核素不是同位素，可通过化学分离得到高比活度或无载体的放射性核素，提高标记率。

表 5-3 临床常用医用回旋加速器生产的放射性核素

放射性核素	半衰期（$T_{1/2}$）	核反应过程
^{11}C	20.5 分钟	^{14}N（p，α）^{11}C
^{13}N	10 分钟	^{16}O（p，α）^{13}N
^{15}O	2.1 分钟	^{14}N（d，n）^{15}O ^{15}N（p，n）^{15}O
^{18}F	109.8 分钟	^{18}O（p，n）^{18}F ^{20}N（d，α）^{18}F
^{67}Ga	3.26 天	^{65}Cu（α，2n）^{67}Ga
^{111}In	2.80 天	^{109}Ag（α，2n）^{111}In ^{111}Cd（p，n）^{111}In
^{123}I	13.2 天	^{124}Te（p，2n）^{123}I
^{201}Tl	73.2 小时	^{203}Tl（p，3n）^{131}Te→^{201}Tl

3. 放射性核素发生器生产核素 放射性核素发生器是一种利用长半衰期核素（母体核素）分离出短半衰期核素（子体核素）的分离装置。该装置每隔一定时间就可以从放射性核素发生器中分离出子体，犹如母牛挤奶，故放射性核素发生器又称“母牛”。在发生器中随着母体核素的衰变，子体核素数目不断增长、衰变直至达到放射性平衡。用合适的分离手段（色谱发生器、萃取发生器和升华发生器）就可从母体核素中得到无载体的子体放射性核素。母体不断衰变，上述分离过程可反复进行。放射性核素发生器制备的核素一般要求母体的半衰期较长，以确保从工厂运输到医院后仍有一段有效使用期。目前能提供商品化的医用发生器很多，如诊断用放射性核素发生器（^{99}Mo-^{99m}Tc、^{82}Sr-^{82}Rb、^{81}Rb-^{81m}Kr、^{62}Zn-^{62}Cu、^{68}Ge-^{68}Ga、^{113}Sn-^{113m}In 发生器）和治疗用放射性核素发生器（^{90}Sr-^{90}Y、^{188}W-^{188}Re 发生器）。

具有中国特色的以核反应堆辐照天然钼制备的钼-锝（^{99}Mo-^{99m}Tc）发生器（图 5-1），主要在中国有商品供应。其优点是以天然钼为靶材料，操作简单，成本低，以钼酸锆酰凝胶装柱，克服了色谱吸附剂吸附容量有限的缺陷。^{99}Mo 的半衰期为 66 小时（2.75 天），^{99}Mo 经 β^-衰变后，87%成为亚稳态的^{99m}Tc，13%直接生成基态的^{99}Tc；^{99m}Tc 的半衰期为 6 小时，发射 140keV 的 γ 射线，^{99m}Tc 可以制得不同种类适合绝大多数组织器官显像用的放射性药物；^{99}Tc 的半衰期为 2.1×10^5 年，衰变转变为^{99}Ru

（钌）。其缺点是中子活化法生产的^{99}Mo 因比活度较低、洗脱效率低、洗脱体积大、洗脱液放射性浓度低（通常<10GBq/mL），需多次淋洗以满足临床需求，每隔 24 小时淋洗，每次获得^{99m}Tc 放射性强度约为前一次药物强度的 80%。

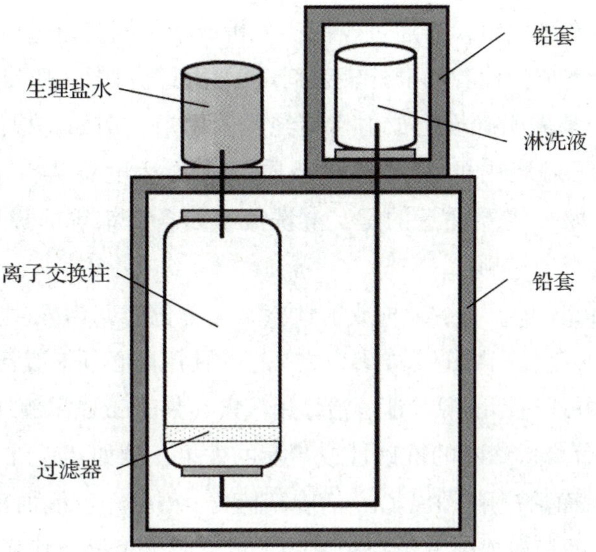

图 5-1 ^{99}Mo-^{99m}Tc 发生器原理

第三节 放射性药物的质量控制与保证

质量控制（quality control，QC）是通过对放射性药物各项指标的检测与分析，确保其达到规定标准的过程；质量保证（quality assurance，QA）则是通过系统化的管理与监督，确保放射性药物在生产、储存及使用的各个环节中始终符合质量要求的过程。这两者均属于药品生产管理规范（GMP）的重要组成部分，涵盖了取样、质量标准、检验，以及组织管理、文件体系和产品发放等内容，不仅限于实验室检测，还涉及所有可能影响产品质量的环节。由于核医学科使用的放射性药物需引入人体内进行诊断与治疗，为确保放射性药物在临床应用中的安全性、有效性和稳定性，必须依据国家制定的相关法规和标准对其进行严格的质量控制和检测。放射性药物的质量控制与保证主要包括物理性质鉴定、化学性质鉴定和生物学鉴定三个方面。

一、物理性质鉴定

包括性状（透明度、颜色、颗粒度）和放射性活度等。

1. 性状 放射性药物的澄明度和颜色通常可通过肉眼观察进行判断。大多数放射性药物为无色透明液体，少数可能呈现半透明或带有颜色。例如，胶体磷［^{32}P］酸铬注射液为绿色胶体溶液，^{51}Cr-酸钠注射液（铬-51）为淡黄色澄清液体，用于红细胞寿命测定。^{131}I-马尿酸钠注射液则呈淡棕色。此外，某些放射性药物为含颗粒的悬浮剂，其颗粒大小需通过光学显微镜或电子显微镜检测。例如，用于肺血流灌注显像的^{99m}Tc-MAA，其颗粒直径应控制在10～90μm；而肝胶体显像剂^{99m}Tc-SC纳米药物颗粒需动态光散射法（DLS）检测，粒径应控制在100～1000μm。

2. 放射性核纯度（radionuclide purity） 指某种特定放射性核素的活度占样品总放射性活度的百分比。它仅与放射性杂质的含量相关，而与非放射性杂质无关。放射性杂质可能来源于母体核素衰变、核反应副产物或发生器洗脱残留，需通过γ能谱分析或半衰期测定进行鉴定。如果放射性药物中含有放射性核杂质，不仅会增加受检者的额外辐射剂量，还可能对图像质量产生不良影响。因此，各类放射性药物的质量标准中都需明确规定放射性核纯度的要求。例如，根据《中国药典》（2025年版）等规定，高^{99m}Tc酸钠注射液中的放射性核杂质^{99}Mo的活度不得超过总活度的0.1%，即要求^{99m}Tc放射性核纯度≥99.9%。需要注意的是，淋洗液中如含有铝等非放射性杂质，仅会影响化学纯度，而不会对放射性纯度产生影响。

3. 放射性活度（radioactivity） 指某种放射性核素在单位时间内发生自发衰变的次数，国际单位为贝克勒尔（Bq）。作为放射性药物的重要参数之一，在使用前必须对其活度进行精确测定。活度测定需使用经校准的活度计，并通过标准源验证。治疗用核素（如^{177}Lu）需额外进行能谱分析以排除杂质干扰。若剂量不足，可能显著降低诊断的准确性或治疗的效果，例如，^{18}F-FDG活度不足（<-10%）会导致PET图像对比度下降，而治疗用^{223}RA-CL_2活度超标（>+5%）可能加重骨髓毒性。而剂量过高，则可能导致受检者受到额外的辐射或引发治疗相关的不良反应。根据《中国药典》（2025年版）等规定，诊断用放射性药物的活度允许误差在±10%范围内，而对于治疗用途的放射性药物，其活度测定值最好保持在标准值的±5%以内，以确保辐射剂量精准和安全有效。

4. 放射性浓度

（1）定义：单位体积溶液中放射性核素的活度，单位为Bq/ml或MBQ/ML。

（2）测定步骤：①混匀样品（如涡旋振荡悬浮液）。②使用校准的A级容量器具（如误差±0.5%的移液枪）精确量取1.00ml。③用电离室活度计测定活度。④计算并记录放射性浓度及测定时间。

（3）误差控制要求：体积测量的允许误差是≤±1%（移液器国际标准ISO 8655），活度测定的允许误差是≤±5%［《中国药典》（2025年版）等］。

（4）临床意义：诊断药物的放射性浓度过高可能导致注射体积过小（如<0.1ml），增加局部辐射损伤风险；治疗药物的浓度误差直接影响病灶吸收剂量（如^{177}Lu-PSMA需精确至±3%）。

二、化学性质鉴定

化学性质检测包括pH、标记率、稳定性、放射化学纯度、比活度及放射化学纯度鉴定等。

1. pH 大多数放射性药物以注射液形式使用，维持适宜的pH对其稳定性至关重要。由于血液具有较强的缓冲能力，放射性药物的pH范围需符合具体品种标准（如^{99m}Tc-MIBI要求pH在5.0～6.0，^{131}I-NaI要求pH在7.0～9.0）。pH试纸仅适用于快速预检，pH的检测需使用经校准的酸度计（精度±0.01），测得的pH要符合药品说明书中规定的质量控制范围，以确保药物的安全性和有效性。

2. 标记率 指放射性同位素成功结合到目标分子上的比例，即标记物的放射性占总投入放射性的百分比。标记率是评估放射性药物质量和有效性的重要参数，因为它直接影响药物的放射化学纯度和生物学活性。标记率的测定方法有放射性纸层析或薄层层析（薄层色谱法，thin layer chromatography，TLC），有时还需用高效液相色谱法（high-performance liquid chromatography，HPLC）；对于生物制剂，有时也应用柱层析或蛋白沉淀法。常规诊断药物标记率需≥95%（如^{99m}TC-MIBI），治疗药物（如^{177}LU-PSMA）需≥98%以避免脱标记导致的毒性。标记率不足会导致游离放射性核素或杂质增多，影响药物的靶向性（如^{18}F-FDG中游离氟干扰肿瘤显像），未结合的放射性核素可能非特异性富集于非靶器官（如^{131}I未标记甲状腺激素时沉积于胃黏膜），增加辐射风险。

3. 稳定性 指其在规定储存条件（温度、光照、时间）、体内代谢环境和使用过程中，维持化学结构和放射化学纯度和生物学活性的能力。尤其放射性药物标记物的稳定性对于确保放射性药物的安全性、有效性和质量至关重要。标记物的稳定性可分为体外和体内两种测试方法。体外稳定性测试包括磷酸盐缓冲液（phosphate buffered saline，PBS）稳定性、血清稳定性和氧化挑战的测试。体内稳定性测试是直接将标记物静脉注入动物模型，通过薄层色谱法或高效液相色谱法检测标记物的含量。已经脱落控制测试，非靶器官（如骨、甲状腺）放射性蓄积≤1%。

4. 放射化学纯度（radiochemical purity） 指某种放射性物质以特定化学形式存在的放射性活度占总放射性活度的百分比。这是评估放射性药物质量的关键指标之一，也是常规质量控制的重要内容。放射性药物需要具备较高的放射化学纯度，以确保其在临床中的最佳利用效果。放射性药物中的放射化学杂质可能来源于制备过程或药物自身的降解。一些放射化学杂质可能在血液或非靶器官中聚集，不仅会降低图像质量，还可能干扰诊断结果。另外，部分杂质（如游离^{99m}Tc）可能增加受检者辐射剂量，需强调安全性风险。因此，放射化学纯度对放射性药物的安全性和有效性至关重要，通常要求放射化学杂质控制在5%～10%，即放射化学纯度需达到90%～95%。放射化学纯度的检测包括成分分离和放射性测量两个步骤，常用的检测方法包括薄层色谱法（TLC）、气相色谱法（gas chromatography，GC）、高效液相色谱法（HPLC）、纸色谱法及电泳法等。

5. 比活度（specific activity） 指单位质量放射性物质中某种核素的放射性活度，国际单位为贝可/克（Bq/g）。常采用直接测定计算法、色谱扫描面积计算法和自身取代计算法获得。选择合适的方法取决于样品的性质、实验条件和所需的精度。通过准确测定放射性比活度，可以更好地控制放射性药物的剂量和疗效。

6. 化学纯度（chemical purity） 指某种物质以特定化学形式存在的质量占总质量的百分比，与其放射性无关。化学杂质通常是在生产过程中引入的，过量的化学杂质可能导致毒副作用，或对放射性药物的进一步制备和使用产生不利影响。化学纯度的质量控制主要集中在化学杂质（如未反应原料、副产物、重金属等）或载体含量的检测上，以确保放射性药物安全性和有效性。常用微量分析方法进行测定，目前多采用紫外分光光度法和荧光分光光度法。例如，在高^{99m}Tc酸钠注射液中，铝含量因发生器类型不同分为不得超过10μg/ml（裂变型）和20μg/ml（堆照型）。对于钼胶体锝发生器，锆含量不得超过10μg/ml。在锝放射性药物中，钼-锝发生器通常使用三氧化二铝作为吸附剂，但可能会有少量铝离子释放。过量的铝离子可能与^{99m}Tc结合形成微粒，被肝网状内皮系统摄取，若颗粒直径超过10μm可能滞留于肺毛细血管床。此外，铝离子还可能通过中和红细胞表面负电荷或促进血浆蛋白桥接，导致红细胞聚集，从而影响血液流变学及放射性标记效率。

三、生物学鉴定

放射性药物多以注射液形式使用，因此在常规应用中必须确保其无菌且无热原。在临床应用之前，还需对放射性药物进行一系列实验研究，包括生物活性、生物分布、药物代谢动力学、毒性作用及体内辐射吸收剂量的评估，以确保其安全性和有效性。

1. 无菌及无热原 放射性药品必须通过无菌检查（如湿热灭菌、过滤除菌）和细菌内毒素检测（≤175EU/ml），确保安全性。无菌检测是关键的质量控制环节，通常通过灭菌或除菌工艺实现。无热原特指需控制细菌内毒素（而非化学热原）。对于热稳定性较高的制剂，常采用灭菌处理；而对于不适合灭菌处理或半衰期较短、需即时标记的放射性药物，则多使用微孔滤膜进行除菌。然而无菌检测的主要限制在于耗时较长，因此不适用于检测半衰期较短的放射性药物。

2. 生物活性与生物分布 生物活性指放射性药物在体内表现出的生物学特性。例如，在受体显像中，标记配体与受体的结合能力；在放射免疫显像中，标记抗体与抗原的免疫反应能力。此外，放射性药物的靶器官摄取量即浓聚程度与局部病理状态（如肿瘤代谢活性、受体表达水平）及局部微环境变化（如炎症反应程度、血供状态）相关，排泄速度主要取决于药物的代谢途径（如肾脏或肝胆排泄）及受检者器官功能状态（如肾功能指标），这些都能准确反应靶器官的功能状况。生物分布则是放射性新药研究中用于揭示药物代谢动力学的重要参数。

3. 药代动力学 放射性药物的药代动力学涉及其在体内的吸收、分布、代谢和排泄过程。通常，这些药物以静脉注射为主流途径直接进入血液循环，以确保快速吸收。其特异性地聚集在靶器官中，利用核医学设备（如 PET 或 SPECT）显现其分布模式，从而提供诊断信息。放射性药物参与代谢程度因药物类型而异，通常较少参与，主要通过放射性核素的衰变发挥作用。排泄主要通过肾或肝进行，具体途径取决于药物的化学性质（如亲水性、分子量）和靶器官功能。药物的生物半衰期与物理半衰期共同决定总辐射剂量，从而影响其在体内的停留时间和辐射剂量。药代动力学研究对于优化药物设计和使用策略，提高诊断和治疗效果，同时确保受检者安全至关重要。

4. 毒性效应 放射性药物的毒性主要包括两方面：标记物的化学毒性和辐射安全性。由于标记药物的单次使用剂量极小，其化学毒性通常可以忽略不计。辐射安全性的评估则以医用内照射量为核心，通过估算体内辐射剂量值（medical internal radiation dose，MIRD），确保其符合国际、国内相关法规和伦理原则的要求。此外，放射性药物还需经过异常毒性测试、系统毒性研究（急性毒性、亚急性/慢性毒性和生殖毒性），以及辐射特异性毒性（确定性效应、随机性效应和二次辐射风险）等试验，以全面评估其安全性。

第四节　放射性药物的使用

核医学科在进行疾病的诊断和治疗时，均需要将放射性药物引入人体，受检者不可避免地要接受放射性药物带来的电离辐射。在保证受检者获得最佳诊疗效果的前提下，同时使受检者受到最小的辐射剂量，势必要求核医学科医务人员严格掌握放射性药物的使用原则、及时发现不良反应及防治措施。

一、放射性药物使用原则

1. 合规性及资质要求 严格遵守国家和地区关于放射性药物使用的法律法规和行业标准；确保专科操作人员具备必要的专业培训和上岗资质，能够胜任放射性药物的临床核医学诊疗的应用岗位。

（1）法规体系、国家标准及国际标准：需明确遵循中国《放射性药品管理办法》、《电离辐射防护与辐射源安全基本标准》（GB 18871—2002），参考国际放射防护委员会指南。

（2）资质认证：操作人员需持有《放射工作人员证》，从业人员需具备核医学上岗资质，技师需通过放射性药物操作专项和辐射安全培训。

（3）设施资质：核医学科需取得《放射性药品使用许可证》，SPECT/PET 中心需通过环保部门辐射安全验收。

2. 明确适应证 在使用放射性药物前，必须获得受检者的充分知情和同意，确保受检者了解相关的风险和益处；根据受检者的具体情况和临床需求，选择合适的放射性药物；另外，对孕妇和哺乳期妇女禁忌，对婴幼儿、备孕及育龄期妇女严格遵循专病的适应证范围并谨慎使用。

（1）妊娠期妇女：原则上禁用诊断性核素（如^{18}F-FDG），但危及生命时可经伦理委员会评估后使用（如^{131}I 治疗甲状腺癌）。

（2）哺乳期妇女：使用放射性药物后需暂停哺乳（暂停时间根据核素半衰期计算，如^{99m}Tc 标记药物需暂停 4~24 小时）。

（3）儿童受检者：采用儿科专用剂量给药，优先选择短半衰期核素（如^{99m}Tc 代替^{131}I）。

（4）适应证要细化：例如，^{68}Ga-PSMA 仅用于前列腺癌分期，^{18}F-FDG 不推荐用于无症状人群肿瘤筛查。

3. 剂量最优化 成像时尽量采用先进的显像仪器设备，以便获得更全面的信息，提高诊断水平；医用内照射剂量必须符合国家有关法规，严格按照《临床核医学放射卫生防护标准》（GBZ 120—2020）、《核医学辐射防护与安全要求》（HJ 1188—2021）等标准制订或建议各项检查的放射性药品使用剂量给药。

（1）设备技术优化：PET/CT 采用迭代重建算法降低剂量，SPECT 使用高灵敏度准直器（如 LEHR-低能高分辨率准直器）减少活度需求。

（2）个体化剂量调整：根据体重调整^{18}F-FDG 剂量，肾功能不全者减少肾排泄型药物剂量（如^{99m}Tc-DTPA 减量 30%）。

（3）医用内照射剂量方法应用通过专用软件计算器官吸收剂量，确保关键器官剂量低于 ICRP 限值。

4. 辐射防护措施 根据相关法规和强制性标准、操作场所的类别等因素，使用合适的屏蔽设备和个人防护装备，如铅衣、铅手套等；定期监测辐射水平，并详细记录放射性药品的使用情况；实施屏蔽封闭（如铅围裙、颈套）某些敏感器官，如甲状腺、性腺等。或必要时采用促排药物等措施，同时遵循“时间—距离—屏蔽”原则，例如，采用自动化分装设备缩短操作时间，使用长柄工具保持安全距离。尽量减少受检者和医护人员的辐射暴露。

二、放射性药物不良反应及防治措施

（一）不良反应

不良反应指注射了常规用量的放射性药物之后，出现的异常生理反应。放射性药物的不良反应通常与放射性核素本身无关，而是机体对药物中的其他物质（化学物质、微生物污染、微生物代谢产物等）产生的一种反应。放射性药物不良反应的发生率很低（仅为 0.02%左右），鲜有（事故性）重度不良反应报告。虽然临床实际发生率很少，但是仍有可能存在隐患，因此需要在临床工作中予以认识。具体分为以下四类。

1. 变态反应 指少数过敏受检者对某种药物的特殊反应，致敏原可能是药物本身或药物在体内代谢物或药物制剂中的杂质。根据程度不同可分为：①轻度，如荨麻疹、痒疹或其他轻度不适等，无须治疗或仅需对症治疗。②中度，如眩晕、乏力、面色苍白及呼吸急促，应立即进行治疗，但无生命危险。③重度，如休克、心搏骤停等，需紧急抢救，个别可因抢救无效而死亡。

2. 热原反应 是指带有细菌、内毒素等杂质的热原所引发的，放射性药物引入人体后产生的异常反应。热原可引起发冷、发热、颤抖、头疼，严重者可致死。

3. 药物毒性反应 由药物本身引起，随药物剂量的增加而增强，不同药物引起的毒性反应各不相同，主要表现为面红、唇麻、胸闷，以及呼吸、循环、消化和血液系统的毒性症状。

4. 其他 尚有极少数原因不明引起的不良反应，但其发生率极低。

（二）防治措施

防治措施应以预防为核心。核医学科的医务人员需及时发现放射性药物可能引发的不良反应，并熟悉相应的处理原则。在放射性药物的制备和使用过程中，应严格按照操作规范执行。以下为一些具体的防治措施。

1. 应用放射性药物之前，进行详细的病史询问和身体检查，注意过敏史的询问，严格掌握适应证，排除潜在的危险因素。针对特定人群（如孕妇、哺乳期妇女和婴幼儿等）进行更严格的评估，确保用药安全。

2. 从事临床核医学的工作人员应具备高度的责任心，熟练掌握放射性核素的基本知识并严格遵守放射性药物的制备、登记、保管和使用制度，严格进行放射性药物的鉴定及质量控制。

3. 注入放射性药物时，严格遵照无菌操作技术，不可回抽血液与药物混合。

4. 室内常规配备急救物品（如肾上腺素、抗过敏药物、糖皮质激素等）及除颤仪，制订详细的应急预案；用药后应观察数分钟，确保在发生严重不良反应时能够迅速有效地进行处理。

5. 如发现受检者出现不良反应，应立即停药，取平卧位，测量血压、脉搏，了解全身情况，根据病情轻重妥善处理。轻者可自行缓解或仅需对症处理，中度者立即给予相应治疗，休克者立即注入肾上腺素及吸氧。以变态反应症状为主者，给予血管升压药、抗组胺药及激素类药。

6. 特殊病例应进行必要的预防用药，可以在用药前给予抗过敏药预防，仅限既往有放射性药物过敏史者（如既往^{99m}Tc-MDP 过敏）。

第五节　临床常用的放射性药物

一、诊断用放射性药物

（一）基本概述

诊断用放射性药物（diagnostic radiopharmaceutical）均属于示踪剂（tracer），按用途可分为脏器显像用药物和功能测定用药物两类，是医疗工作中用于获得体内靶器官或病变组织的影像或功能参数，进行疾病诊断的一类体内放射性药物。临床常用的诊断用放射性药物如表 5-4 所示。

表 5-4 临床常用的诊断用放射性药物

用途分类	药物名称	主要用途
脑显像	^{99m}Tc-ECD，^{99m}Tc-HMPAO，^{123}I-IMP	评价局部脑血流、脑血流贮备功能
	^{123}I-IBZM，^{123}I-β-CIT，^{18}F-DOPA，^{99m}Tc-TRODAT-1	多巴胺受体或转运体显像研究
	^{123}I-IQNB，^{11}C-Nicotine	乙酰胆碱受体显像研究
	^{123}I-Ketanserin，^{76}Br-2-Ketanserin	5-HT 受体显像研究
	^{123}I-Morphine，^{11}C-DPN，^{11}C-CFN	阿片肽受体显像研究
	^{18}F-FDG，^{15}O-O_2	脑葡萄糖和氧代谢与功能研究
心肌显像	^{201}TlCl，^{99m}Tc-Sestamibi，^{99m}Tc-Tetrofosmin，^{13}N-NH_3，^{82}RbCl_2	评价心肌血流灌注
	^{11}C-棕榈酸，^{18}F-FDG	心肌脂肪酸、葡萄糖代谢研究
	^{123}I-MIBG，^{11}C-HED	心肌受体显像研究
	^{99m}Tc-焦磷酸盐，^{111}In-抗肌凝蛋白抗体	急性心肌梗死显像诊断
	^{99m}Tc-PnAO-硝基咪唑，^{99m}Tc-HL91	心肌乏氧显像
肾显像	^{131}I-OIH，^{99m}Tc-MAG_3，^{99m}Tc-EC	肾小管分泌型肾显像
	^{99m}Tc-DTPA	肾小球滤过型肾显像
	^{99m}Tc-DMSA	肾皮质结合型肾显像
肾上腺显像	^{131}I-19-碘胆固醇，^{131}I-6-IC，^{131}I-6β-INC	肾上腺皮质功能显像
	^{131}I-MIBG，^{123}I-MIBG	肾上腺髓质功能显像
肿瘤显像	^{67}GaCl_3，^{201}TlCl，^{99m}Tc-MIBI，^{99m}Tc（V）-DMSA，^{18}F-FDG，^{11}C-胆碱，^{11}C-MET	非特异性亲肿瘤阳性显像
	^{111}In-octreotide，^{99m}Tc-HYNIC-TOC，^{68}Ga-DOTA-TATE	生长抑素受体显像，用于神经内分泌肿瘤诊断
	^{18}F-FES	雌激素受体显像，用于乳腺癌诊断
	^{68}Ga-PSMA-617	靶向前列腺特异性抗原，用于前列腺癌诊断
	^{68}Ga-FAPI	靶向成纤维细胞活化蛋白，用于实体肿瘤诊断
骨骼显像	^{99m}Tc-MDP，^{99m}Tc-EDTMP，^{99m}Tc-HDPE	评估骨质代谢活性
血栓显像	^{99m}Tc-lamini 衍生物	诊断血栓
肺显像	^{99m}Tc-MAA	评价肺血流灌注，诊断肺栓塞
	^{99m}Tc-DTPA 雾化颗粒，^{133m}Xe 气体	评价肺通气功能
淋巴显像	^{99m}Tc-DX，^{99m}Tc-微胶体	评价淋巴功能，诊断淋巴道阻塞
肝脾显像	^{99m}Tc-胶体，^{99m}Tc-植酸钠	评价肝脾吞噬功能
	^{99m}Tc-HIDA，^{99m}Tc-EHIDA，^{99m}Tc-PMT	评价胆系功能与胆道通畅情况

1. 显像用放射性药物 用于显像的放射性诊断药物称为显像剂（imaging agent），它主要通过注射、口服、吸入等途径进入体内，特异性地聚集于靶器官或组织，用核医学仪器对其发出的 γ 射线进行探测，从而获得药物在体内的位置及分布图像。通过连续动态显像，可获得其在体内不同器官或组织中参与代谢状况及放射性活度随时间变化的信息，用于定量诊断各种疾病及获得脏器或组织的功能状态（图 5-2）。

扫码看彩图

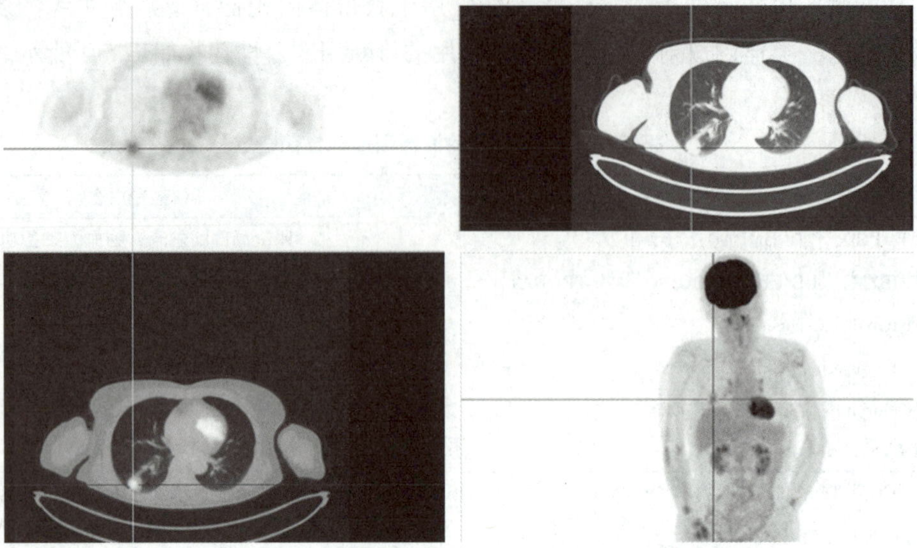

图 5-2　诊断用放射性药物 ^{18}F-FDG 分布图像（右肺下叶）

2. 功能测定用放射性药物　用于功能测定的放射性诊断药物称为功能测定剂（functional agent）或示踪剂，通过口服、吸入或注射等方式进入体内后，利用特定的放射性探测设备对相关器官（如甲状腺或肾）或血液、尿液、粪便中的放射性动态变化进行测量，从而评估器官的功能状态。这类药物与显像剂一样，基于放射性药物的示踪原理，通过分析药物在器官中的分布特点及放射性随时间的变化，获取诊断信息。通常情况下，功能测定用放射性药物的剂量低于显像剂的使用剂量，如甲状腺功能测定剂剂量通常为显像剂的 1/100~1/10。

（二）基本要求

诊断用放射性药物除应符合放射性药物的基本特性外，还应满足以下要求。

1. 适宜的射线种类　诊断用射线应具备电离辐射小、穿透力强、易被探测等特点，以减少对机体不必要的辐射。相较于 β 射线、内转换电子和俄歇电子等，γ 射线非常符合前述要求且能量单一，有助于获得较好的定位和分辨率。理想的诊断用放射性核素为纯 γ 发射体。临床工作中，常选择 ^{99m}Tc 适用于 γ 相机或 SPECT 显像，常用的正电子核素 ^{18}F 适用于 PET 显像。

2. 适宜的射线能量　诊断用放射性药物最为理想的 γ 射线能量是 100~300keV，该能量范围最适用于 γ 相机或 SPECT 的探测器探测（如 ^{99m}Tc 的 140keV、^{123}I 的 159keV）。正电子核素的湮灭效应所发射能量为 511keV 的光子适用于 PET 显像。

3. 合适的物理半衰期　放射性药物核素的选择首先要考虑其物理半衰期，必要时参考有效半衰期。半衰期既不能过短，能保证放射性药物制备、给药和完成检查过程所需的时间；又不能过长，以免增加受检者所受的辐射剂量，并方便重复检查。在临床工作中，核医学影像诊断通常在数小时内完成，因此诊断用放射性核素的半衰期以数小时为宜。

4. 良好的定位性能　指理想的放射性药物应能特异性地高度浓聚于特定的靶组织，而其他周围组织分布较少，即靶组织/非靶组织的放射性比值（target to non-target ratio，T/NT）高。临床工作中对这个比值有具体要求，平面显像中 T/NT 值≥5，断层显像中 T/NT 值通常≥2。影响该比值的因素包括药物亲和力和非靶组织清除率。

5. 吸收、分布与排泄性能 诊断用放射性药物（血池显像剂除外）要求进入体内后血液清除率高，分布或代谢迅速，进入靶组织较快（快速定位）。在检查结束后，药物在体内滞留时间短，且能通过尿液、粪便迅速排出体外。

6. 毒性小 放射性药物标记应尽可能使用毒理效应小或无的放射性核素及其衰变产物，且容易从体内清除，减少不必要的机体损伤。

二、治疗用放射性药物

（一）基本概述

治疗用放射性药物（therapeutic radiopharmaceutical）指能够高度选择性浓集在病变组织，产生局部电离辐射生物效应，从而抑制或破坏病变组织、发挥治疗作用的一类体内放射性药物。它主要由载体和治疗用放射性核素两部分构成，其中载体的作用是将放射性核素精准地输送至病变部位。载体通常由小分子化合物、生物大分子或某些特殊材料制成，如微球或微囊等。放射性核素如^{131}I（β^-/γ）、^{177}Lu（β^-）、^{225}Ac（α）等，可以提供治疗性辐射。在分化型甲状腺癌的治疗中，^{131}I是最经典的治疗用放射性药物，其治疗前后的影像学评估至关重要。甲状腺癌术后患者^{131}I治疗前后见图5-3、图5-4。目前临床常用的治疗用放射性药物见表5-5。

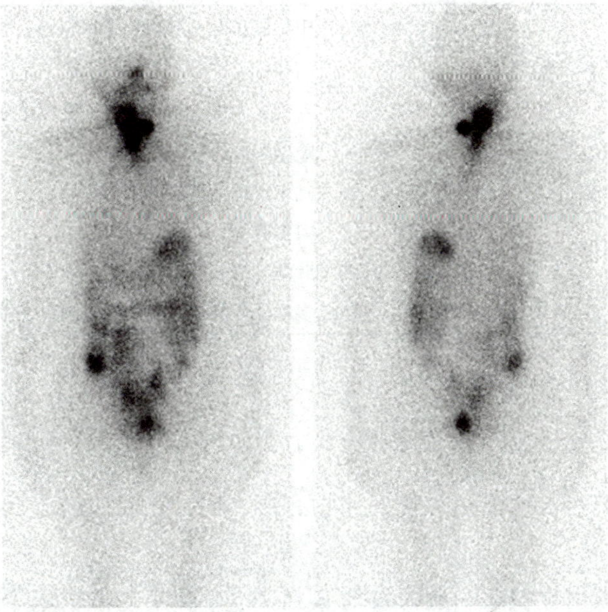

前位（ANT）　　后位（POST）

图5-3 治疗性药物^{131}I用于甲状腺癌术后患者治疗前图像

扫码看彩图

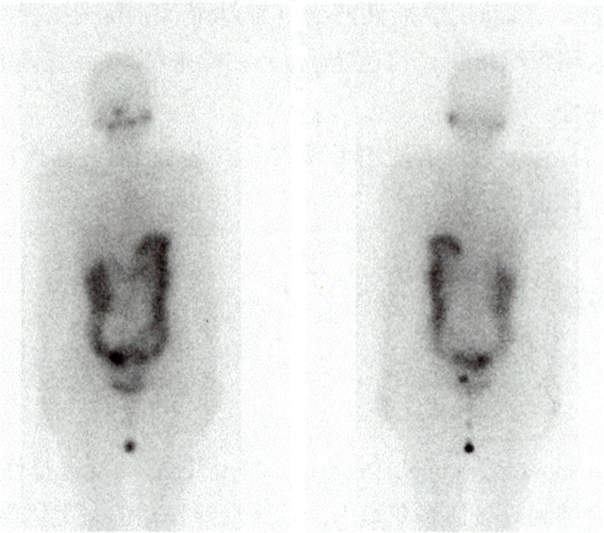

前位（ANT）　　　　后位（POST）

图 5-4　治疗性药物^{131}I 用于甲状腺癌术后患者治疗后图像

表 5-5　临床常用的治疗用放射性药物

药物名称	主要用途
Na^{131}I	甲状腺功能亢进症、甲状腺癌
^{89}SrCl$_2$，^{153}Sm-EDTMP，^{223}RaCl$_2$，^{188}Re-HEDP	转移性骨肿瘤
^{32}P 敷贴器，^{90}Sr-^{90}Y 敷贴器	毛细血管瘤、瘢痕疙瘩、慢性湿疹
^{177}Lu-DOTA-TATE，^{177}Lu-DOTA-TOC	晚期神经内分泌肿瘤
^{177}Lu-PSMA，^{90}Y-PSMA，^{225}Ac-PSMA	复发或难治性前列腺癌
^{177}Lu-FAPI，^{225}Ac-FAPI	实体肿瘤
^{90}Y-微球	肝细胞癌或肝转移瘤
^{125}I-粒子	多种恶性肿瘤，尤其对于难以手术完全切除者

（二）基本要求

治疗用放射性药物的特点与诊断用放射性药物有所不同，其除应符合放射性药物基本特性外，还应满足以下要求。

1. 辐射类型　治疗用放射性核素一般为发射 β 粒子、α 粒子、俄歇电子或内转换电子的核素，其中最为理想的是纯 β 粒子发射体，其次是发射俄歇电子的核素。

2. 射线能量　α、β^-粒子电离密度大，传能线密度高，相对辐射生物效应强，治疗效果好，但射线能量不宜过大，以免损伤周围组织。一般 α 粒子射线能量<6MeV，β^-粒子射线能量<1MeV 较理想。

3. 物理半衰期　治疗用放射性核素的半衰期需长短适宜，以数小时或数天比较理想。以 3～7 天为佳（如^{177}Lu 的半衰期为 6.7 天），需匹配药物代谢与肿瘤细胞增殖速率。

4. 定位性能　治疗用放射性药物必须有良好的定位性能，即靶向性，其靶/非靶比值越高越好。T/NT 值太低不但治疗效果差，还有可能对骨髓等非靶器官造成潜在损伤。

5. 吸收、分布与排泄性能　要求在分布或代谢后，能够迅速进入特定病变组织，并且除定位于病变组织的药物外，其余应尽快排出体外。

▶知识拓展

新型放射性药物的临床转化

新型放射性药物的临床转化是一个复杂而关键的过程，涉及多个阶段和多学科的合作。以下是这一过程的主要步骤。

1. 药物研发与初步验证　①靶向设计：根据特定疾病的生物学特征，设计具有高靶向性的放射性药物。②体外实验：在实验室环境中测试药物的放射性标记稳定性和生物活性。③动物模型测试：在动物模型中评估药物的安全性、分布特性和初步疗效。

2. 临床前研究　①毒理学研究：评估药物的毒性和安全性，包括急性和慢性毒性试验。②药代动力学和药效学研究：研究药物在体内的吸收、分布、代谢和排泄特性，以及其生物效应。

3. 临床试验阶段　①Ⅰ期临床试验：在小规模健康志愿者或受检者中测试药物的安全性、耐受性和药代动力学特性。②Ⅱ期临床试验：在较大规模受检者中评估药物的初步疗效和安全性，优化剂量方案。③Ⅲ期临床试验：在更大规模受检者中验证药物的疗效和安全性，与现有标准治疗进行比较。

4. 监管审批　①提交申请：向相关监管机构提交新药申请，包括所有临床试验数据和分析结果。②审查与批准：监管机构对药物的安全性、有效性和质量进行全面审查，决定是否批准上市。

5. 上市后监测　①Ⅳ期临床试验：在药物上市后继续进行研究，监测长期安全性和疗效。②药物警戒：建立药物不良反应监测系统，及时发现和处理潜在安全问题。

6. 多学科合作与持续改进　①跨学科合作：结合核医学、药理学、肿瘤学等领域的专业知识，推动药物的持续改进。②技术创新：不断引入新技术和新方法，提高药物的靶向性和治疗效果。

—• 考试知识点总结 •—

—• 本章小结 •—

—• 协和云课堂…… 拓展练习及参考答案 •—

（李苗苗　景红丽　杨广洁）

教学课件

第六章　放射性核素示踪技术与显像技术

学习目标

素质目标

（1）具有辐射防护优先的职业理念，严格遵守放射性药物操作规范，能在示踪实验和显像检查中主动采取防护措施，保护受检者及自身安全。

（2）具有严谨科学的工作态度，在放射性药物配制、设备参数设置等环节中杜绝疏忽，确保检查结果的准确性与可靠性。

（3）具有良好的医学人文素养，强化受检者关怀意识，能通过耐心沟通缓解受检者对放射性检查的恐惧心理。

（4）具有团队协作与创新思维，在核素显像检查中与临床医师、技师团队配合完成受检者定位、图像采集及结果分析，主动关注核医学技术前沿，能在实践中尝试优化操作流程或解决技术问题，体现创新意识。

知识目标

（1）掌握：放射性核素示踪技术的定义、原理，放射性核素显像技术的显像原理、特点、机制，图像类型、图像分析方法及要点，放射性核素示踪技术的优缺点、基本方法、主要类型及应用。

（2）熟悉：放射性核素显像技术与其他医学影像检查技术的比较。

能力目标

（1）能对受检者做好辐射防护的宣教及防护措施，执行个人剂量检测，参与质量控制计划并落实放射性废物分类管理。

（2）能完成上机前的各种准备工作，能规范配制与注射放射性药物，能处理药物相关的突发事件，如注射渗漏、活度超标等，采取应急措施并及时上报。

（3）能胜任核医学技师岗位，操作 SPECT/PET 设备，优化扫描方案，识别设备异常状态，采集符合诊断质量的图像。

案例导入

【案例】

患者，男性，67 岁，2023 年 8 月行甲状腺癌根治术。2024 年 1 月复查血清抑制性 Tg>500ng/ml（参考范围：0~40ng/ml），甲状腺球蛋白抗体 Tg-Ab 为 14.25IU/ml（参考范围：0~35IU/ml）；2024 年 3 月血清抑制性 Tg>461.00ng/ml，甲状腺球蛋白抗体 Tg-Ab<0.90IU/ml。患者甲状腺+双颈部彩超未见异常，头颈胸部 CT 未见明显异常。

【问题】

患者实验室检查 Tg 持续异常增高，提示有转移可能，常规影像检查未发现转移，该患者还可以选择哪种检查寻找隐匿转移灶？

· 核心知识拆解 ·

第一节 放射性核素示踪技术

放射性核素示踪技术（radionuclides tracer technique）是以放射性核素或其标记的化合物为示踪剂，对放射性核素在发生核衰变过程中发射出来的射线进行探测，实现对示踪剂在生物内的定性、定量及动态分布研究的技术。核医学诊断技术（如 PET/CT、SPECT）均以示踪技术为基础。

一、示踪技术的原理

放射性核素可作为示踪剂的原因基于以下两点。

1. 具有同一性 放射性核素及其标记的化合物和相应的非标记化合物具有同样的化学及生物学性质。一种元素的所有同位素化学性质相同，在生物体内所发生的化学变化、免疫学反应和生物学过程也均是完全一致的，生物体或生物细胞没办法区分同一元素的各个同位素。所以两者之间具有同一性。放射性同位素标记的化合物一般不会改变化合物原本的结构，也不会影响该化合物原本的性质。例如，放射性^{131}I 可以用来研究稳定性^{127}I 的生物学行为，^{18}F-FDG 用来研究细胞增殖功能。

2. 具有可测性 放射性核素及其标记的化合物和相应的非标记化合物的物理学性能有所不同，前者能不断地衰变、自发地放出各种不同的射线，这些射线能被放射性探测仪器所测定或被感光材料记录。故可以对标记的物质进行精确的定性、定量及定位的研究。

放射性核素示踪剂在体内的生物学行为主要取决于被标记物，而其标记的放射性核素在整体示踪研究体系中主要起着示踪作用。放射性核素衰变释放的射线（如 γ、β 射线）可通过高灵敏度探测器（如 PET、SPECT）实现活体无创检测。^{3}H、^{14}C、^{32}P 等可用于物质代谢转化的研究，体外放射分析可以用^{125}I，脏器功能测定与显像则可以用^{131}I、^{99m}Tc、^{18}F、^{11}C、^{13}N、^{15}O 等。虽然可用于放射性示踪实验的放射性核素并不多，但用这些核素标记的化合物有几百种之多。相同的核素标记在不同的化合物上会表现出完全不同的生物学行为及体内代谢过程，不断研制出新的标记化合物，将促使核医学的应用范畴不断扩展。例如，临床上使用最广泛的放射性核素是^{99m}Tc，高锝酸盐离子（$^{99m}TcO_4^-$）自身主要被甲状腺、唾液腺和消化腺所摄取，能用于甲状腺显像和甲状腺功能测定，但^{99m}Tc-HMPAO却可用于脑血流显像，因为它可以透过血脑屏障到达脑组织，而^{99m}Tc-MIBI则可聚集于部分肿瘤组织和心肌组织，用于肿瘤阳性显像和心肌灌注显像；^{99m}Tc-DMSA由于可被肾小管上皮细胞吸收和浓聚而用于肾皮质显像。综上，应根据检查对象和目的及检查方法的不同来选择合适的放射性核素及其标记的化合物。

二、示踪技术的特点

（一）示踪技术的优点

1. 灵敏度高 由于射线的特性、放射性测量仪器的检测能力，以及标记化合物很高的比放射性，故以放射性核素作为示踪剂时，能精确地探测出极微量的物质，一般能达到10^{-18}～10^{-14}g水平，这对研究体内或体外微量生物物质的含量颇有价值。

2. 测量方法简便、准确 测定的目标是核射线，而示踪剂中的放射性核素放出的射线不会被温度、pH等物理和化学因素影响，并且放射性测量不受反应体系中其他非放射性杂质的干扰，省去了许多会导致误差的分离、提纯等步骤，减少了待测物化学量的损失。这不仅简化了实验程序，还提高了实验结果的可靠程度，能获得较好的准确性。

3. 合乎生理条件 由于放射性核素示踪技术灵敏度高，所需化学量很少，体内原本生理过程的平衡状态不会被扰乱和破坏。所以使用少量生理剂量的放射性示踪物就可以研究物质在整体中的变化规律，所得结果更接近于真实的生理情况。

4. 定性、定量与定位研究相结合 随着检查设备的不断迭代更新，放射性核素示踪技术不仅能定量测定和进行动态研究，还可进行定位观察。当SPECT或PET设备配备有CT或MR时，核素显像技术不仅可以动态地观察机体内物质的代谢分布，还能精确地进行病灶定位。放射自显影技术及磷屏成像技术可确定放射性标记物在器官或组织标本中的宏观或微观定位与定量分布，可结合电子显微镜技术，进行亚细胞水平的定位分析，达到功能与结构的研究相统一。

（二）示踪技术的局限性

1. 需要专用的硬件条件，如专用的放射性实验室、放射性测量仪器、严格的放射性操作程序及必要的放射性防护设备等。

2. 需要经过专业训练的技术人员。由于该技术是一个多环节的实验过程，又是微量的精密操作，每个环节均可影响实验结果，因此操作人员必须进行系统的专业训练。

3. 由于放射性核素本身具有放射性，不当的使用会对实验对象、工作人员及场所产生一定的放射性生物效应。所以，在实验设计和预防措施上，都应该考虑周全。

三、示踪技术的基本方法及注意事项

1. 放射性制剂的选择 应了解标记物的标记位置及射线的类型，同时对放化纯度和放射性核素纯度、放射性核素半衰期、示踪剂射线能量及放射性活度进行选择。

2. 示踪剂的剂量选择　包含化学量和放射性活度量的选择，在达到放射性测量的精度要求标准的前提下，同时考虑到尽量减少辐射生物效应的原则。

3. 放射性生物样品的制备和测量　一般来说，γ 放射性样品能直接用井型计数器来测量；而 β 放射性样品则应根据情况采取燃烧或消化法进行处理，再用液体闪烁计数器测量。

4. 示踪实验的数据处理与结果分析　是示踪技术的核心环节之一，其目的是将测得的放射性转化为可量化的生理参数，为临床诊断提供客观依据。

四、示踪技术的主要类型及应用

按照研究对象可将示踪技术分为体内（*in vivo*）示踪技术和体外（*in vitro*）示踪技术。

（一）体内示踪技术

1. 物质吸收、分布及排泄的示踪研究　多用于研究药物的药理学、药效学和毒理学，对药物的筛选、剂型选择及给药途径等方面的研究都发挥极大的作用。

2. 放射性核素稀释法　是利用放射性同位素作为示踪剂，根据化学反应物在稀释前后质量相等且总放射性活度不变的原理来测定物质的含量。

3. 放射自显影技术（autoradiography，ARG）　是利用放射性核素的示踪原理及射线能使感光材料感光的特性，在光学摄影术的助力下对被研究样品中放射性示踪剂的分布状态进行检查和记录的一种核技术。其优点是定位精准、灵敏度高并可进行定量分析，在药理及毒理学、细胞与遗传学、血液学、神经学等学科领域被广泛应用。

4. 放射性核素功能测定　根据放射性药物的理化及生物学性质，放射性药物被引入机体后，将参与机体特定的代谢过程，并在相关组织和脏器中呈现出动态分布。利用探测仪器对相关脏器中的特征性消长过程进行观察，可以得到相应脏器的功能状态情况。如甲状腺吸^{131}I 功能测定、^{99m}Tc-DTPA（肾小球滤过型药物）计算肾小球滤过率等。

5. 放射性核素显像技术　是基于放射性核素示踪原理，利用放射性核素或其标记的化合物在体内代谢分布的特殊规律，通过体外探测器（如 γ 相机、PET）捕捉放射性药物在体内组织脏器的分布生成断层或平面影像的一种技术。能够同时提供功能（如代谢活性）和解剖结构信息。

（二）体外示踪技术

1. 物质代谢与转化的示踪研究　可以对前体、中间代谢物质、最终代谢产物进行定性分析，在研究前体转化为产物的速率、转化条件及转化机制等方面也能发挥作用，同时还可以研究各种因素对转化的影响。

2. 细胞动力学分析　该技术通过标记细胞成分（如 DNA 前体）的方法研究细胞增殖的动态变化过程，包括细胞增殖、分化、迁移和凋亡的变化规律，以及各种内外因素对这些过程的影响和调控等。常用于细胞周期时间测定，是体外研究细胞行为的经典方法。

3. 活化分析　利用合适能量的粒子或射线照射待测样品，其中某些稳定的核素通过核反应变成不稳定的放射性核素（活化），通过放射性测量和能谱分析的方法获得待测样品中稳定性核素的种类与含量（分析）的超微量分析技术。痕量分析法中有很多高灵敏度的方法，活化分析就是其中之一。

4. 体外示踪结合放射分析 指在体外条件下，以放射性核素标记的抗原、抗体或受体的配体为示踪剂，以特异性结合反应为基础，以放射性测量为定量方法，对微量生物活性物质进行定量分析的一类技术的总称，包括放射免疫分析（radio immuno assay，RIA）、免疫放射分析（immunoradiometric assay，IRMA）和放射受体分析等技术。

第二节 放射性核素显像技术

放射性核素显像是以放射性核素示踪原理为基础，根据放射性核素或其标记化合物在体内代谢分布的特殊规律，利用探测器从体外获得脏器和组织功能结构影像的一种技术。放射性核素显像主要内容包括放射性显像剂、显像技术和图像分析技术等。放射性核素显像技术可以对人体的大部分脏器进行检查，目前常用的显像仪器包括 SPECT、SPECT/CT、PET/CT 及 PET/MR，其中后三者可利用图像融合技术将功能代谢显像与解剖结构影像有机地结合；影像分析技术从信号采集、信息处理到图像重建等已实现计算机自动化。放射性核素显像技术正从传统的功能影像向分子影像及功能影像与高分辨率解剖结构影像相融合的方向发展。

一、放射性核素显像原理

放射性诊断药物即显像剂引入体内后，将与脏器或组织相互作用，参与机体的代谢过程，被脏器或组织吸收、分布、积聚和排泄。不同的显像剂在体内因为其特殊的靶向分布和代谢规律，从而选择性地聚集在特定的脏器和靶组织，使其与邻近组织之间的放射性分布形成一定的浓度差，而显像剂中的放射性核素可发射出具有穿透力的 γ 射线，在体外经放射性测量仪器探测并记录这种放射性浓度差，从而在体外显示出脏器或组织的形态、位置、大小和脏器功能及某些分子变化，达到诊断疾病的目的。脏器和组织显像的基本原理同放射性核素的示踪原理。

二、放射性核素显像特点

放射性核素显像主要有以下几个特点。

1. 多元化的图像信息 放射性核素显像不仅可以显示脏器的形态、大小和位置，还能通过勾画感兴趣区技术精确计算显像剂在靶器官的分布，得到反映脏器血流、功能和代谢情况的参数。

2. 早期诊断 放射性核素显像是一种功能和代谢显像，这些变化要早于组织解剖结构及密度的变化，因此在疾病早期就能检测到异常，如全身骨显像可以比 X 线检查和 CT 检查提早 3~6 个月检出恶性肿瘤的骨转移。

3. 细胞和分子水平的显像 放射性核素显像已经进入细胞和分子水平，能够观察和分析组织细胞的功能代谢，如 PET 显像可以观察大脑、心肌、肿瘤等组织的糖代谢情况。

4. 定位、定性、定量和定期诊断 放射性核素显像能够对靶组织进行定位、定性、定量分析，对于肿瘤性质的判定、转移灶或原发灶的寻找等具有高度的临床诊断价值。在心肌细胞活性的确定、癫痫病灶的定位、阿尔茨海默病等疾病的定位、定性、定量和定期诊断有很大的优势。

5. 安全、无创 放射性核素显像虽然涉及放射性药物的使用，但用量极少，对受检者造成的辐射剂量较低，是一种相对安全的无创性检查方法。

6. 局限性

（1）辐射剂量：需平衡诊断需求与受检者安全性（如孕妇慎用）。

（2）空间分辨率：PET 4~6mm，低于 CT/MRI（需结合融合技术弥补）。

（3）显像剂制备：部分短半衰期核素（如^{11}C）需现场回旋加速器生产。

三、脏器或组织摄取显像剂的机制

微课：显像剂聚集机制——合成代谢

显像剂聚集机制总结归纳为以下几种方式。

1. 合成代谢 脏器和组织的正常合成功能需要某种元素或一定化合物，若将该元素的放射性核素或放射性核素标记的化合物引入体内，则可进行脏器和组织的体外显像。例如，甲状腺对碘有选择性摄取的特性，利用放射性^{131}I 进行示踪，可根据甲状腺内放射性^{131}I 分布的影像来判断甲状腺的形态、大小及位置；^{18}F 标记的脱氧葡萄糖与天然的葡萄糖一样，能被心肌细胞、脑细胞和肿瘤组织摄取，但不能被其利用而被滞留在细胞内，利用 PET 可以观察和分析心肌细胞、脑灰质和肿瘤细胞的葡萄糖代谢状况。

2. 细胞吞噬 单核-巨噬细胞具有吞噬异物的功能。将放射性胶体颗粒或人血清白蛋白微球等由静脉注入体内，作为机体的异物会被单核-吞噬细胞系统的巨噬细胞吞噬。常用于含单核-巨噬细胞丰富的器官或组织如肝、脾和骨髓的显像。放射性胶体在脏器内分布的多少与胶体颗粒的大小相关，通常小于 20nm 的颗粒在骨髓中的浓集较多；中等大小的颗粒（100~300nm）主要被肝的库普弗（Kupffer）细胞吞噬；大颗粒（>1000nm）主要被脾巨噬细胞吞噬。

3. 循环通道 利用放射性核素进入循环通路的过程，可以显示该通路和有关器官的影像。例如，经腰椎穿刺将放射性药物如^{99m}Tc-二乙三胺五醋酸（^{99m}Tc-DTPA）注入蛛网膜下隙，可测得脑脊液流动的速度和通畅情况，还可使蛛网膜下隙（包括各脑池）相继显影，若有脑脊液漏在相应部位可出现异常影像。静脉注射大于毛细血管直径（8~10μm）的颗粒型显像剂（如^{99m}Tc-MAA），将随血液循环流经肺毛细血管前动脉和毛细血管床，暂时性嵌顿于肺微血管内，可以观察肺的血流灌注情况。从静脉“弹丸”式注射放射性药物后，它依次通过腔静脉、右心房、右心室、肺血管床、左心房、左心室、升主动脉、主动脉弓而达到降主动脉，可以判断心脏及大血管的畸形等先天性心血管疾病和某些获得性心脏疾病。

4. 选择性浓聚 在病理状态下（如炎症、肿瘤、梗死），某些放射性药物能选择性地浓聚于病变组织，静脉注射该药物后在一定时间内会浓聚于病变组织使其显像。如^{99m}Tc-焦磷酸盐（^{99m}Tc-PYP）会在急性梗死的心肌组织中浓聚，可进行心肌梗死的定位诊断。^{99m}Tc-葡庚糖酸盐（^{99m}Tc-GH）、^{201}Tl 和^{67}Ga-柠檬酸盐等会在肺、脑、鼻咽部的恶性肿瘤中浓聚，显像检查可对恶性肿瘤进行定位、定性诊断。

5. 选择性排泄 某些脏器对一些引入体内的放射性药物具有选择性排泄功能，这类特定脏器的特定细胞会选择性摄取药物并将其排出体外，这样不仅可显示脏器的形态，还可观察分泌、排泄功能和排泄通道。例如，^{99m}Tc-EHIDA 等显像剂经肝多角细胞分泌至毛细胆管并随胆汁排泄到肠道，可显示肝、胆囊、胆道的功能及通畅情况。静脉注入经肾小管上皮细胞分泌（如^{131}I-OIH）或肾小球滤过

（如^{99m}Tc-DTPA）的放射性药物，动态显像可以显示肾的形态及尿路通畅情况。

6. 通透弥散 进入体内的某些放射性药物借助简单的通透弥散作用可使脏器和组织显像。静脉注入放射性^{133}Xe 生理盐水后流经肺组织时放射性惰性气体（^{133}Xe）从血液中弥散至肺泡内可进行肺灌注动态显影。$^{99m}TcO_4^-$、^{99m}Tc-GH 等可以通过破坏的血脑屏障弥散至颅内的病变区，引起局部放射性浓聚的“热区”，可进行颅内占位性病变的定位诊断。

微课：显像剂聚集机制——离子交换和化学吸附

7. 离子交换和化学吸附 骨组织由无机盐、有机物及水组成，构成无机盐的主要成分是羟基磷灰石结晶，占成人骨干重量的2/3，有机物主要是骨胶原纤维和骨黏蛋白等。羟基磷灰石表面除与其相接触的血液和组织中相同离子进行交换外，与性质相似者也可进行交换，如^{18}F 可与 OH^-进行交换，所以静脉注入^{99m}Tc 标记的各种磷酸盐，如^{99m}Tc-PYP 或^{99m}Tc-亚甲基二磷酸盐（^{99m}Tc-MDP）后可使骨骼清晰显像。

8. 特异性结合 放射性标记的受体配体主要与靶受体结合，放射性标记的抗体通过抗原-抗体免疫反应与靶抗原特异性结合，从而可使受体和含有特殊抗原的组织显影，这种影像具有高度的特异性。随着核医学示踪技术和现代分子生物学技术的融合，以分子识别为基础，研发了大量具有特异性结合能力的核医学分子显像剂（分子探针）。

9. 微血管栓塞 将放射性核素标记的直径大于毛细血管直径的颗粒或聚合物注入血管，这些颗粒会随血流到达相应器官，可以被毛细血管床机械性拦截滞留，暂时栓塞在毛细血管床内，从而使该器官显影，如肺灌注显像中使用的放射性核素标记的大颗粒聚合人血清白蛋白。

四、显像类型

（一）根据影像获取状态分类

1. 静态显像 显像剂在脏器组织和病变内达到分布平衡时所进行的显像称为静态显像。

2. 动态显像 显像剂引入人体后以一定速度连续或间断地多幅成像，用于显示显像剂随血液流经或灌注脏器，或被器官不断摄取与排泄，或在器官内反复充盈和射出等过程所造成的脏器内放射性在数量上或位置上随时间而发生的变化，这种显像就称为动态显像。

（二）根据影像获取部位分类

1. 局部显像 显像范围仅限于身体某一部位或某一脏器的显像。

2. 全身显像 显像装置沿体表从头部至足部做匀速移动，获取连续放射性分布影像，原始数据经拼接处理生成完整的一帧影像称为全身显像。

（三）根据影像获取层面分类

1. 平面显像 放射性探测器置于体表的一定位置显示某脏器的影像为平面显像。

2. 断层显像 显像装置围绕体表做180°或360°自动旋转，连续或间断采集多体位的平面信息，或利用环状排列的探测器获取脏器各个方位的信息，再由计算机特殊软件和快速阵列处理机重建各种断层影像，获得横断面、冠状位和矢状位或三维立体影像。心脏断层显像则采用短轴、水平长轴和垂直长轴三个断面。

（四）根据影像获取时间分类

1. 早期显像　一般认为显像剂引入体内后 2 小时内所进行的显像称为早期显像。

2. 延迟显像　显像剂注入体内 2 小时以后所进行的显像称为延迟显像。

（五）根据显像剂对病变组织的亲和力分类

1. 阴性显像　正常脏器和组织细胞可选择性摄取某种放射性药物，能显示出该脏器和组织的形态和大小。而病灶区失去正常组织细胞的功能，故常常不能摄取显像剂，呈现放射性分布稀疏或缺损，此种显像又称为“冷区”显像，“冷区”包括完全缺损和部分稀疏，需结合临床判断。

2. 阳性显像　是基于病变区对显像剂的异常摄取或代谢，病灶部位的放射性活度高于正常脏器组织的显像称为阳性显像，又称“热区”显像。

（六）根据显像时机体的状态分类

1. 静息显像　当显像剂引入人体或影像采集时，受检者在没有受到生理性刺激或药物干扰的安静状态下所进行的显像，称为静息显像。静息显像反映器官基础功能状态，常用于初步筛查或功能基线评估。但是静息显像可能漏诊早期病变（如隐匿性冠心病），需结合负荷显像。

2. 负荷显像　受检者在药物或生理性活动干预下所进行的显像称为负荷显像，也称介入显像。借助药物或生理刺激等方法增加某个脏器的功能或负荷，通过观察脏器或组织对刺激的反应能力，可以判断脏器或组织的血流灌注储备功能，并增加正常组织与病变组织之间放射性分布的差别，有利于发现在静息状态下不易观察到的病变。通过药物或生理干预暴露器官功能储备，提高显像诊断的灵敏度。临床检查时常用的负荷方法有运动负荷试验、药物负荷试验和生理性负荷试验，如心脏运动负荷试验、脑血流药物负荷显像等。

五、图像分析方法及要点

（一）静态图像分析要点

1. 位置（平面）　注意受检器官与解剖标志和邻近器官之间的关系，确定器官有无移位和异位。

2. 形态、大小　受检器官的外形和大小是否正常，轮廓是否清晰完整，边界是否清楚。

3. 放射性分布　一般以受检器官的正常组织放射性分布为基准，比较、判断病变组织的放射性分布是否有增高、降低（稀疏）或缺如。必要时，可通过勾画感兴趣区进行半定量分析，计算病变组织与周围正常组织或对称部位的放射性计数比值，帮助定性判断或用于某些疾病的疗效评价等。

（二）动态显像分析要点

在静态显像的分析基础上，进行显像顺序和时相变化分析。

1. 显像顺序　是否符合正常的血运和功能状态，如心血管的动态显像应按正常的血液流向，即上腔静脉、右心房、右心室、肺、左心房、左心室及主动脉等途径依次显示影像。异常表现是早期分流、延迟显影、侧支循环开放等，如房室间隔缺损等先天性心脏病的血流异常路径。

2. 时相变化 主要用于判断受检器官的功能状态，影像的出现或消失时间超出正常规律时，则提示被检器官或系统的功能异常。

（三）断层显像分析要点

在正确掌握不同脏器和组织的断层方位及各层面的正常所见基础上，对各断层面的影像分别进行形态、大小和放射性分布及放射性浓聚程度的分析。对于一般器官，横断面是自下而上获取横断层面，冠状面是自前向后依次获取冠状断层影像，矢状面是自右向左依次获取矢状断层影像。对于心脏的断层，由于心脏的长、短轴与躯干的长、短轴不一致，故心脏断层显像时分别采用短轴、水平长轴和垂直长轴来表示。

总之，在进行核医学影像分析时，除了要密切关注生理、解剖学知识，还要结合临床所见才能正确地分析和评价图像。

六、图像质量的评价

1. 图像质量评价内容 高质量的图像应具备完整的影像轮廓、足够的计数密度、适当的对比度、显示清楚的病灶、准确的解剖标志、图像失真度小等要素。

2. 图像常见的伪影及其原因 引起伪影的常见原因，如采集能量的错误设置、金属物品遮挡、衣物或皮肤放射性污染、放射性药物的错误使用及准直器类型的错误选择等。对于可疑的“热区”，应告知受检者除去怀疑被污染的物品或用生理盐水清洁皮肤后再次采集进行鉴别；当出现可疑的“冷区”时，则需检查是否有引起衰减的物品及显像仪器本身的均匀性等。

七、显像前准备、显像条件及其选择

作为一名合格的核医学技师，最重要的职责就是采集符合诊断质量的图像，避免不正确的放射性标记，以及人为因素产生的伪影或其他易导致阅片误解的信息，为报告医师出具准确报告奠定基础。为确保图像质量，必须保证正确制备药物，准确理解申请单的内容，提前检查及准备显像仪器，了解计数密度及增减计数密度对图像产生的影响，选择合适的采集格式与显示、辉度显示，告知受检者正确的准备工作，以及判断人为伪影并检查图像质量是否能满足诊断需求。

（一）显像前一般准备

1. 在做任何显像检查之前，必须认真查看申请单，确保检查项目无误。

2. 向受检者询问并记录相关信息，包括受检者年龄、性别、有关病史、临床症状及是否妊娠或哺乳。

3. 准确理解申请单的内容、该检查项目要为临床解决哪些问题、选择哪种体位更为合适。

4. 注射放射性示踪剂之前，需要和受检者再次核对的关键问题：申请单的检查项目、受检者的正确姓名、非妊娠状态的确认及是否有特殊要求（如动态显像需预留静脉通路）。

5. 关怀受检者也是核医学技师的责任之一，包括让受检者在整个检查过程中感到舒适，与受检者进行言语交流并取得受检者的配合。与受检者交流时，应使用通俗易懂的语言解释检查流程（例如，接下来机器会慢慢靠近您，但不会碰到身体）；提前告知检查时长（例如，整个过程大约30分钟）；还需注意不同年龄段的沟通技巧（如婴幼儿、老年人等）。如果察觉到受检者精神紧张，则主动提供帮助，缓解受检者的情绪，消除其顾虑，使其保持平静的心态进行检查。在显像开始前告知检查流程及注意事项，以得到受检者配合。对于危重受检者和儿童，更应特别注意。为了减轻儿童的恐惧，采集前位图像时，可取俯卧位，将探头放在床下。显像前，应告知受检者除去身上的金属物品，以免干扰图像。

6. 核查申请单的要点

（1）确认受检者身份，包括受检者姓名、年龄（出生日期）、病历号（三者必须一致），性别与申请单描述相符，联系方式有效性验证等。

（2）申请的显像方式、显像类型、显像剂名称及活度。

（3）是否有完整的病史记录，主要临床症状包括哪些；补充需要的关键病史资料，包括药物过敏史（含碘药物、放射性药物）、手术史（尤其是心脏支架、关节置换等）、用药史（如二甲双胍，需停药48小时再做检查）、实验室检查值（如显示肾功能不全，需调整显像剂剂量）等。

（4）临床医师申请该检查项目的目的。

（5）技师发现的其他问题，如有疑问可以联系医师。

（二）显像条件的选择

1. 显像剂的选择

（1）显像性能：要求标记工艺简便可控、血液清除速率适宜、早期靶器官浓聚、靶/非靶比值高及体内稳定性良好。

（2）合适的射线能量：能量太高会使空间分辨率降低；能量太低则灵敏度下降，也不易保证稳定的分辨率，且容易被组织或骨骼所吸收，对深部病变的显像有所遗漏。γ相机和SPECT显像最适宜的γ射线能量为100～250keV，如^{99m}Tc发射的γ射线能量为140keV，最适合显像使用（^{99m}Tc 140keV为黄金标准）。而对于PET则必须使用发射正电子的核素，其探测的是能量为511keV的一对γ光子（正电子湮灭辐射）。

（3）适度的放射性活度和放射性浓度，放射化学纯度要高：放射性活度（MBq）决定总辐射量和计数率，提高活度可改善计数统计涨落，减少测量误差，但小病灶易被掩盖，也会加大受检者不必要的辐射负担。然而，在受检脏器功能不良时，显像剂的浓聚下降，需适当加大显像剂的用量以提高图像的清晰度和分辨率。放射性浓度（MBq/ml）影响注射体积和化学毒性，浓度和比活度越高，则进入体内显像剂的化学量和体积就越小，化学毒性也减小，同时可减少机体的不良反应和提高"弹丸"式注射的成功率。显像剂的放射化学纯度越高，图像的质量就越高，显像的效果就越好。

2. 准直器的选择　图像质量很大程度上取决于准直器，因此，准直器是γ相机很重要的组成部分。准直器的正确选择是获得最佳图像的必要条件之一。准直器的种类主要有低能通用型、低能高分辨型、低能高灵敏型、中能通用型、高能通用型、低能扩散型、中能扩散型及低能针孔型。

准直器的选择主要考虑以下五个方面的因素：①显像剂发射的主要γ射线能量，如^{99m}Tc和^{123}I常选用低能型准直器，^{131}I则选用高能型准直器。②平行孔准直器，孔径越大，灵敏度越好，而分辨率越差。③孔径、有效孔深、孔间壁厚度、形状及放射源与准直器的距离是决定平行孔准直器分辨率和灵敏度的参数。④针孔准直器适合于较小器官的显像，可以明显改善其分辨率，如甲状腺显像。⑤一般来说，在保证靶器官位于探头视野内的情况下，放大倍数（Zoom）越高，其分辨率和灵敏度也越高。

3. 显像时间 根据显像剂在体内分布的特点选择最佳显像时间，在动态显像时尤为重要，否则会失去许多重要的影像信息，从而影响影像分析判断。一般显像剂在体内清除速率较快者，采集的时间间隔应短，采集帧率要高；而清除较慢时，则要降低采集帧率，延长间隔时间。临床上，采集肾动脉血流灌注相时一般 1~2 秒采集 1 帧图像，肾动态显像常每 30~60 秒采集 1 帧图像，肝胆动态显像应根据情况每 5~15 分钟采集 1 帧图像，各器官的血流显像应在注射显像剂后每 1~2 秒采集 1 帧图像，心脏首次通过显像要求每 50 毫秒左右采集 1 帧图像。

4. 显像体位 选择正确的体位以保证受检的脏器和组织尽可能地被覆盖在探测器视野内，并能使受检者感到舒适，在检查期间保持不动。尤其在心、脑的检查时，正确的体位有助于提高病灶检出率及其定位。采集前位图像时，探头表面与检查部位体表平行，避免可能采集到斜位信息。因为探头距离越远，分辨率越低，故探头必须尽可能靠近受检者，但又保持对受检者安全的距离，并保证显像器官位于视野中心。

5. 仪器的最佳条件选择 仪器是否处于最佳工作状态对于获得清晰、分辨率高、失真度小的图像非常重要，显像检查前必须确定采集的矩阵、每帧采集的时间及计数等。一般情况下，在放射性活度足够时，对于静态采集来说，宜选用较大矩阵，如 128×128 或 256×256；在动态采集时，为缩短单帧采集时间提高时间分辨率（更快地捕捉动态过程），宜选用较小矩阵，如 64×64 的矩阵。应用 PET/CT 和 SPECT/CT 显像时，还需根据不同仪器选择合适的 CT 扫描电流、电压及扫描层厚等。

6. 图像的一般评价 图像采集完成后，应及时检查图像上是否存在“热区”或“冷区”。

（1）图像上有“放射性浓聚灶”时：应排除沾有放射性药物的棉签、受检者小便污染衣物或皮肤等，可以用生理盐水环形擦拭污染皮肤（3 次，直径≥5cm）、完全更换污染衣物（避免残留污染）再次监测（计数率<20cpm）后，或变换体位再次显像等方法排除。当注射部位渗漏>0. 5ml 需重新注射放射性药物。

（2）图像上有“放射性缺损区”时：应检查受检者衣物中有无硬币、钥匙及皮带扣等物品，检查准直器表面有无损坏，仪器本身的均匀性情况，当泛源测试均匀性偏差>5%需校准。

7. 图像的标识 采集和处理图像时应注意在图像的合适位置标明相关信息，以便医师分析图像时作参考。标识内容主要如下。

（1）受检者信息：受检者姓名、性别、年龄、病历号或检查号等，用于准确识别受检者身份。

（2）检查日期：记录检查的具体时间，方便对比不同时期的图像以观察病情变化。

（3）检查部位：明确所检查的身体部位，如头部、胸部、腹部等，必要时会具体到器官的某个区域。

（4）放射性药物信息：包括使用的放射性核素药物名称、活度等，这对判断成像效果和评估辐射剂量有重要意义。

（5）成像参数：如采集模式（静态、动态等）、采集时间、矩阵大小、能量窗设置、放大倍数等，有助于医师了解图像的采集条件和质量。

（6）图像方位：通过箭头或文字标注图像的解剖方位，如左、右、上、下等，便于医师准确判断病变位置。

（7）医院及科室信息：包含医院名称、核医学科名称等，利于医疗资料的管理和查询。

（8）检查项目名称：明确是何种核医学检查项目，如骨显像、心肌灌注显像等，方便医师和受检者了解检查的目的和内容。

第三节　放射性核素显像技术与其他医学影像检查技术的比较

一、 X 线摄影技术

X 线之所以能使人体组织在屏幕上或胶片上形成影像，一是由于 X 线的穿透性、荧光效应和感光效应；二是由于人体组织之间有密度和厚度的差别；三是 X 线透过人体不同组织结构时，被吸收的程度不同，因此到达屏幕或胶片上的剩余 X 线量亦有差异，从而在屏幕或胶片上形成明暗或黑白对比不同的影像。

二、 CT 检查技术

计算机断层成像（computed tomography，CT），是 1895 年伦琴发现 X 线之后在 X 线诊断方面的重大突破，是近代飞速发展的电子计算机控制技术和 X 线摄影检查技术相结合的产物。CT 是用 X 线束以一定的层厚对人体检查部位进行薄层扫描（层厚 1~10mm），当 X 线射向人体组织时，除去被组织吸收的部分射线，还有部分射线穿过人体后被探测器接收，产生信号。由于人体不同组织对 X 线的衰减程度（而非吸收系数）不同，X 线对这些组织的穿透能力也不同，所以探测器接收到的射线强度有所差异。由探测器接收透过该层面的 X 线，转变为可见光，再由光电转换器转变为电信号，经模拟/数字转换器转为数字，输入计算机进行三维断层重建处理而获得 CT 图像。CT 图像由一定数目从黑到白不同灰度的像素按矩阵排列所构成，器官和组织对 X 线的吸收程度通过不同的灰度反映，与 X 线图像一样，黑影表示低吸收区，即低密度区，如肺部；白影表示高吸收区，即高密度区，如骨骼等。这些像素反映的是相应体素的 X 线吸收系数，像素越小，数目越多，构成的图像越细致，即分辨力越高。

然而，在日常工作中，通常不会用吸收系数进行定量，而是换算成 CT 值，利用 CT 值表示密度的高低，CT 值的单位是 Hu（Hounsfield unit）。水的 CT 值定为 0Hu；空气密度是最低的，CT 值被定为-1000Hu；人体中骨骼的密度最高，CT 值定为+1000Hu。人体各个组织的 CT 值均不同，如脂肪 CT 值为-90±10Hu，凝固血为 50~90Hu，脑灰质为 35~45Hu，甲状腺为 70~90Hu，肝为 40~70Hu，脾为 35~55Hu，胰腺为 30~50Hu，肾为 20~40Hu（肾皮质高、肾髓质低）。在进行 CT 扫描时，常用的层厚在 1~10mm，通常较薄的层厚可以获得较准确的图像信息。

三、 MRI 检查技术

磁共振成像（magnetic resonance imaging，MRI）是通过对主磁体内静磁场（外磁场）中的人体施加某种特定频率的射频脉冲，使人体组织的氢核（质子）受到激励而发生磁共振现象；当终止射频脉冲后，质子在弛豫过程中感应出 MR 信号；经过对该信号的接收、空间编码和图像重建等处理过程，产生 MR 图像。人体内氢核丰富，用它进行 MR 成像效果好。MRI 的成像参数主要包括 T_1、T_2

和质子密度等。MRI 的优点是图像特别清晰，解剖分辨率很高，而且可以进行功能成像，甚至是分子功能成像。

T_1 和 T_2 是人体组织在一定时间间隔内接受一系列脉冲后的物理变化特性，各个组织有不同的 T_1 和 T_2。磁共振成像时，通过设置 TR 和 TE 等成像参数，可以分别获得主要反映组织 T_1 或 T_2 特性的图像（T_1 加权像或 T_2 加权像）；其中 TR 是重复时间，即射频脉冲的间隔时间，TE 是回波时间，即从施加射频脉冲到接收到信号的时间，这两个参数的单位均为毫秒（ms）。通过成像参数的设置也可以减少图像中 T_1 或 T_2 特性的含有量，获得主要反映组织中氢质子的密度图像，称为质子密度加权像。

T_1 加权像采用短 TR（300~1000ms）和短 TE（10~30ms），能清晰显示解剖细节。而 T_2 加权像采用长 TR（2000~4000ms）和长 TE（80~120ms），对水肿等病变的检出灵敏度很高。TR 和 TE 这些参数一般均在 MR 胶片的一角显示，帮助医师判断是 T_1 加权像还是 T_2 加权像。

四、超声检查技术

超声显像（Ultrasonography）是利用超声的反射特性，当超声探头向人体组织发射超声波时，超声波在传播过程中遇到不同密度的组织界面（如肝实质与血管、脏器与周围组织等界面），部分超声波会发生反射，进而反映人体内部器官和组织的形态、结构及活动情况的显像方法。超声是指频率超过人耳听觉范围（大于 20000Hz）的声波，属于机械波。频率不同的声波在同一介质的传播速度基本相同，声波在人体软组织中的声速差别很小，通常为 1540m/s。临床上常用的超声频率在 2M~10MHz。人体软组织的声阻抗差异很小，但只要有 1/1000 的声阻抗差，就会产生反射回波，故利用这一特性来显示不同组织界面、轮廓，分辨其相对密度。超声显像仪分为很多种类型，主要的类型有 A 型、B 型、C 型、F 型、M 型和彩色多普勒超声等，目前以 B 型超声、M 型超声和彩色多普勒超声最常用。

B 型超声诊断仪是辉度调制型，它的原理与 A 型相同，不过是将幅度调制显示变成辉度调制显示。放大后的回声脉冲电信号被送到显示器的栅极或阴极，显示的亮度随信号大小而变化，医师根据声像图得到的人体信息进行疾病的诊断，而不是像 A 型超声是根据波型来反映的人体信息诊断疾病。B 型超声是将从人体反射回来的回波信号以光点形式组成与人体的解剖结构极为相似的切面图像，该图像能实时、直观地显示脏器的大小、形态及解剖结构，并能分辨实质性、液性或含气性组织，在临床上应用非常广泛。

M 型超声诊断仪也是辉度调制型，采用亮度显示，回波信号加到示波管的栅极或阴极上，能够控制电子束的强弱，信号强时显示的光点就越亮，信号弱时光点就弱，其显示和 B 型超声类似，又称为时间-运动型（time motion mode）超声诊断仪。它的优点是能测量运动中的器官，目前专用于心脏疾病的诊断（如心包积液、肥厚型心肌病），如对心室壁的厚度、心脏瓣膜开放幅度的测量等。

多普勒超声（Doppler ultrasound，D 超）诊断仪包括多普勒超声血管显像仪和彩色多普勒血流显像仪，是根据多普勒效应制成的超声诊断仪。在临床诊断学中多用于心脏、血管、血流及胎儿心率等的诊断。彩色多普勒血流显像能直观地显示血流情况，已成为定性诊断的最可靠方法。

五、放射性核素显像技术

放射性核素显像诊断与其他影像学诊断的核心区别是，它利用引入体内的显像剂（含放射性核素的化合物）发射射线，并通过体外的探测仪器检测射线的分布与量达到成像的目的。而放射性核素在体内吸收、分布、排泄等过程又取决于脏器或组织的血流、细胞功能、细胞数量、代谢活性和排泄引流情况等因素，故核医学的影像是一种典型的功能性分子影像，而不是组织解剖学密度变化的图像。虽然核医学影像也可显示其解剖形态学变化，但图像的解剖学分辨率差，其影像的清晰度主要由脏器或组织的功能状态决定，SPECT 分辨率应为 10～15mm，因此常规 SPECT 难以发现小于 1cm 的病灶，但 PET 的空间分辨率优于 SPECT，新型探测器可达到 2～5mm，新型用于小动物研究的 PET（micro-PET）分辨率可小于 1mm。CT、MRI 及超声显像主要是显示脏器或组织的解剖学形态变化，有时也显示其功能变化，但大多仍然是建立在形态学基础之上。核素显像与其他显像技术另一不同之处是不同脏器显像需应用不同的放射性药物，同一器官不同目的的显像需要不同的显像剂，而 CT 和 MRI 只有平扫和增强之分，CT 增强主要是了解病灶区的血供，帮助鉴别病变性质。故放射性核素显像从技术条件等方面比其他显像技术更为复杂。

总之，放射性核素显像可以概括为一种有较高特异性的功能性分子显像技术，除显示形态结构外，它主要是提供有关脏器、组织和病变的功能、代谢甚至是分子水平的信息。放射性核素显像与 CT、MRI、超声同属医学影像技术，它们的显像原理、技术优势各不相同，它们之间是一种互补关系而不是一种技术对另一种技术的取代。只有将各种不同显像方式相互融合的多模态显像才能实现优势互补，提供更为全面而必要的信息，更好地指导疾病的诊断与治疗。随着 PET/CT、SPECT/CT、PET/MRI 等多模态融合设备的发展，真正实现了解剖与功能代谢影像的实时融合，也弥补了传统核医学影像分辨率不足的缺陷，成为影像医学的发展方向，为精准诊疗提供更全面的依据。

▶知识拓展

临床中 SPECT/CT、PET/CT 及图像融合技术的应用

1. SPECT/CT 显像　目前较先进的 SPECT 系统大多都配有 CT 装置，称为 SPECT/CT。SPECT/CT 上的 CT 高低档次不同，有些只能用于衰减校正及解剖定位，但配备较好的 CT 也可作为诊断 CT 使用。进行 SPECT/CT 显像时，通常先进行 CT 透射扫描，然后再进行发射扫描，CT 扫描的信息不仅用于解剖定位，还可用于发射图像的衰减校正和图像融合。SPECT/CT 显像与普通 SPECT 显像不同的是，需根据仪器的推荐来选择合适的 CT 扫描条件，包括适当的扫描电压、电流及断层的层厚等。

2. PET/CT 显像　近来进入市场的 PET/CT 都配备有 4～64 排的螺旋 CT 装置，并且 CT 可单独作为诊断 CT 使用。PET/CT 显像前应对 CT 球管进行预热、校正，然后进行 PET 空扫，以检查图像的均匀性，并进行 PET 校正，机器完全正常的情况下才能对受检者进行检查。检查开始后，先以 CT scout 扫描图对扫描范围进行选择定位，然后行 CT 扫描，最后行 PET 扫描。^{18}F-FDG PET 显像时，一般于注射显像剂后 45～60 分钟开始显像，扫描范围包括颅顶至大腿中段 7～9 个床位；脑显像可以在注射 ^{18}F-FDG 后 30 分钟进行显像；必要时可加做注射显像剂后 2 小时的局部延迟显像。采集完成后，按推荐的合适条件对图像进行断层重建处理与融合。

3. 图像融合技术　将核医学成像（如 PET、SPECT）的代谢或血流影像与 CT、MRI 的解剖学形态影像进行叠加处理借以判断病变组织的代谢或血流变化，有助于鉴别病灶的性质，称为“图像融合”。图像融合技术有助于弥补核医学影像分辨率及解剖定位能力有限的不足，而解剖学影像（如 CT、MRI）在常规检查中难以显示功能代谢变化。目前使用 PET/CT 和 SPECT/CT 获得的图像均采用同机图像融合技术，一次显像同时可以获得 CT 解剖影像和核医学的功能、代谢或血流影像，CT 不仅提供精准的解剖定位功能，还可通过衰减校正优化核医学图像质量。因此大大改善了核医学影像的质量，尤其是 PET/CT 的应用，极大提升了疾病诊断的准确性，是医学影像技术新的里程碑。

考试知识点总结　　**本章小结**

协和云课堂……　拓展练习及参考答案

（刘晓宇　周鲁濛）

第七章　放射性核素显像图像采集方式

教学课件

学习目标

素质目标

（1）具备核医学技师良好的职业道德观念，提高保护受检者图像采集过程中辐射防护的安全意识，强化“患者中心”理念，能根据患者体型、病情调整体位（如心脏门控采集时协助患者保持平静呼吸），并通过沟通缓解其对放射性检查的焦虑。

（2）具有质量优先意识，通过规范操作（如设备校准、药物质控）保障图像真实性，避免因操作失误导致误诊或医疗纠纷。

（3）具有团队协作和爱护核医学仪器/设备的意识，与临床医师、技师团队协同完成图像采集，快速识别设备异常并启动应急预案。

（4）具有创新思维与持续学习的意识，关注核医学技术前沿，尝试在实践中优化采集方案（如缩短门控采集时间的同时保证图像质量）。

知识目标

（1）掌握：放射性核素显像的静态采集、动态采集、断层采集和门控采集等采集方式的原理与定义、临床应用范围、显像剂要求与给药方法、参数选取、注意事项及图像质量评判标准。

（2）熟悉：表模采集的原理与定义、临床应用范围、显像剂要求与给药方法、参数选取、注意事项及图像质量评判标准。

能力目标

（1）具备对受检者辐射防护宣教及选择恰当防护措施的能力。

（2）能独立完成 SPECT/PET 设备的常规操作，具备各种图像采集规范操作及图像质量评判的能力。

（3）具备操作过程中发现问题、分析问题及解决问题的能力。

案例导入

【案例】

患者，女性，46 岁，5 年前行右侧乳腺癌切除术，后经化疗、靶向治疗。近期感觉腰骶部疼痛难忍，活动受限，临床怀疑腰骶部骨转移可能性大，建议行核医学骨显像检查。

【问题】

1. 欲观察腰骶部位骨质的形态位置、显像剂集聚情况，应该选择哪一种采集方式？
2. 欲观察腰骶部位骨质的血流灌注情况，应该选择哪一种采集方式？
3. 欲排除周围组织的显像剂聚集干扰（如双肾、膀胱等），应该选择哪一种采集方式？

▶知识拓展

核医学图像采集的“灵活多样性”

放射性核素显像使用的放射性药物即显像剂属于生物活性物质，可由静脉注射、口服、吸入等多种方式快速引入体内，经过血液循环、胃肠道蠕动、呼吸运动等到达靶器官，并在此参与脏器的功能代谢，直至清除排泄出体外，这一完整的体内代谢过程为图像采集的多样性提供了条件。 既可进行反映脏器位置、形态、大小的静态采集，又能进行反映血流动力学与药代动力学及脏器生理功能的动态采集；既能借助扫描机架和计算机系统进行断层采集，又能利用脏器生理信号触发进行门控采集，为靶器官的影像信息采集提供了多种方式，为临床诊断提供了更多手段。

· 核心知识拆解 ·

第一节　静态采集

一、定义及原理

静态采集（static acquisition）指在相对较长时间内，对体内放射性药物分布达到稳定状态时进行的图像采集方式。静态采集的原理是显像剂引入体内，进入靶器官并代谢分布达到需求比例后，将靶器官置于探头视野内，启动单次采集并持续若干时间，此期间靶器官与探头保持相对静止，直至所收集的信息量（计数值）达到预设值，采集停止。

二、临床应用

静态采集用于观察靶器官的位置、形态、大小和显像剂分布情况。观察位置时，要注意受检器官与解剖标志和毗邻器官之间的关系，确定器官有无移位；观察形态、大小时，要注意受检器官的外形和大小是否正常，轮廓是否清晰完整，边界是否清楚；观察显像剂分布时，一般以受检者器官的正常组织放射性分布为基准，比较、判断受检组织的放射性分布是否增高或降低（稀疏）、正常或缺如。临床应用的常见核医学检查技术有甲状腺静态显像、骨静态显像、肾静态显像、肝胶体显像等。

三、显像剂要求与给药途径

静态采集对显像剂的体积没有特殊要求，静脉给药时的推注速度也没有特殊要求，按照放射性药物给药方法的一般要求即可。给药方法根据药物代谢的途径，采用静脉注射、口服或吸入。

四、参数选取

1. 矩阵　相对于动态采集而言，静态采集一般要求选取大矩阵，256×256、512×512 均可（图 7-1）。因为静态采集对图像分辨率要求较高，而且需要足够的采集时间，大矩阵可以满足图像质量要求，而采集的过程又能满足大矩阵对计数总量的要求。图像存储模式分为字模式和字节模式，现代仪器的贮存介质空间足够大，建议选取字模式。

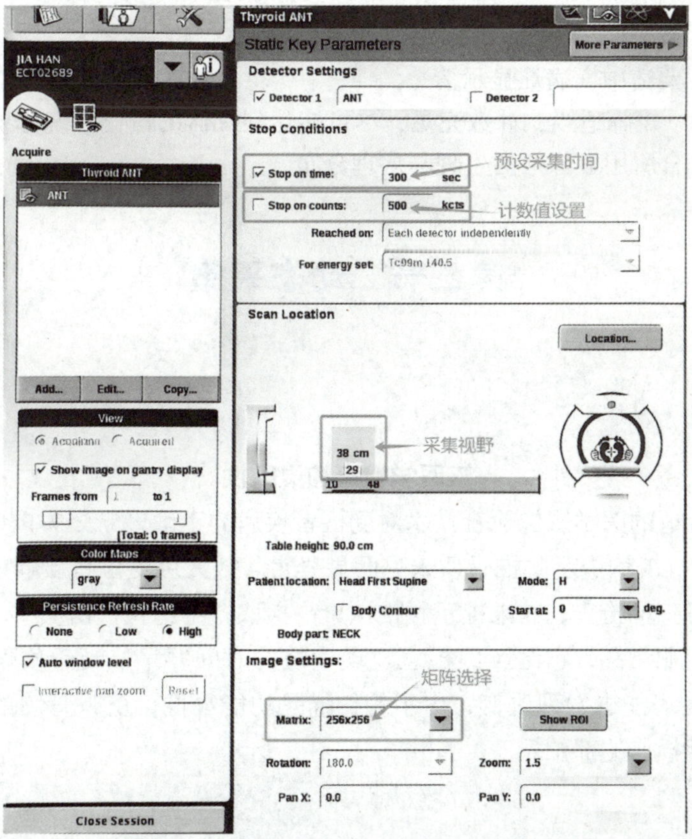

图 7-1　甲状腺静态采集参数设置界面

微课：图像采集方式之静态采集（甲状腺静态显像）

微课：图像采集方式之静态采集（全身骨显像）

2. 准直器　选用高分辨率准直器。

3. 计数要求　现代仪器的探头视野通常在 500mm 左右，静态采集要求每帧的计数值为 500～1000K，一般情况预设总计数，当总计数达到预设值时采集自动结束；也可预设采集时间，如对称脏器或组织分别采集时，可以用第一幅图像的采集时间来预设对侧的采集时间；当显像剂比活度太低、脏器代谢功能降低时，如按照预设总计数所需采集时间太长，容易造成受检者移位，此时一般采用预设采集时间，或选择牺牲总计数，提前手动结束采集，但是图像质量会受影响。

五、注意事项

1. 静态采集时一般情况是先给药，因此对位受检者时有参考图像，相对比较容易。尽可能将受检部位放在探头视野的中间。

2. 静态采集时有些显像部位会持续较长时间，技师应和受检者沟通好，使其配合完成检查。

3. 某些特殊情况下计数率过低，要酌情把握计数与采集时间的利害关系。

4. 选择好准直器，控制好探测距离。使用平行孔准直器时要贴近受检者，使用针孔准直器时要选择适当距离。

六、图像质量评判标准

1. 位置形态 一般情况下显像部位要位于视野中心，占据有效视野的 70%～80%，与毗邻器官的边界要清楚，形态无变形。

2. 对比度 对比度要适中，病灶显示清楚。

3. 图像显示分辨率 矩阵适当，计数充足，尽可能达到仪器的最佳系统分辨率。

4. 显像剂分布 符合所用显像剂的生理与病理分布。

第二节 动态采集

▶知识拓展

核医学检查的灵敏性

临床中，选择合适的医学影像检查技术对受检者疾病的正确诊断至关重要。运动员摔伤致腰痛半小时入院，DR、CT 均提示腰椎骨质未见明显异常。数天后受检者腰痛症状持续未缓解，随即会诊后行核医学骨扫描检查，结果提示腰椎核素高摄取，考虑骨损伤。

骨扫描的灵敏度非常高，它比 X 线检查发现病灶的时间要早，当骨质仅有细微骨折或损伤时，骨骼的形态结构可能未发现改变，由于骨扫描是功能显像，反映骨骼的血液供应和代谢情况，可在图像上显示损伤的部位。

一、定义及原理

动态采集（dynamic acquisition）是对感兴趣区域内放射性药物随时间变化的过程进行连续采集的

图像采集方式。动态采集时，显像剂引入体内之前，根据解剖位置将探头对准靶器官，提前预设好单组或多组的图像采集程式及每一帧的采集时间，在将显像剂注入体内的同时或适时启动采集程序，此期间探头与靶器官几何位置保持相对静止，直至预设的采集程式完成。

二、临床应用

动态采集反映的是显像剂在靶器官内连续变化的情况，可用于观察大血管走行、血流动力学和药代动力学，靶器官的血流灌注情况，靶器官的吸收、清除和代谢功能，生理管道的通畅或完整状况。一般在静态显像的基础上，确定显像的顺序和时相的变化。临床应用中常见的核医学检查技术包括首次通过法心血池显像、骨动态显像、肝胆动态显像、胃肠道出血显像、肺通气显像、肾动态显像、甲状腺动态显像等。

三、显像剂要求与给药途径

显像剂的比活度要≥30mCi/ml，体积小于1ml，快动态时小于0.5ml。“弹丸”式注射，即先快速推注，然后松开止血带，同时启动采集程序。给药方法为静脉注射或吸入。

四、参数选取

1. 血流动力学检查的动态采集 以观察血流动力变化与大血管走向为目的，如首次通过法心血池显像。矩阵选择以保证采集时间为主，小矩阵时像素大、采集总计数低，推荐矩阵64×64。原则上要求每帧图像采集时间小于血流通过所检查血管长度所需要的时间，对血流动力学信息显示非常重要。但实际应用起来难度较大，原因是血流速度比较复杂，各心腔的大小、推动血流的收缩压力差别非常大，即使能够计算出全部心腔的总长度及平均血流速度，对实际应用的参考价值也不大。确定每帧图像采集时间除考虑时间要足够短之外，还要考虑信息量是否满足成像需求，因为显像剂的剂量不能太大。综合以上所有因素，最终的推荐值为0.5~1.0秒/帧，总采集时间在20秒左右，选用高灵敏度准直器最佳。

2. 血流灌注检查的动态采集 以观察靶器官或病变的血流供应或灌注为主。矩阵选择要综合考虑每帧采集时间和每帧图像的信噪比，为保证图像质量，推荐矩阵64×64、128×128（图7-2）。观察血流灌注变化需要多点采样，每一点都要有足够的信息量来反映组织器官放射性分布的变化。所以，确定每帧采集时间需要考虑采样频率和采样持续时间。综合以上各因素，结合多年临床经验，最终推荐值为1.0~3.0秒/帧，总采集时间是30~60秒，选用通用型准直器。

肾动态显像时图像采集方式为动态采集，选择小矩阵128×128；每帧采集时间为2秒/帧，采集30帧图像，总采集时间为60秒；还可以在60秒后，按照60秒/帧的速度，再采集20帧图像，总采集时间为1200秒。

3. 脏器分泌排泄功能的动态采集 也可称为慢动态采集，主要用以观察脏器的分泌排泄功能、生理管道的通畅或完整状况。慢动态采集很难用统一的模式来规范，主要是因为脏器的功能与循环周期差异较大，显像剂的性质与检查的内容也差别较大。这里建议两种方法：①全部采集能在30分钟之内结束时，矩阵 128×128，采集时间 1～2 分钟/帧。②全部采集时间超过 30 分钟甚至可达 1～2 小时，建议用多帧静态采集模式，矩阵 256×256，每帧计数为 500～1000K。根据需要在不同的时间段启动采集，直至满足检查目的，选用通用型或高分辨率准直器。

微课：图像采集方式之动态采集（肾动态显像）

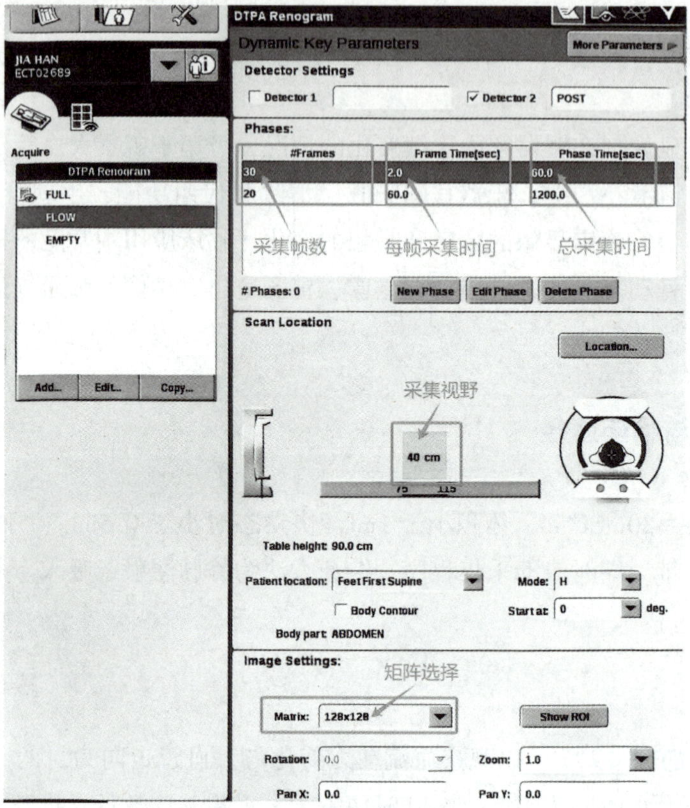

图 7-2　肾动态显像图像采集参数设置界面

4. 多时相采集　临床上许多检查既要观察脏器的血流灌注状况，又要分析它的分泌排泄功能。如肾小球滤过率、肝胆显像（图 7-3）等，为灵活方便起见，引进了多时相采集概念，即不同的时间阶段，启动不同的采集程序，一次性完成全部检查。它的采集序列组合是多样化的，但通常情况下，它的组合模式为血流灌注性动态+慢动态+静态。具体的采集参数请参照相关的采集方式，各个序列的启动时间和采集帧数要依具体临床要求而定。

肝胆动态显像图像采集方式为多时相采集，选择小矩阵 128×128；先进行快动态采集，静脉“弹丸”式注射对比剂后即开始采集（0 延时），总采集时间为 60 秒，采集速度为 1 帧/秒，采集 60 帧图像；后进行慢动态采集，采集速为 1 帧/分钟，采集 59 帧，采集至 60 分钟；还可以进行静态采集，在对比剂注射后 5、10、15、20、30、60 分钟时各采集 1 帧图像。

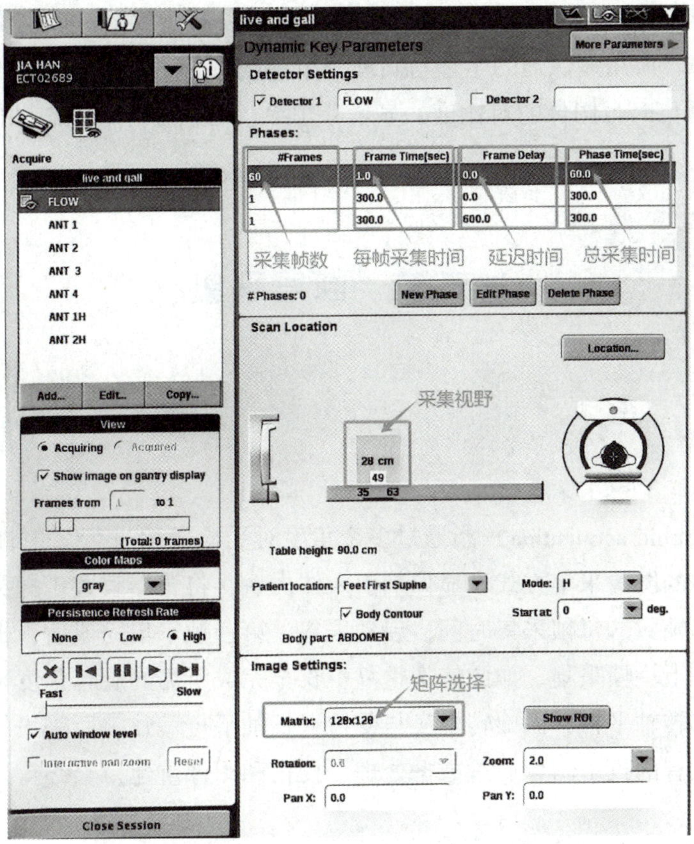

图 7-3 肝胆动态显像图像采集参数设置界面

五、注意事项

1. 动态采集时，一般是先对位后给药，所以一定要熟悉解剖结构和体表标志，准确地将探头对准靶器官。

2. 严格把握显像剂的高比活度，小体积及快速推注时“弹丸”的质量，先推药后松止血带。

3. 动态采集通常情况下要生成时间-放射性曲线，因而对体位固定要求非常严格，和受检者沟通好，使其采集过程中保持不动。

4. 正确选择准直器类型，快动态时，尤其是观察血流动力动态，宜选高灵敏度准直器；慢动态时选用通用型准直器。平行孔准直器的探测距离一定要小，如果需要几种动态采集模式一次完成时，选择通用型准直器。

六、图像质量评判标准

1. 位置形态 一般情况下，靶器官要位于探头视野中心，占据重建视野的 70%~80%，与毗邻器官的边界要清楚。

2. 图像无位移 动态采集是连续采集多帧图像，要求图像不能有位移，必要时可以用正弦图方式来判定。

3. 采集启动时间要正确 即没有无信息图像，也不能丢失起始数据，采集信息要完整。

4. 显像剂分布 符合所用显像剂的生理与病理分布特点。

5. 其他 慢动态采集时，图像的对比度、显示分辨率、信息量近似静态图像的质量要求。

第三节 断层采集

一、定义及原理

断层采集（tomographic acquisition）指通过多个角度对受检部位进行放射性探测，获取体内放射性药物分布的断层图像的图像采集方式。显像剂引入体内后，将靶器官置于探头视野内，提前预设好每帧采集角度或采集总帧数、每帧采集时间。启动采集，第一帧采集完成后，根据预设的角度间隔扫描机架移动，自动进入下一帧采集。如此依次重复，直至完成所需的旋转角度采集。旋转过程中，探头准直器表面总是与旋转轴平行，而旋转轴又与受检者长轴平行一致。所采集的每一个角度的平面图像称为投影图像，将所有的投影图像通过数据处理、校正和图像重建，最终得到靶器官的断层图像。

二、临床应用

断层采集的临床应用类似静态采集，即观察脏器的位置、形态、大小和显像剂分布情况。断层采集较平面显像有如下优势：①避免解剖结构重叠对病变部位和形态的影响。②提高深部解剖结构和病变的显示。③降低毗邻组织或器官的高放射性影响。④区别体表放射性污染。⑤提高被检组织的信噪比和图像对比度。临床应用常见的核医学检查技术有脑血流灌注断层显像、心肌血流灌注断层显像、神经受体断层显像、肺灌注断层显像、静态骨断层显像等。

三、显像剂要求与给药途径

符合放射性药物给药规则的一般要求即可。给药途径为静脉注射或口服。

四、参数选取

▶知识拓展

断层采集时每帧采集角度及时长的设置

设置每一帧图像的采集角度时应该遵循以下原理，即每一帧采集角度的弧长应该≤1/2 个仪器的分辨率。

断层采集时，原则上是每一帧的采集计数越多越好，但在临床实际采集应用中，还需考虑到长时间采集受检者是否能够忍受并保持体位不变，一旦采集过程中受检者移位，对图像的影响将是致命的。考虑到所用的显像剂剂量相对固定，建议设置每一帧采集时间或计数时，应该以受检者能够忍受的时间为底线。头颈部断层采集时受检者体位较舒适，一般可坚持 30 分钟左右；而胸部检查时一般要求受检者双臂上举，如心肌血流灌注断层显像时，受检者坚持 20 分钟不动就已属不易。每帧采集时长设置时，先确定总的采集时间和总采集帧数，二者相除便可得出每帧采集时长。

相对于静态平面采集，断层采集的矩阵选择要小，早期仪器由于受贮存介质空间的限制，一般选取 64×64，现代仪器推荐选取 128×128（图 7-4），这样可以适当改善图像质量，存储模式选取字模式。每帧采集角度推荐的是 3°~6°/帧；推荐总采集时间，180°采集不超过 20 分钟，360°采集不超过 30 分钟；用总的采集时间除以总的采集帧数就可得到每一帧的采集时间。关于步进式与连续式两种采集方式，推荐小角度采集时选取连续式，采集速度快，如心肌断层显像；大角度采集时选取步进式，采集速度慢，但分辨率高，对小病灶细节观察好，如甲状旁腺断层扫描，选用高分辨准直器为佳。

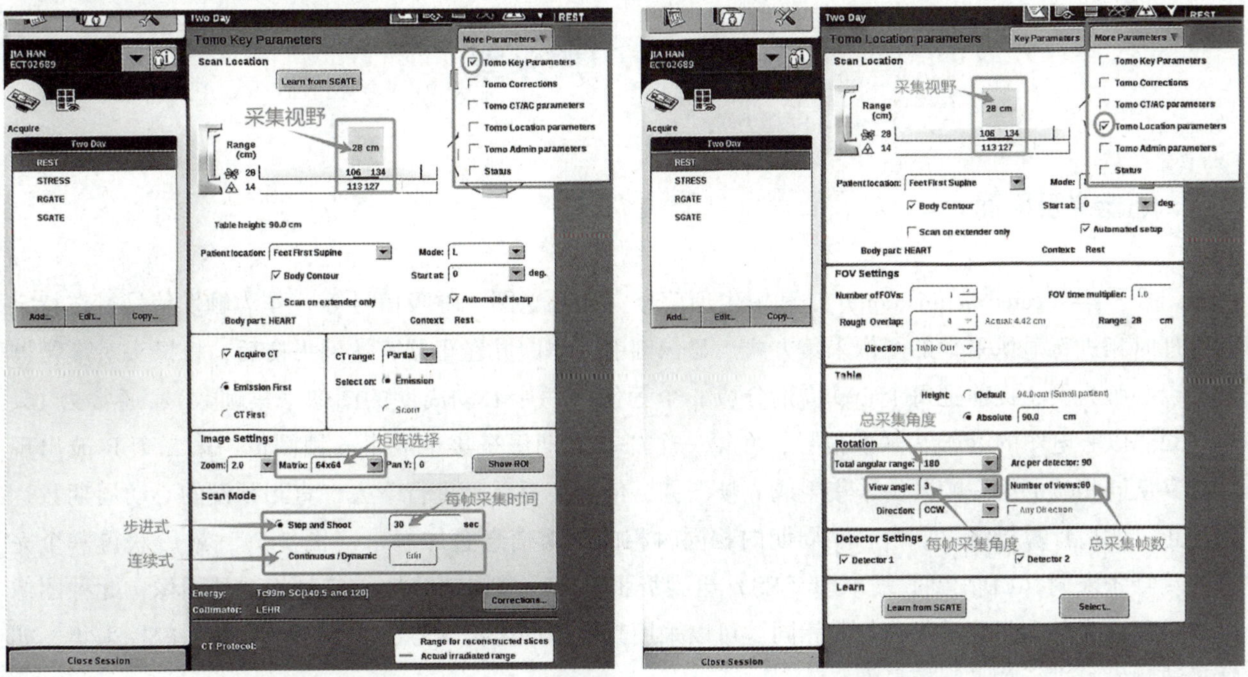

A　　　　　　　　　　B

注：A. 断层关键参数；B. 断层定位参数。

图 7-4　心肌血流灌注断层显像采集参数设置界面

在 A 图右上角选择参数设置界面后，选择小矩阵 64×64，步进式扫描，每帧采集时间为 30 秒，也可根据临床检查需要将扫描模式调整为连续式；在 B 图的右上角重新调整参数设置界面后，可选择总采集角度 180°/360°、每帧采集角度，并生成总采集帧数等参数。

微课：图像采集方式之断层采集（心肌血流灌注断层显像）

五、注意事项

1. 断层采集时边旋转边采集，对位受检者时要边旋转边仔细观察，可以先探测一周，确保安全距离。探测距离的增加会使断层图像分辨率变差，因此在确保安全的情况下探头距受检者越近越好。有条件的可以采用自动人体轮廓跟踪采集。

2. 断层采集的持续时间较长，一定要与受检者沟通好，使其配合好，保持采集过程中的体位不动。

3. 合理选择准直器类型，由于断层图像分辨率低于仪器的系统分辨率，随着旋转半径的增大，断层图像分辨率会受到损害，一般情况下选用高分辨率或通用型准直器。

六、图像质量评判标准

1. 位置形态 一般情况下要位于探头中心，占据有效视野的 70%～80%，与毗邻器官的边界要清楚。

2. 图像无位移 断层采集是连续采集，要求受检者不能有位移，必要时可以用正弦图来测定。

3. 显像剂分布 符合所用显像剂的生理与病理分布。

第四节 门控采集

一、定义及原理

门控采集（gated acquisition）是利用生理信号（如心电图、呼吸信号等）作为触发信号，在特定的生理时相进行显像采集的图像采集方式。显像剂引入体内并在靶器官达到平衡后，将探头对准靶器官。以心脏为例，提前把每个心动周期分成 n 个等份（每个心动周期的图像采集帧数），通常为 16、24、32。以心电图的 R 波为触发信号，在第一个心动周期里采集生成了 n 帧图像，第二个 R 波出现后，又从同相位的第一帧开始采集生成 n 帧图像，依次往返重复进行下去，直到预设的心动周期数达到为止。然后计算机将每一个心动周期内相同时相的图像信息叠加起来（图 7-5），最后获得一个完整的从舒张末期（ED）到收缩末期（ES）再到舒张末期、多周期叠加的各时相系列图像，此种图像采集过程称为心电门控采集。与此相同，可以采用其他周期生物信号，完成不同目的的门控采集，如呼吸波触发，进行呼吸门控显像。

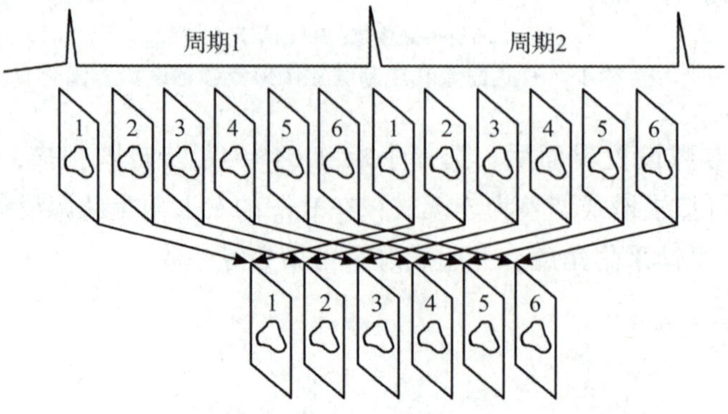

图 7-5　门控采集模式

二、临床应用

门控采集多用于脏器功能评价和腔内异常结构的诊断，如各类心脏病受检者的心室功能评价、室壁瘤的诊断。临床应用中常见的核医学检查技术有门控心肌显像、平衡法心血池门控显像和呼吸门控显像等。

三、显像剂要求与给药途径

显像剂的标记率要高且大于90%，从血液循环中清除速率要慢，标记性能稳定。给药方法为静脉注射。

四、参数选取

矩阵推荐选取64×64，因为门控采集强调功能判断与时间分辨，所以小矩阵就能满足要求。每周期或R-R间期采集帧数16~32，偶数为宜，选取每周期帧数时要考虑能够满足对周期的功能判断；考虑到采集信息量，总的采集间期数或收集总心动周期（心搏）数为300~500。不同人的心率差异较大，所以给出的范围也较宽，应根据个体差异适当选取。一般选用通用型准直器。

五、注意事项

1. 门控触发信号（心电R波）要强，频率一致，粘贴与连接心电电极获取心电导联时要严格把关。对于心律不齐的受检者，可以提前用药物控制心率。
2. 采集持续时间比较长，一定要和受检者沟通好，使其做好配合，在采集过程中保持体位不变。
3. 采集对位时，探头往往会有倾斜角度，要特别注意减小探测距离。

六、图像质量评判标准

1. 位置形态　一般情况下受检器官应位于视野中心，与毗邻组织的边界要清楚。

2. 图像无位移　门控采集是连续帧式采集，最后的图像为叠加成像，要求每帧图像采集时都不能有位移，必要时可用正弦图来测定。

3. 显像剂分布　符合所用显像剂的生理与病理分布。

4. 其他　周期内每帧图像的信息量要足，才能更好分辨各时相的腔室结构。

第五节　表模采集

一、定义及原理

表模采集（phantom acquisition）是将采集的光子信号按时间顺序依次存入储存单元，以数字表形式记录原始数据的采集方式，也称为表模式采集。表模式（list mode）采集是相对帧模式而言的，前面介绍的静态采集、动态采集、断层采集、门控采集都归属于帧模式（frame mode）。帧模式采集是将每一帧图像以矩阵像素的格式储存，探测生成的每对 X、Y 坐标信号都按相应地址被记录在对应的像素单元，随着采集时间的累积，最终构成一帧帧数字图像。而表模式采集没有具体的矩阵像素，探测线路生成的信号包括 X、Y 坐标信号、时间信息、能量信息等所有的原始信息，以数字表格的形式依次记录下来，最后通过计算机进行帧重组，构建出一帧帧图像。

表模式采集的过程为将显像剂引入体内之前，根据解剖位置将探头对准靶器官，提前预设总采集时间，在将显像剂注入体内的同时启动采集程序，此期间受检者与探头保持不动，直至达到预设的采集时间，采集过程自动结束。

二、临床应用

表模式采集除了适用于各种动态采集的临床应用，还适合于科研项目。表模式采集一般在 PET/CT 设备中应用较多，临床应用常见的核医学检查技术有脑代谢显像等。

三、显像剂要求与给药途径

显像剂的比活度要大于 30mCi/ml，体积小于 1ml，采用“弹丸”式注射即先快速推注，然后松开止血带，同时启动采集程序。给药方法为静脉注射。

四、参数选取

表模式采集方式采集的数据为发生闪烁事件的地址、该地址的计数值、总采集时间和采集的时间程式，根据检查项目的要求，结合硬盘空间大小适当选取即可。其他参数在图像帧重组时选取。选用高灵敏或通用准直器。

五、注意事项

1. 表模式采集时，常使用动态采集，一般是先对位后给药，所以一定要熟悉解剖结构和体表标志，准确地将探头对准靶器官。

2. 严格把握显像剂的高比活度、小体积、快速推注时“弹丸”的质量。

3. 表模采集本身时间较长，多数情况下要生成时间放射性曲线，因而对体位固定要求非常严格，一定要和受检者沟通好，使其采集过程中配合好，保持不动。

六、图像质量评判标准

表模采集不直接生成图像，必须通过帧重组生成图像，其质量评判标准同动态采集图像。

考试知识点总结

本章小结

协和云课堂…… 拓展练习及参考答案

（张　多　焦　博　郑婷婷）

教学课件

第八章　核医学图像质量控制

学习目标

素质目标

（1）具备核医学技师的职业道德，遵守医疗行业的伦理规范。

（2）强化社会责任意识，树立医疗专业人员在社会中的重要角色和责任。

（3）提升人文素养，更好地服务于患者和社会。

（4）注重技师的全面发展，提高专业技能、批判性思维、团队合作和终身学习的意识。

知识目标

（1）掌握：核医学设备和成像的性能指标测试知识，以验证设备是否达到出厂标准和工作状态。

（2）了解：并应用常规维护与预防性维护的知识，以确保设备在良好状态下运行，并预防潜在问题。

能力目标

（1）能够在各种成像过程中执行质量控制和仪器的常规质量控制工作，以提供高质量的图像。

（2）培养解决核医学设备和成像过程中遇到问题的能力。

（3）具备持续改进和优化核医学设备和成像流程的能力，以提高效率和效果。

案例导入

【案例】

患者，男性，55 岁，在甲状腺癌手术后接受了 ^{131}I 的治疗。

【问题】

1. 该患者进行全身平面加局部断层 ^{131}I 显像时，应选择哪种准直器？
2. 若怀疑 ^{131}I 断层显像融合图像出现错位失真，首先应排查设备的哪些潜在异常？

·核心知识拆解·

第一节　核医学成像参数选取原则

相较于 CT 和 MR 图像，核医学图像的空间分辨率通常较低。因此，为了获得最佳的成像效果及图像质量，在整个成像过程中，必须严格把控每个环节及步骤，合理选择最优参数。本节将详细介绍成像过程中各环节参数选取原则及其背后的理论依据。

一、准直器

1. 准直器的作用　核医学科仪器设备安装并投入使用后，准直器的选择成为可调整的硬件参数之一。准直器由高原子序数的物质组成，如铅钨合金等。对于核医学成像设备而言，准直器的作用堪比相机的镜头，对提高设备空间分辨率具有决定性影响。

准直器通过其孔道或缝隙对射线进行方向选择，只允许特定方向的射线通过，这样可以减少背景噪声，提高成像质量。准直器可以帮助确定射线的来源，即初步定位闪烁事件，这对于后续的图像重建非常重要。通过限制射线的入射角度，准直器有助于提高图像的空间分辨率。准直器可以减少散射辐射的影响，因为散射辐射通常来自非直线路径，通过准直器的筛选，可以减少这些散射线对成像的影响。准直器还可以保护探测器不受非成像射线的影响，延长探测器的使用寿命。

2. 准直器的类型　准直器的分类方式多样，根据能量水平可分为超高能型准直器、高能型准直器、中能型准直器和低能型准直器；根据形状分为平行孔准直器、针孔准直器、扇形准直器、聚焦型准直器、扩散型准直器和斜孔形准直器等；根据功能分为高灵敏型准直器、高分辨型准直器和通用型准直器等。通常准直器的选择需考虑使用的核素能量及临床诊断需求。在临床实践中，平行孔准直器和针孔准直器因其独特功能而应用广泛（图 8-1）。

（1）平行孔准直器：平行孔准直器的孔排列均匀且相互平行，其单个孔的直径、总孔数、孔间隔厚度及准直器本身的厚度均会影响探测分辨率和灵敏度。准直器表面与探测物体之间的距离对分辨率有显著影响，距离越近，分辨率越高。因此，在对受检者进行定位时，应尽可能使探头贴近受检者，或采用自动轮廓跟踪技术以优化分辨率。

（2）针孔准直器：外形呈圆锥状，底部有一个小孔。由于其小孔成像原理，形成的图像与物体呈反像，类似于照相机。针孔准直器对图像分辨率和大小的影响最为显著。

针孔的有效孔径越小，探测距离越短，分辨率越高，反之亦然。针孔准直器采用倒置交叉成像技术，在针孔孔径的基础上形成一定视野角度。当针孔到晶体的距离小于针孔到物体的距离时，图像会被放大。这一特性在临床中极为有用，尤其是在对小器官（如甲状腺）、股骨头或小动物进行成像时，可以利用其放大功能使图像占据大部分有效视野，从而提高诊断效果。

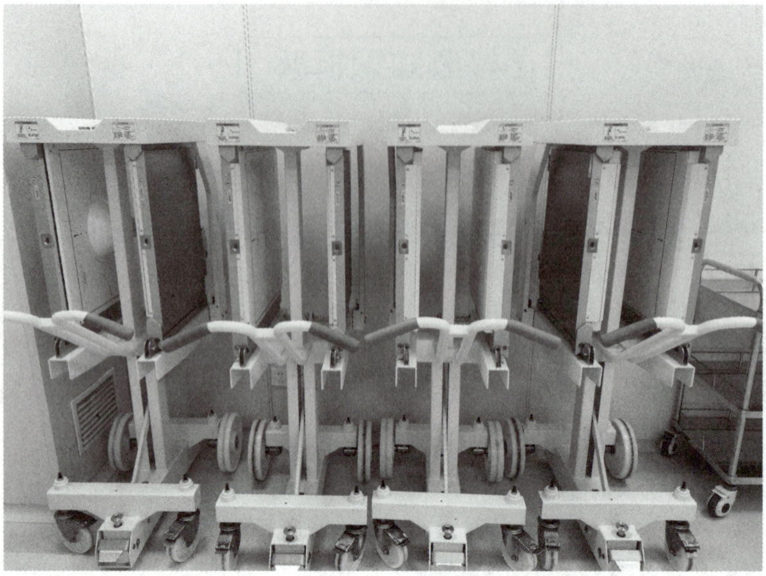

微课：不同类型准直器的更换操作

图 8-1　准直器

注：从左至右分别是针孔准直器和低、中、高能平行孔准直器。

二、图像采集参数选取

1. 矩阵　作为数字图像的基本构成，是由二维像素组成的数字阵列，用于存储图像中的所有像素值。常见的矩阵尺寸包括 512、256、128 和 64 等。像素，作为数字图像的最小单元，其尺寸受探测视野和所选矩阵的影响。例如，如果探头视野为 540mm×400mm，使用 512 矩阵，则每个像素的尺寸约为 0.91mm。同理，256 矩阵的像素尺寸为 1.83mm，128 矩阵的像素尺寸为 3.65mm，64 矩阵的像素尺寸为 7.3mm。像素尺寸越小，图像中的像素数量越多，分辨率越高；反之，像素尺寸越大，图像中的像素数量越少，分辨率越低。在保持相同信噪比的前提下，大矩阵需要更高的总计数。每个矩阵像素单元的存储容量也取决于图像存储的数字模式，分为字模式（容量为 $2^{16}-1$）和字节模式（容量为 $2^{8}-1$）。

PET 的美国国家电气制造商协会（National Electrical Manufacturers Association，NEMA）空间分辨率通常为 4~5mm，而厂家宣传的小于 2mm 分辨率是基于点扩散函数（point spread function，PSF）计算值，仅供参考，临床上更关注 NEMA 分辨率。考虑到 PET 多用于全身检查，采集时间较长，且需体内注射显像剂，剂量受限，以及 PET 多为阳性扫描，成像灵敏度更为重要。因此，PET 矩阵选取时，建议在躯干检查时选择 128 矩阵以缩短采集时间，头颅扫描时可选择大矩阵以体现仪器的高分辨率。

2. 动、静态采集　在动态采集中，由于需要在短时间内连续生成图像，灵敏度成为首要考虑因素，因此通常选择 64 或 128 的小矩阵。而在静态采集中，由于有足够的成像时间，除了保持分辨率，还需确保图像具有足够的信噪比。尽管 128 矩阵的像素尺寸（3~4mm）可以满足大多数仪器的分辨率要求，但建议使用 256 矩阵以改善图像的视觉效果。

矩阵大小与计数量之间的关系是成像中的一个重要考虑因素。矩阵越大，像素越多，为了保持图像质量，所需的计数量也相应增加。通常，当矩阵大小增加 1 倍时，所需的计数量增加 4 倍，这是因为图像的像素数量与矩阵大小的平方成正比。

例如，如果在 256 矩阵下，一个视野需要的计数是 600K，那么在 512 矩阵下，由于矩阵大小增加了 1 倍，像素数量增加了 4 倍，所以所需的计数量也应增加 4 倍，即 600K×4＝2400K。相反，如果矩阵大小减半，例如从 256 矩阵变为 128 矩阵，像素数量减少至 1/4，所以所需的计数量也应减少至 1/4，即 600K/4＝150K。

3. 断层采集　在断层采集中，探头需旋转以采集多帧图像。设置每帧图像的采集角度时，应遵循每帧采集角度的弧长不超过仪器分辨率一半的原则。以 8mm 分辨率和 80mm 旋转半径为例，每帧采集角度的弧长应不超过 4mm，从而得出总采集帧数为 120 帧，每帧采集角度为 3 度。

原则上，每帧的采集计数越多越好，以提高图像信噪比。然而，实际应用中需考虑受检者的耐受性和移动对图像质量的影响。建议根据受检者能忍受的最长时间来设置每帧的采集时间或计数。对于头颅断层检查，受检者可以通过固定装置减少运动，轻松坚持 20 分钟；而对于心肌断层检查，受检者对呼吸控制要求较高且耐受性可能较差，检查时间应控制在 30 分钟以内。因此，可以根据总采集时间除以总帧数来确定每帧的采集时长。断层采集有两种模式：步进式和连续式。步进式在每帧采集时探头静止，而连续式在探头转动中连续采集，尽管连续式可以节省时间，但可能会影响图像质量。因此，建议在小角度采集时使用连续式，在大角度采集时使用步进式。

三、图像重建方法

核医学成像主要采用滤波反投影和迭代法两种重建方法，以下分别介绍。

1. 滤波反投影　通过探测器获取物体在不同角度的投影数据，将投影数据从空间域（幅值域）转换到频率域。这一步骤通常涉及对投影数据进行傅里叶变换，以便于后续的滤波处理。在频率域中，对数据应用滤波器以消除噪声和伪影。滤波器的选择取决于所需的图像特性，如空间分辨率和平滑度。高通滤波器可以增强图像的高频成分，使图像更加锐化，但可能会增加噪声；低通滤波器则可以减少高频噪声，使图像更加平滑，但可能会降低图像的空间分辨率。将滤波后的数据从频率域逆转换回空间域，得到重建的图像。通过反投影算法，将滤波后的数据重建成图像。

滤波反投影重建图像中高频的部分代表图像中的快速变化，即细节和边缘信息。低频的部分代表图像中的慢速变化，即图像的整体趋势和平滑区域。

2. 迭代法　是一种逐步逼近的数学计算方法，首先将欲重建图像的所有像素值设定为某一相同数值，其次将此假设图像在各个方向的投影数值与实际采集的投影数值进行比较，再依据其差异通过某种算法重新计算图像的所有像素值并更新图像，最后再对更新后的图像求各个方向的投影数值。重复上述步骤，当由图像求得的投影数值与实测投影数值的差异小到某种程度后，结束迭代过程，认可通过迭代重建最终获得的图像。

迭代过程中有两个参数可以影响重建图像的质量，即子集数目与迭代次数。子集数目是指在迭代重建算法（如 OSEM 算法）中，将投影数据分成的子集数量。每个子集包含一部分投影数据，用于每次迭代中更新图像，子集越大，重建图像的质量就越好。迭代次数是指在图像重建过程中，算法重复更新图像的次数。每次迭代都会使重建图像更接近真实图像，迭代次数增加，重建图像质量也会相应改善。但迭代次数过多时不但对提高重建图像质量没有任何帮助，还会增加图像噪声，并且降低重建速度。扩大一倍子集或增加一次迭代次数，其效果是相同的，但是增加一次迭代次数所花费的时间比增加一倍的子集要长很多。

第二节　SPECT/CT 质量控制

一、 SPECT 部分

1. 能峰设定 不准确的能峰设定会降低整个系统的性能。能峰漂移可能由多种复杂因素引起，如线路老化、光电倍增管高压变化、环境温度波动等。单一核素的能峰设定准确并不意味着所有核素的设定都准确，因此在受检者检查前必须对所用核素进行能峰设定校正。校正方法简便，可使用放射性点源或泛源，探头可加或不加准直器。以^{99m}Tc 为例，窗宽设为 20%，以 140. 5keV 的光电峰为中心，上下各 10%。质量控制结果如图 8-2 所示。

	Name	Value	Status	Rule
核素	Detector #2 Isotope	Tc99m	N/A	N/A
核素能峰	Detector #2 Energy Peak	140.84	Passed	140.5+-3.0
能量分辨率	Detector #2 FWHM	8.87	Passed	<=11.0
计数率	Detector #2 Count Rate	50.7	N/A	N/A
总计数	Detector #2 Total Count	4000	Passed	>=4000.0 and <=400000.0
中心视野均匀性	Detector #2 Uniformity CFOV	2.193955	Passed	<=5.0
有效视野均匀性	Detector #2 Uniformity UFOV	2.354798	Passed	<=5.5

图 8-2　^{99m}Tc 日常质控结果

2. 每日均匀性测试与校正 每日均匀性测试旨在评估每日受检者检查前仪器的均匀性，并用于仪器的均匀性校正。基本操作包括去除探头准直器，并加盖有机玻璃保护罩，放置点源，使用 256×256 矩阵，总计数 1~5M。

3. 旋转中心测试和校正 旋转中心是指探头的机械旋转中心，应与图像重建矩阵中心相一致。若两中心不重合，称为旋转中心漂移。具体表现为点源图像模糊放大或发散成环状伪影。多种因素如准直器类型、旋转方式、半径、机械磨损和电子线路可导致旋转中心漂移。需密切监控重建图像和可能导致漂移的因素，并立即校正。质控结果如图 8-3 所示。

Detector 1

Name	Value	Status	Rule	
Detector #1 Delta X - Detector 1	0.02574	Passed	>=-0.55 and <=0.55	1号探头X方向测试通过
Detector #1 Delta Y - Detector 1	0	Passed	<=0.0	1号探头Y方向测试通过

Detector 2

Name	Value	Status	Rule	
Detector #2 Delta X - Detector 2	0.16884	Passed	>=-0.55 and <=0.55	2号探头X方向测试通过
Detector #2 Delta Y - Detector 2	-0.22303	Passed	>=-0.55 and <=0.55	2号探头Y方向测试通过

图 8-3　旋转中心质控结果

4. 数据库管理 包括受检者数据清理和数据库重设。当硬盘空间被数据占据超过 85%时，系统存取速度下降，可能引发错误，因此需定期清理。数据库是整个系统的指挥中枢，涵盖系统的所有功能，如图像采集、重建、打印、分析、数据传输等。数据库长期运行会产生碎片，影响功能运行，需定期重设。

受检者数据清理简单，定期备份数据并删除。数据库重设则需要专业工程师完成，重设前确保完整备份数据。建议每年进行 1~2 次数据库重建，避免运行故障。

5. 环境控制 碘化钠晶体作为 SPECT 探头的重要组成部分，对温度极为敏感，需保持每小时温差在±3℃以内以保护性能，超过±5℃可能导致损坏。机房应无直射阳光，机房温度应维持在 20~25℃，避免温度骤变，且不设窗户，配备恒温恒湿空调。湿度对晶体和线路有显著影响，机房湿度应控制在 30%~70%，根据机房实际湿度建议配备加湿器或除湿机。

6. 硬件除尘 系统线路运行时会吸附尘土，影响散热和功能，需定期除尘。外部保持清洁，内部线路除尘由维护工程师定期执行。

二、 CT 部分

1. 球管预热 球管预热对于确保射线质量和图像质量至关重要。通过预热至正常工作温度，球管能够达到最佳工作状态，从而保证图像质量。不同厂家的球管预热过程有所差异，主要包括：①确保球管束光器的轴向控制功能正常，以补偿因温度变化导致的射线偏移。②考虑到灯丝老化（变细、电阻增大）对球管电流的影响，需进行相应的调整。

球管预热不仅能降低图像伪影的可能性，还能延长球管的使用寿命。球管预热应在每次开机后或开机状态下超过 2 小时未进行扫描时执行。不同厂家的具体要求可能有所不同，因此应严格遵循设备制造商提供的指导手册或专用程序。在执行球管预热前，必须确保扫描视野内无物体。如果因断电而需要执行球管预热，必须等待探测器温度恢复正常后进行。这是因为探测器有其标准工作温度，只有在正常温度下，探测器才能保证射线质量，维持高质量图像的恒定输出。

2. 探测器对管电流与管电压响应的校正 目前 CT 技术中，多排探测器阵列被广泛使用，每个探测器单元体积微小。由于个体探测器的灵敏度存在差异，并且受环境因素（如温度和湿度）的影响，以及随时间变化的特性，因此需要通过每日的空气校正来确保探测器输出信号的一致性。

空气校正是每日必须执行的任务，以确保扫描视野内无异物。每次系统调试后，应以单个探测器为单位建立基准校正表。在校正过程中，需在不同管电压（如 80kV、100kV、120kV、140kV）和不同管电流及层面厚度条件下，对探测器进行空白视野的空气校正扫描。这一过程涉及对所有可能的组合条件进行扫描，以收集探测器响应数据。随后，将这些数据与基准校正表进行比较，并进行必要的调整，以实现信号输出的均匀性。

3. CT 值的检测与校正 CT 值即计算机断层扫描图像中的像素值，是一个相对的量化指标。在 CT 成像中，水的衰减系数常被用作 CT 值的参考标准，其 CT 值被定义为零。人体各组织和空气的吸收衰减值均与水的衰减值进行比较，以形成相对吸收系数的量表。在这个量表中，致密骨的 CT 值被设定为上限，空气的 CT 值被设定为下限，而其他组织的 CT 值则介于两者之间。

管电压和管电流的变化能够改变物体的衰减系数值，进而影响 CT 值及其线性度。此外，环境因素（如温湿度的变化）也会影响探测器对 X 射线的响应，从而间接影响 CT 值。

各大 CT 设备制造商均提供专用的 CT 值校正程序。在校正过程中，将水模放置于扫描视野的中心，并启动校正程序。通过形成不同管电压、管电流及层面厚度的组合，对水模进行校正，直至水的 CT 值恢复至标准范围。CT 值的检测和校正需每日执行，一旦发现异常，应立即进行校正。

4. 环境控制 为保证 CT 系统性能和图像质量，机房环境需维持稳定。CT 运行会产生热量，机房温度要求控制在 20~25℃，以保护敏感元件并确保探测器响应。相对湿度应保持在 30%~70%，以防静电和锈蚀，保持探测器灵敏度一致。CT 滑环产生的碳粉和灰尘需定期清理，以避免电路短路和性能变化，确保设备正常运行。

5. 数据库管理 医疗设备制造商的操作手册通常强调定期进行受检者数据清理和数据库碎片整理的必要性。数据库空间不足首先会降低应用软件的运行效率，而数据库碎片的存在可能进一步影响受检者数据的传输、刻录、打印和图像重建过程，严重时甚至可能导致系统崩溃。

定期执行数据库管理至关重要。常规的数据库维护措施，如受检者数据清理和碎片整理，有时可能不足以解决问题。在这种情况下，数据库重建成为解决问题的最有效手段。数据库重建应由专业的维护工程师执行。在重建之前，必须先备份所有重要数据，然后创建一个全新的数据库，并在重建完成后恢复所有备份数据。建议每年进行 1~2 次数据库重建，以预防潜在的严重运行故障。

三、SPECT/CT 质量控制频度

SPECT/CT 是将单光子发射计算机断层成像与 X 线计算机断层成像相结合的设备，其质量控制对于确保成像质量和诊断准确性至关重要。SPECT/CT 质量控制频度包括 SPECT 平面质量控制频度、断层质量控制频度、全身扫描质量控制频度和 CT 质量控制频度，设备使用单位应制订质量保证方案，按照质量控制检测频度与标准要求进行定期检测。

1. SPECT 平面质量控制频度 见表 8-1。

微课：图像质量控制之固有均匀性检测（每日）

微课：图像质量控制之固有均匀性检测（每周）

表 8-1 SPECT 平面质量控制频度

测试项目	验收	大修后	天	周	月	季	年
能量分辨率	√	√	—	—	√	—	—
固有均匀性	√	√	√	—	—	—	—
固有均匀性校正	√	√	—	√	—	—	—
空间分辨率	√	√	—	—	—	√	—
空间线性	√	√	—	—	—	—	√
空间线性校正	√	√	—	—	—	—	√
系统灵敏度	√	√	—	—	—	—	—
计数率特性	√	√	—	—	—	—	—
探头屏蔽特性	√	√	—	—	—	—	√
每日均匀性	—	—	√	—	—	—	—
能峰设定	—	—	√	—	—	—	—
数据库管理	—	—	—	√	—	—	—
硬件除尘	—	—	—	—	—	—	√

2. SPECT 断层质量控制频度　见表 8-2。

表 8-2　SPECT 断层质量控制频度

测试项目	验收	大修后	天	周	月	季	年
断层均匀性	√	√	—	√	—	—	—
系统均匀性校正	√	√	—	—	√	—	—
断层分辨率	√	√	—	—	√	—	—
旋转中心漂移	√	√	—	—	√	—	—
旋转中心校正	√	√	—	√	—	—	—
断层对比度	√	√	—	—	—	√	—

3. SPECT 全身扫描质量控制频度　见表 8-3。

表 8-3　SPECT 全身扫描质量控制频度

测试项目	验收	大修后	天	周	月	季	年
全身扫描分辨率	√	√	—	—	√	—	—
全身扫描均匀性	√	√	—	√	—	—	—
全身扫描稳定性	√	√	—	—	—	√	—

4. CT 质量控制频度　见表 8-4。

表 8-4　CT 质量控制频度

测试项目	验收	大修后	天	周	月	季	年
高对比度分辨率	√	√	—	—	—	—	—
低对比度分辨率	√	√	—	—	—	—	—
噪声	√	√	—	—	√	—	—
均匀性	√	√	—	—	√	—	—
CT 值线性	√	√	—	—	√	—	—
CT 扫描剂量	√	√	—	—	—	√	—
球管预热	—	—	√	—	—	—	—
空气校正	—	—	√	—	—	—	—
CT 值校正	—	—	—	√	—	—	—
数据库管理	—	—	—	√	—	—	—
硬件除尘	—	—	—	—	—	—	√

第三节　PET/CT 质量控制

PET/CT 包括 PET 部分和 CT 部分，PET 与 CT 图像的融合是一个关键的关注点，CT 部分的质量控制项目和频度与 SPECT/CT 部分一样，不再过多赘述。本节就 PET/CT 常规维护与预防性质量控制和频度展开介绍。

一、 PET 部分

1. 本底检测 本底计数是评估 PET 探测器对周围环境响应的关键指标。PET 扫描仪的机架探头部分必须保持持续供电，以确保探测器的稳定性。通常情况下，本底计数率应保持相对稳定，若出现较大波动，则可能提示环境污染、电路故障或冷却空调系统异常等问题。

鉴于本底计数的波动可能指示设备或环境的异常，核医学技师应培养在非受检者检查时段定期观察仪器本底计数的习惯，以确保 PET 扫描仪的持续性能和诊断准确性，从而保证受检者的安全和检查结果的可靠性。

2. 空白均匀性扫描 对于 PET/CT 设备的日常质量控制至关重要。它不仅提供每日均匀性状况和其他参数，还用于计算均匀性校正和衰减校正。操作步骤相对简单，对于配备放射性棒源的设备，只需调出专用程序并按要求执行；而对于没有棒源的设备，则需先摆放好桶状放射性模型（图 8-4），然后调出专用程序进行扫描。

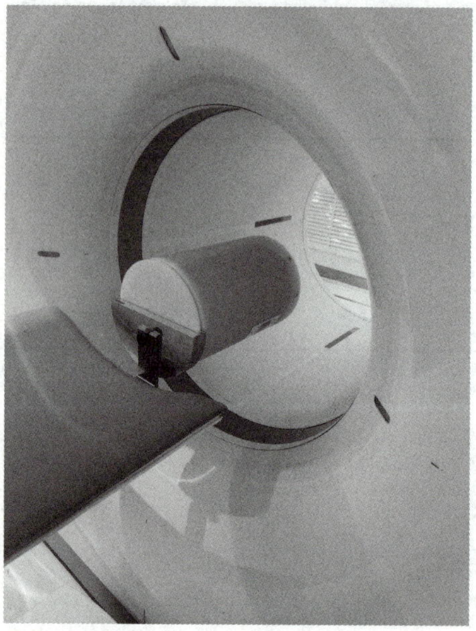

图 8-4 桶状放射性模型摆放

空白均匀性扫描的结果以比值参数形式呈现，即本次扫描结果与标准均匀性扫描结果的比值。不同厂家的空白均匀性扫描参数类型名称存在差异，这些差异主要源于设备设计、算法逻辑及校准标准的不同。除了查看这些数据，还应观察正弦图（sinogram）图像，以直观了解所有模块（block）和晶体块的均匀性状况。若结果参数出现异常，应初步筛查原因，并及时通知维修工程师进行处理，然后重新进行扫描直至结果正常。

影响均匀性结果的因素主要分为环境因素和线路硬件因素。环境因素包括温度、湿度和放射性污染；线路硬件因素则涉及晶体老化或损坏，线路接触不良、老化及高压漂移等问题。

3. 标准化设定 PET 图像重建过程中，轴向层面的划分通常基于传统的 2D 采集方法，包括直接层面（同一环晶体间的符合层面）和间接层面（与相邻晶体环的符合层面）。由于几何角度的差异，直接层面与间接层面的符合响应量不一致，导致重建图像上出现不同亮度的斑马线状伪影。

当重建图像出现斑马线样条状伪影，或在新仪器安装后及设备大修后，需要进行标准化设定。这些情况下，标准化设定有助于确保图像质量，提高诊断的准确性。标准化设定的核心在于采集均匀性模型图像，并分析各层面对均匀性模型响应的不一致性。通过计算差异系数，对重建图像进行校正，以消除图像上的带状伪影。标准化设定的具体操作步骤因不同厂家的设备而异。一些设备使用桶状模型放射源，而另一些则使用机器内配置的棒源。通常情况下，只需调出专用程序并依据要求执行即可。

4. 活性度与 SUV 值校正 PET 检查以其定量和定性诊断信息而著称，相较于其他影像学检查技术，定量信息是 PET 检查的核心优势。定量指标的准确性完全依赖于仪器系统对活性度的校准及活性度校正系数。仪器的性能指标包括均匀性、能峰设定和高压漂移等，都会影响定量指标的准确性，因此，定期进行活性度标定是必要的。

活性度标定主要由维护工程师完成，但核医学技师也必须对这一过程有充分的理解。标定的原理是使用已知精确比活性度的均匀水模进行扫描成像，然后基于重建图像的像素单位进行活性度标定，计算出刻度系数并保存，以便应用于定量指标的计算。通常建议每季度进行一次活性度标定。此外，在新仪器安装后和设备大修后，也必须进行活性度标定。活性度标定有几个关键步骤：①在进行活性度标定之前，必须确保仪器的各项性能经过精确调试，处于最佳状态。②已知单位活度是由活度计测定的，因此活度计必须定期检测并精确标定。③标定是基于重建模型图像的像素单位进行的，因此模型本身的均匀性非常关键。④模型在视野中的位置也非常关键，必须按照要求精确对位。

5. 数据库管理 具体操作和维护参见本章第二节“SPECT/CT 质量控制”。

6. 环境控制 PET 设备的硅酸镥（lutetium oxyorthosilicate，化学式为 Lu_2SiO_5，简称 LSO）和锗酸铋（bismuth germanate，化学式为 $Bi_4Ge_3O_{12}$，简称 BGO）晶体对温度变化敏感度较低，但仍需严格控制温度和湿度。应避免阳光直射和对流、通风等温度波动因素。PET 机架探测器部分需持续供电，要求空调和不间断电源配置达标。工作人员需监控机房温湿度，通常温度控制在 20～25℃，湿度 30%～70%，遵循厂家具体要求。机房应保持清洁无尘，以保护设备性能。

二、PET 与 CT 融合部分

PET/CT 技术结合了 CT 的解剖形态信息和 PET 的功能代谢信息，实现了两者的有机融合。图像配准精度对于诊断的准确性至关重要，任何配准误差都可能严重影响诊断结果。PET 与 CT 机架通常具有精确的固定位置，但受检者检查床由于承受重力和机械磨损，可能会影响图像配准的精确度。

图像融合精度的检测与校正有两种方式：①当机架内配有棒源时，使用柱状实体模型进行检测，模型内含有两个以上的高密度小型球状体或柱状体。将模型置于视野中间，先进行 CT 扫描，然后使用棒源进行 PET 透射扫描。②当没有配置棒源时，使用两根放射性线源，将其交叉摆放在视野中间，先进行 CT 扫描，再进行 PET 扫描。

两种方法最终都会提供模型的 PET 与 CT 融合图像，并计算配准差值（X、Y、Z 方向，部分系统还包括旋转方位）。如果差值超出正常范围，则进行自动校正，直至恢复正常范围。日常工作中应密切关注融合图像的准确度，一旦发现异常，应立即通知维修工程师进行校正。此外，在大修后或涉及机架位置的维修后，必须进行配准校正。

三、PET/CT 质量控制频度

PET/CT 是结合 PET 与 CT 的高端影像设备，其质量控制对保证图像精度、诊断准确性及辐射安全至关重要。PET/CT 质量控制频度包括 PET 质量控制频度和 PET/CT 配准质量控制频度，设备使用单位应制订质量保证方案，按照质量控制检测频度与标准要求进行定期检测。

1. PET 质量控制频度 见表 8-5。

表 8-5 PET 质量控制频度

测试项目	验收	大修后	天	周	月	季	年
空间分辨率	√	√	—	—	—	√	—
系统灵敏度	√	√	—	—	—	√	—
系统均匀性	√	√	—	—	√	—	—
均匀性校正	√	√	√	—	—	—	—
散射分数	√	√	—	—	—	—	—
计数丢失	√	√	—	—	—	—	—
随机符合	√	√	—	—	—	—	—
噪声等效计数率	√	√	—	—	—	—	—
标准化设定	√	√	—	—	—	√	—
空白均匀性扫描	—	—	√	—	—	—	—
活度与 SUV 值标定	—	—	—	—	—	√	—
数据库管理	—	—	—	√	—	—	—
硬件除尘	—	—	—	—	—	—	√

2. PET/CT 配准质量控制频度 见表 8-6。

表 8-6 PET/CT 配准质量控制频度

测试项目	验收	大修后	天	周	月	季	年
PET/CT 配准	√	√	—	—	√	—	—

第四节 其他核医学仪器质量控制

目前核医学中常用的显像设备有 SPECT/CT 和 PET/CT，除此之外还有很多辅助设备，如活度计、放射防护仪器、非显像测定仪器和体外分析仪等，这些设备和仪器通常属于强制检定和常规质量控制的范畴，以确保其性能和安全性。常规质控措施如下。

1. 定期校准 确保测量结果的准确性和一致性。

2. 性能测试 包括图像质量、分辨率和灵敏度测试。

3. 安全检查 确保所有放射防护措施到位，减少辐射暴露。

4. 维护和清洁 定期维护和清洁设备，以防止灰尘和污染影响性能。

5. 记录和报告 记录所有质控活动和结果，以便于追踪和审计。

遵循这些质控措施对于保证核医学检查的质量和安全性至关重要，有助于提高诊断的准确性和治疗的有效性。

▶知识拓展

核医学成像设备的质量控制监测要求

γ 相机、SPECT 与 PET 设备在核医学诊断中至关重要，其质量控制检测是保障成像质量和诊断准确性的关键环节。两种设备在质量控制检测要求上既有相似之处，又因成像原理和应用场景不同而存在差异。

1. SPECT 设备质量控制检测要求

（1）检测类型及执行主体：新安装或大修后的 SPECT 需进行验收检测，由具备资质的技术服务机构执行，依据出厂标准判定指标，全部合格方可启用。使用中的设备，状态检测周期为 1 年，也由专业技术服务机构负责；稳定性检测可由使用单位自行或委托有能力的机构开展。

（2）检测项目及技术要求：涵盖固有均匀性、固有空间分辨力、固有空间线性、系统平面灵敏度、固有最大计数率、系统空间分辨力、断层空间分辨力、全身成像系统空间分辨力等项目。例如，固有均匀性的积分均匀性 UFOV 验收和状态检测要求不超过 5. 5%，微分均匀性 UFOV 不超过 3. 5%；固有空间分辨力 UFOV 验收和状态检测要求不超过 5. 4mm。

（3）检测前准备：检测前需设置或确认相关参数，如能峰一般设为 140keV，能窗 20%；检查本底计数率应不大于 $2.0\times10^{3}\text{min}^{-1}$，能峰偏差（使用 ^{99m}Tc 核素）不大于 3keV，且数据采集不少于 3 次取平均值。

（4）其他要求：检测用计量仪表要按规定检定或校准，模体需符合要求；设备相关技术资料和检测记录应妥善保存；检测报告要包含被检单位和设备信息、检测指标、方法、条件、结果及标准要求等内容。

2. PET 设备质量控制检测要求

（1）检测类型及执行主体：同样分为验收检测、状态检测和稳定性检测。验收检测由有资质的技术服务机构与医疗机构、设备制造商合作完成；状态检测每年进行 1 次，由专业技术服务机构负责；稳定性检测由医疗机构自行进行或委托有能力的机构实施。

（2）检测项目及技术要求：包括空间分辨力、灵敏度、噪声等效计数率、散射分数、准确性（计数丢失和随机符合校正）等项目。验收检测结果应符合随机文件或合同中的性能指标，且不低于标准要求；状态检测和稳定性检测结果与标称值的负向偏差均不大于 10%。

（3）检测前准备：检测过程中使用的设备需检定、校准或核查，模体要符合标准，医疗机构在验收检测前应备齐订货合同、设备清单、性能指标、操作手册等技术资料。

（4）其他要求：质量控制检测要有记录，验收和状态检测需出具报告；检测报告内容与 SPECT 类似，需包含被检单位和设备信息、检测项目、条件、结果、标准要求及合格判定；相关资料要长期保存，设备使用部门应留存设备使用说明书，医技人员要及时了解检测结果。

—• 考试知识点总结 •—

—• 本章小结 •—

—• 协和云课堂…… 拓展练习及参考答案 •—

（吴庆伟　王晓慧　焦　博）

第九章　体外放射分析

教学课件

学习目标

素质目标

（1）具有严谨的科学态度和逻辑分析思维，严格遵守放射性防护规范，强化医疗伦理意识，保障受检者安全与数据可靠性。

（2）提升跨学科应用能力和技术革新意识，强化临床思维与创新，能将检测结果与临床诊断结合。

（3）树立持续学习观念，适应体外放射分析技术的临床发展需求。

知识目标

（1）掌握：各种体外放射分析的基本原理，如放射免疫分析和免疫放射分析，化学发光免疫分析，时间分辨荧光免疫分析等。

（2）熟悉：各种放射免疫测定仪器的操作流程和试剂、仪器的相关知识。

（3）了解：国家和地方关于放射性物质的使用、实验室生物安全、医疗检测质量等方面的法律法规和标准规范。

能力目标

（1）具备独立操作体外放射分析试验的能力，能够有序地进行样本采集、处理及标准品和试剂的配制。

（2）能够正确绘制和分析标准曲线，根据标准曲线准确计算样品中待测物的浓度，并对结果进行合理的解释、评估，以及能对检测结果在临床意义层面上进行的初步解读。

（3）面对复杂检验流程与繁多操作环节时，能够高度集中并高质量完成试验并详细记录过程。

案例导入

【案例】

患者，女性，28 岁，临床诊断为甲状腺功能减退，甲状腺激素等检验结果如下：促甲状腺素（TSH）0.13（正常值 0.27~4.20μIU/ml），游离三碘甲状腺原氨酸（FT_3）1.49（正常值

3.10~6.80pmol/L），游离甲状腺素（FT_4）10.19（正常值12.0~22.0pmol/L），促甲状腺素受体抗体（TRAb）0.80（正常值<1.75IU/L）。

【问题】

1. 该患者的检查结果是否有问题？
2. 如若有问题，应从哪些方面去查找问题？

·核心知识拆解·

第一节 放射免疫分析

体外放射分析技术是体外分析技术的一种类型，特指在体外条件下，实验室进行的，使用放射性核素标记抗原抗体（或配体）作为示踪剂，以抗原抗体或受体配体结合反应作为基础，通过对标记物开展定量测量，从而实现对被测样品中微量物质的含量进行精准定量分析的一类方法的总称。体外放射分析涵盖了放射免疫分析、免疫放射分析及受体放射配基结合分析等。如使用非放射性核素示踪标记时，则该体外分析技术称为非放射标记免疫分析，包含化学发光免疫分析、荧光免疫分析技术、酶标记免疫分析技术等。

1959年美国的伯森（Berson）和耶洛（Yalow）在研究胰岛素抗体时，发现将抗体与抗原的特异性结合反应，同放射性核素标记技术结合，可形成更加灵敏的测量方式。主要方式为将放射性碘标记在胰岛素分子上，使用测量放射性的仪器对标记后的胰岛素和胰岛素抗体结合形成的复合物的放射性强度进行测量，达到对血液中的胰岛素进行定量分析的目的，这种方法称之为放射免疫分析（radioimmunoassay，RIA）。这一开创性的方法使得人们能够对微量的生物活性物质进行精准检测，其高灵敏度和高特异性的特点，为医学和生物学等众多领域带来了巨大的变革。

一、基本原理

放射免疫分析是竞争性体外放射分析原理的代表。其基本原理是限量的放射性标记抗原和可变量的待测抗原竞争性地和限量抗体发生结合反应（图9-1、图9-2），通过测定反应复合物的放射性强度来推算出待测量的非标记抗原的准确的含量。

为了确保定量分析的可靠性，放射免疫反应必须满足以下条件。

1. 标记过的抗原（*Ag）与非标记的抗原（Ag）具有同样的免疫活性和对特异抗体（Ab）的免疫亲和力。

2. 特异性抗体（Ab）与标记过的抗原的量恒定。

3. 反应系统中抗原（Ag）和标记抗原（*Ag）使用的抗原决定簇的数目要大于相应抗体的结合簇数目。

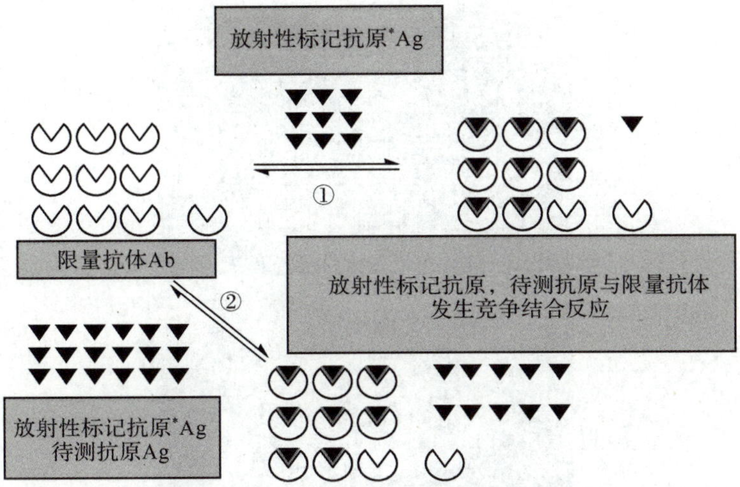

图 9-1 放射免疫分析竞争性结合反应模型

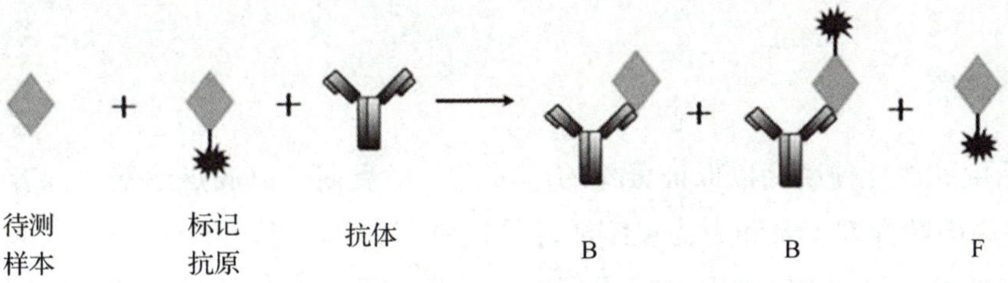

注：B 为标记的抗原抗体复合物，F 为游离的抗原。

图 9-2 放射免疫分析抗原抗体结合模式

4. 在适宜的反应条件（酸碱度、温度等）下，*Ag、Ag 与 Ab 竞争性结合并达到充分平衡，*Ag-Ab 的量与 Ag 的量形成可计算的函数关系。

使用测量放射性的仪器检测*Ag-Ab 或*Ag 复合物的放射性，可以推算出待测样本中非标记抗原的含量。这一反应步骤可以使用以下公式进行表述：*Ag+Ag+Ab→［*Ag-Ab］+［AgAb］。在系统中加入待测的 Ag，则 Ag 与*Ag 竞争地与 Ab 结合，形成的 AgAb 数量与*Ag-Ab 成反比，Ag 的量和*Ag-Ab 的量成反比。

二、试剂盒基本试剂

检验过程使用的试剂盒由国家相关管理部门批准的生产单位提供，应包含放射免疫分析的主要试剂、操作标准规程和明确的保存条件和期限，使用者须严格按说明书操作。试剂盒的主要组成有抗体、标记抗原、标准品等，多数试剂盒还包含分离试剂或材料、反应缓冲液及质量控制样品（图 9-3）。

（一）抗体

满意的抗体应具备高亲和力、高特异性、高效价。高亲和力的抗体是高质量放射免疫分析的关键，据此可绘制出高灵敏度和高精密度的标准曲线；高特异性可避免待测样品中相近的物质干扰及非特异性结合；高效价意味着在体内抗体的浓度比较高，能更有效地中和抗原。

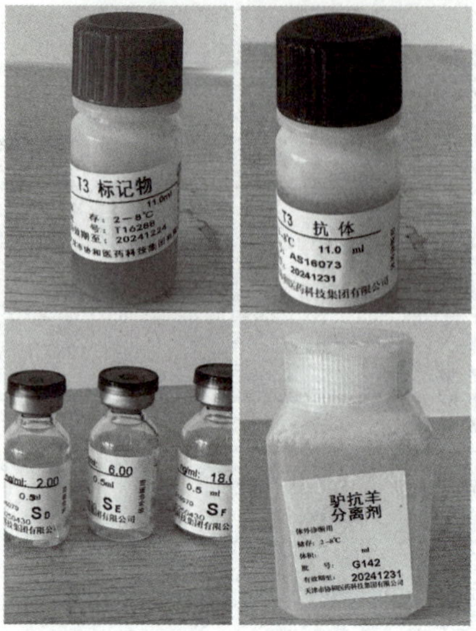

图 9-3　放射免疫试剂盒

（二）标记抗原

1. 要求比活度和放化纯度高以保证分析的灵敏度，半衰期长以满足运输、保存和整个分析过程，且不影响原有抗原的特异性、亲和力、免疫活性等性质。

2. 根据以上要求，目前 RIA 使用的大分子量的抗原（蛋白质）主要采用^{125}I 进行标记。小分子量的半抗原可选^{125}I 或^{3}H 进行标记。每一蛋白分子使用不超过一个原子的^{125}I 标记，以避免蛋白质免疫活性或其他特性的变化。

（三）标准品或校准试剂

标准品是绘制反应曲线的依据，纯度应该足够高，浓度必须足够准确，使用时，应重点关注保存是否得当，有效期是否合理。

（四）质量控制样品

选取与待测样品性质相同（常用人血清样品）且含量已知的定值样品作为质控样本。主要用于检测实验过程中产生的偏差和漂移。

应满足以下条件：与待测样品的特点相同，制备保存稳定性且重现性好，制备难度小且足量，能够满足长期使用要求，不同批次质控样品交接时至少平行测定两次，以保证质控的连贯性。质量控制样品的浓度应包括在标准曲线使用范围内，且涵盖高、中、低三个水平。

（五）分离试剂和材料

放射免疫分析中通常保留和测定复合物的放射性，并除去游离抗原。少数情况相反，因游离抗体无放射性，对分离是否完全要求不高。分离方法可分两大类。

1. 液相分离法　液相环境中反应后，应用常见的双抗体沉淀法、聚乙二醇沉淀法或二者联合法收集检测复合物放射性，或采用右旋糖酐包被活性炭吸附小分子抗原，离心后检测复合物的放射性。

2. 固相分离法 在预先包被将抗体的固体支持物（如塑料）上进行抗原抗体反应，达平衡后洗涤并测定固体支持物上的放射性。

三、测定技术方法

RIA 的操作通常在试剂和样本准备好的基础上，需要加样、孵育、分离结合和游离部分、测定放射性、数据处理 5 个步骤。

（一）试剂和样本的准备

1. 试剂准备 RIA 的试剂一般是商品化的成套试剂盒，利于 RIA 实验的规范化。试剂盒由国家相关管理部门批准的生产单位生产销售，成套试剂盒一般包括主要试剂、规范化的操作方法，并对保存条件及保存期限进行明确的标识。使用者操作时应按说明书的要求合理保存、规范使用。

2. 样本采集与处理

（1）样本采集：根据检测目的采集相应的生物样本，如血液、尿液、组织匀浆等，并注意样本的采集时间、保存条件等。

（2）样本处理：对样本进行预处理，如提取、纯化、稀释等，以去除干扰物质并使样本中的待测物质达到合适的浓度范围。

（二）加样

在规定温度下（不同测定物温度不同），按照说明书在一系列试管中加入同样剂量的抗体、相同剂量的标记抗原、不同浓度的非标记抗原（标准抗原，用于绘制标准曲线）或规定量的待测样品。加样有两种方式。

1. 经典加样法 将抗体、标记抗原及标准抗原或样品全部加完后，开始孵育。

2. 顺序加样法 先加入抗体和标准抗原或样品，孵育一定时间后再加入标记抗原。该法可以提高检测的灵敏度，但稳定性和重复性较差。

微课：RIA 操作流程

放射免疫分析实验还需要非特异结合管（non-specife binding，NSB），该反应管只加入标记抗原，所有试管测得的总结合放射性减去非特异结合的放射性才体现抗原抗体的特异性结合放射性。实验中，各管加样总体积应一致，并要维持一定的 pH，因此全部试剂都要求使用同一缓冲液配制，并在需要时使用同一缓冲液将各管补足到相同体积。

（三）孵育

整个反应体系在说明书要求的温度下孵育足够反应达到平衡的时间，使抗原抗体充分反应形成复合物。不同检测物质反应达到平衡所需的孵育时间和温度会存在不同。

（四）分离结合和游离部分

1. 分离目的 将结合反应稳定后的游离标记抗原（*Ag）和标记抗原抗体复合物（*Ag-Ab）分离开。

2. 选择分离方法 常用的分离方法有固相分离法、化学沉淀法、双抗体法、吸附法等。

3. 进行分离操作 按照所选分离方法的要求进行具体操作，如离心、过滤、洗涤等，将结合了放射性标记物的抗原抗体复合物与游离的放射性标记物分离。

（五）测定放射性及仪器选择

1. 使用合适的放射性测量仪器，如γ计数器、液体闪烁计数器等。

2. 反应完成并进行分离后，标记抗原抗体复合物（*Ag-Ab）的放射性 B 和游离标记抗原（*Ag）的放射性 F 强度，使用γ计数器进行检测。

（六）数据处理与结果分析

1. 绘制标准曲线 利用一系列从低至高的呈梯度浓度变化的已知含量的标准品的放射性，构建剂量反应曲线（标准曲线）（图 9-4）。横坐标为已知浓度标准抗原的对数值，纵坐标为不同方式表示的抗原抗体复合物的结合率，如 B/T（B%）、B/B_0或 F/T（F%），T 为 B+F（所有标记抗原的放射性总和）。

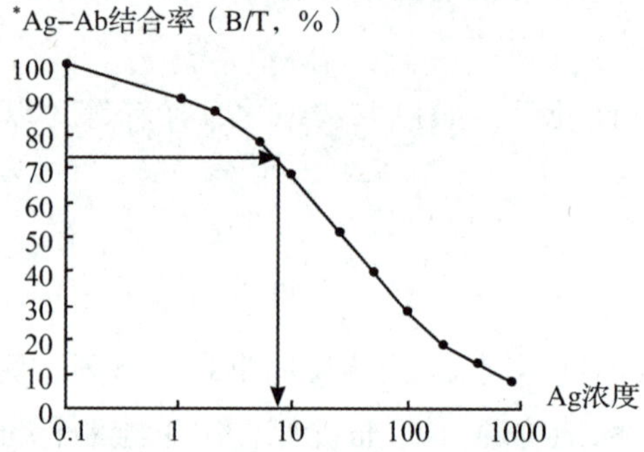

图 9-4　放射免疫分析 - 建立标准曲线

2. 计算待测物浓度 根据所需检测的待测样本管，通过 RIA 测定仪器测得的放射性强度或依据公式计算得出的抗原抗体复合物的结合率，在绘制出的标准曲线上查出对应的浓度，从而得到待测样本中抗原或抗体的实际含量。

3. 数据的统计学处理 对于测量的数据要进行统计学分析，如计算均值、标准差和变异系数等，这些指标从不同角度评估测量结果的可靠性和重复性。

四、放射免疫技术的质量控制方法

体外分析技术是一种检测超微量物质的分析方法，分析过程中可能会出现一些测量误差。临床常用的放射免疫技术，检测仪器的性能、试剂盒的质量、样本的质量、方法学的准确度和实验人员的水平等，都可能会影响检测结果的准确性。因此，放射免疫技术的质量控制是整个检测过程中保证结果准确度的重要环节，包括实验室内部质量控制（internal quality control，IQC）和实验室间质量评价（external quality assessment，EQA）。前者反映检验结果的精密度，后者观察测定结果的准确性；前者是监测和评价自身的工作质量，判断常规检验报告是否可靠，能否发出，确保检测结果准确一致的手段，是实验室管理的最基本措施；而后者是通过对实验室间的比对来了解各实验室之间结果的差异，发现问题，帮助其校正，使结果具有可比性，是保证医疗安全的重要方法。本部分主要介绍实验室内部质量控制的相关内容。

1. 实验室内部质控　实验室内部质控的目的是对整个分析过程进行全面检查，及时发现并纠正可能导致误差的因素，从而将分析误差控制在合理的范围，确保检测结果的精密度。实验室内部质控的主要内容是实验误差，分为以下两类。

（1）随机误差：在样品加样、分离、测量过程中随机出现的，如加样量的细微波动、分离条件的微小差异、测量仪器的偶然噪声等，这些因素引起复管差异过大，导致误差。随机误差无法避免，只能严格遵守操作规范，尽量将其控制在可接受的范围内。

（2）系统误差：由于整批实验出现了某一系统性的变化，使很多样品受到同样的影响，可能是标准品浓度不准或添加待测样品所用加样器不准等原因，造成所有待测样品结果都偏低或偏高。系统误差是能够而且应当设法避免的。

实验室内部质控主要是对上述两类误差进行重点关注。由于需要监控的多数质控指标不能使用固定值作为客观标准，通常使用过去 10～20 批无明显异常的实验数据取均值和标准差来确定“质控限”。

2. 标准曲线的质量　重点关注拟合参数的重现性和拟合优度的检验。

（1）标准曲线的拟合：监测标准曲线拟合参数的重现性，有助于发现抗体、标记抗原或标准品变质的情况，或是试剂、样本用量有误的情况。如果发现问题，应当及时查找原因，排除原因后重新进行检测。

（2）拟合优度检验：通过计算平均残差平方和来进行监测。若某批实验结果计算得到的残差平方和数值特别高，可通过 F 检验判断实际观测值与拟合曲线之间的差异是否存在显著差异。若 F 检验结果表明存在显著差异，说明该实验结果中存在突出值（坏点，outlier），此时，可以去除该值后重新进行拟合，如果不能确定影响结果的突出值，则应当重新进行整批实验。注意，使用放射免疫分析绘制的标准曲线进行浓度推算，其准确度仅在绘制曲线使用的标准品测量定值的浓度范围内有保证，超出最低或最高标准品浓度范围外推算出的样品浓度，不能作为有效结果，仅供参考。

3. 精密度检验　放射免疫分析过程中，精密度检验主要通过样本双管检测计算结果的变异系数（coeffcient of variation，CV）来体现，双管 CV 超过 7%代表精密度差，结果不可信，应该重新检测。

4. 整批实验的偏差　指整批样品的测定值由于实验中的同一系统误差或错误而出现整批数据的偏差，其检出主要依靠质量控制样品。如果实际测量质量控制样品的测定值出现偏向均值同一侧且超出 2 倍标准差的范围时，则需要重点关注本批实验是否存在系统偏差，应当及时进行复测。

5. 漂移　指一批试验中样本量较大，由于试剂或样品失控，造成先后加样的样品逐个发生渐进式的偏差，严重时应考虑舍弃重做。

6. 批间质控　每批实验均选择一部分重要指标进行监测，并进行逐批累积，绘制出质控图形并关注变化的趋势。

7. 实验室质控的注意事项　当前实验室内部质控已信息化管理，诸多关键环节，如数据计算、部分结果的储存和调用等借助计算机完成。有效提升了工作效率与数据的准确性和可追溯性，但仍有部分操作需人工进行精准执行。操作人员应该严格遵循标准操作规程，运用质量控制图实时监测数据的稳定性和准确性。定期开展重复性试验以评估检测精密度，积极参加实验室间质量评价活动以确保检测结果的可靠性与可比性，多维度保障数据质量。

总之，RIA 方法有检测灵敏度高、抗原抗体结合特异性强、实验精确度佳及实验过程样品用量少等显著的优点，使用广泛，发展快速。目前的 RIA 技术中，具有抗原性的蛋白质、酶的检测的使用较为普遍，而且通过将药物与具有抗原性的物质结合等方法，广泛地用于测定许多本身无抗原性的药物。

第二节　免疫放射分析

1968 年迈尔斯（Miles）和黑尔斯（Hales）用过量的放射性核素标记的抗体和待测样本进行反应，以达到直接测定待测物质含量的目的，建立了免疫放射分析（immunoradiometric assay，IRMA）方法。IRMA 与 RIA 的区别在于，前者标记的是抗体，后者标记的是抗原。免疫放射分析是放射免疫分析方法的创新改进形式，反应系统中加入过量的放射性核素（^{125}I）标记的抗体与待测样本中的抗原进行反应，整个反应不存在竞争性，使非特异性结合的影响降到最低，从而提高了分析的灵敏度、准确性和可测范围宽度，通常用于测定低浓度的生物活性物质，如某些激素和肿瘤标志物。

一、基本原理

免疫放射分析是非竞争性体外放射分析原理的代表。用过量的放射性核素标记的抗体和待测样本中的抗原进行反应，形成放射性标记的抗原抗体复合物，待充分反应达平衡后，分离游离的标记抗体，其放射性和所加入抗原（标准品或待测样品）的量呈正相关。可用下式表示，式中 Ag 代表待测抗原，$^*Ab$ 代表标记抗体。

$$Ag + {}^*Ab \rightleftharpoons Ag\text{-}{}^*Ab + {}^*Ag$$

初期使用的是单位点法，使用^{125}I 标记抗体，用过量的标记抗体与样本（或标准品）中的待测抗原进行反应，形成放射性标记的抗原抗体复合物。孵育反应平衡后，除去多余的标记抗体，测抗原抗体复合物的放射性活度。检测待测样本抗原的结合率代入标准抗原绘制的标准曲线，计算出待测样品的含量。目前单位点法使用受限于单克隆抗体的特异性和专一性，适用范围有限。

二、试剂盒基本试剂

免疫放射分析的试剂盒的相关要求和放射免疫分析试剂盒相同。商品化试剂盒主要包括标记抗体、非标记标准抗原（标准品）、分离试剂或材料，部分商品化试剂盒还提供缓冲液及质控品。

（一）标记抗体

试剂生产商用^{125}I 标记亲和力和特异性足够高的多克隆（polyclonal）或单克隆（monoclonal）抗体。标准品或校准试剂作为定量的依据，需满足纯度高、浓度准确的要求。

（二）校准品

标准品是已知浓度的抗原标准品，用于制作标准曲线，这样在检测样本时就能根据标准曲线来推算样本中抗原的含量。校准品的浓度准确性很关键，直接影响检测结果的准确性。

（三）分离试剂和材料

采用商品化的固相抗体进行分离。

（四）质量控制样品和缓冲液等

要求和放射免疫分析相同。参见本章第一节“放射免疫分析”。

三、测定技术方法

（一）IRMA 的测定方法

IRMA 的测定方法同 RIA，包括加样、孵育、分离结合和游离部分、测定放射性、数据处理五个步骤。由于不是竞争结合，也就不存在顺序加样法和经典加样法之分。但是从加样顺序和所用标记试剂的不同，又分为以下几种情况。

1. 双抗体夹心法（double antibody sandwich method） 又称双位点法（double-locus method），在固体支持物上（试管壁上）预先包被第一抗体，加入待测样品或标准抗原，反应平衡后，待测样本或标准品中的待测抗原结合在固相抗体上，经过三次充分洗涤后去掉未结合部分，再加入放射性标记的过量抗体，在适当的条件下充分反应达到平衡后充分洗涤去掉未结合的标记抗体，测定固相支持物的放射性即为抗原抗体复合物的放射性（图 9-5）。

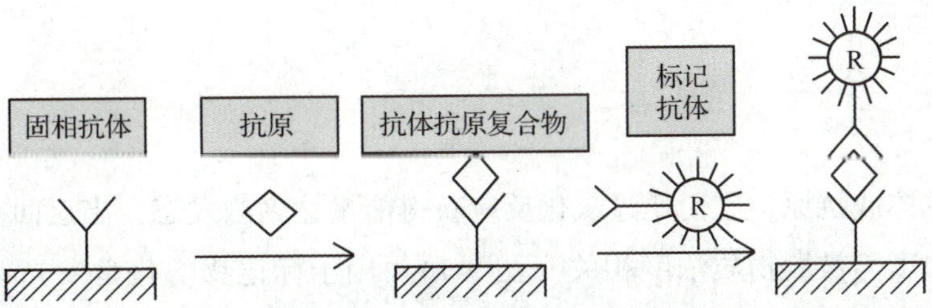

图 9-5　双抗体夹心法

2. 标记第三抗体法 也称标记双抗体法（labeled double antibody method），这种方法是将 ^{125}I 标记在针对分析抗体的第三个抗体上，如果分析抗体是鼠源性的单克隆抗体，则第三抗体用兔（或羊或豚鼠）抗鼠的抗体，则这个抗体具多用性，凡是分析抗体来自鼠的都可以用，不需要再根据分析抗体项目的变化单独制备。

3. 双标记抗体法 抗原具有数个抗原决定簇，在单抗制备基础上筛选出三个以上的特异性单克隆抗体（McAb），其中一个包被在固相载体上，另外两个分别进行 ^{125}I 标记，这样的复合物比活度较高，能够有效提高灵敏度和精密度。

（二）数据处理

IRMA 的数据处理除数学模型外都和 RIA 类似，曾认为四参数 Logistic 是 IRMA 较好的数学模型。但是四参数 Logistic 模型只适合对称性曲线，而实际上 IRMA 的曲线是不对称的（图 9-6），近年来已不主张应用，Logit-Log 法也是不合适的。目前认为可以应用的曲线拟合法有三种，平滑样条函数、五参数 Logistic 模型、三参数质量作用定律模型。

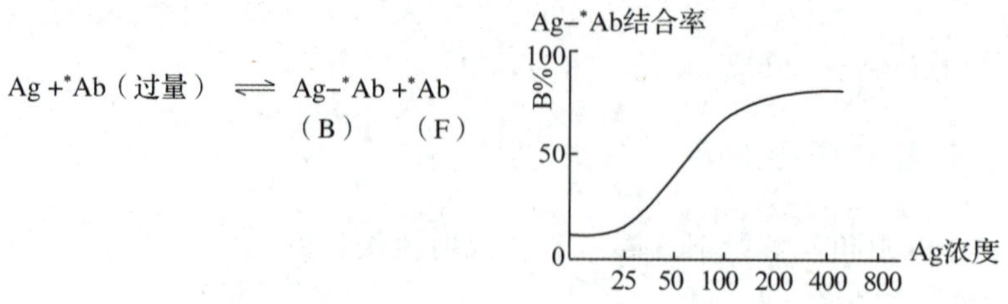

图 9-6　免疫放射分析基本原理及标准曲线

第三节　非放射标记免疫分析

近年来非放射标记免疫分析技术进展飞速，如化学发光免疫分析与荧光免疫分析技术等。化学发光免疫分析测定是采用化学发光物质作为标记物，根据发光原理的不同，又可分为化学发光免疫分析（chemiluminescence immunoassay，CLIA）和电化学发光免疫分析（electrochemluminescence immunoassay，ECLIA）。荧光免疫分析技术中最经典的是时间分辨荧光免疫分析（time resolved fluoroimmunoassay，TRFIA）

一、化学发光免疫分析

（一）原理

发光物质标记抗体或抗原，它们通过氧化反应获得能量达到激发态，当返回基态时以光子的形式释放能量，其发光强度与被测物质浓度相关（图 9-7）。用于标记物的化学发光物质是氨基苯二酰肼类，即异鲁米诺及其衍生物。目前临床应用较广的是吖啶酯类，其特点是分子量小，因此对被标记物的空间位阻小；发光反应快速而强烈，背景噪声低；直接发光，无须酶催化，反应时间短，误差小；受 pH 和温度影响小，所以其检测精确度高，性质稳定，试剂保存期长。

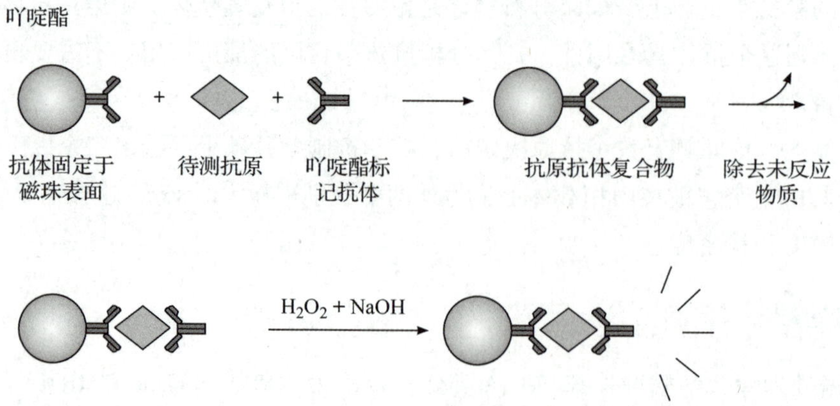

图 9-7　化学发光免疫分析原理

（二）试剂盒组成

1. 校正试剂

（1）标准品：是已知浓度的抗原或抗体标准品，用于建立标准曲线，从而确定待测样品中目标物质的含量。

（2）质量控制样品：用来检测试剂盒的准确性和稳定性，其浓度在一定范围已知，在检测过程中与样本同时进行检测。

2. 吖啶酯标记的抗原或抗体 由于在碱性条件下水溶液中存在内源性过氧化物，可使发光化合物缓慢地失去活性，故标记物应保存于 pH 7.0 以下。

3. 抗体包被的顺磁性固相微粒 是以三氧化二铁为核心的聚苯乙烯颗粒，直径 1~2μm，特点是表面积大，可吸附大量抗体；均匀地悬浮在反应体系中，提高反应效率。

4. 试剂 1 预激发液（pre-trigger solution）成分 1.32%（W/V）过氧化氢酸性溶液。

5. 试剂 2 激发液（trigger solution）成分 2.7%烷氧基聚乙烯氢氧基乙醇和 1.4%氢氧化钠。

6. 试剂 3 浓缩清洗缓冲液（concentrated wash buffer）成分 1.5M 硝酸盐缓冲溶液。

（三）检测步骤

全部试验过程均在全自动化学发光免疫检测系统上按预设程序自动完成，整个检测过程用时 20 分钟左右。

（四）资料保存及报告要求

实验人员要保存实验的原始记录。报告内容除受检者姓名、编号、项目、测定结果和正常参考值外，还应标出送检日期和测定日期，还应使用计算机管理系统完成储存。

（五）质量控制

参见本章第一节“放射免疫分析”。

（六）注意事项

1. 应严格遵照仪器说明书和标准操作手册要求做好设备维护保养工作。

2. 固相微粒保存于缓冲液中易发生沉淀，应在加样过程中不断旋转混匀，避免加样不均匀。混匀手法要轻柔，不可产生泡沫。

3. 为避免反应体系中杂质产生干扰，使反应本底降到满意的水平，体系中除采用高纯化学试剂外，应使用去离子水。

二、电化学发光免疫分析

（一）原理

电化学发光法是一种在电极表面由电化学反应引发的化学反应，主要反应物质为三联吡啶钌

$[Ru(bpy)_3]^{2+}$和电子供体三丙胺（TPA）。在电场阳电极表面，$[Ru(bpy)_3]^{2+}$和 TPA 同时失去电子发生氧化反应，$[Ru(bpy)_3]^{2+}$被氧化成三价 $[Ru(bpy)_3]^{3+}$。TPA 失去电子后被氧化成阳离子自由基 TPA^{+*}，进而失去质子成为自由基 TPA^{*}。TPA^{*}电子传递给 $[Ru(bpy)_3]^{3+}$，使其转变为激发态的 $[Ru(bpy)_3]^{2+*}$。激发态的 $[Ru(bpy)_3]^{2+*}$非常不稳定，很快就会发射出一个波长为 620nm 的光子后回复成基态，此反应在电极表面反复持续进行，仅消耗 TPA，不消耗作为标记物的 $[Ru(bpy)_3]^{2+}$，一个 $[Ru(bpy)_3]^{2+}$可产生大量光子增强信号强度。

（二）试剂盒组成

1. 校正试剂 标准品和质量控制样品。

2. 标记抗原或抗体 $[Ru(bpy)_3]^{2+}$经 N 羟基琥珀酰胺酯（NHS）化学修饰后可与抗体、蛋白质抗原、半抗原、激素、核酸等各种分子结合形成稳定的标记物。而且 $[Ru(bpy)_3]^{2+}$NHS 分子量较小，不易影响被标记物的免疫活性和可溶性。

3. 生物素化抗体或抗原 链霉亲和素（streptoavidin，SA）和生物素（biotin，B）是具有很强的非共价特异性结合能力的一对化合物。

4. 固相载体 是带有磁性的直径约 2.8μm 的聚苯乙烯微粒，将 SA 通过特殊的蛋白结合物均匀牢固地包被在固相微粒上，形成通用的能与 B 结合的固相载体。

5. TPA 溶液和洗涤液 化学发光反应的增强剂和反应完成后的洗涤液，是商品化试剂的配套试剂。

（三）检测步骤

所有试验过程均在全自动电化学发光免疫检测系统上按预设程序自动完成。

（四）资料的妥善保存及报告要求

参见本节“一、化学发光免疫分析”。

（五）质量控制

参见本章第一节“放射免疫分析”。

三、时间分辨荧光免疫分析

该技术于 20 世纪 80 年代初问世，是一种具有超高灵敏度的标记免疫分析技术。原理为用镧系元素铕（Eu^{3+}）标记抗体或抗原作为示踪剂，利用增强液的荧光放大作用结合时间分辨荧光法，排除非特异性荧光干扰，显著提高检测的灵敏度和特异性及检测范围。另外，该方法操作简便，标记物制备简单稳定，可以长期保存。

（一）基本原理

检测方法有两种，竞争法多用于小分子半抗原，非竞争法用于大分子化合物。镧系元素铕（Eu）、钐（Sm）、铽（Tb）和钕（Nd）在双功能螯合剂溶液中共价双键结合抗原或抗体分子。抗原抗体特异性免疫结合反应达平衡后，检测免疫复合物的荧光强度，达到推算待测物质浓度的目的。镧系离子的荧光信号较弱，在酸性条件下，可以解离出镧系离子，随后与荧光增强液中的β-二酮体形成新的螯合物，经紫外光激发后能够产生强而持久的荧光信号，可以产生达100万倍的增强效力，故又称解离增强镧系荧光免疫分析。镧系元素的发光时间可以延长，如 Eu^{3+} 和 Sm^{3+} 的荧光衰变时间分别达 4.3×10^5ns 和 4.1×10^4ns，而样品和试剂中的自然本底荧光的衰变时间仅为4~10ns，通过延迟测量时间达到信号不受本底荧光影响的目的。

（二）试剂组成

1. Eu^{3+}标记物　可分为标记抗体、标记抗原，需要较高的纯度、比活性和免疫活性。密封后低温保存，但应注意避免反复冻融。若发现蛋白质发生聚合等，则应停止使用。

2. 固相抗体或抗原　多用聚苯乙烯微孔条作为固相载体，宜采用透明度高、吸附性能好、材质均匀、孔间差异小的固相载体。包被抗原需要使用纯度高的，包被抗体需使用效价高，亲和力强的。包被后要经牛血清白蛋白封闭，干燥后在4℃下妥善保存。

3. 增强液　试剂纯度不高、器皿清洁度不良或不明原因的污染均会升高增强液的荧光本底。因此试剂的纯度要足够高，批间的差异要比较小，器皿要经过10g/L的 $EDTA\cdot Na_2$ 溶液浸泡，再用三蒸水充分洗涤。新配制增强液应使用100ml塑料瓶在4℃下保存。

4. 校准试剂或标准品　指用生物液或缓冲液配制的一系列不同浓度的待测物质溶液，用于绘制计量-反应曲线或用作阴、阳性对照和cut off值校准。其浓度经过法定标准物为基准进行标定，标示值与实测值的偏差应在±10%内。

5. 质量控制样品　参见本章第一节“放射免疫分析”。

（三）资料保存及报告要求

参见本节“一、化学发光免疫分析”。

（四）质量控制

参见本章第一节“放射免疫分析”。

（五）注意事项

时间分辨荧光免疫分析法易受内源性和外源性污染，因为在自然环境中（空气中的尘埃、烟雾等）镧系离子广泛存在。需要严格控制实验条件，防止污染干扰结果。

1. 器材的清洁度　实验所用的全部器材都应该专用，并经充分洗涤，45~50℃干燥后密封储存。

2. 蒸馏水的质量　蒸馏水的纯度直接影响其所制的缓冲液、增强液和洗涤液的本底荧光，通常要求采用三蒸水，最后一次蒸馏采用亚沸石英蒸馏器处理。

3. 实验用试剂　必须进行本底荧光测定，首先测增强液本底荧光，应<1500cps，其余试剂各取25μl，各加入增强液200μl，振荡15分钟，放置20分钟后检测荧光强度，以不高于增强液本底荧光30%为合格。

4. 严格执行操作规程　避免用手直接接触加样头尖部、微孔条的孔部，操作后应在微孔条上贴上同样大小的胶纸来避免尘埃污染，Eu^{3+}标记物制备场所应与荧光免疫分析试验场所严格分开，以防大

量的 Eu^{3+} 污染环境，干扰检测。

体外放射分析技术具有诸多优点。它灵敏度极高，能够对体内激素、各类抗原、各种抗体等进行检测，即便是极微量的物质也能精准探测。该技术特异性强，利用抗原与抗体特异性结合的特性，有效抗干扰。而且使用样本量极少，少量的血液或尿液便可以满足检测需求。技术操作十分简便，实验操作流程固定，且多借助自动化仪器进行，极大降低了操作难度与人为误差。安全性上，该技术不会对活体造成损伤，也不存在受检者感染的风险，结果可靠。当前，非放射标记免疫分析技术凭借更高的自动化程度、更短的报告时间、更高的准确性及更长的试剂有效期等突出优势，已逐步取代放射性标记免疫分析技术。但在某些特定场景下，放射性标记免疫分析技术仍具有不可替代的作用，两者共同服务于不同的检测需求，从而被广泛应用于各个领域。

▶ **知识拓展**

酶免疫分析技术

酶免疫分析（enzyme immunoassay，EIA）技术是将抗原抗体反应的特异性和酶促反应的生物放大作用进行结合的一类免疫分析技术。其原理为使用酶标记的抗体与样本中待测抗原相结合形成酶标记的抗原－抗体免疫复合物，通过酶促反应，酶标记免疫复合物中的酶催化底物发生反应，使底物显色，进而通过显色程度确定待测物浓度。通过酶的高效催化作用，放大反应系统的检测效果，显著提高了检测的灵敏度。反应体系常用的示踪酶有辣根过氧化物酶、碱性磷酸酶和葡萄糖氧化酶等，各有其对应的底物。典型的酶标记免疫技术是酶联免疫吸附法（enzyme-linked immunosorbent assay，ELISA），即将酶标记的抗体包被在聚苯乙烯形成固相复合物，加入待测样本后，样本中的抗原与固相抗体结合，再加入酶标记的抗体，发生抗原与抗体的结合反应，形成包被在固相上的特异性抗原－抗体复合物，充分洗涤除去游离抗原，随后在酶的催化作用下使底物反应并显色，通过比色分析推测待测标本中特异性抗原或抗体的量。

—• 考试知识点总结 •—

—• 本章小结 •—

—• 协和云课堂……　拓展练习及参考答案 •—

（赵洪刚　郑婷婷　张　多）

第三篇

核医学检查技术的临床应用

第十章 神经系统

教学课件

学习目标

素质目标

（1）具备良好的核医学专业技术人员的职业道德和医德，保证各项诊疗技术操作的准确性。

（2）具备保护受检者在神经系统核医学显像过程的安全与防护观念。

（3）具备扎实的团队协作能力，能独立且高效地处置核医学常规诊疗技术操作中的各类突发问题，展现临床应变素养与专业自信。

（4）具备神经系统核医学仪器日常质量控制与质量保证的意识。

知识目标

（1）掌握：脑血流灌注断层显像、^{18}F-FDG PET 脑显像显像原理、检查方法及注意事项。

（2）熟悉：脑的解剖及生理、脑血流灌注及^{18}F-FDG PET 脑显像的适应证及禁忌证，脑血流灌注显像及^{18}F-FDG PET 脑显像正常影像征象。

（3）了解：脑受体显像的原理及检查方法。

能力目标

（1）能对受检者做好辐射防护的宣教和防护措施。

（2）能够进行脑血流灌注显像及^{18}F-FDG PET 脑显像显像剂选用、给药及其图像采集和后处理技术。

案例导入

【案例】

患者，女性，63 岁，发作性抽搐 10 年余（约 1 年发作 1 次），言语不清、口角歪斜 5 天，无其他身体不适。MRI 提示：左侧额顶叶交界区及左侧侧脑室体旁异常信号，考虑肿瘤性病变，转移瘤可能。

【问题】

1. 患者为进一步明确诊断及后续治疗，还需做什么检查？

2. 如果怀疑脑部占位为转移瘤，是否需要进行 PET/CT 检查查找原发病灶？

· 核心知识拆解 ·

第一节　脑的解剖及生理

一、脑的解剖结构

成年人脑的平均重量约为 1400g。脑在解剖学上分为端脑、间脑、小脑及脑干四个部分，脑干下端与脊髓相连，上端与间脑连接，背面为小脑，大脑位于最前端。通常将中脑、脑桥和延髓合称为脑干。端脑即左、右大脑半球，由人脑纵裂深部的胼胝体将其连接起来。大脑由表面的灰质（又称大脑皮质）、深部的白质（髓质）和位于白质内的灰质团块（基底神经节和纹状体）组成。每侧大脑半球被 3 条大脑沟分为额叶、顶叶、枕叶、颞叶及岛叶 5 个脑叶。额叶为中央沟之前外侧沟之上；顶叶前界为中央沟，后界为顶枕沟与枕前切迹的连线，下界以外侧沟后部与顶枕线连线；枕叶位于大脑半球后部，其前界在内侧面为顶枕沟，在上外侧面以顶枕沟至枕前切迹的连线为界；颞叶为外侧沟以下的部分；岛叶位于外侧沟深面，被额、顶、颞叶掩盖。

二、脑的血液供应

脑是血液供应丰富的器官。安静时，脑血流量为每分钟 750ml，约占心输出量的 15%。脑的血液供应来源于颈内动脉系统和椎-基底动脉系统。颈内动脉供应大脑半球的前 2/3 和部分间脑，椎动脉供应大脑半球后 1/3 及部分间脑、脑干和小脑。颈内动脉供应脑的主要分支有大脑前动脉、大脑中动脉、脉络丛前动脉和后交通动脉。左、右椎动脉入颅后在脑桥与延髓交界处汇合为基底动脉。椎动脉的主要分支为脊髓前、后动脉和小脑下后动脉；基底动脉的主要分支为小脑下前动脉、迷路动脉、脑桥动脉、小脑上动脉和大脑后动脉。两侧大脑前动脉起始段、两侧颈内动脉末段和两侧大脑后动脉借前、后交通动脉共同组成大脑动脉环或称脑底动脉环（Willis 环），此环使两侧颈内动脉系统与椎-基底动脉系统相交通，其主要功能是对大脑血供起调节和代偿作用。

三、脑血流与脑代谢的相互关系

脑的功能状态、脑血流、脑代谢之间有着密切的关系。研究表明，局部脑组织功能活动可以使局部脑血流量和脑葡萄糖利用率增加。在正常情况下，局部脑血流量与脑葡萄糖代谢率成一定比例，并形成一定的匹配关系。当机体进行功能活动时，局部脑血流量会随局部脑葡萄糖代谢一起变化。

四、脑屏障

脑神经元的正常功能活动需要其周围存在稳定的生理环境，维持这种稳定性的结构称为脑屏障（cerebral barrier）。其包括血脑屏障（blood-brain barrier，BBB）、血-脑脊液屏障及脑脊液-脑屏障屏障等。其中以血脑屏障最为重要，其形态学基础为毛细血管内皮细胞无窗孔，内皮细胞之间紧密连接，血管外壁有特殊的基膜和附着于毛细血管外的胶质细胞，使大分子物质难以通过。小分子、电中性、脂溶性高的胺类化合物和四配基络合物等可通过正常血脑屏障。脑屏障能使脑和脊髓免受内、外环境中各种理化因素的影响，保持中枢神经系统内环境的稳定性。脑内环境的稳定是中枢神经系统发挥正常生理功能的先决条件，因此脑屏障具有十分重要的生理意义。

五、脑脊液及其循环

脑脊液（cerebral spinal fluid，CSF）主要由侧脑室、第三脑室和第四脑室的脉络丛产生，少量由室管膜上皮和毛细血管产生。脑脊液内含有多种无机离子、葡萄糖、微量蛋白和少量淋巴细胞等成分，呈弱碱性。脑脊液总量在成人平均为130ml。脑脊液基本循环途径是侧脑室脉络丛产生的CSF经大脑导水管进入第四脑室，再与第四脑室脉络丛产生的脑脊液一起经第四脑室正中孔和外侧孔进入蛛网膜下隙，经小脑延髓池流入大脑凸面。其主要回流途径是通过蛛网膜颗粒渗入上矢状窦，其次是通过脑脊神经周围淋巴间隙，经淋巴系统汇入静脉。脑脊液分泌过多或吸收、循环障碍可引起颅内压的改变，影响脑循环正常进行。

六、神经受体和神经递质

神经受体是位于突触前膜和后膜位点上的一种特殊蛋白质，它与其相对应的神经递质产生特异性结合而发挥生理作用。这种能与受体产生特异结合的物质称为配体。能与受体结合引起兴奋的配体称为激动剂，而能抑制其兴奋发生的配体则为拮抗剂。配体与受体的结合存在竞争性抑制作用。神经递质的种类有许多种，如乙酰胆碱、去甲肾上腺素、5-羟色胺、多巴胺、γ-氨基丁酸和其他氨基酸等。不同种类的神经递质在脑组织中会有相对应的不同受体，如多巴胺相对应受体为多巴胺受体等。

第二节 脑血流灌注显像

脑组织的代谢水平高，血流量较多。一般在安静情况下，每百克脑的局部脑血流量（regional cerebral blood flow，rCBF）为50~60ml/min。整个脑的血流量约为750ml/min，占心输出量的15%左右。脑组织的耗氧量也较大。显像剂进入脑细胞的量与rCBF呈正相关。由于rCBF通常与局部脑功能代谢密切相关，因此脑血流灌注显像在相当高的程度上能反映脑血流灌注与功能的状态。

一、显像原理

脑血流灌注的显像剂是某些小分子（相对分子量<500）、电中性、脂溶性高的胺类化合物和四配基络合物，均可通过正常血脑屏障，被脑细胞所摄取，经代谢后形成非脂溶性化合物，且能较长时间稳定滞留在脑组织内。其靶向浓聚的数量与脑血流灌注量成正比，静脉注射显像剂后通过SPECT显像设备所获得的局部脑组织的放射性分布，称为脑血流灌注显像，也能定量反映局部脑血流量。

二、适应证与禁忌证

（一）适应证

1. 缺血性脑血管病的诊断、血流灌注和功能受损范围的评价。
2. 癫痫致痫灶的定位诊断、儿童良性和特发性癫痫的辅助鉴别诊断。
3. 协助痴呆的诊断及鉴别诊断。
4. 评价颅脑损伤后或其手术后脑血流灌注与功能。
5. 脑血管畸形的辅助诊断。
6. 评价脑肿瘤的血流灌注情况。
7. 其他适应证包括情绪障碍（焦虑症、恐惧症、强迫症）等精神疾病的辅助诊断，偏头痛、抽动障碍等疾病的功能损伤定位、治疗方法的筛选和疗效评价。

（二）禁忌证

无明确的绝对禁忌证，但存在以下相对禁忌证，也是所有核医学显像技术都有的相对禁忌证，具体如下。

1. 妊娠期及哺乳期妇女 需权衡辐射风险与临床获益，必要时推迟检查或采取防护措施。
2. 严重肝肾功能不全者 可能影响显像剂代谢与排泄，需谨慎使用。
3. 儿童受检者 需严格控制辐射剂量，仅在必要时进行。

三、显像剂

（一）SPECT 显像剂及用量

1. 六甲基丙烯胺肟（^{99m}Tc-HMPAO） 主要特点是脑内分布相对稳定，但体外稳定性差，标记后需要在短时间（30分钟内）使用。用量740~1110MBq（20~30mCi）/1~2ml，静脉注射。主要经肠道排泄，少量从尿中排出。

2. 双半胱乙酯（^{99m}Tc-ECD）是临床最常用的脑血流灌注显像剂，主要特点是体外稳定性好，体内清除较快，脑血流灌注影像质量好，但脑内分布随时间有轻微变化。用量740~1110MBq（20~30mCi）/1~2ml，静脉注射。主要经肾清除，少量经肝胆排泄。

此外，安菲他明（^{123}I-IMP）也可用于SPECT脑血流灌注显像。

（二）PET 显像剂

1. $^{15}O\text{-}H_2O$　正常人脑平均重量约占体重的 2%，但脑的耗氧量却占全身耗氧量的 20%，因此脑耗氧量是反映脑功能代谢的一个不可忽视的指标。$^{15}O\text{-}H_2O$ 被受检者吸入后，能够参与氧代谢全过程，用 PET 进行动态显像和定量诊断。脑组织摄取量与局部脑血流量呈显著线性相关，是目前公认的进行 rCBF 定量测定的金标准。半衰期仅为两分钟，可在短时间对同一个受检者进行反复检查。

2. $^{3}NH_3\text{-}H_2O$　血浆清除率快，人脑摄取迅速，且脑内滞留时间较长，成像质量明显优于 SPECT，为性价比较高的 PET 脑血流显像剂。

四、检查方法

（一）受检者准备

微课：脑血流灌注显像检查流程

1. 器官封闭　使用 ^{99m}Tc 标记的放射性药品前应用过氯酸钾封闭器官，目的是防止甲状腺摄取显像剂，减少辐射剂量，抑制脉络丛分泌，降低对脑显像的干扰。使用 ^{123}I 标记的放射性药品时，应使用复方碘溶液封闭甲状腺。一般在检查前 30 分钟至 1 小时口服过氯酸钾，因过氯酸钾是一种氧化剂，有一定腐蚀作用，服用后应饮水。

2. 视听封闭　注射显像剂前 5 分钟，嘱受检者戴眼罩和耳塞封闭视听，注射后继续封闭视听 5 分钟。

3. 受检者安抚及劝导　对于年龄较小患儿应向其家属解释检查项目意义及临床价值，从而得到患儿及其家属的配合。

4. 镇静药物使用　对年龄较小患儿或不能配合检查患儿，在儿科医师的指导下可使用水合氯醛口服或灌肠，静脉注射地西泮或肌内注射苯巴比妥，但应在显像剂注射 5 分钟后再注射镇静药，避免脑血流灌注受到影响。

（二）放射性药物注射及图像采集

静脉注射 ^{99m}Tc-HMPAO 或 ^{99m}Tc-ECD 740～1110MBq（20～30mCi）。注射后 10～15 分钟开始采集。嘱受检者取仰卧位，平稳呼吸，自然放松，头部枕于枕托中，用固定带固定头部位置，保持不动直至检查结束。调节头托使眼外眦和外耳道连线（OM 线）垂直于地面。使用低能高分辨平行孔准直器，矩阵 128×128，能峰 140KeV，窗宽 20%，探头旋转 360°，共采集 64 帧。采集之前调节探头，使探头在各个方向都尽量贴近头颅。显像期间将房间灯光调暗，保证室内安静。采集结束后经断层处理获得横断面、冠状面及矢状面三种断面的一系列图像。

五、图像重建与分析

（一）图像重建

应用计算机软件重建，通过 OM 线校正，做数据前滤波，重建得到横断面、矢状面、冠状面影像，必要时可进行三维立体影像重建。由于 PET 空间分辨率比 SPECT 高，重建后的影像结构更加清晰。

（二）图像分析

图像分析方法有定性分析（目测分析）、半定量分析和定量分析。

1. 定性分析 主要观察核医学图像中放射性分布的情况，包括其是否均匀、有无异常浓聚或稀疏区等。在脑血流灌注显像中，查看大脑各区域的放射性分布是否对称，有无局部血流灌注减少或增多的表现。凭借经验和对正常图像的认知，初步判断神经系统是否存在病变。主观性较强，结果依赖于观察者的经验和判断，不同观察者可能得出不同结论，对于细微的变化或不典型的图像可能难以准确判断。

2. 半定量分析 可以使用病灶与对侧相应部位放射性计数的对比（左/右比值）作为指标，也可以选用小脑计数（病灶/小脑比值）、全脑计数、单侧大脑计数、基底核计数作为参考指标。两侧相应部位对比是最早使用的半定量分析方法，其生理学基础是人体两侧大脑半球的对称性。正常情况下两侧大脑半球对称性好，两侧放射性计数差异小于 10%，如果大于 10%，则为异常。但该方法不能用于左右大脑半球对称部位局部血流量均下降的病例中。

3. 定量分析 通过连续采集不同时间点的图像，分析放射性药物在神经系统内的动态变化规律，通过一定的动力学模型进行计算分析，获得局部脑皮质的血流量 ml/（min·100g）。

六、图像分析

（一）正常影像

正常脑血流显像（图 10-1）示大脑皮质、基底神经节、丘脑、脑干及小脑皮质等灰质结构放射性分布较浓聚，左右两侧半球基本对称，其中小脑、基底神经节及枕叶视觉皮质区因局部血流量较多，因而影像较其他部位浓聚。脑白质和脑室系统的放射性分布明显稀疏。

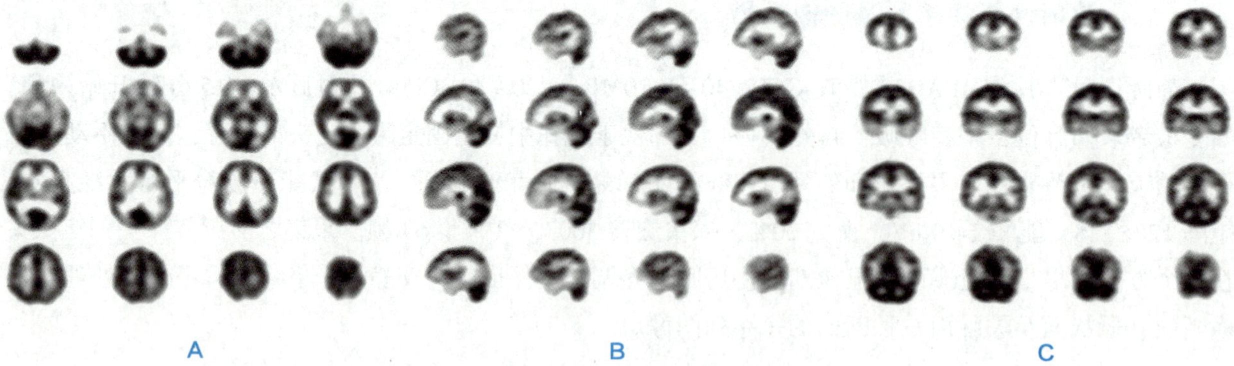

注：A. 横断面；B. 矢状面；C. 冠状面。

图 10-1 正常脑血流灌注显像

（二）异常影像

在两个或两个以上断层层面的同一部位出现放射性分布异常，包括放射性摄取异常增高或者减低。异常影像可以表现为一处或多处大脑皮质异常放射性分布稀疏、缺损或增高，也见于丘脑、基底核及小脑较明显的不对称，白质区局部扩大和脑萎缩。临床应用较为广泛的是癫痫灶的定位诊断，癫痫发作期局部病灶因血流量增加呈放射性浓聚，发作间期血流量减少、局部病变呈放射性稀疏表现。

七、临床应用

1. 脑血管疾病 短暂性脑缺血发作（transient ischemic attack，TIA）和可逆性缺血性脑疾病时，局部缺血部位呈现放射性减低或缺损。

2. 脑梗死 SPECT 显示绝大部分病灶处可见放射性分布减低区。发病数日后，病变周围可出现放射性分布增高，称为过度灌注。一部分患者大脑病变的对侧小脑放射性分布亦减低，即交叉性失联络。

3. 癫痫 发作间期，癫痫灶常表现为低灌注；发作期，癫痫灶高灌注（须在发作时立即注射显像剂），对术前定位有重要意义。

4. 神经退行性疾病 阿尔茨海默病（Alzheimer's disease，AD）SPECT 显示典型表现是双侧颞顶叶放射性对称性明显减低，一般不累及基底节和小脑。而多发性脑梗死性痴呆（multi-infarct dementia，MD）表现为大脑皮质多发性散在分布的放射性减低区，常累及基底核与小脑。

5. 锥体外系疾病 SPECT 显示两侧基底节包括尾状核头部和邻近区放射性分布减少，整个大脑皮层亦见中度弥漫性放射性分布减少。

6. 精神和情感障碍性疾病 常见的有以下 4 种：①精神分裂症，前额叶、颞叶血流异常。②抑郁症，以额叶放射性分布减低为主，病程较长者和病情进展较快者常伴有脑萎缩。③躁狂症，发作期额叶单侧或两侧局限性放射性分布增高，基底节区亦增高。④幻听症：发作期多见单侧或两侧颞叶局限性放射性稀疏。⑤抗精神药中毒者，以全脑弥漫性病变为特点，皮质变薄，放射性分布稀疏，但基底节功能亢进。

7. 脑死亡评估 全脑血流灌注缺失是辅助诊断标准之一。

8. 其他脑部疾病 动静脉畸形是由于动静脉短路，导致局部灌注明显减低。

八、注意事项

1. 数据采集时患者头部位置移动，会严重影响图像质量，重建的断层影像见脑内各结构紊乱。为防止头部移位，要用胶带强制固定。对神经或精神症状明显、小儿和不能合作的患者，预先给予镇静药。

2. 封闭不够，使用 ^{99m}Tc 标记化合物时即便放化纯度>90%，但若未使用过氯酸钾封闭脉络丛、鼻黏膜或封闭不够时，有时可见静脉窦轻度显影，特别是鼻黏膜内放射性浓集明显，影响影像的清晰度。在进行 3D 及标准差（standard deviation，SD）显示时可见鼻腔显影，严重干扰影像图像质量。

3. 有条件者还可应用 PET/CT 进行脑血流灌注显像。

第三节 ^{18}F-FDG PET 脑显像

脑代谢活动非常旺盛，维持正常脑代谢就需要大量能量。由于脑细胞不能有效储存糖原，所以，其能量的90%以上直接来自葡萄糖有氧代谢，葡萄糖几乎是脑组织的唯一能源物质。

一、显像原理

^{18}F-FDG 为葡萄糖的类似物，静脉注入人体后进入脑组织，在己糖激酶的作用下磷酸化生成6-磷酸氟代脱氧葡萄糖（^{18}F-FDG-6-P），以后不再参与进一步的代谢而滞留于细胞内。通过^{18}F-FDG PET 显像，可反映大脑生理和病理情况下葡萄糖代谢情况，应用动态采集，还可获得糖代谢的各种速率常数、脑组织葡萄糖代谢率等定量参数。另外，PET 可以借助各种生理性刺激或药物介入完成神经活动状态的检测，在判定药物代谢过程、评价药效和预测副作用等新药研制和开发方面具有重要意义。

二、适应证与禁忌证

（一）适应证

1. 癫痫灶定位诊断与癫痫术前评价。
2. 痴呆的诊断（包括早期诊断和痴呆严重程度评价）及鉴别诊断。
3. 脑肿瘤恶性程度分级判断、术前脑功能及预后评价；治疗后肿瘤复发与放射性坏死或纤维化的鉴别诊断；转移性脑肿瘤的诊断（全身显像有助于寻找肿瘤原发灶和颅外转移灶）。
4. 脑外伤、脑血管性病变、精神疾病、脑感染性病变（艾滋病、弓形体病等）、药物成瘾及滥用、酗酒等有关脑功能的评价。
5. 锥体外系疾病如帕金森病（Parkinson disease，PD）、亨廷顿病（Huntington disease，HD 等诊断与病情评价。
6. 脑生理研究与认知功能研究。

（二）禁忌证

无明确禁忌证。怀孕和哺乳期妇女一般不进行 PET 检查。怀孕妇女确需要进行 PET 检查，应认定检查的益处大于对胎儿的不良影响，由申请医师充分告知受检者或受检者授权人（如直系家属），并取得知情同意并签字，同时必须调整注射剂量。

三、显像剂

^{18}F-FDG 是目前临床最常用的脑葡萄糖代谢显像剂，由回旋加速器生产。^{18}F 的物理半衰期为109.8分钟。由于各厂家的仪器探测晶体（BGO、LSO、GSO 等）不同，因而所需的给药剂量亦不同，请参考各厂家的推荐剂量，根据体重给药。

四、检查方法

静脉注射给药。推荐注射剂量为 3.70～5.55MBq（0.10～0.15mCi）/kg，宜在 1 分钟内完成注射，随后推注适量 0.9%氯化钠溶液，以减少管道内显像剂残留。

微课：^{18}F-FDG PET 脑显像检查流程

五、图像采集与处理

注射前，受检者禁食 6～8 小时，注射显像剂前安静休息至少 30 分钟，佩戴耳塞及眼罩常规封闭视听，休息室尽量无噪声。避光环境中安静休息。静注^{18}F-FDG 后安静休息 30～60 分钟，进行显像。显像时，受检者取仰卧位，自然放松，头部用专用头托、海绵垫、约束带等配件加固。限制受检者头部运动的设施是必要的，特别是对于头部震颤症状较重的受检者。可根据 PET 显像机型不同，结合固有技术参数选择合适的扫描参数进行扫描。根据实际机型选择合适的重建参数（包括重建算法、重建矩阵、放大倍数、散射校正、平滑算法与核心大小等），其中重建算法中常用的有序子集期望最大化算法、滤波反投影等。

六、图像分析

（一）正常图像

正常脑代谢影像与脑血流灌注影像相近。正常情况下，由于葡萄糖是脑的唯一供能物质，故脑组织对^{18}F-FDG 的摄取量很高，大脑皮质、基底核、丘脑、脑干、小脑影像清晰可见。脑灰质放射性明显高于白质，以枕叶、颞上回皮质、尾状核头部和壳核放射性最高，小脑稍低。脑放射性分布左右两侧对称、前后基本对称（图 10-2）。

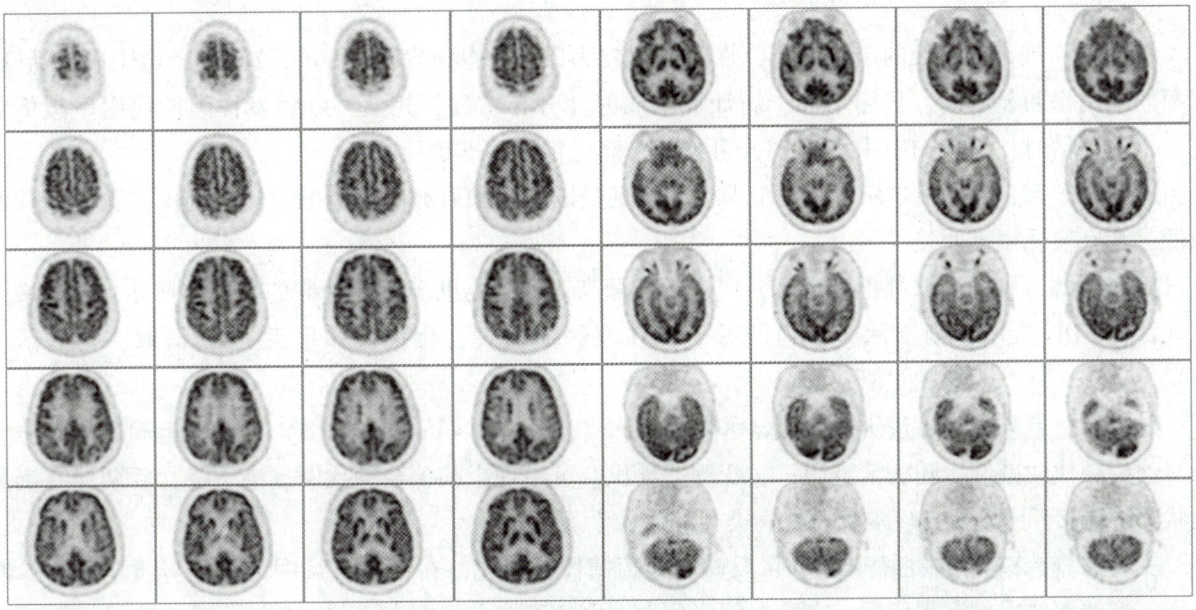

图 10-2 脑葡萄糖代谢正常影像

（二）异常影像

局部脑区的放射性摄取增高或减低、大脑皮质广泛摄取减低、脑室扩大、脑外形失常、中线移位等。有一些病变还可以出现失联络征，最常见的是交叉性小脑失联络（图 10-3），即在脑原发病灶的对侧小脑同时可见葡萄糖代谢减低。除此之外，大脑各皮质之间，以及大脑与基底核和丘脑之间也存在失联络征。这些异常影像表现基本上与脑血流灌注显像相似。在影像分析时，应注意环境、显像剂、显像位置（头位）、受检者年龄等对影像质量的影响，排除干扰造成的伪影。

扫码看彩图

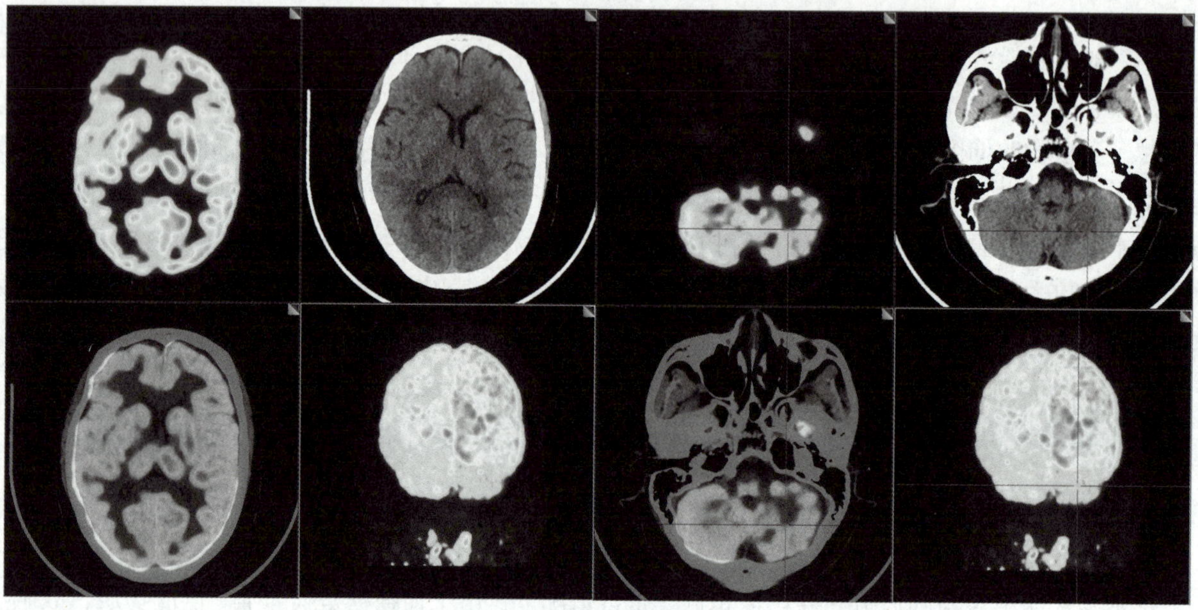

图 10-3　交叉性小脑失联络

七、临床应用

1. 癫痫　进行癫痫灶的定位诊断，临床应用较为广泛。癫痫发作期病灶局部神经功能过度活跃，葡萄糖利用率明显增高，代谢增高，病灶局部放射性分布增强；相反，癫痫发作间期代谢呈减低表现。术前评估时，结合 MRI 和脑电图，可提高致痫灶定位的准确性。

2. 阿尔茨海默病　阿尔茨海默病最典型的表现是以顶叶和后颞叶为主的双侧大脑皮质葡萄糖代谢减低，基底节受累不明显。

3. 脑肿瘤　脑肿瘤恶性程度越高，代谢活性越高。PET 有助于鉴别肿瘤的复发与坏死，如果增强病灶存在 FDG 摄取，则提示有活力的肿瘤存在或肿瘤复发；相反，如果无 FDG 摄取，则提示为坏死。

4. 锥体外系疾病　一些研究报道显示帕金森病（parkinson’s disease，PD）患者在运动症状对侧基底节葡萄糖代谢减低，随病情进展，病变逐渐累积，可出现全脑葡萄糖代谢逐渐下降，后期伴有痴呆症状的 PD 患者可出现与阿尔茨海默病类似的影像学表现。

5. 精神疾病研究及脑血管疾病　可反映脑葡萄糖代谢变化，在精神疾病中为功能异常定位、诊断分型、疗效评估提供客观依据；在脑血管疾病中则聚焦于缺血组织存活状态判断、治疗指导及预后评估。^{18}F-FDG PET 脑显像将脑功能代谢可视化，弥补了结构影像仅能显示形态变化的局限，是神经精神领域和脑血管病领域重要的检查技术。

八、注意事项

1. 常规禁食 6~8 小时，可适量饮水。

2. 给药前测量血糖水平。理想血糖水平为 3.33~6.67mmol/L，若空腹血糖高于 11.11mmol/L 应采取措施降低血糖或择日血糖水平控制良好时进行检查，高血糖可能会导致图像质量下降。

3. 给药前后多饮水，静卧休息，封闭视听。

4. 与受检者做好沟通，告知其检查过程中需要配合的事项，得到最佳配合，保证图像质量。

5. 对不合作受检者可应用适量镇静药。

6. 对癫痫发作频繁者，应进行脑电图监测，了解有无亚临床发作。

7. 对瘤体较小及经过治疗的受检者，要注意结合 CT、MRI 提供的结构信息。

8. 嘱受检者及家属提供尽可能详细的病史及其他影像学、电生理检查资料。

第四节 脑受体显像

一、显像原理

核医学脑受体显像是一种无创的、能在活体内从受体分子水平研究神经生物学的新方法。神经受体显像利用发射正电子或单光子放射性核素标记的合成神经递质的前体物质，观察特定中枢神经递质的合成、释放、与突触后膜受体结合及再摄取情况。鉴于受体-配体特异性结合性能，通过 PET 或 SPECT 显像可显示受体的特定结合位点及分布、密度和功能，并能获得定量参数，这就是脑受体或神经受体显像。并可借助一定的生理数学模型，定量测定有关代谢参数，从而对某些神经递质或受体相关性疾病作出诊断与鉴别诊断、制订治疗方案、观察治疗效果及进行疗效评价等。

二、适应证及禁忌证

（一）适应证

1. 锥体外系疾病 包括帕金森病、亨廷顿病等。

2. 痴呆 包括阿尔茨海默病、多灶梗死性痴呆、混合性痴呆等。

3. 精神疾病 包括精神分裂症、情感障碍、抑郁、焦虑等。

4. 其他 如药物与乙醇依赖、渐进性核上麻痹、脑肿瘤及获得性免疫缺陷综合征患者脑部病变等。

（二）禁忌证

严重运动功能障碍，不能配合检查者。

三、显像剂

1. 放射性配体 脑受体显像需要有合适的放射性配体，须满足以下基本条件。①亲和力强。②特异性高。③能通过血脑屏障。④不参与体内代谢。⑤易于用放射性核素标记，且标记后保持其原有的生物学性能。⑥在脑内与特定位点，结合后受体效应明显。⑦能得到高比值的靶/非靶比值，以利于显像和进行定量分析。

2. 放射性药物 临床常用的 SPECT 神经受体显像剂主要有多巴胺转运蛋白，即^{99m}Tc-TRO-DAT-1及^{123}I-β-CIT，常用的 PET 神经递质和受体显像剂主要有^{18}F-多巴（^{18}F-DOPA），^{18}F-FP-β-CIT，^{11}C-N-甲基螺旋哌啶酮（^{11}C-NMSP）和^{11}C-雷氯必利（^{11}C-raclopride）等。

四、检查方法

1. SPECT 显像

（1）根据标记配体的放射性核素，选用适合的准直器，目前采用扇形准直器或低能高分辨准值器（^{99m}Tc）进行 SPECT 神经受体显像较为理想。

（2）受检者一般取仰卧位平躺在检查床上，头部固定并处于 SPECT 探测器视野内，采集条件与脑 SPECT 相同。

2. PET 显像

（1）受检者一般取仰卧位平躺在检查床上，头部固定并处于 PET 探测器视野内，充分暴露双侧肘静脉并放置插管备用。

（2）显像前，用探头上装置的^{68}Ge 放射源做透射（transmission）扫描，主要用于组织的衰减校正，以后再行发射（emission）扫描。使用 PET/CT 者，则用 CT 行扫描和衰减校正。

3. 显像技术 由一侧肘静脉快速注入显像剂后即刻连续动态显像，然后进行特定时相的静态断层显像。另一侧肘静脉分别在注药后不同时间点采集动脉血或静脉血，血样经处理、测量、数据归一化，通过计算获取动脉输入功能参数，为定量分析提供依据。进行竞争抑制试验时，可预先（注射显像剂前 30 分钟）将拮抗剂引入活体后注入受体显像剂或显像剂和拮抗剂混合后注射，是计算放射性配体的抑制常数和受体亲和常数等功能参数的常用方法。

五、图像处理

断层影像采用计算机提供的软件处理，一般常用滤波反投影法及迭代法，并需要进行衰减校正。影像经计算机重建获得放射性配基与脑内富有受体的特异结合分布区域的横断层、冠状断层、矢状断层和三维立体影像。

六、图像分析及临床应用

正常情况下，脑受体的放射性均匀分布。在不同的疾病状态下，脑受体的异常影像表现各有不同。

1. 多巴胺神经递质、受体及转运蛋白显像　原发性PD表现为纹状体放射性减低，而PD综合征则表现为放射性浓聚如常。亨廷顿病（huntington's disease，HD）主要表现为神经基底节，特别是尾状核多巴胺D_2受体密度和活性明显下降而放射性减低，其程度与病情严重程度呈正相关。精神分裂症患者脑多巴胺D_2受体显像示基底节D_2受体活力增加。PD患者多巴胺转运蛋白显像（dopamine transporter imaging）可见纹状体放射性减低。

2. 乙酰胆碱受体显像　有资料显示乙酰胆碱受体显像可见大脑皮质和海马M_2受体分布密度明显减低，脑皮质摄取显像剂亦明显降低。

3. 苯二氮䓬受体显像　癫痫发作间期可见病灶部位受体分布密度减低，阿尔茨海默病可见显像剂与苯二氮䓬受体结合减低。

4. 5-羟色胺受体显像　5-羟色胺受体用^{123}I-2-ketanserin、^{123}I-β-CIT SPECT显像可见神经精神性疾病患者脑5-羟色胺受体密度和活性减低，同时还能判断西酞普兰（Citalopram，一种常用的选择性5-羟色胺再摄取抑制剂）抗抑郁症治疗后脑内5-羟色胺受体再摄取的变化。

5. 阿片受体显像　^{11}C-CFN（^{11}C-4-碳-甲氧基-芬太尼）阿片受体显像可直接观察美沙酮治疗阿片成瘾患者时美沙酮占阿片受体位点的程度，从而提供一种监测美沙酮药效和合理用药的有效手段。颞叶癫痫灶阿片受体密度增加，呈明显异常放射性浓聚灶。

七、注意事项

1. 受体显像剂应放化纯度大于90%和高比活度（37~74TBq/mmol），其各种理化性能和药理作用均符合药典要求。

2. 根据使用的显像剂的不同，检查前需停服一些治疗药物，以避免影响图像质量和检查结果。

▶知识拓展

脑脊液间隙显像

脑脊液显像可反映脑脊液生成、吸收和循环的动力学特性。根据注射显像剂部位的不同，可进行脑池、脑室和脊髓蛛网膜下隙显像，脑池显像最常用。

脑池显像将无刺激性和水溶性的放射性显像剂（^{99m}Tc-DTPA）通过腰椎穿刺注入脊髓蛛网膜下隙，显像剂沿脑脊液循环的通路路径流入脑池。通过核医学成像技术可跟踪显像剂在脑脊液中各时相的分布并提供蛛网膜下隙、脑池的形态，同时可了解脑脊液循环过程，并对被吸收等动力学作出评价。常用于脑积水、脑脊液鼻漏的诊断。

脑室显像放射性显像剂（^{99m}Tc-DTPA）一般引入侧脑室内，与脑脊液一起经室间孔流向第三脑室、大脑导水管、第四脑室，经正中孔和侧孔流入小脑延髓池及基底脑池，从而了解脑室形态、大小和脑脊液流动情况。

脊髓蛛网膜下隙显像的显像方法基本同脑池显像，用于了解蛛网膜下隙是否通畅。

—• 考试知识点总结 •—

—• 本章小结 •—

—• 协和云课堂…… 拓展练习及参考答案 •—

（郑婷婷　胡海萍　刘　宇）

第十一章　心血管系统

教学课件

学习目标

素质目标

（1）具有良好的核医学技师的职业道德和医德，具备保护受检者显像过程中安全的能力和意识。

（2）具有较好的核医学团队合作意识和协作精神。

（3）具有爱护单光子 SPECT 和正电子 PET 仪器/设备的意识。

知识目标

（1）掌握：单光子 SPECT 和正电子 PET 心肌显像技术的适应证、禁忌证、技术操作规范流程、注意事项、检查前准备及扫描方法。

（2）熟悉：SPECT 血流灌注和 PET 心肌代谢影像检查的图像处理与后处理。

（3）了解：图像排版、打印和多模态影像数据传输的操作。

能力目标

（1）具备熟练进行单光子 SPECT 和正电子 PET 影像检查的技术能力，能对受检者做好辐射防护的宣教和防护措施。

（2）掌握单光子 SPECT 心肌血流灌注和 PET 心肌代谢显像检查技术的质量保证和质量控制操作。

案例导入

【案例】

患者，男性，52 岁，体检时查出心肌缺血严重。患者日常生活作息不规律，经常有应酬且饮酒及吸烟较多。医师嘱其住院治疗否则有猝死风险，患者本人签字拒绝住院治疗，5 天后心肌梗死发作去世。

【问题】

1. 该患者进一步治疗前还需要选择哪项无创的核医学影像检查来鉴别？
2. 该检查方法的常用设备是什么？

·核心知识拆解·

第一节　心脏的解剖和生理

心脏作为维持生命活动的核心泵血器官，其解剖构造呈现为胸腔中纵隔内精密调控的中空肌性结构。心脏核心包含4个功能分化的腔室，薄壁的左右心房承担血液汇集功能，厚壁的左右心室负责动力输出；左心室壁厚度可达右心室壁的3倍，适应体循环高压需求。血流路径遵循严格单向循环，体循环静脉血汇入右心房，经三尖瓣进入右心室，泵入肺动脉启动肺循环；肺静脉氧合血注入左心房，经二尖瓣流入左心室，通过主动脉瓣射入主动脉供应全身。心房间隔与室间隔保障左右心血流隔离，而房室瓣（三尖瓣、二尖瓣）与动脉瓣（肺动脉瓣、主动脉瓣）构成单向瓣膜装置，精确引导血流沿心房→心室→动脉路径定向流动。

心脏周期性收缩与舒张形成心动周期，其机械活动过程包含7个连续时相：心动周期中，心房收缩触发射血，心室依次经历等容收缩期（瓣膜关闭、室内压骤升）、快速射血期（动脉瓣开放）、减慢射血期（动脉瓣开放）、等容舒张期（瓣膜关闭、室内压骤降）、快速充盈期和减慢充盈期（此两期房室瓣开放，血液被动充盈），最后心房收缩期完成主动充盈（约占心室总充盈量的25%）。该过程本质是电信号向机械力的转化，窦房结自主产生起搏电冲动，经心房肌传导至房室结，通过希氏束-浦肯野纤维系统同步激活心室肌。关键动力学原理在于舒张期心腔负压促使静脉血回流，收缩期心腔高压驱动动脉射血。心率是指心脏每分钟搏动的次数，反映了心脏跳动的节律，通常为60~100次/分钟，心率加快会导致心动周期缩短。

心肌细胞是心脏功能的机械执行单元，其持续收缩依赖高效的冠状动脉供能系统。冠状动脉起自主动脉根部主动脉窦，分支形成三维灌注网络，左主干分叉为前降支（主导左室前壁、室间隔前2/3及心尖血供）和回旋支（覆盖侧后壁）；右冠状动脉除灌注右心系统外，在多数个体中延伸支配左室下后壁（受冠脉优势型变异影响）及关键传导节点（窦房结/房室结）。冠脉最终分支形成密集的毛细血管网，紧密包绕心肌细胞，是心肌进行氧气、营养物质摄取和代谢废物交换的关键场所。

冠状动脉血流的舒张期主导性（收缩期心肌挤压限制血流）与代谢性自调节（腺苷介导需氧性血管扩张）是心肌灌注显像的核心生理基础。深刻理解心脏的解剖结构，尤其是冠状动脉的精确分布及其独特的血流灌注生理机制，是准确解读心肌灌注显像结果、诊断冠状动脉粥样硬化性心脏病（冠心病）及评估心肌存活力的基础。

第二节　核素心血池显像

一、显像原理

核素心血池显像包括首次通过法心血池显像和平衡法门控心血池显像两种。

1. 首次通过法心血池显像 是经由静脉“弹丸”式注射放射性显像剂，以高探测效率的γ相机或SPECT在心前区获取放射性影像，显示显像剂依次流经心脏各室后经大血管流入主动脉的全过程。能够显示心腔及大血管形态、血液流向通路、循环时间及充盈顺序的信息，并根据显像数据来计算生成左、右心收缩期和舒张期的多项功能参数。

2. 平衡法门控心血池显像 采用^{99m}Tc标记的红细胞等作为显像剂，等循环中显像剂与血液充分混匀（即达到平衡）后，可由SPECT来显示心腔形态。门控采集中，以受检者心电图上R波作为显像设备的触发信号启动采集，将一个心动周期内分成相同时间间隔的多帧图像（如16~32帧/每心动周期），即可获得整个心动周期各个时相的左、右心室的动、静态影像。由于每个心动周期平均约为0.8秒（以成年人平均心率75次/分钟计算），一个心动周期影像采集获得的放射性计数不足，因此需要重复采集数百个心动周期。将各心动周期中相应时相的影像进行叠加，这样每个时相便可收集到足够的计数量，然后可得到一个心动周期的系列影像（图11-1）。通过该系列影像的电影显示可以观察心腔形态和左、右心室的室壁活动。

左、右心室内放射性计数与心室容积一定程度是成比例的，因而分别勾画左、右心室的感兴趣区可观察心动周期各时相心室影像的放射性计数值，生成左、右室的时间-放射性曲线，该曲线相当于时间-容积曲线。通过对曲线进行分析，即可生成多种左、右心室收缩功能与舒张功能的定量指标。

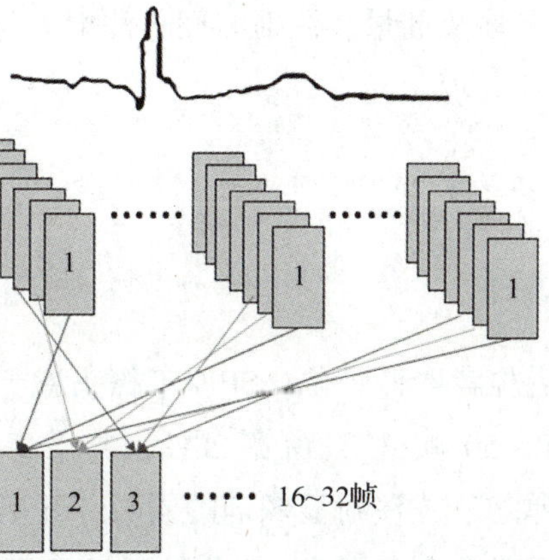

图11-1 平衡法门控心血池显像原理

二、适应证与禁忌证

（一）适应证

1. 观察心脏及大血管的形态、大小与功能状态。

2. 评价冠心病患者的心功能状态，病变累及的范围及程度，预后判断及药物或手术治疗的疗效评估。

3. 心肌梗死患者静息心功能与负荷心功能的测定，协助预后判断及治疗方案的选择。

4. 心室室壁瘤诊断。

5. 各种心肌病的诊断与鉴别诊断。

6. 室内传导阻滞的协助诊断，观察心脏起搏器安置后心脏激动顺序。

（二）禁忌证

静息显像无绝对禁忌证。

三、显像剂给药方法与途径

1. 首次通过法心血池显像 常用$^{99m}TcO_4^-$淋洗液或^{99m}Tc标记的化合物，多种临床常用的放射性显像剂如^{99m}Tc-DTPA、^{99m}Tc-MIBI等均可以用于该显像，大颗粒聚合人血清白蛋白（macroaggregated albumin，MAA）需除外。$^{99m}TcO_4^-$淋洗液的剂量为555~740MBq（15~25mCi）。

2. 平衡法门控心血池显像 常用^{99m}Tc-红细胞，一般采用体内标记法。先给受检者静脉注射亚锡焦磷酸盐1~2支，焦磷酸盐中含有的亚锡离子进入红细胞后将其锡化，30分钟后静脉注射$^{99m}TcO_4^-$淋洗液740~925MBq（20~25mCi），高锝酸根离子注射入血液中后被动扩散到红细胞，在红细胞内被亚锡离子还原，以此来标记红细胞。制备需先用钼锝发生器生成$^{99m}TcO_4^-$淋洗液，大多数单位的$^{99m}TcO_4^-$淋洗液是通过外购而获得。

在注射亚锡焦磷酸盐及$^{99m}TcO_4^-$淋洗液或标记物前需核对受检者姓名、性别、年龄、检查项目、体重等信息。注射后记录显像剂名称及剂量、注射时间、注射者等信息。

四、图像采集与处理

（一）采集时间、体位和条件

1. 首次通过法心血池显像 受检者取仰卧位，SPECT探头置于胸前，采取前位或左、右前斜30°。预设采集程序：矩阵64×64，20~50帧/秒，窗宽20%，共采集20~30秒。若需测定心功能参数，40ms/帧，共采集440帧。在“弹丸”式注射显像剂的同时，开启SPECT采集系统进行图像采集。

2. 平衡法门控心血池显像 通常注射显像剂15分钟后即可开始检查。受检者取仰卧位，探头采取前后位（ANT）、45°左前斜位（LAO 45°）和70°左前斜位（LAO 70°），必要时可加做其他体位。连接受检者心电图以获取R波，矩阵64×64，Zoom为1.5或2.0，SPECT探头视野包括胸前部心脏区域，总计数可预设为5000~8000K，也可预设400~600个心动周期。为了剔除异常心搏或伪信号干扰，一般预设心动周期可纳入分析的范围为平均心动周期值±10%。

如需完善心肌断层显像，可适当增加显像剂剂量。通常每个心动周期分成16~32帧，探头旋转180°采集（自右前斜45°至左后斜45°），每6°采集1个投影，每个投影采集48~60秒。

（二）图像处理

主要针对平衡法门控心血池显像，处理时将一个心动周期分为16~32个时段，将多个心动周期相应时段的放射性计数累加，生成收缩期、舒张期不同时段的心肌灌注图像。再可应用电影显示和半定量方法，分别观察心室的室壁运动情况，并可测量左心室功能参数，包括左心室射血分数（ejection fraction，EF）与容量测定。

1. 视觉分析 结合心动电影评估各方位心动周期内系列影像，观察心室形态的变化和室壁活动情况。

2. 心室功能参数定量分析　采用后处理软件在左前斜 45°图像上分别勾画左、右心室的感兴趣区后，生成心室时间-放射性曲线，也称为心室容积曲线，一般软件可自动计算出左、右心室的各项收缩、舒张功能指标。其中反映心室收缩功能的指标主要包括 EF、高峰射血率（peak ejection rate，PER）。EF 和 PER 的计算公式为：

$$射血分数=\frac{心室舒张末期计数-收缩末期计数}{心室舒张末期计数-本底}\times 100\%$$

$$高峰射血率=曲线从最高点下降至最低点间的最大斜率$$

平衡法门控心血池显像断层数据处理采用滤波反投影法重建心脏断层图像。曲线的最高点下降至最低点的区间为射血期，最低点上升至最高点的区间为充盈期。曲线起始部位的放射性计数可反映舒张末容积（end diastolic volume，EDV），曲线最低点的放射性计数反映收缩末容积（end systolic volume，ESV）。利用此心室功能曲线可以计算出多个心功能参数。心室功能最重要的参数是左心室摄取血分数（left ventricular ejection fraction，LVEF）。

$$LVEF=（EDV-ESV）/（EDV-本底）$$

反映心室舒张功能的指标包括高峰充盈率（peak filling rate，PFR）和高峰充盈时间（time of peak filling rate，TPFR）。其中高峰充盈率指曲线中最低点升至最高点间的最大斜率，高峰充盈时间指在心室舒张开始后心室高峰充盈所发生的时间。反映心室容积的指标包括收缩末期容积和舒张末期容积。

3. 时相分析　心血池影像的每个像素均可生成时间-放射性曲线，对曲线进行傅里叶转换，即进行正弦或余弦拟合，能获取每个像素开始收缩的时间（时相）和收缩幅度（振幅）两个参数，结合这类参数可生成心室时相图、振幅图和时相电影三种功能影像，并可获得时相直方图。时相分析是为了对各节段心肌的收缩功能和舒张功能、心室运动的协调性及激动传导顺序进行准确评估。

五、图像分析

首次通过法心血池显像可用于了解心脏各房室位置、形态和大小，心脏各房室、大血管及肺的显影顺序和显影时间。

经肘静脉“弹丸”式注射放射性显像剂的同时启动 SPECT 快速连续采集，可清晰显示显像剂流经右心房、右心室、肺动脉、肺毛细血管、肺静脉、左心房和左心室并流入主动脉的全过程。该显像可以获得血液流向、循环时间及充盈顺序的信息。

平衡法门控心血池显像可获得更全面的心室信息，主要包括以下几种。

1. 心室形态　一般左前斜 45°左、右心室刚好分开，是观察左、右心室的最佳角度，但可能因心脏顺钟向或逆钟向转位而使得最佳分隔角度发生变化。该角度影像中可见心影中间有垂直走行的线样放射性稀疏缺损，即室间隔，左侧为左心室，呈椭圆形放射性浓聚影，右侧为右心室，呈锥形放射性浓聚影。

2. 室壁活动

（1）正常表现：室壁各节段协调均匀地向心收缩或向外舒张，左心室收缩末期心室影像较舒张末期影像明显缩小。不同体位可观察不同节段的室壁运动，如左前斜 45°主要评估间壁与侧壁运动情况，前位可评估心尖与前壁运动情况，左前斜 70°或左侧位评估前壁、心尖及下后壁运动情况。

（2）收缩功能定量参数：静息状态下，左心室 EF>55%。负荷试验后左心室 EF 值较静息时应增加≥5%。

（3）室壁运动异常表现：①室壁运动幅度弥漫减低，多种原因所致心力衰竭或扩张型心肌病可观察到这种现象。②节段性室壁运动减低，一般在负荷试验中容易观察到。节段性室壁运动异常又分为运动低下、无运动、反向运动三种类型，最后一种是在收缩期病变局部室壁向外舒张的表现，是心肌梗死后室壁瘤形成的特征性表现。

3. 相位分析

（1）相位图：以不同灰阶或颜色来表示像素的时相（图 11-2）。心房和心室开始收缩的时间明显不同，所以表现为完全不同的灰阶或颜色。左、右心室各部位收缩大致同步，所以两心室灰阶或颜色保持基本一致。如果心室的局部出现与周围明显不同的灰阶或颜色，则说明该局部室壁收缩时间的异常（提早或延迟）。

扫码看彩图

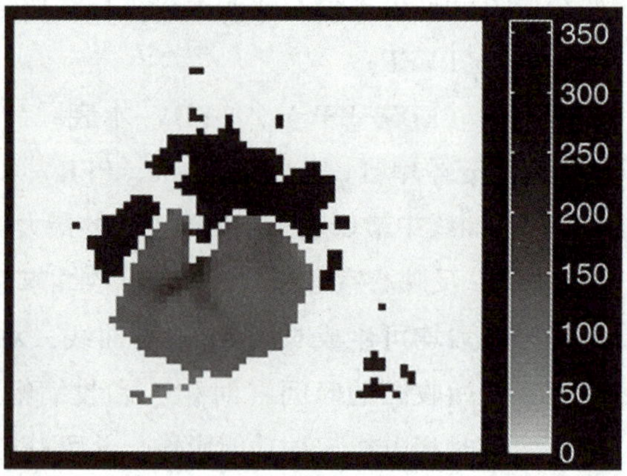

图 11-2　正常相位图

（2）相位直方图：表示心室各像素时相度数（一个心动周期为 360°）的频数分布图，横坐标为时相度数（0°~360°），纵坐标为频数（具有相同相位的像素的累计频数）。正常心室与心房的相位直方图均表现正态分布（图 11-3），心室峰高而窄，心房峰较低宽，两峰相位差距接近 180°。心室峰底的宽度即为相角程，表现心室开始收缩的第一个像素时相值到整个心室收缩结束的最后一个像素的时相值之间的差值。该值可用于显示心室壁收缩的协调性，正常参考值<65°。相角程增大表示心室收缩不同步或收缩时间延长。在时相直方图正常的心房峰和心室峰之外出现异常峰则表示存在局部室壁收缩次序出现反常表现，常见于室壁瘤。

扫码看彩图

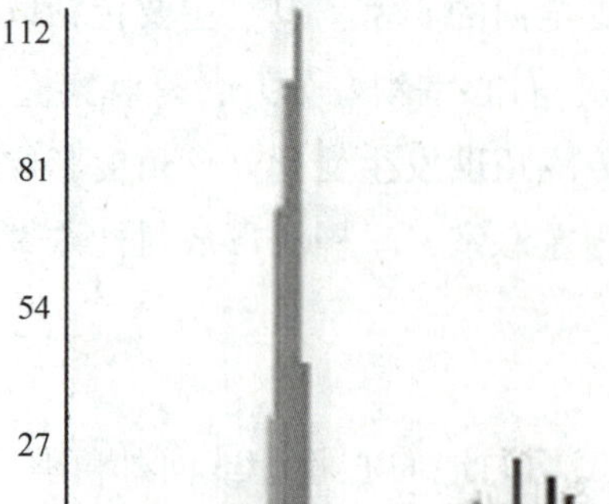

图 11-3　正常相位直方图

(3) 振幅图：表示心脏各部位收缩幅度大小，可用不同灰阶或颜色表示，灰度越高表示振幅越大。正常时左心室振幅明显高于右心室，心尖振幅较大。局部室壁运动低下处则灰度减低。

(4) 时相电影：在心动周期系列影像可观察到室壁心肌收缩开始的顺序。正常时显示心室兴奋始于室间隔基部右侧，沿室间隔下行快速传导至整个心室，最终消失在左室后基底部。右心室收缩略早于左心室。若有传导异常，如束支传导阻滞或旁路兴奋，则可见收缩顺序发生变化。

六、临床应用

核素心血池显像主要用于受检者心功能的评估，可用于多种心血管疾病的诊断和指导治疗。

1. 先天性心脏病　先天性心脏病受检者完善首次通过法心血池显像，主要评估受检者有无房间隔缺损或室间隔缺损、分流方向是左向右分流还是由右向左分流。房间隔缺损的影像中可观察到左向右分流、右房和右室重复或持续显影及“肺脏污”现象。室间隔缺损主要表现左向右分流，右房首次显影后不再显影，右室及肺重复或持续显影。动脉导管未闭时，由于在主动脉与肺动脉之间存在血流的异常通道，所以观察不到右心重复显影，而仅有“肺脏污”现象。如果合并肺动脉高压的患者，肺循环阻力高于体循环阻力时，则可能出现右向左分流。法洛四联症可观察到右心室扩大，肺动脉狭窄导致显像剂进入肺的时间延迟，由于右向左分流，左心室与主动脉提前显影，如同时合并双向分流，则可出现“肺脏污”现象。

2. 冠状动脉粥样硬化性心脏病及其并发症

(1) 冠心病：冠心病心肌缺血时，心肌细胞的代谢和功能发生改变，导致心肌收缩和舒张功能异常，平衡法门控心血池显像负荷显像可观察到节段性室壁活动异常，缺血严重的患者静息显像也能发现室壁运动异常，静息时 LVEF 多数无明显异常，但在运动负荷试验后 LVEF 增加不显著（增加值<5%）甚至可能降低。时相图表现为相角程增宽，舒张功能受损（高峰充盈率降低）。目前心肌血流灌注显像对于冠心病心肌缺血诊断价值较为明确而且应用广泛，平衡法门控心血池显像不再是早期探测冠心病的主要手段，但仍是冠心病心脏功能评估的有效显像方法。

(2) 室壁瘤：是心肌梗死的并发症之一。多方位观察到心室形态失常，心室壁局限性膨出，局部反向运动。时相直方图上可见心室峰和心房峰之间出现一个异常峰，称为“室壁瘤峰”（图 11-4），相角程>125°。临床应用时需要与心脏局部的其他异常情况如心室憩室等相鉴别。

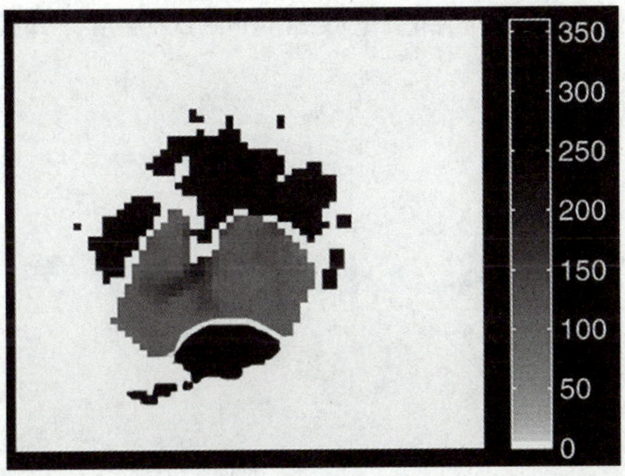

图 11-4　室壁瘤相位图

扫码看彩图

3. 大血管显像与深静脉血栓显像 大血管显像与深静脉血栓显像是一种了解大动脉及其主要分支情况的检查技术，其优点是方法简便、安全、无创伤，缺点是时间与空间分辨率较低，血管影像清晰度不如X线血管造影，因而临床上应用不多。近年来发现在活动性大动脉炎患者^{18}F-FDG PET/CT显像可见主动脉壁摄取^{18}F-FDG增高，可辅助活动期动脉炎的诊断，并对治疗后疗效评估也有指导意义，动脉炎在治疗有效的情况下，摄取恢复接近血池的^{18}F-FDG，故^{18}F-FDG PET/CT显像对大动脉炎的临床诊断和治疗有重要的指导意义。还可用于评估血管狭窄、动脉瘤等其他血管病变，且在一些复杂血管疾病的诊断中，常与其他影像学检查（如磁共振血管造影、CT血管造影等）联合使用，以提高诊断的准确性。

诊断静脉血栓和血管阻塞性病变的经典方法是X线静脉造影，而深静脉血栓显像方法简便、安全、准确率高。由于引起肺动脉栓塞的血栓80%以上来自下肢深静脉血栓，故放射性核素静脉显像常可用于肺栓塞的病因诊断。下肢深静脉血栓显像不仅能全面观察下肢深静脉的解剖形态，还可以评估血流动力学变化，是诊断血管阻塞性病变的有效检查技术，是肺栓塞诊断中重要的一项评估方法。

此外，放射性核素血栓显像可根据血栓性疾病的病理生理特点，制备参与血小板、凝血、纤溶等特异性显像剂进行血栓显像，判断血管阻塞的存在及性质，以及急慢性血栓性疾病。显像方法包括^{125}I纤维蛋白原试验（对早期血栓的诊断较为敏感）、抗纤维蛋白抗体显像剂显像（特异性相对较高）、肽类显像剂显像等。

4. 心血管疾病的心功能和疗效评价 平衡法门控心血池显像可分析心功能参数。临床上可用于评价多种心血管疾病的心功能状态，指导手术时机，各种治疗方法（如药物、介入治疗等）对心功能改善的疗效评估和随访。

5. 心肌病

（1）扩张型心肌病：平衡法门控心血池显像可观察左、右心室明显扩大，收缩和舒张功能下降，室壁运动弥漫减低。但以上表现并非扩张型心肌病所特有，其他病因引起充血性心力衰竭也可有类似表现（比如酒精性心肌病），因此需结合其他临床资料来鉴别。

（2）肥厚型心肌病：左心室明显缩小，左、右心室之间的线样放射性稀疏缺损变宽，LVEF升高。由于肥厚心肌的顺应性下降，所以舒张功能受损，PFR降低。可结合舒张功能指标评价药物治疗疗效。

6. 心脏传导异常 对于束支传导阻滞，平衡法门控心血池显像的时相分析显示心室的局部会出现与周围明显不同的灰阶或颜色，说明该局部室壁收缩时间出现异常，如提早或延迟，可以判断传导阻滞的部位和程度。

第三节 心肌血流灌注显像

一、显像原理

正常或有功能的心肌细胞可选择性摄取某些显像药物（如正一价、阳离子放射性显像剂），在一定生理范围内其摄取量与所支配部位血管的血流量成正比。心肌血流灌注显像可以准确反映心肌血流灌注情况，心肌血流灌注显像剂的分布与心肌的血流量在一定范围内成正比，不同程度的心肌血流灌注减少与心肌摄取显像剂减少一致，从而确保图像采集期间，显像剂在心肌中的分布在一定时间内稳定。由于心肌代谢显像及介入试验的应用，心肌摄取显像剂不宜受到药物或心肌代谢的干扰。

二、适应证与禁忌证

（一）适应证

1. 诊断心肌缺血。

2. 指导冠状动脉造影术的选择，包括胸痛、胸闷或心律失常者，无明显症状但心电图异常者，心电图运动试验阳性者等。

3. 心肌梗死的定位诊断，评估梗死范围及程度。

4. 诊断室壁瘤。

5. 冠状动脉造影正常，但怀疑有小血管异常致心肌缺血的判定；冠状动脉造影有 50% 以上的狭窄，评价冠状动脉狭窄的病理生理意义。

6. 血运重建术前评估、术后疗效评估及再狭窄的监测等，评估血运重建术后再发心绞痛的临床意义。

7. 心肌疾病的辅助诊断。

（二）禁忌证

心肌血流灌注显像无绝对禁忌证（但负荷试验除外）。孕妇和哺乳期妇女原则上应避免 SPECT 检查。哺乳期妇女注射^{99m}Tc-MIBI 的 60 小时内应避免哺乳，并与婴幼儿及孕妇保持适当的距离。

三、显像剂

心肌血流灌注显像剂主要有三大类：①^{201}Tl-氯化铊（^{201}Tl）。②^{99m}Tc 标记的心肌血流灌注显像剂，包括^{99m}Tc-异腈类化合物等，其中^{99m}Tc-甲氧基异丁异腈（^{99m}Tc-sestamibi，^{99m}Tc-MIBI）是目前临床最常用的心肌血流灌注显像剂，^{99m}Tc 标记的其他化合物，如^{99m}Tc 标记的 tetrofosmin 等。③PET 显像的心肌血流灌注显像剂。

1. ^{201}Tl　是由加速器生产的放射性核素，物理半衰期为 73 小时，主要的 γ 射线能量为 68~83keV（97%）。心肌血流灌注显像的常用剂量为 74~111MBq（2~3mCi）。生物特性近似 K^+，静脉注射^{201}Tl 后 5~10 分钟，显像剂在全身达到平衡，此时在心肌的分布为初始分布，3~4 小时后延迟显像为再分布。

再分布是^{201}Tl 心肌血流灌注显像的重要特性。^{201}Tl 在心肌的分布呈动态变化，当心肌细胞摄取^{201}Tl 达到峰值后，心肌细胞不断洗脱^{201}Tl 进入血液中，心肌放射性活度逐渐降低，一般在 3~4 小时后再次达成新的平衡。缺血心肌对^{201}Tl 洗脱较慢，洗脱速率低于正常心肌，因此，缺血心肌和正常心肌之间的^{201}Tl 浓度差缩小，形成类似再充填的表现，称为^{201}Tl 在心肌中的再分布，这也是心肌缺血的典型特征。

^{201}Tl 使用简便，无须再进行标记。一次静脉注射后，当天就可完成负荷和静息态显像。采用运动—延迟—再注射法可评估心肌缺血。但它的缺点是需要加速器生产，价格偏贵，而且半衰期长，推荐的显像剂剂量较小，图像质量较^{99m}Tc-MIBI 差，门控心肌显像图像质量不如^{99m}Tc-MIBI 显像清晰。

2. ^{99m}Tc 标记的心肌血流灌注显像剂 与^{201}Tl 相比，^{99m}Tc 物理半衰期短（6 小时），γ 光子能量适中（140keV），对受检者的辐射剂量相对较少，故可以使用较大剂量（20~30mCi），获得的图像质量佳。同时，可进行首次通过法心血池显像、平衡法门控心血池显像，一次检查同时得到心肌灌注及心脏功能参数等多个信息。目前应用最广泛的^{99m}Tc 标记的心肌血流灌注显像剂为^{99m}Tc-MIBI。静脉注射^{99m}Tc-MIBI 后随血流到达心肌，通过弥散机制进入心肌细胞，再由主动转运机制浓聚在线粒体内。心肌细胞对^{99m}Tc-MIBI 的摄取在一定条件下与冠状动脉血流量成正比。在缺血情况下，心肌对^{99m}Tc-MIBI 的摄取减少。而且无论在负荷还是静息时注射，^{99m}Tc-MIBI 在心肌的分布都可以在数小时内保持相当稳定，显像时机一般在给药后 1~2 小时。与^{201}Tl 不同，^{99m}Tc-MIBI 在心肌细胞内的结合较为牢固，不易被洗脱，没有明显再分布，故用于诊断心肌缺血时，负荷显像和静息显像需分两次进行（同日法或隔日法）。

3. PET 显像心肌血流灌注显像剂 最常用的包括^{13}N-氨水，^{15}O-水及^{82}Rb 等正电子显像剂，半衰期很短，可在短时间内重复注射显像，对比 SPECT 显像，PET 的空间分辨率和探测效率显著优化，可对心肌血流量进行绝对定量分析，进而计算心肌血流储备分数（fractional flow reserve，FFR），为评估冠状动脉狭窄对心肌血流灌注的影响提供较准确的信息，有助于指导临床治疗决策等。

使用正电子核素心肌血流灌注显像需要配备生产核素的回旋加速器，目前大多数核医学科都不具备，所以心肌血流灌注显像目前主要是利用 SPECT 显像来评估。在部分指南中 FFR 已经作为介入治疗选择的量化指标，多数核医学科都具备 SPECT 设备。但心肌对目前常用的^{99m}Tc-MIBI 或^{99m}Tc-tetrofosmin 首次摄取率相对较低，导致准确计算 FFR 比较困难，且目前暂无认证较好的 SPECT 药物可用于准确、简便地评估 FFR。

四、检查方法

显像剂注射前需核对受检者姓名、性别、年龄、检查项目、体重等信息。

（一）受检者准备

微课：心肌灌注显像检查流程

1. 检查时间以空腹或饭后 3 小时为宜。做负荷显像时需停用药物参考本章第四节“心脏介入试验”。
2. ^{201}Tl 心肌显像时空腹为宜。

（二）显像仪器

平面显像采用 γ 相机显像或 SPECT，断层显像应用单探头或多探头 SPECT 检查。

（三）显像方法

心肌血流灌注负荷-静息态显像可应用多种显像方案，根据所使用的放射性显像剂的不同而有差别，目前较常用的以下几种。

1. ^{201}Tl 负荷－再分布显像法　运动达终点时或药物负荷时静脉注射^{201}Tl 92.5～111MBq（2.5～3mCi），10 分钟行早期显像，3～4 小时后行再分布显像。

2. ^{99m}Tc-MIBI 负荷－静息隔日显像法　运动达终点时或药物负荷时注射 740～925MBq（20～25mCi），1～2 小时显像，隔日再注射^{99m}Tc-MIBI 740MBq，1～2 小时行静息显像。

3. ^{99m}Tc-MIBI 负荷－静息显像一日法　休息时注射 296～333MBq（8～9mCi），1～2 小时行静息显像，1～4 小时后行运动试验或药物负荷时再注射 740～925MBq（20～25mCi），1～2 小时显像。

4. 双核素显像　休息时注射^{201}Tl 111MBq（3mCi），15 分钟显像，第 60 分钟行运动试验或药物负荷，再次注射^{99m}Tc-MIBI 925MBq（25mCi），15 分钟后显像。该方案可避免^{99m}Tc-MIBI 两次注射法所需时间较长，负荷及静息显像可以在 2 小时内完成。

由于 MIBI 主要经肝胆系统和肾排出，注射显像剂后 15～30 分钟受检者进食脂肪餐（全脂牛奶 200ml 和/或油煎鸡蛋 1～2 个）以促进肝胆排泄显像剂，避免肝胆区显像剂的浓聚干扰对心肌的观察（图 11-5）。

^{99m}Tc-MIBI 于运动终止后的 1～2 小时内进行图像采集，^{201}T1 于运动终止后的 10 分钟内进行图像采集。

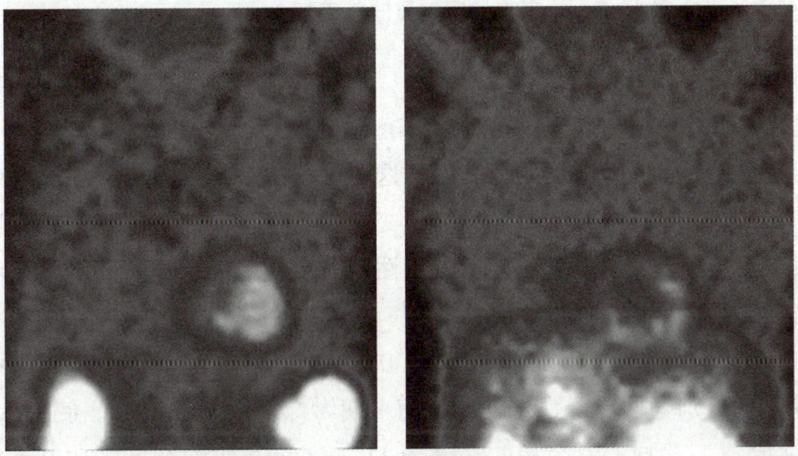

A　　　　B

注：A. 心脏影像与肝胆影像分界清晰；B. 心脏与肝胆影像连成一片，影响心肌断面观察。

图 11-5　心肌血流灌注投影

五、图像采集与处理

1. 断层显像　受检者取仰卧位，双上臂抱头并固定，探头贴近胸壁，采集视野包括整个心脏。探头配置低能通用型或高分辨率准直器，^{201}Tl 能峰为 80keV，如可设置多通道可加设 167keV 和 135keV 两组能峰，窗宽 25%。^{99m}Tc 能峰为 140keV，窗宽 20%。探头从右前斜位 45°至左后斜位 45°旋转 180°或行 360°采集，每旋转 3°～6°采集 1 帧，30～40 秒/帧，共采集 30～60 帧。

2. 门控心肌显像　^{99m}Tc-MIBI 图像较^{201}Tl 为好。平面和断层显像采集方法同上。连接心电图获取 R 波，断层像每个心动周期采集 16～32 帧，窗宽为 20%，矩阵为 64×64。可预置总计数，一般采集 5000～8000K 计数。也可预设 400～600 个心动周期。为了剔除异常心搏或伪信号的干扰，一般预设心动周期可纳入分析的范围为平均心动周期值±10%。

3. 影像重建　目前大多数显像设备的后处理软件采用滤波反投影法来进行断层影像重建，重建出

扫码看彩图

微课：心肌血流灌注显像图像采集

微课：心肌血流灌注显像图像处理

短轴、水平长轴和垂直长轴 3 个断面影像（图 11-6），每个断面厚度为 6~9mm。

扫码看彩图

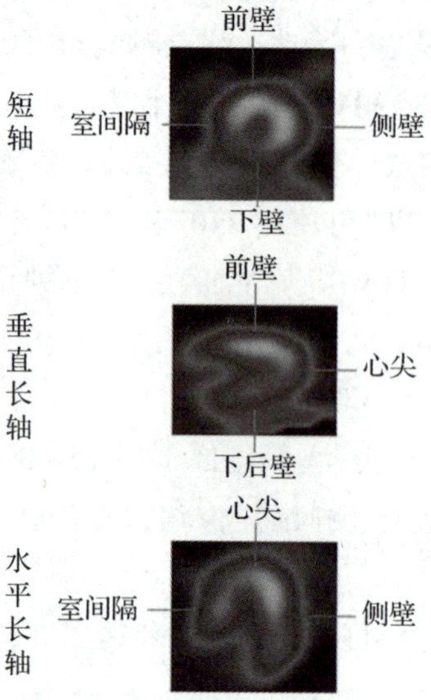

图 11-6　心肌血流灌注显像心室 3 个轴面重建示意

4. 极坐标靶心图　重建心肌的短轴断层图像后，形成各个短轴心肌断面的剖面曲线，将心尖至基底部各断面的周边剖面曲线按同心圆方式排列，圆心处为心室心尖部，圆最外圈为心室基底部形成靶心图。将原始靶心图上每个扇形区记数的百分值与这个区域的正常百分值一一进行比较，凡低于正常均值 2.5 或 3.0 个标准差的部位用黑色标记，称为变黑靶心图，提示该区域的心肌灌注异常减低。用靶心图来显示心肌放射性分布可相对直观显示可逆性或固定性灌注缺损的范围，并可定量分析病变心肌节段占左室心肌的百分率。

5. 门控影像定量分析　每个心动周期分成 16~30 帧影像。图像重建时一般可将各轴向的舒张末期和收缩末期 1~2 帧影像分别叠加成舒张末期和收缩末期影像，以便于读片。使用软件处理心室电影，勾画左、右心室感兴趣区，生成心室容积曲线（图 11-7），计算收缩及舒张功能参数，如 EDV、ESV 及 LVEF 等。

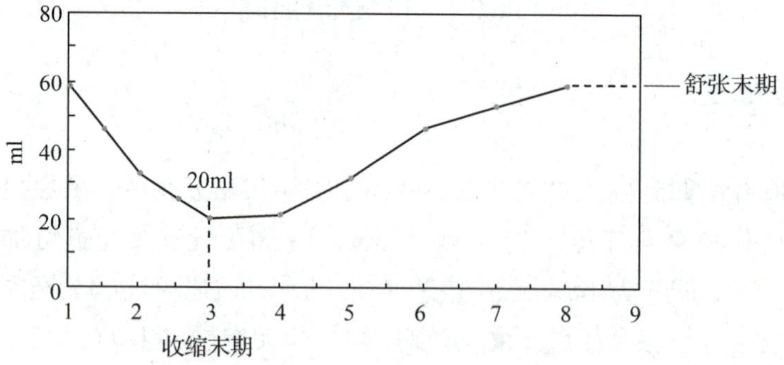

图 11-7　正常容积曲线

六、图像分析

（一）正常影像

心肌血流灌注显像分析需结合短轴、水平长轴和垂直长轴 3 个断面，判读心肌显影质量，心脏大小、形态、放射性分布、室壁运动等。图像分析时需同时在 2 个断面观察到同一节段的异常才可考虑心肌血流灌注异常。但有时某些特殊情况或细微病变可能还需要结合其他角度或层面的影像来辅助判断。分析时应注意鉴别少部分生理变异与心肌灌注异常，如室间隔膜部，正常不含心肌组织，因此在室间隔膜部出现放射性分布缺损属于生理现象。再者还需要注意软组织衰减，如女性受检者乳腺对左室前壁的影响可在图像上观察到前壁放射性稀疏，横膈膜对下壁影响，可引起下后壁放射性稀疏，由于组织衰减出现局部的放射性分布稀疏不属于病理现象，可结合 CT 衰减矫正来评估，但是 CT 也会存在过度矫正的情况，需要进一步鉴别。

正常心肌灌注断层图像显示左心室心肌显影清晰，多节段室壁放射性分布均匀，静息显像中右心室及双心房通常不显影（图 11-8）。

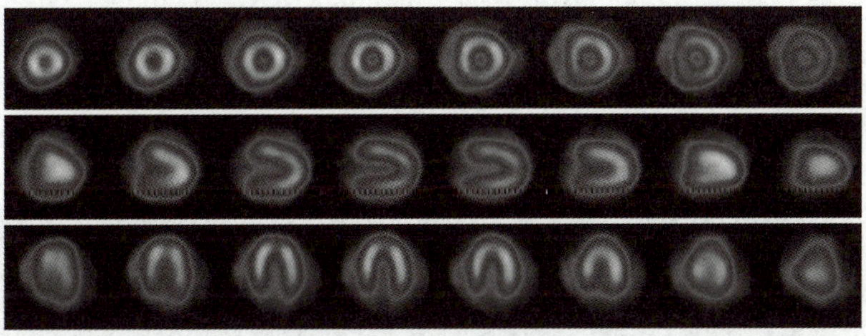

图 11-8　正常 SPECT 心肌血流灌注显像

扫码看彩图

（二）异常影像

异常心肌血流灌注断层图像可结合负荷显像和静息显像进行对比分析，包括以下异常表现。

1. 可逆性灌注缺损　指负荷显像观察到节段性放射性稀疏或缺损，静息影像原放射性稀疏或缺损区出现放射性充填（图 11-9），这种情况为典型心肌缺血的表现，是诊断心肌局部早期心肌缺血的重要依据。

2. 不可逆性灌注缺损　指负荷显像出现放射性稀疏或缺损区，静息显像无改变，这种可能考虑陈旧性心肌梗死或严重的心肌缺血，局部心肌可能存在纤维瘢痕。对于部分受检者静息显像表现出范围较广的放射性稀疏缺损区（图 11-10），室壁运动明显减低，这种受检者心肌梗死区范围较大，心功能较差，诊断明确，为保证受检者安全，暂不适合完善负荷显像。

3. 部分可逆性灌注缺损　指负荷显像时出现放射性稀疏或缺损区，在延迟或静息显像时部分充填，多为心肌缺血与心肌梗死并存。

4. 反向再分布　指负荷心肌血流显像灌注缺损不明显，而静息显像时可见明显的节段性灌注稀疏缺损区。反向分布现象的原因比较复杂，首先需要排除技术因素的干扰，如两次显像采集及处理条件的不一致，统计学误差的涨落，受检者病情的差异等。但有时确为冠心病的表现，具体情况再进行分析。

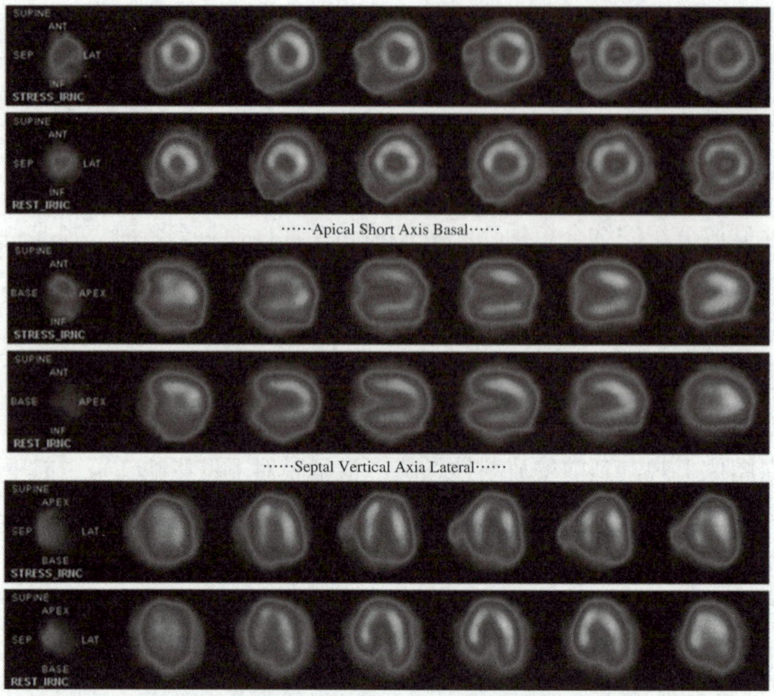

扫码看彩图

图 11-9　心肌血流灌注显像可逆性缺损

注：心肌血流灌注显像提示前壁近心尖在运动负荷心肌血流灌注图像上部分减低，静息局部可见充填，提示前壁近心尖局部可逆性缺损（上排为运动负荷心肌血流灌注显像，下排为静息心肌血流灌注显像）。

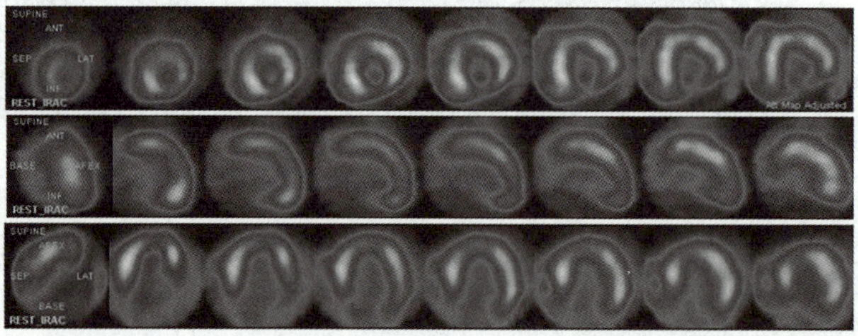

扫码看彩图

图 11-10　心肌血流灌注显像提示下后壁广泛心肌梗死

七、临床应用

（一）冠心病的诊断

心肌血流灌注显像是评估冠状动脉狭窄所造成的心肌血流灌注异常的表现，而并非显示冠状动脉本身解剖狭窄情况，它能直接反映病变冠状动脉供血心肌的血流灌注，可明确心肌缺血及心肌梗死的部位、范围和程度。对于临床可疑冠心病的受检者，心肌灌注断层显像具有“守门人”的作用。负荷心肌血流灌注显像正常时，基本上可排除明显心肌缺血，而且预后良好，多数受检者不需要进行冠状动脉造影；显像有心肌缺血或心肌梗死的患者则建议进一步完善冠状动脉造影检查，以明确冠状动脉病变部位及程度。但是，对于一些特殊情况，如极高危人群、合并其他复杂疾病等，可能还需要综合其他因素进一步评估。

（二）冠心病介入治疗和外科手术中的应用

1. 术前适应证的选择 经皮冠状动脉腔内成形术（percutaneous transluminal coronary angioplasty，PTCA）和冠状动脉搭桥术（coronary artery bypass grafting，CABG）是治疗冠心病的有效方法，治疗有效有助于改善患者的心肌血流灌注，改善心功能、临床症状和患者预后。心肌血流灌注显像可为临床提供重要的参考，如果负荷心肌血流灌注显像阴性，且患者没有明显心前区不适症状，提示这部分患者的预后较好，1 年心脏事件的发生率很低，可以不行手术治疗；反之，如果负荷结合静息心肌血流灌注显像提示存在心肌缺血，这些患者可考虑积极治疗。

2. 术后疗效和术后再狭窄的评价 心脏手术后患者症状的好转不能作为疗效评判的唯一依据。由于症状易受主观因素影响，采用心肌血流灌注显像可以客观地评估冠心病术后心肌血流的好转及恢复情况，如果患者在手术前后均行心肌显像，通过对比治疗前后的变化则可了解手术后患者的心肌血流恢复情况，可判断病变改善程度，评价疗效及观察病变是否进展。心肌血流灌注显像简便、无创且可反复检查。PTCA 术后的患者完善负荷心肌血流灌注显像时，如果观察到原先的缺血部位出现可逆性的灌注缺损，提示局部很可能发生术后冠状动脉再狭窄。但也可能存在其他原因导致的类似情况，如微循环障碍等，需要结合临床症状、心电图等其他检查综合判断。

（三）心肌神经受体显像

心脏神经系统包括以去甲肾上腺素（norepinephrine，NE）为递质的交感神经和以乙酰胆碱（acetylcholine，ACh）为递质的副交感神经。交感神经末梢释放的 NE 作用于心肌细胞中的 β1 肾上腺素能受体，可引起心肌收缩与心率加快；副交感神经末梢释放的 ACh 作用于心肌中的毒蕈碱受体（M 受体），使心脏的收缩减慢。放射性核素标记的 NE 类似物均可通过与 NE 类似的摄取途径进入交感神经末梢并贮存于囊泡中，从而可以观察心脏交感神经分布和数量。β 受体和 M 受体的配体则通过特异的受体-配体结合反应来达到心脏受体显像的目的。心脏神经显像中常用的显像剂主要包括突触前和突触后功能显像剂。突触前显像剂包括儿茶酚胺类（如多巴胺、NE、肾上腺素）和儿茶酚胺类似物（如间位碘代苄胍、氟间羟胺、羟基麻黄碱）。突触后显像剂主要是 β 受体和 α 受体显像剂。用于 SPECT 显像的主要是 ^{123}I-MIBG，用于 PET 显像的主要包括氟间羟胺、^{11}C-羟基麻黄碱等。

心脏受体显像可用于原发性心脏神经病变（如家族性自主神经异常、先天性室性心动过速和心室颤动）和继发性心脏神经病变（如充血性心力衰竭、心肌病、冠状动脉疾病、心脏移植、糖尿病等）的辅助诊断和鉴别心脏神经受体分布情况。在原发性心脏神经病变中，单纯自主神经异常、帕金森病及交感神经循环异常的患者常无明显心肌 NE 显像剂的摄取，提示缺失心肌交感神经末梢。而夏-德（Shy-Drager）综合征患者心肌 NE 显像正常，说明交感神经末梢分布是完整的而神经传导可能存在异常。而心脏原位移植后的心脏神经显像可以观察心脏神经支配的恢复情况。在糖尿病患者中，部分糖尿病患者因长期高血糖可能导致心脏自主神经病变，β 肾上腺素受体密度降低。

（四）对冠心病预后的评价

负荷心肌血流灌注显像正常是患者预后良好的重要标志。^{99m}Tc-MIBI 心肌负荷显像正常的患者，其未来心脏事件的发生率较低。一般情况下 1 年以后可再次完善显像来评价。另外，患者的预后还受到多种因素影响，如基础疾病、生活方式、是否规范药物治疗等，要综合考虑。

八、注意事项

1. 在受检者检查前应严格执行显像设备的定期质控，放射性显像剂的外观及质量控制，如显像剂由厂家提供，必须具备正式的出厂检测报告，显示合格才可以给受检者使用。

2. 负荷心肌血流灌注显像检查前受检者务必停服相关药物，详见本章第四节“心脏介入试验”，并取得受检者的配合。

3. 使用^{99m}Tc-MIBI 作显像剂时，其标记率应大于95%，静脉注射后30分钟进食脂肪餐，以排除胆囊和肝区放射性的干扰，如肝区显像剂清除慢，建议受检者适当活动来促进显像剂排泄。

4. 检查过程中应使受检者保持体位不移动，并嘱受检者在检查过程中平稳呼吸，以减少因膈肌运动对心肌显像的影响。不能配合的受检者可以加以固定。

5. 负荷显像必须严格掌握适应证，核医学医师在进行此项工作前，应在心脏内科进行专门培训，熟悉心电图的诊断及可能的急救措施，合格后才能独立实施此项检查，多数情况下要求有专业内科医师在场。检查室内须配备心电监测仪，除颤器及必要的急救器械和氧气、药物等。

6. 在负荷试验过程中须密切观察受检者情况及心电图、血压变化，检查过程中受检者出现运动试验终止指征或血压明显上升或下降，不管是否已达到预计心率，应立即终止试验，并继续观察血压、心率及心电图变化，必要时请内科医师进行诊治。

7. 进行静息和负荷显像时受检者体位、数据采集和影像处理的条件需保持一致，有助于比较和进行定量分析。在显像采集过程中，技师必须全程坚守岗位，密切观察受检者情况，受检者状态变化或设备故障时及时处理或告知医师协同处理，保证受检者安全。

8. 同一受检者行负荷与静息心肌血流灌注显像时，对位尽可能一致，断层处理时，对轴向、色阶、断面位置的配对要尽量一致，以更好判断有无异常。

9. 严重心律不齐的受检者无法完成门控心肌灌注显像，可行非门控心肌灌注显像。

第四节　心脏介入试验

心脏介入试验分为运动负荷试验和药物负荷试验。常用的药物负荷试验所用负荷药物有两类：一类是血管扩张药，包括腺苷和双嘧达莫（潘生丁）、瑞加诺生，作用是扩张冠状动脉；另一类是多巴酚丁胺，多巴酚丁胺是肾上腺素受体激动剂，可增强心肌收缩力。心脏介入试验能够提高心肌缺血诊断的准确性。目前，运动试验仍然是优先选择的心脏负荷试验方案。

一、显像原理

心脏代偿能力较强，即使冠状动脉存在明显狭窄（如70%~80%），仍能依靠自身的调节作用来保持平静状态下心肌血流灌注正常，因此在心肌血流灌注显像中无异常表现。但在负荷状态下，如运动状态下致心肌耗氧量增加或应用具有扩张冠状动脉的药物，这些情况下正常冠状动脉的血流量可明显增加 3~5 倍，而病变的冠状动脉无法相应扩张、局部血流量不能增加或增加量明显低于正常的冠状动脉，这样对比，缺血心肌显像剂分布较正常心肌明显减低，可提高对缺血心肌病变的检出率。故对于可疑冠心病或心肌缺血的受检者，应常规行负荷和静息心肌血流灌注显像。

二、适应证与禁忌证

（一）适应证

1. 诊断心肌缺血。

2. 指导患者冠状动脉造影术的选择，包括胸痛、胸闷或心律失常者，无明显症状但心电图异常者，心电图运动试验阳性者等。

3. 冠状动脉造影正常，但怀疑有小血管异常致心肌缺血的判定；冠状动脉造影有 50% 以上的狭窄，评价冠状动脉狭窄的病理生理意义。

4. 血运重建术前评估、术后疗效评估及再狭窄的监测等，评估血运重建术后再发心绞痛的临床意义。

（二）禁忌证

1. 急性心肌梗死（<72 小时）或大范围心肌梗死的患者。

2. 不稳定型心绞痛患者，不宜做运动或多巴酚丁胺试验。

3. 不能充分做踏车运动，或患有严重骨关节疾病、行动不便等情况的患者宜选用药物负荷试验。

4. 氨茶碱过敏者不可行潘生丁负荷试验。

5. 支气管哮喘病发作期、严重的慢性阻塞性呼吸道疾病。

6. 严重心律不齐的患者。

7. 患者血压控制不佳，血压高于 180/100mmHg 的患者不宜行运动负荷显像。

8. 孕妇和哺乳期妇女原则上应避免 SPECT 检查。哺乳期妇女注射^{99m}Tc-MIBI 的 60 小时内应避免哺乳，并与婴幼儿及孕妇保持适当的距离。

三、检查方法

受检者检查前 24~48 小时停服血管扩张药（如硝酸甘油、异山梨酯等）及减慢心率的药物（如 β 受体阻断药等）等，抗心律失常药可照常使用。使用瑞加诺生作为负荷显像介入药物时，至少于检查前 12 小时避免摄入任何含有甲基黄嘌呤的产品，包括含有咖啡因的咖啡、茶、饮料和药物，以及氨茶碱和茶碱。介入试验显像剂同心肌血流灌注显像，最常用的为^{99m}Tc-MIBI，注射前需核对受检者姓名、性别、年龄、检查项目、身高、体重等信息。

1. 运动负荷心肌血流灌注显像 常用的运动装置为活动平板和踏车（图 11-11）。

（1）运动负荷试验检查前 48 小时需停服 β 受体阻断药（如普萘洛尔）和钙通道阻滞药等。

（2）负荷试验进行时机建议为空腹或饭后 3 小时。

（3）运动前为受检者建立静脉注射通道，了解病史及一般情况，明确有无禁忌证。

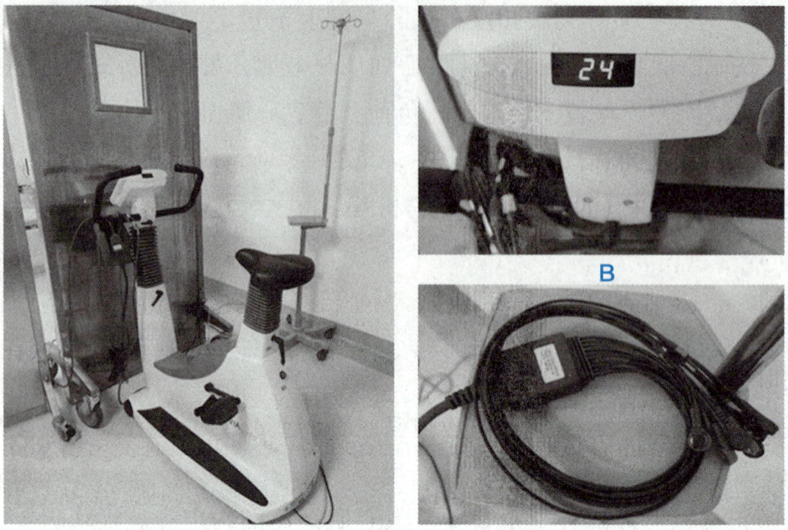

A　　B　　C

注：A. 心脏运动负荷踏车及防护铅屏风；B. 运动踏车转速显示屏；C. 运动踏车连接的心电导联线。

图 11-11　心脏运动负荷踏车

扫码看图

（4）监测运动前和运动中的血压、心率并记录运动前、中、后的常规心电图，每 3 分钟记录心率和血压一次。

（5）开始运动后逐步增加负荷量，建议每 3 分钟增加 25W。部分男性受检者初始运动负荷量可设为 50W，并缩短运动试验时间。当运动达到运动试验的终止指征时注射心肌血流灌注显像剂，注射后继续运动 1 分钟。

（6）运动试验结束后 15～30 分钟受检者进食脂肪餐（纯牛奶 200ml 和/或油煎鸡蛋 1～2 个）以促进肝胆排泄显像剂；^{99m}Tc-MIBI 于运动终止后的 1～2 小时内进行图像采集，^{201}Tl 于运动终止后的 10 分钟内进行图像采集。

运动试验的终止指征包括：①心率达到次极量（190-年龄）。②心电图 ST 段明显压低（≥1mV）。③出现典型心绞痛。④收缩压对比运动前下降≥10mmHg，或上升至≥210mmHg。⑤出现严重的心律失常（如频发室性期前收缩、室性心动过速等）。⑥出现明显的头晕、面色苍白、步态不稳或下肢无力不能继续运动。

2. 药物负荷心肌血流灌注显像　对于不能或不宜进行运动负荷试验、个人倾向药物负荷试验的受检者可行药物负荷试验，试验过程中常规监测血压、心率及心电图等指标并记录。常用的负荷药物有双嘧达莫、腺苷和瑞加诺生等。双嘧达莫通过抑制腺苷脱氢酶的活性，减少内源性腺苷的分解，使组织或血液中的腺苷浓度升高，进而扩张冠状动脉，增加其血流量。外源性腺苷与内源性腺苷一样，具有显著扩张冠状动脉的作用。瑞加诺生则通过激动腺苷 A_{2A} 受体，促使冠状动脉舒张，从而增加冠状动脉的血流量。

（1）双嘧达莫试验：用微量泵静脉泵入或匀速缓慢静脉注射双嘧达莫 0. 142mg/（kg · min），共 4 分钟（相当于 0. 568mg/kg），在 3 分钟时注射心肌血流灌注显像剂。

（2）腺苷试验：按 0. 14mg/（kg · min）剂量静脉缓慢滴注共 6 分钟，在第 3 分钟时于对侧肘静脉注射心肌血流灌注显像剂。

（3）瑞加诺生试验：每位受检者 0. 4mg（体积为 5ml），注射完毕立即用 5ml 生理盐水冲洗后，即刻按照规定的剂量静脉推注^{99m}Tc-MIBI。

上述负荷试验后，^{99m}Tc-MIBI 显像者于注入显像剂后 1～2 小时内进行显像，1～2 天后进行静息显像；^{201}Tl 显像者于注入显像剂后 5～10 分钟和 3～4 小时分别进行早期显像和延迟显像或再分布显像。

给受检者建立静脉注射通道，介入用药及显像用药均通过静脉注射通道注射。监测注射介入药物前后的血压、心率、常规心电图，每 2 分钟记录心率和血压一次。一般监测至受检者症状明显好转，如果受检者无明显症状，建议监测至介入药物注射后 3～5 分钟。

第五节　^{18}F-FDG 心肌葡萄糖代谢显像

心脏是人体的血液循环动力泵，葡萄糖、脂肪酸等是心脏最主要的能量底物。这些代谢底物经放射性标记后可被心肌细胞摄取，空腹时正常心肌以脂肪酸为主要代谢底物，缺血心肌主要利用葡萄糖。基于心肌的代谢特性，利用葡萄糖类似物^{18}F-氟代脱氧葡萄糖（^{18}F-Fluorodeoxyglucose，^{18}F-FDG）可在体外用 PET 或符合线路 SPECT 灵敏地检测病变血管心肌葡萄糖的代谢分布变化，能直观反映心室心肌血流灌注减低区心肌存活情况，准确鉴别缺血和坏死心肌，对判断是否具备冠状动脉再通术的适应证有重要指导意义。

一、显像原理

葡萄糖是心肌重要的能量来源之一，^{18}F-FDG 是一种葡萄糖类似物，进入心肌细胞的最初过程与葡萄糖类似，^{18}F-FDG 进入细胞外液后，能够像天然葡萄糖一样，被细胞膜的葡萄糖转运蛋白识别，跨膜转运到细胞液内，随后被己糖激酶磷酸化，磷酸化后的^{18}F-FDG 获得极性，不能自由出入细胞膜。但与 6-磷酸葡萄糖不同的是^{18}F-FDG-6-PO_4 并不能被磷酸果糖激酶识别进入糖酵解途径的下一个反应阶段，故只能滞留在细胞内。心肌细胞摄取^{18}F-FDG 的状态可反映心肌对葡萄糖的摄取情况。核医学^{18}F-FDG PET/CT 显像是目前临床最常用的代谢显像，在心血管系统最主要的应用是对冠心病患者进行存活心肌的评估。本节主要介绍^{18}F-FDG 心肌代谢显像评估存活心肌。

冠心病患者的冠状动脉发生粥样硬化，使血管管腔狭窄或闭塞，导致心肌缺血和/或梗死后，心肌的葡萄糖代谢会发生不同的变化。当缺血持续较长时间或反复出现缺血，会引起心肌葡萄糖代谢增高的同时，还会有室壁运动的异常，但这种异常现象一般是可逆的，在一段时间后会自发恢复，这种现象被称为“心肌顿抑”。当心肌的血流供应恢复正常（如血管重建治疗术后）后，心肌的运动功能仍然可以恢复，只是恢复的时间要长于心肌顿抑，这种现象被称为“心肌冬眠”。由于顿抑心肌和冬眠心肌的功能都是很可能恢复的，因此被统称为存活心肌。当缺血程度进一步加重，心肌最终会发生状态不可逆的改变，即梗死心肌。^{18}F-FDG PET/CT 心肌代谢显像可用于区分不同状态的心肌，主要目的是鉴别有无存活心肌，来预测治疗效果。

二、适应证与禁忌证

（一）适应证

1. 拟行血管重建或再灌注治疗后的心肌严重缺血或心肌梗死的患者，判断心肌活性。

2. 药物治疗效果欠佳的冠心病心力衰竭患者，拟行血运重建术或心脏移植术。

（二）禁忌证

原则上，除妊娠期和哺乳期妇女应避免PET检查外，无明确禁忌证。

三、显像剂

1. 药品来源 大多数不具备医用回旋加速器单位的^{18}F-FDG是通过外购而获得，它由有资质的供药中心通过模块化合成器制备。^{18}F-FDG的放化纯度应>95%。

2. 注射剂量 ^{18}F-FDG的注射剂量应根据受检者体重进行计算，PET显像时，成人一般按3.70~5.55MBq/kg（0.1mCi/kg~0.15mCi/kg）给药。当使用SPECT进行符合显像时，剂量为111~185MBq（3~5mCi）。

四、给药方法与途径

嘱受检者空腹6小时以上，核对受检者姓名、性别、年龄、检查项目和体重等信息。根据受检者血糖水平口服葡萄糖25~50g，当受检者血糖达到5.55~7.77mmol/L后静脉注射^{18}F-FDG，^{18}F-FDG注射时为防止显像剂渗漏，一般先建立静脉通道，用生理盐水冲洗静脉通道通畅后，注入显像剂，再用生理盐水冲洗静脉通道内的显像剂。注射点选择病变的对侧肢体静脉注入。测量注射前注射器内的显像剂活度并记录注射时间，测量注射后空注射器内的显像剂活度并记录时间。

五、图像采集与处理

（一）采集时间、体位和条件

1. 图像采集 PET/CT设备使用前，要对检查床、激光定位灯进行例行安全检查。检查申请单需认真核对受检者及检查信息、相关病史，根据申请单的要求和检查目的，再次明确PET/CT扫描的范围，选择适合的采集协议和重建参数。

2. 显像时间 通常在注射^{18}F-FDG后45分钟开始进行图像采集。

3. 显像体位 常规取仰卧位，头部置于头托中，双臂上举，前臂交叉置于额头或头顶，不能耐受者，可将双臂置于身体两侧。

4. 定位扫描 采用CT进行平面定位像扫描，确定PET/CT扫描范围。设置PET的扫描窗位数、重叠扫描比率，注意观察有无金属或高密度异物需要移除，对于体位严重偏移的受检者要注意调整受检者体位至采集视野中央。应保证在整个图像采集过程中心脏位于采集视野内。

5. PET扫描 静态采集，多采用3D采集模式，必要时可进行心电门控心脏采集，扫描各个体位过程中需注意观察PET采集计数率，计数率不足的情况下要适当增加采集时间，并需分析原因，详细记录。

6. CT扫描 用于衰减校正、解剖定位的CT采集采用低毫安秒（mAs）设置。

（二）图像处理

1. 图像传输 将采集到的 PET 和 CT 图像，传输至后处理工作站进行后续图像重建、融合并存储，对于有科研需求的受检者数据需对原始数据进行存储。

2. 图像重建 PET 图像重建算法一般常用的是滤波反投影和有序子集期望最大化算法两种，目前以后者最为常用。随着近年来 PET 制造技术的发展，许多新技术得以应用，如采用飞行时间（time of flight，TOF）技术能提高探测病变的分辨率和定位精度，降低图像噪声。

3. 与心肌灌注图像联合处理 结合 SPECT 心肌灌注图像，将 PET 心肌断面按照短轴、水平长轴、垂直长轴来处理出 3 个断面，并注意灌注图像层面相对应，以便对比心肌梗死区有无存活心肌。

微课：^{18}F-FDG PET/CT 心肌代谢显像图像处理

六、图像分析与结果判断

糖负荷状态下，心肌细胞的能量底物主要为葡萄糖，正常心肌多数显影清晰，与心肌血流灌注显像影像基本相同。

1. 灌注－代谢不匹配 心肌血流灌注显像可观察到稀疏、缺损区，葡萄糖代谢显像示局部 ^{18}F-FDG 摄取正常或相对增加（图 11-12），即灌注-代谢不匹配。表明心肌细胞灌注减低但仍然存活，是 PET 诊断存活心肌的标准。

2. 灌注－代谢匹配 心肌灌注和 ^{18}F-FDG 摄取均减低或缺损（图 11-13）。表明局部心肌无存活或为瘢痕组织。

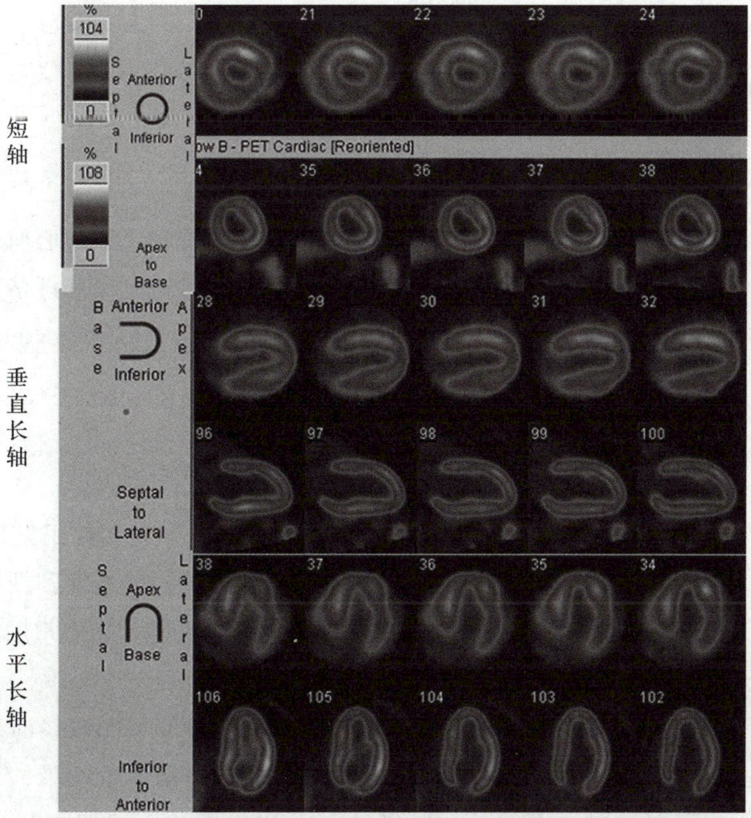

图 11-12 心肌血流灌注与代谢显像提示后侧壁血流与灌注不匹配

扫码看彩图

扫码看彩图

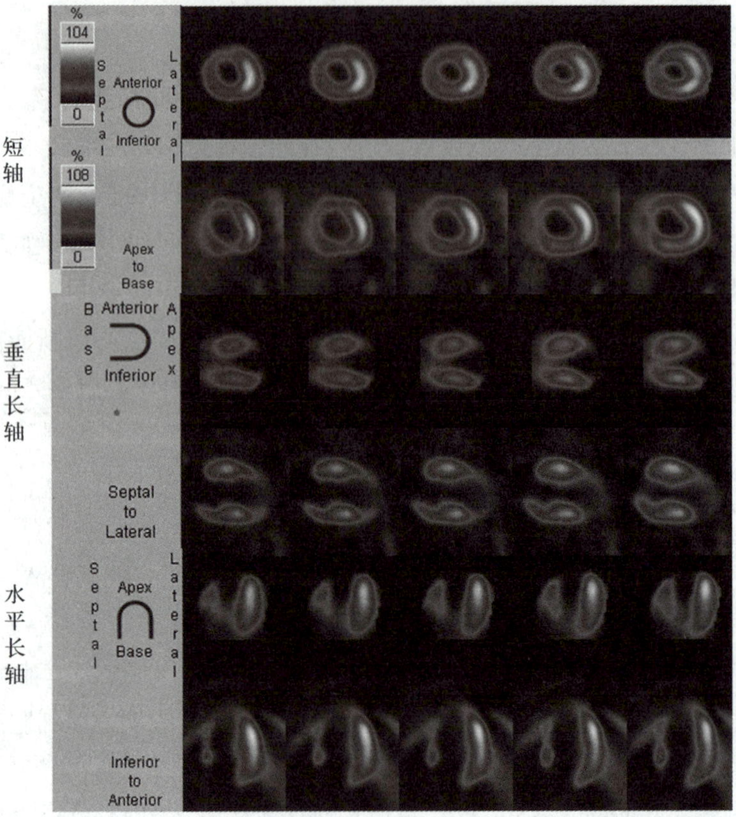

图 11-13　心肌血流灌注与代谢显像提示间壁、前壁、下壁、广泛心尖血流与灌注匹配

七、临床应用

^{18}F-FDG 心肌代谢显像的评估可用于以下几个方面：①心肌梗死区存活心肌的准确判断。②冠状动脉血管重建术前适应证选择。③心肌病异常代谢的研究与病因探讨。通过心肌代谢显像对冠心病患者进行存活心肌范围的评估，在临床上具有重要的指导意义，可准确判断和评估冠心病患者治疗后的功能恢复，从而指导临床医师作出准确的选择，使患者从这些诊断中得到最大的效益。

▶知识拓展

急性心肌梗死显像

急性心肌梗死显像也称为亲心肌梗死显像，指急性心肌梗死患者使用某种显像剂后梗死的心肌可选择性浓集显像剂，使用 γ 相机或 SPECT 进行心脏显像时能观察到梗死心肌的浓集灶，而正常心肌不显影，故又称为心肌阳性显像或心肌热区显像。目前临床上常用的亲心肌梗死显像剂为^{99m}Tc-焦磷酸盐（pyrophosphate，PYP）。

多数患者通过临床病史、心电图动态变化和血清酶测定等即可明确诊断急性心肌梗死，因此^{99m}Tc-PYP 不是急性心肌梗死的常规检查方法。仅当临床上诊断比较困难、不在血清酶学检查的有效时间，才会应用^{99m}Tc-PYP 显像。一般影响^{99m}Tc-PYP 显像对心肌梗死病灶诊断的因素很多，如胸壁肿块、电损伤、心包炎、心肌病、瓣膜或心包的钙化灶等，这些情况可能导致显像结果出现假阳性，干扰对心肌梗死病灶的准确判断。^{99m}Tc-PYP 显像对急性心肌梗死诊断的敏感性高，可达 90%～95%，但特异性较低，因此^{99m}Tc-PYP 显像必须结合临床，严格控制^{99m}Tc-PYP 的显像剂质量，保证检测的准确性。

考试知识点总结

本章小结

协和云课堂……　拓展练习及参考答案

（李建红　袁婷婷　胡　楠）

教学课件

第十二章　消化系统

学习目标

素质目标

（1）具有严谨负责的工作态度，遵守医学伦理准则，严格遵守辐射防护原则，树立“以患者为中心”的服务理念，强化医患沟通和团队协作。

（2）在消化系统核医学检查（如胃排空显像、肝胆动态显像）中，以提升诊断准确性为目标，在实践中提升问题解决能力和创新意识。

知识目标

（1）掌握：消化系统中各检查技术的适应证、禁忌证、技术操作规范流程、注意事项、检查前准备及扫描方法。

（2）熟悉：各检查技术的图像处理与后处理。

（3）了解：图像排版、打印和数据传输的操作。

能力目标

（1）具备熟练进行消化系统相关影像检查的技术能力。

（2）能对受检者做好辐射防护的宣教和防护措施。

（3）能够做好消化系统影像检查技术的质量保证和质量控制。

案例导入

【案例】

患者，女性，24 岁，2 年前体检发现胆囊结石，当时无症状未予重视，近一年感剑突下疼痛，反复发作且症状加重，B 超提示慢性胆囊炎伴胆囊结石。近日，患者就诊于肝胆外科并要求做保胆手术，科室医师仔细询问病史后告知患者，以其目前的情况有两种手术方式可以选择，一种是腹腔镜胆囊切除手术，另一种是保胆手术，而保胆手术的前提是胆囊必须具备良好的收缩功能。为了进一步了解胆囊功能情况，医师建议该患者行^{99m}Tc-EHIDA 肝胆动态显像检查。

【问题】

1. ^{99m}Tc-EHIDA 肝胆动态显像是什么？

2. 针对部分慢性胆囊炎患者，医师为什么会建议做该项检查？

·核心知识拆解·

第一节 消化系统的解剖和生理

消化系统由消化管和消化腺组成。消化管涵盖口腔、咽、食管、胃、小肠（十二指肠、空肠和回肠）和大肠（盲肠、阑尾、结肠、直肠和肛管）。消化腺可分为大消化腺和小消化腺。大消化腺是一个独立的器官，位于消化管壁外，如大唾液腺、肝和胰腺。小消化腺分布于消化管壁内，如唇腺、颊腺、舌腺、食管腺、胃腺和肠腺等。消化腺分泌消化液，经导管排入消化管，分解和消化食物，营养物质经胃肠吸收入体内。

胃由贲门部、胃底、胃体和幽门部四部分构成。小肠上接幽门，下续盲肠，是消化、吸收的主要部位，分为十二指肠、空肠和回肠三部分。大肠由盲肠、阑尾、结肠、直肠和肛管五部分组成，主要功能是吸收水分和电解质及排泄食物残渣。肝是人体最大的腺体，具有分泌胆汁，参与糖、脂肪、蛋白质和维生素的合成、转化和分解及吞噬、防御和解毒的功能。胆囊位于胆囊窝内，具有储存和浓缩胆汁的功能。胰腺是人体第二大消化腺，其分泌的胰液中含有多种消化酶，参与糖、脂肪和蛋白质的分解代谢。

消化系统主要功能是摄取食物并进行物理性和化学性消化，经消化管黏膜上皮细胞吸收营养物质，最后将食物残渣形成粪便排出体外。

消化系统的生理学基础包括消化道的运动功能、分泌功能、神经调节等。

胃的运动形式包括容受性舒张、紧张性收缩和蠕动，三者协同作用，利于食物在胃内充分消化。小肠通过紧张性收缩、分节运动、蠕动，使食糜与消化液充分混合，促进化学性消化，同时增进食糜与肠黏膜的接触，促进血液淋巴回流，有利于吸收。

消化道平滑肌的神经支配既有外来神经系统（交感神经和副交感神经），又有内在神经系统（黏膜下神经丛和肌间神经丛）。外来神经丛可调节内在神经丛，内在神经丛也可不受外来神经丛的调节，独立调节胃肠运动、分泌、血流量及水和电解质的转运。

核医学技术在消化系统的应用具有独特的价值，主要通过放射性核素标记的显像剂，评估消化系统的功能、代谢和病理状态。核医学技术能够无创、动态地评估消化系统的功能状态，如肝胆动态显像评估肝胆功能状态、胃排空显像评估胃排空功能。

第二节 胃食管反流显像

胃食管反流病是由于各种因素造成的胃十二指肠内容物反流入食管，是一种上消化道动力障碍性疾病，最突出的症状是胃灼热和反流，也可损伤食管邻近组织，出现食管外症状。婴儿 7~8 个月前可出现生理性的轻度胃食管反流，后逐渐消失。儿童胃食管反流通常可出现呼吸道化脓性感染、缺铁性贫血及营养不良等。

一、显像原理

口服不为食管和胃黏膜吸收的酸性显像剂入胃后，对上腹部施加不同大小的压力，同时对胃和食管下段进行连续动态核医学显像，根据食管下段是否出现放射性及其与压力的关系，即可判断有无胃食管反流及反流程度（图 12-1）。

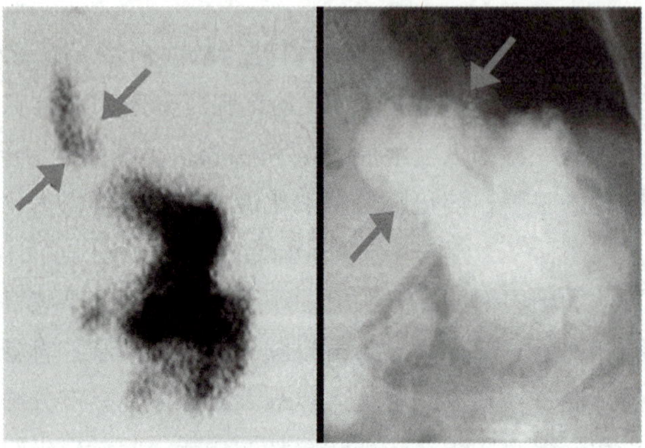

图 12-1　胃食管反流受检者显像及上消化道钡餐

注：箭头所示为反流的造影剂。

二、适应证与禁忌证

（一）适应证

1. 探查引起胃灼热和反流的原因。
2. 反流性食管炎。
3. 探查小儿反复吸入性肺炎的病因。
4. 婴幼儿不明原因的呕吐。
5. 胃大部切除术后并发症。
6. 探查慢性肺部感染的原因。

（二）禁忌证

食管与气管瘘者不宜行此项检查。

三、显像剂

1. 药品制备　常用的显像剂为^{99m}Tc-DTPA 制成的酸性显像剂，由 14.8～37MBq（0.4～1mCi）^{99m}Tc-DTPA、150ml 橘子汁和 150ml 0.1mol/L HCl 混合制成。婴幼儿检查时将上述显像剂加入牛奶中，牛奶量按 300ml/1.7m^2 体表面积计算，活度 7.4～11.1 MBq（200～300μCi）。

2. 药品质量控制　要求^{99m}Tc-DTPA 的标记率>98%。

四、给药方法与途径

受检者检查前禁食 4～12 小时。操作前需核对受检者姓名、性别、年龄、检查项目、体重等信息。嘱受试者 3 分钟内饮完 300ml 显像剂，再服 15～30ml 清水以去除食管内残余放射性。婴幼儿显像剂经鼻饲入胃，后拔出鼻饲管，或与奶同饮，也可将其滴入患儿舌根部。

五、图像采集与处理

（一）采集时间、体位和条件

1. 受检者准备　隔夜禁食后，在受检者腹部缚带压力装置的腹带或普通腹带，在其下面放置血压计的充气胶囊，连接血压计。

2. 体位　受检者仰卧于 γ 相机或 SPECT 探头下，取前位显像，视野包括食管和胃。

3. 采集时间　饮完显像剂后 10～15 分钟，婴幼儿鼻饲后 5～10 分钟。

4. 准直器　选择平行孔低能高灵敏或通用型准直器。

5. 采集条件　能峰 140keV，窗宽 20%，矩阵 128×128 或 256×256。

（二）图像采集及处理

1. 图像采集　显像时，充气腹带逐级加压，分别为 0、2、4、6、8、10、12kPa 和 13.3kPa，每级加压后分别采集 30 秒。如未发现反流，必要时做 2~4 小时延迟显像。

2. 婴幼儿显像　婴幼儿检查不用腹带加压。2 分钟/帧，连续采集 1 小时，此后 2~4 小时内在胸部间断采集静态图像几次。准直器及采集条件同上。

3. 图像处理

（1）用感兴趣区（region of interest，ROI）技术获得各时相食管和胃的计数率，生成时间放射性曲线，观察曲线上是否出现尖峰及其数目。峰的高度与反流量成比例，其宽度反映反流发作的持续时间。

（2）计算胃食管反流指数（gastroesophageal reflux index，GERI），公式如下：

$$\text{GERI}\ (\%) = (E_n - E_B)/G_0 \times 100\%$$

式中，G_0 为压力 0 时全胃内的放射性计数。E_n 为某时或某压力时食管内的放射性计数，E_B 为食管本底计数率。

六、图像分析

（一）正常影像

全部图像未见胃食管结合部以上区域出现放射性分布。

（二）异常影像

1. 正常人食管内不见显像剂浓聚影，但在腹带压力为 13.3kPa 时，可以测量出有微量放射性存在，GERI 为（2.7±0.3）%。当 GERI 为 3%～4%时为可疑，大于 4%时提示有胃食管反流存在。

2. 贲门上方食管内出现显像剂浓聚影，如仅稍高于本底为弱阳性，明显高于本底但显著低于胃影为阳性，稍低于或等于胃影为强阳性（图 12-2）。

3. 在腹部未加压时即出现的反流称为自发性反流，加压后出现的反流称为诱发性反流（图 12-3）。

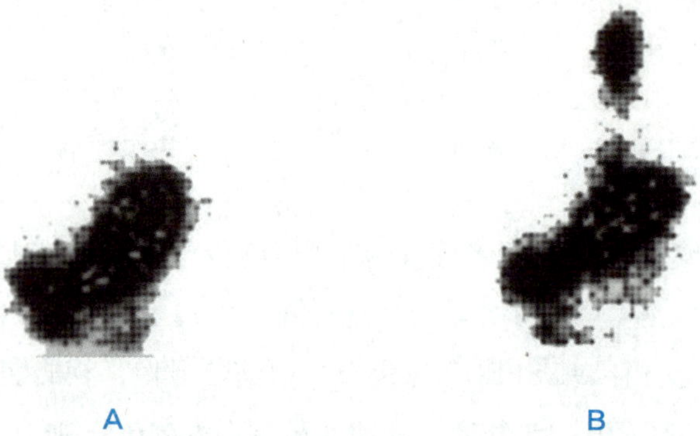

注：A. 正常显像，见胃区放射性浓聚；B. 异常显像，除胃影外，胃上方异常条形放射性浓聚，即放射性食物反流至食管下段。

图 12-2　胃－食管反流显像

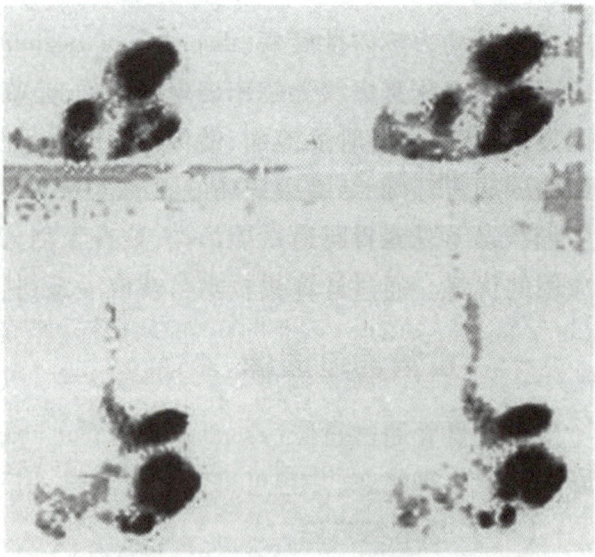

图 12-3　腹带加压后胃食管反流显像

注：放射性食团进入胃后，腹带加压，食管内见放射性浓聚影。

七、临床应用

本法简便无创，对胃食管反流的诊断灵敏度高，对比临床其他方法有较高的准确率，与胃镜和钡餐检查相比更符合人体的生理状况，从而减少对影像诊断的干扰。

1. 反流性食管炎　本法常用于反流性食管炎的诊断。长期的胃食管反流可造成反流性食管炎，常伴有胃灼热感和反酸症状。本法符合生理状况，准确度较高，常用于反流性食管炎的诊断。

2. 胃大部切除术后观察　胃大部切除后易发生胃食管反流。胃食管反流显像可对胃大部切除术术后反流并发症进行早期诊断与定位，以及对术后解剖结构的兼容进行无创性功能评估，及早发现有无反流存在，动态观察反流路径、量化反流程度、评估胃排空功能，根据胃食管反流指数等量化指标指导术后疗效评估与方案调整。

3. 儿童胃食管反流　胃食管反流在婴幼儿比较常见，发病率较高，且易引起呼吸系统感染。胃食管反流显像对诊断儿童胃食管反流有很大价值，灵敏度高。当胸部显像出现放射性可证实反流引起吸入性肺炎。

4. 肺部慢性炎症原因分析　胃食管反流物的误吸常是引起肺部慢性炎症的原因，可在临睡前口服上述酸性显像剂，次日行胸部显像，见异常放射性浓聚即可确诊，同时有助于肺内病变的病因诊断。

八、注意事项

1. 显像剂的配置方法及用量应严格按照方法要求进行。

2. 显像前应在视屏上观察食管部位有无残留放射性，若有，可在饮几口水之后再观察，如已无放射性可进行系列显像。

3. 腹部加压时的压力要准确，否则会影响结果准确性。

4. 勾画食管部位 ROI 时，每帧胃轮廓要尽量一致。

第三节　胃排空显像

核医学胃排空显像具有无创性、重复性好、定量和符合生理条件的特点，以及相对易于施行，对比其他检查更为敏感，已成为无创诊断胃动力障碍的重要检查方法。

一、显像原理

将不被胃黏膜吸收的放射性核素标记的食物摄入胃内，经胃的蠕动传送而有规律地将其从胃排入十二指肠，用 SPECT 相机连续记录此过程中胃的影像和胃区放射性计数变化的情况，计算出胃排空时间，以反映胃的运动功能。

二、适应证与禁忌证

（一）适应证

1. 胃正常生理功能的评价。

2. 胃排空障碍原因的探讨。

3. 药物及手术治疗的疗效观察和随访。

（二）禁忌证

无明确禁忌证，妊娠期、哺乳期女性酌情应用此项检查。

三、显像剂

1. 固体试餐的制备 将 37MBq（1mCi）^{99m}Tc-DTPA，加入 120g 鸡蛋中搅匀，加热煎炒至固体状，夹入两片面包中备用。^{99m}Tc-DTPA 与鸡蛋内的乳清蛋白结合。

2. 液体试餐的制备 取 37~74MBq（1~2mCi）^{99m}Tc-DTPA，加入 5%葡萄糖溶液（糖尿病受检者用生理盐水）300ml 中混匀备用。

3. 半固体试餐的制备 取三乙烯四胺（triethylenetetramine，TETA）树脂 250mg 与$^{99m}TcO_4^-$混合，加生理盐水至 5ml，振荡 10 分钟，获得^{99m}Tc-TETA 树脂，然后与 50g 麦片、2g 食盐配制成的麦片粥混匀备用，总体积 300ml。

四、给药方法与途径

胃内固体食物的排空速度与液体食物不同，固体-液体混合食物与单纯一种状态食物的胃排空速度也不同，为适合不同类型食物检测的需要而建立了液体食物胃排空、固体食物胃排空及固体-液体混合食物胃排空测定法。通常液体食物胃排空检查对隐匿异常的检出敏感性不如固体食物胃排空测定法，如果仅做一种食物的胃排空测定，应采用固体食物胃排空检查。受检者在规定的时间内空腹服用试餐，要求 5 分钟内吃完。

五、图像采集与处理

（一）图像采集

1. 受检者准备 隔夜禁食（至少 8 小时以上）。检测前 1~2 周应停服影响胃动力的药物。

2. 体位 受检者仰卧于探头下，或直立位面向探头。在两次采集之间的间歇期，允许受检者适当走动，但每次显像的体位必须一致。每个时间点的采集，均同时做前位显像和后位显像，然后取平均值。探头视野范围包括胃和大部分小肠。

3. 准直器 选择低能通用型准直器。如做固体-液体混合食物胃排空测定时，则应用中能准直器。如无中能准直器时，可用高能准直器代替。

4. 采集条件 能峰 140keV，窗宽 20%，矩阵 128×128 或 256×256，使胃和大部分小肠于探头视野中。在行固体-液体混合食物胃排空测定时，能峰为 173keV 和 247keV，窗宽 20%。

5. 图像采集 从进食开始计时，在 5 分钟、10 分钟、15 分钟、20 分钟各采集 1 帧，随后每 15 分钟采集 1 帧，每帧采集 60 秒，连续观察 2 小时。若 2 小时放射性计数尚未下降 50%，可继续延长观察时间。

（二）图像处理

采用ROI技术勾画出胃的轮廓，计算出各时间点全胃内放射性计数，绘出时间-放射性曲线，并按下述公式计算出各时间点的胃排空率。也可将胃区划分为近端胃、远端胃分别计算各自的胃排空率。计算时应行衰减校正和衰变校正。

$$GEt\ (\%) = (Cmax - Ct)\ /Cmax \times 100\%$$

式中，GEt为时间t时的胃排空率；Cmax为胃区内最大计数率；Ct为时间t时胃内的计数率（经衰变校正和衰减校正后）。

六、图像分析

采用上述方法计算出各时间点的胃排空率，与正常值比较分析其胃运动功能情况。

1. 应根据各自的方法建立自己的正常参考值。立位显像时，混合食物胃半排空时间正常参考值分别为：液体（24±7.6）分钟，固体（51±12）分钟。正常人胃排空时间受多种因素影响，如性别（绝经期女性慢于男性）、时间（下午较上午慢）、体位（卧位慢于坐位）和身体状况（运动后加快）。

2. 如用时间函数图解方式表示每种显像剂的残留放射性（残留率），可以发现混合食物中的液体成分从胃内排空比固体食物快，其排空曲线近似单指数曲线，而固体食物趋近于“0”的形式排空（图12-4）。

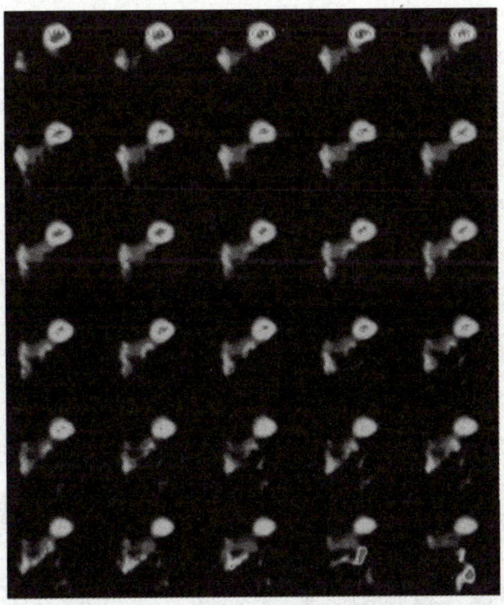

扫码看彩图

图12-4 动态连续采集30帧

注：动态连续采集30帧：胃形态、位置、大小正常。胃内放射性溶液缓慢排至肠腔，30分钟后胃内仍存在部分放射性药物。

3. 延迟时间是评价胃排空功能的一个重要参数。近端胃与远端胃在胃排空中的机制不尽相同，因此如果简单地检测半排空时间，往往会忽略了延迟时间的变化（图12-5）。

4. 目前常用的方法所测得的胃排空率只是相对值，而不是绝对值。由于受检者是处在禁食、空腹的条件下，因此在检查开始时胃内的胃液容量及检查过程中胃液的生成速度均不能确定，所测得的也仅是服用试餐的相对排空率，即相对于起始状态时的每毫升排空百分率，而不是全胃容量的排空率，即每毫升所排空的绝对容量。因此，某种药物对胃排空的影响也可能仅仅是对胃液生成的影响而导致的，而并不是胃动力真正地发生了改变。

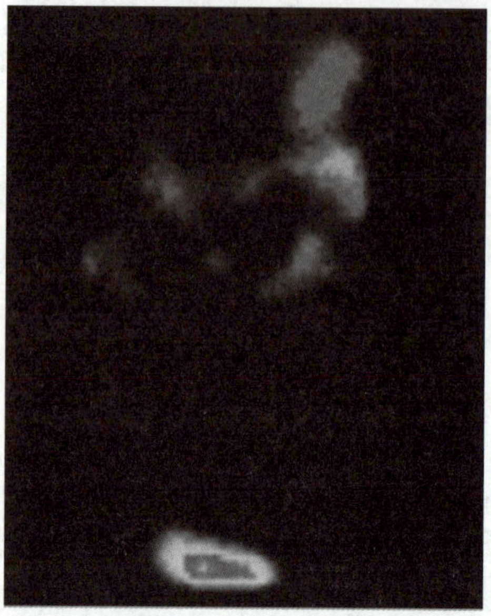

扫码看彩图

图 12-5 1 小时延迟显像

注：1 小时延迟显像：胃内未见明显放射性，肠道内未见明显放射性分布。

七、临床应用

1. 胃排空延迟 胃排空测定对鉴别胃排空延迟类型有重要意义。胃排空时间延长是由机械性或功能性梗阻引起的。机械性梗阻多由于解剖学的异常，此时胃使固体食物转变成小粒子的能力可能正常，但管腔的狭窄或梗阻可使其流动延缓，排空较正常明显延迟，而液体食物的排空可以是正常的。功能性梗阻与胃运动的异常有关，由于不能产生足够的腔内压力，胃的搅拌和收缩功能均较差，固体和液体食物的排空均较正常延迟，尤以固体食物更为明显。

注入甲氧氯普胺可用以鉴别胃排空类型。如果为机械性梗阻，排空率不增高或仅部分增高；如果为功能性梗阻，则排空率增高，并可以恢复至正常范围以内。

2. 胃排空率加快 发生胃排空率加快可为医源性的原因，如迷走神经切断术后及幽门成形术后可以出现液体食物排空加快。此外胃排空率加快也可以见于十二指肠溃疡、萎缩性胃炎、胰腺功能不足及甲状腺功能亢进等疾病。

与其他的胃排空检查方法比较，胃排空显像无须插管且受检者受照射量比 X 线检查低，具有方法简便、安全、无创、能定量及符合生理状况等特点。

八、注意事项

1. 正常人胃排空率和半排空时间因显像剂类型、显像体位、食物组成、食物温度、进食速度及进食后活动情况的不同而有差异。所以不同医疗单位应针对各自的方法建立起自己的正常值，测量结果须经过衰变校正和衰减校正。

2. 试餐应合受检者的口味，试餐的量应较平时饮食量相对减少。

3. 检测前 1~2 周应停服影响胃动力的药物。

4. 显像剂的标记率应大于 95%。

5. 几个受检者同时做检查时，要合理安排间隔时间，避免检查时间点互相冲突，以保证结果的准确性。

第四节　胃肠道出血定位显像

放射性核素用于诊断胃肠道出血已有多年历史，胃肠道出血显像对胃肠道出血，尤其是小肠出血的无创定位诊断具有较大的优势。胃肠道出血属于消化道出血。消化道出血是指从食管到肛门之间的管道出血，按照出血部位可分为上消化道出血、小肠出血和下消化道出血，其中以上消化道出血最常见。临床表现为呕血、黑便或血便等，轻者可无症状，重者伴有贫血及血容量减少，甚至休克、危及生命。

一、显像原理

正常情况下，静脉注射显像剂后，腹部可见大血管及血容量丰富的器官显影，如肝、脾、肾、腹主动脉和左右髂总动脉等，而胃肠壁血容量相对较低，一般不显影。当肠壁出现破损出血时，显像剂可随血液在出血部位不断渗出进入肠腔内，形成胃肠道中异常放射性浓聚灶，据此可诊断胃肠道活动性出血，并可根据胃肠道与体表投影的关系，由异常浓聚灶对出血部位及出血程度作出判断分析（图 12-6）。

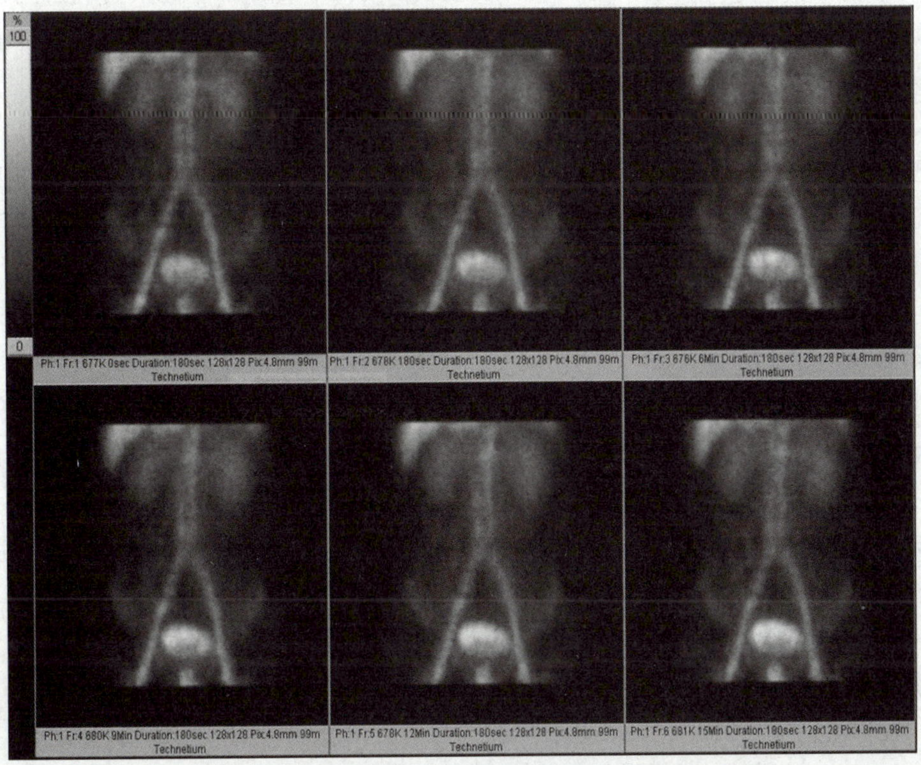

图 12-6　胃肠道出血显像

注：显像剂聚集在大血管及肝、脾等富血供器官。

扫码看彩图

二、适应证与禁忌证

（一）适应证

主要是用于有胃肠道出血症状或怀疑有胃肠道出血的各类急性、慢性胃肠道出血（尤其是下消化道出血）的诊断与定位诊断。尤其是在以下情况时更具优势。

1. 胃镜或结肠镜无法达到的出血部位。
2. 临床上有持续出血征象，而常规检查不能确定出血部位者。
3. 血管造影结果可疑或为阴性。
4. 急性大量出血使内窥镜视野模糊。
5. 受检者拒绝有创性或有痛苦的检查方法。
6. 小儿胃肠道出血。

（二）禁忌证

无明确禁忌证，妊娠期、哺乳期女性酌情应用此项检查。

三、显像剂

1. ^{99m}Tc-红细胞（^{99m}Tc-RBC） 适用于胃肠道急性与间歇性出血，尤其有利于间歇性出血的检出。但出血灶易受腹部本底较高及血液供应较丰富器官影像的干扰。标记方法有体内标记和体外标记两种，目前国内常用体内标记法。

2. ^{99m}Tc-硫胶体或^{99m}Tc-植酸钠 正常时静脉注射^{99m}Tc-硫胶体或^{99m}Tc-植酸钠后被肝、脾等单核巨噬细胞系统迅速自血液循环中清除，显示肝脾影像，腹部其余器官的放射性本底很低，因此有利于清晰显示出血病灶。但不能进行延迟显像，不适用于间歇性出血。可以根据受检者的病情和临床检查目的，选择适当的显像剂及显像方法。

四、给药方法与途径

1. 静脉注射显像剂 静脉注射^{99m}Tc-红细胞 370～555MBq（10～15mCi）或^{99m}Tc-硫胶体/植酸钠 370MBq（10mCi）。

2. 体内标记红细胞法 静脉注射亚锡焦磷酸盐 1/2～1 支（内含氯化亚锡 1mg），15 分钟后静脉注射$^{99m}TcO_4^-$淋洗液 370MBq（10mCi），立即开始动态采集。

五、图像采集

（一）采集时间、体位和条件

1. 受检者准备 显像前 1 小时口服过氯酸钾（$KClO_4$）200～400mg 封闭胃黏膜，减少其摄取、分泌和排泄$^{99m}TcO_4^-$，避免干扰出血灶的识别而造成假阳性。检查前停用止血药，以免造成假阴性。注射显像剂之前，可注射胰高血糖素，以降低小肠张力，减少出血灶部位聚集的血液流动性，有助于出血灶的定位诊断。

2. 体位 受检者取仰卧位，SPECT 探头的视野包括剑突和耻骨联合之间的整个腹部。

3. 采集时间 除体内标记红细胞法外，静脉注射后即刻采集。体内标记红细胞法于静脉注射亚锡焦磷酸盐 15 分钟后静脉注射$^{99m}TcO_4^-$淋洗液，立即采集。

4. 准直器 选择低能通用型或低能高分辨准直器。

5. 采集条件 能峰 140keV，窗宽 20%。矩阵 128×128。

（二）显像方法

1. ^{99m}Tc-RBC 显像 静脉注射后，立即以 2~5 分钟/帧进行动态采集，或每 5~10 分钟采集一帧，连续采集 30 分钟。随后每 10~15 分钟采集一帧。如 60 分钟时仍为阴性，可于 2、4 小时或 6 小时做延迟显像，以捕捉出血机会，若疑为慢性或间歇性出血，则应在 24 小时内多次显像，以提高间歇性出血的检出率。怀疑出血部位与大血管或脏器重叠时，可增加侧位或最佳位置显像或进行局部 SPECT/CT 融合显像。

2. ^{99m}Tc-胶体 静脉注射后即刻以 2 秒/帧的速度连续采集 32~64 帧，然后以 1~2 分钟/帧的速度，采集 16 帧。由于^{99m}Tc-植酸钠可被单核吞噬细胞系统迅速自血液中清除，延迟显像至 60 分钟即可。必要时可重复注射显像剂后再显像。

六、图像分析

（一）正常影像

1. ^{99m}Tc-RBC 经静脉注入人体后，能较长时间参与血液循环，可进行多次延迟显像。正常情况下，静脉注射^{99m}Tc-RBC 后，腹部大血管（包括腹主动脉、左右髂动脉）、肝、脾、肾等血池均显影，膀胱在尿液未排尽时也会清晰显影，腹部其他部位仅见少量放射性本底（图 12-7）。而胃肠壁的含血量较低，故基本不显影。腹腔手术后、肝硬化腹水等患者可表现为腹部本底较高或不均匀的斑片状放射性增高表现，需结合临床和动态影像分析。

2. ^{99m}Tc-植酸钠 静脉注射脾显影清晰，骨盆和脊柱可轻度显影，而肾及腹部大血管均不显影。腹部本底低。

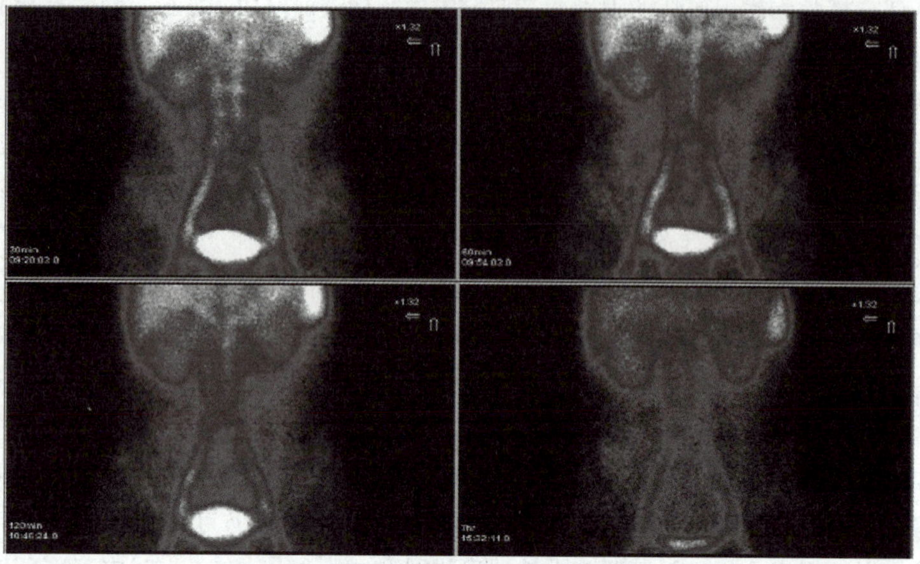

扫码看彩图

图 12-7 ^{99m}Tc-RBC 消化道正常影像

（二）异常影像

1. 活动性出血 胃肠道任何部位有一定量的活动性出血均可见到相应部位异常放射性浓聚，即视为异常。动态显像时最先见到的放射性浓聚点就是出血部位。依出血量不同可表现为点状、片状、条索状等形态各异的放射性浓聚影。

2. 较典型的活动出血 为在动态系列影像中，于出血灶处出现小点片状浓聚影，随时间延长，浓聚灶放射性增强且范围增大，沿肠形向远端伸长呈条索状（图 12-8，图 12-9）。

3. 小量出血或间隙性出血 仅可见点片状浓聚灶，随时间延长其位置随肠道走向发生变化。小量出血者浓聚影可能出现后再消失。

4. 判断出血部位 根据初始出现异常浓聚灶的体表投影，可大致判断出血部位。但显像采集间隔时间较长后出现的浓聚灶，则有可能已远离出血灶部位。

5. 判定胃肠道出血 应掌握三个要点：①在腹部正常大血管及脏器组织之外发现异常放射性浓聚灶。②随时间延长出血量增加，放射性聚集范围逐渐扩大。③放射性沿肠道蠕动方向延伸，走向与肠道一致。

6. 判断出血量 根据出血部位异常放射性浓聚影的范围及放射性的强弱可判断出血量。

（1）少量出血或间隙性出血：出血部位仅见放射性点片状浓聚灶，时隐时现，看不到远端肠腔放射性增高影（图 12-10A）。

（2）中等量出血：出血部位放射性明显浓聚，范围不断扩大，并随胃肠蠕动，逐渐拉长变形，向下游移动，使远端肠腔内放射性陆续增高（图 12-10B）。

（3）大量出血：出血部位放射性快速增浓且扩大成团块，出现明显的肠影。

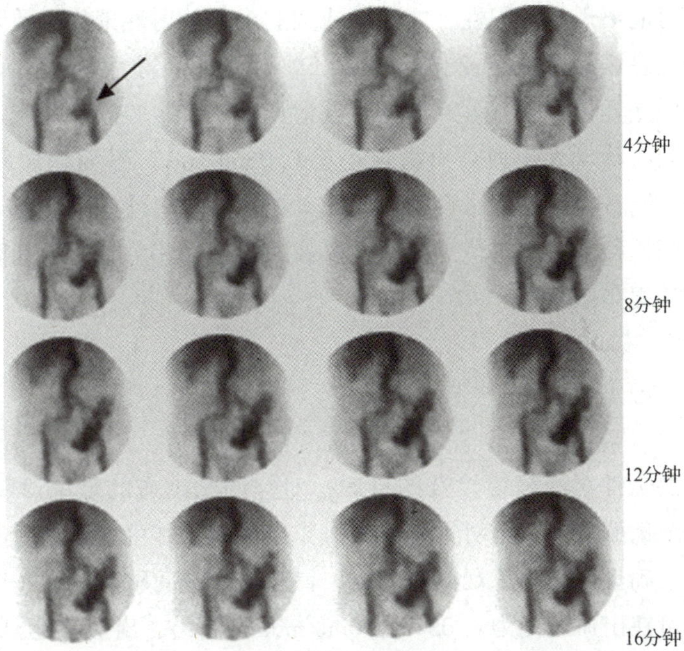

图 12-8　^{99m}Tc-RBC 消化道出血显像

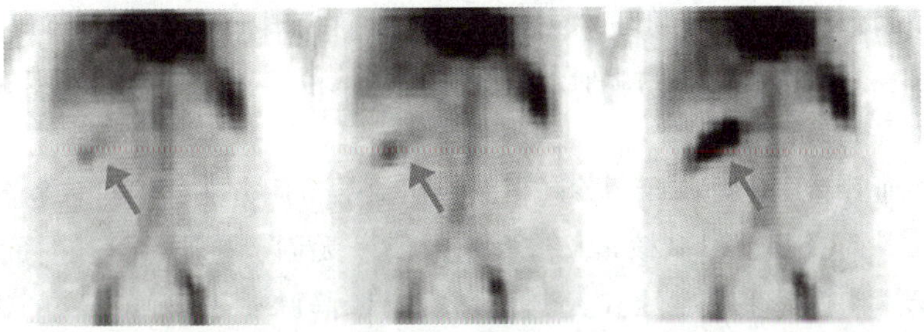

图 12-9　显像剂异常浓聚

注：显像剂异常浓聚，且随时间延长，有增加趋势。

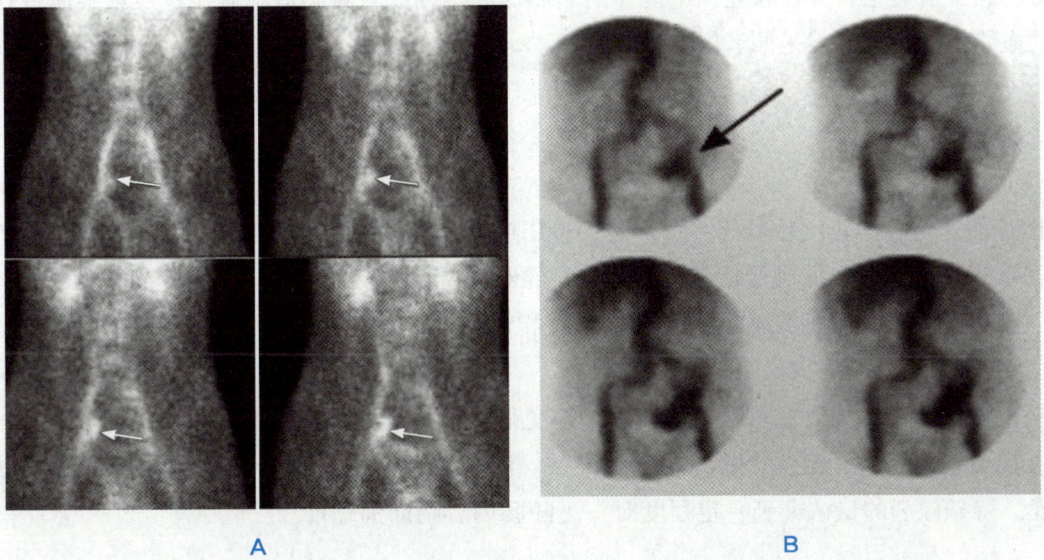

注：A. ^{99m}Tc-RBC 消化道少量出血；B. ^{99m}Tc-RBC 消化道中等量出血。箭头：显像剂异常浓聚，考虑为出血。

图 12-10　消化道少量、中等量出血

图像分析时应注意可能出现的假阳性，如小肠或大肠出现放射性聚集，要除外因体内标记红细胞标记率不高，$^{99m}TcO_4^-$ 被胃黏膜摄取并分泌排入肠道。此时需观察胃、甲状腺及唾液腺有无显影来鉴别。其他常见假阳性原因是异位肾脏、盆腔输尿管放射性聚集、腹腔静脉曲张、动脉瘤等。假阴性的原因包括显像时受检者没有活动性出血；出血量小于 0.05ml/min；平面显像因膀胱放射性影响对小肠下段或直肠的出血的诊断；小量出血影会因胃肠蠕动增强使放射性核素混杂于内容物之中，致使局部放射性不足而漏诊。阳性检出率和定位准确性与显像时机密切相关。对于间隙性出血患者，延长观察时间和重复检查有利于提高阳性率。

七、临床应用

胃肠道出血显像主要是针对内窥镜检查的盲区，对空回肠出血的定位诊断有重要的临床实用价值。认真分析系列动态图像的特征，可对胃肠道出血作出诊断，并可大致判断出血的部位与程度，具有简便、无创、灵敏、准确且便于动态观察的特点。胃肠道少量间歇性出血一般较难定位，小肠出血更难。胃肠道出血显像可在出血速度为 0.05~0.10ml/min 时检出，出血量达到 2~3ml 即可显影。而 X 线血管造影可探测的出血速度为≥1ml/min，放射性核素胃肠道出血定位显像较 X 线更为灵敏。

对于各种原因所致的下消化道出血，本法可作为首选检查。其阳性结果及定位诊断，对于及时手术和减少手术探查时间很有帮助。而在临床上尚难以判别属上消化道出血或下消化道出血，尤其是出血为间歇性的患者，核素显像可以探测出血灶的存在及大致范围，亦可为进一步的内镜检查、动脉造影或有关治疗提供重要的信息和依据。

内窥镜和选择性血管造影也是临床中诊断胃肠道出血的常用方法，但对急危重胃肠道出血受检者来说存在一定的风险。而胃肠道出血核素显像具有灵敏、无创、简便、可长时间观察整个肠道等优点，对慢性间歇性肠道出血、多出血灶（尤其是怀疑肠壁静脉曲张出血时）的诊断具有明显优势，同时受检者不需要特殊准备，不增加急危重受检者的额外风险，有助于发现高危受检者，因此同样适合急危重胃肠道出血的定位诊断，优化治疗方案，而这也是在以往的临床应用中没有特别强调的一点。但胃肠道出血显像特异性较差，不能作出病因诊断。因此，胃肠道出血显像虽然不能替代内窥镜和选择性血管造影，但仍然是两者的有效补充。

八、注意事项

1. 检查前受检者停止用止血药，特别是少量出血的受检者。因为止血药常容易造成假阴性结果。

2. 怀疑慢性间歇性出血的受检者，可延长显像时间或用多次显像，以提高检出阳性率。

3. ^{99m}Tc 标记植酸钠显像只适用于急性活动性胃肠出血，而不适用于间歇性出血的延迟显像及胆道出血显像。

4. 怀疑出血点与大血管或脏器重叠时，为避免假阴性出现，可加做侧位显像。

5. 在出血量过小时，定位诊断可能会有误差。因为早期在出血灶处浓聚的显像剂的量过低而不易被发现，待显像剂的量浓聚到一定程度时，已随肠内容物向前蠕动。

第五节 异位胃黏膜显像

异位胃黏膜主要好发于胃以外的消化道节段，包括巴雷特食管（Barrett esophagus）、梅克尔憩室（Meckel's diverticulum）和小肠重复畸形。异位胃黏膜同样具有分泌胃酸和胃蛋白酶的功能，可引起邻近食管或肠黏膜产生炎症、溃疡和出血。异位胃黏膜显像具有定位和提示病因的意义。

一、显像原理

正常和异位胃黏膜的黏液细胞具有快速摄取$^{99m}TcO_4^-$然后分泌入胃肠道的特性，故在静脉注射$^{99m}TcO_4^-$后，胃黏膜很快聚集$^{99m}TcO_4^-$而呈现放射性浓聚影像，腹部胃以外其他部位则呈低放射性分布。异位胃黏膜因同样具有摄取$^{99m}TcO_4^-$的功能而形成异常放射性浓聚，据此可特异性地在体外进行诊断和定位。

二、适应证与禁忌证

（一）适应证

1. 下消化道出血疑有 Meckel 憩室和小肠重复畸形。
2. 小儿下消化道出血病因筛查。
3. 小儿慢性腹痛。
4. 肠梗阻或肠套叠疑与 Meckel 憩室或小肠重复畸形有关。
5. 不明原因的腹部包块。
6. 成人食管疾病的鉴别诊断。
7. 反流性食管炎受检者了解有无 Barrett 食管。

（二）禁忌证

无明确禁忌证，妊娠期、哺乳期女性酌情应用此项检查。

三、显像剂

药品准备 生理盐水淋洗发生器后获得新鲜$^{99m}TcO_4^-$淋洗液。成人 370～555MBq（10～15mCi），儿童剂量可酌情减少。

四、给药方法与途径

常规异位胃黏膜显像时，首选静脉注射，成人剂量为185~370MBq（5~10mCi），儿童剂量按体重计算，2.5~5.0MBq/kg，最大不超过10mCi；快速静脉推注，避免外渗，如果外渗会导致局部放射性浓聚并干扰判断。极少数特殊病例如评估食管胃黏膜异位，可口服给药，剂量与静脉注射相同，但需注意口服后等待30~60分钟，待药物通过胃肠道吸收进入血液循环，还需避免呕吐导致剂量丢失。

五、图像采集

1. 受检者准备 检查前禁食、禁水4小时以上（可以减小胃轮廓的大小，提高检查异位胃黏膜的敏感性）。为保证显像效果，不得使用过氯酸钾、水合氯醛等阻滞$^{99m}TcO_4^-$吸收的药物，不得使用有抑制作用的药物，如阿托品及可刺激胃液分泌的药物。检查前3~4天内禁止做钡剂造影检查。检查前3天可用西咪替丁、五肽胃泌素和胰高血糖素，其作用是抑制胃酸分泌，有利于提高阳性率。

2. 体位 受检者常规取仰卧位。探头视野范围：食管显像以剑突为中心，检查肠道病变时视野范围从剑突到耻骨联合。在病灶显示最佳时，可根据需要加做左侧或右侧位采集。如检查Barrett食管，可取直立位以减少胃液反流。对于小于2岁的婴幼儿，应将胸腔包括在内，以评估可能的异位黏膜支气管肺前肠畸形。

3. 准直器 低能通用型或低能高分辨准直器。

4. 采集条件 能峰140keV，窗宽20%。矩阵128×128或256×256。

5. 采集时间 一般可用动态或间隔显像方式检查。动态显像每5分钟一帧，持续30分钟，然后在60分钟时再采集一帧。也可分别于0、5、10、30、60分钟各采集一帧，每帧5分钟，总观察时间可为60~120分钟。每帧计数500~1000K。食管显像可于病灶显示后饮水200~300ml，重复显像。对定位困难者可应用SPECT/CT融合显像。

六、图像分析

（一）正常影像

注射显像剂后胃影迅速显示，并逐渐增强，食管不显影；膀胱逐渐显影，有时肾略显影；含放射性的胃液流入肠道可致十二指肠及小肠区域先后有形态不固定的放射性分布；胸部和腹部应无局限和固定的放射性浓聚灶（图12-11）。

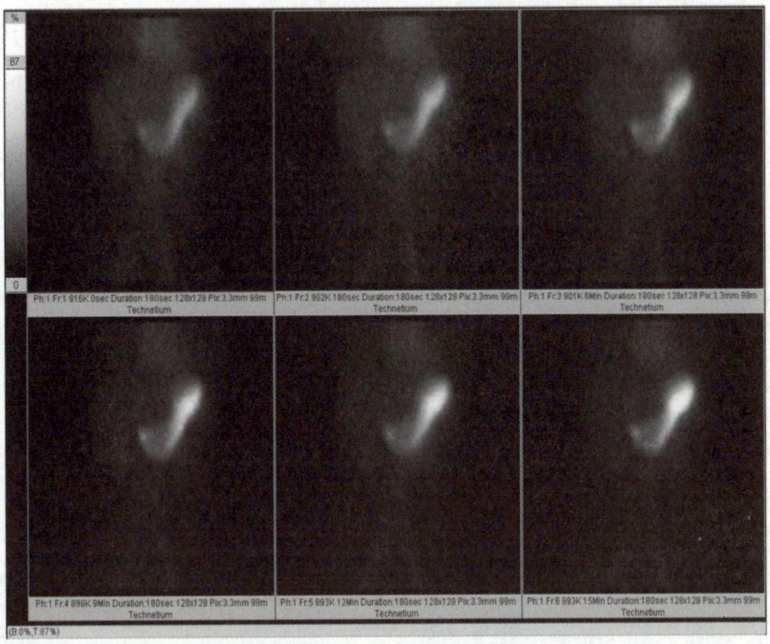

扫码看彩图

图 12-11 正常胃黏膜显像

注：胃黏膜高度聚集放射性，胃以外组织未见异常放射性聚集。

（二）异常影像

1. 梅克尔憩室或小肠重复畸形 除胃、肾、结肠脾曲等显影外，腹部出现位置相对固定不变的局限性放射性异常浓集区，多位于右下腹小肠区，且和胃影同时显现可考虑为异常胃黏膜病灶。多时相动态显像其位置、形态比较固定，随时间延长影像渐浓。侧位像可见浓聚灶近腹侧，此有助于鉴别大血管和输尿管处出现的浓聚灶。梅克尔憩室和小肠重复畸形在影像上并无绝对差别，但如浓聚灶呈条状或肠袢状则多为肠重复畸形（图 12-12，图 12-13）。

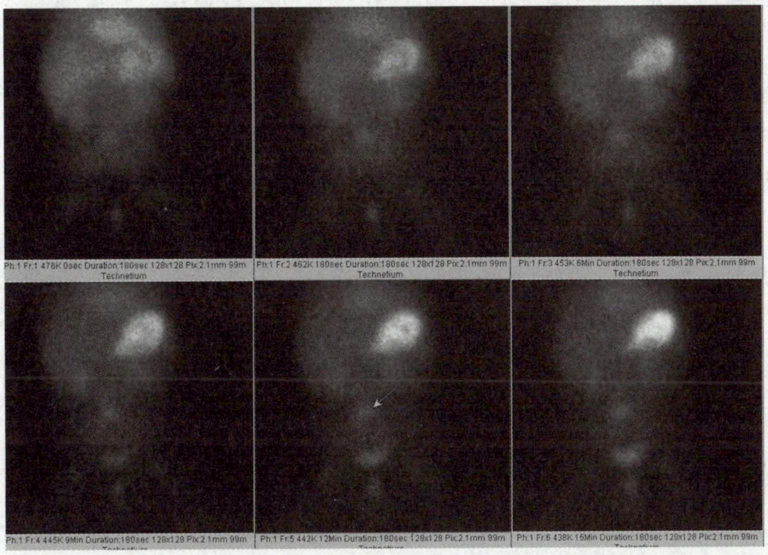

扫码看彩图

图 12-12 梅克尔憩室

扫码看彩图

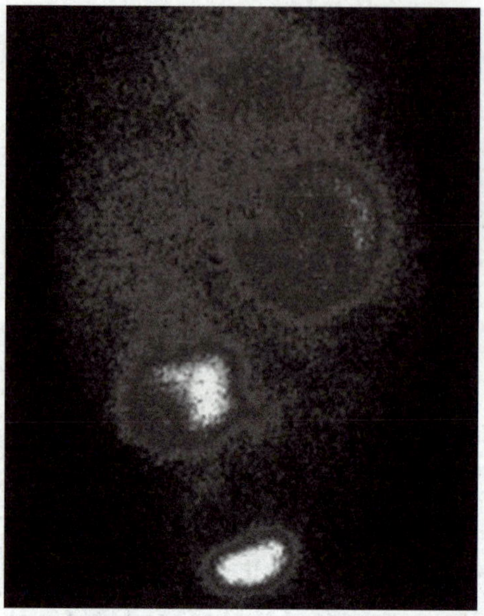

图 12-13　小肠重复畸形

注：腹部出现条状浓聚影，其形态与部位多变。典型表现为浓聚灶呈肠袢状。

2. Barrett 食管显像　如在胃影显示同时，贲门以上食管内出现放射性浓集，则可作出 Barrett 食管的诊断。该浓聚灶随时间可增强，且饮水后放射性不会消失。现今 Barrett 食管常由内镜黏膜活检诊断。

七、临床应用

1. 梅克尔憩室　梅克尔憩室绝大多数位于距回盲部 10～100cm 的末端系膜缘对侧的回肠壁上，有诸多并发症。对于下消化道出血、小儿慢性腹痛，本方法可作为探查病因的过筛检查。对于肠梗阻或肠套叠疑与梅克尔憩室或小肠重复畸形有关、不明原因的腹部包块等，亦可作为鉴别病因的检查手段。本方法是目前诊断梅克尔憩室比较简便、无创和有效的检查方法。尽管本检查是梅克尔憩室最佳的过筛检查，但阴性结果并不能排除诊断。

2. 小肠重复畸形　小肠重复畸形为最常见的消化道重复畸形，约有 2/3 的畸形发生在回肠，为先天发育异常所致。常在 2 岁以内出现症状，临床可表现为肠梗阻、消化道出血、腹部肿物及腹痛等症。该症的术前诊断率较低。

由于小肠重复畸形患者中一部分存在异位胃黏膜，故异位胃黏膜显像有助于诊断。病变较小者，与梅克尔憩室在影像上无法区别。如异常浓聚灶范围较大，形态呈多片状、条索状或肠袢状，则提示小肠重复畸形。

3. Barrett 食管　Barrett 食管为食管远端内壁正常的鳞状上皮细胞被胃黏膜柱状上皮细胞所取代，其原因被认为与慢性胃食管反流有关。本症的诊断常由内镜黏膜活检得出。异位胃黏膜显像简便、无创，且能定位、定性，可作为本症有效的辅助检查。

八、注意事项

1. 严格禁食，停用干扰、阻断胃黏膜摄取及促蠕动、分泌药物。

2. 腹内病灶性质难定时，注意侧位显像。

3. 部分憩室在急性炎症期出血量大或血栓形成时可为假阴性结果，本法不适用异位胃黏膜的憩室检查。

第六节 肝胆动态显像

放射性核素肝胆动态显像方法简便、安全、无创伤，且辐射剂量低，为临床诊断肝胆疾病的常用方法之一。其原理是显像剂注入静脉后到达肝，记录显像剂进出肝至胆道的整个过程并生成动态图像，进而更好地评估肝及胆道的形态结构和功能。

一、显像原理

显像剂经静脉注射入人体，经血液循环与蛋白结合，血液中的显像剂被肝细胞选择性高度摄取，然后通过近似于处理胆红素的过程，将其分泌入胆汁，将不被吸收的显像剂以原形经胆道系统排入肠道，可使胆道系统显影，从而观察肝细胞摄取、分泌、排泄功能。

二、适应证与禁忌证

（一）适应证

1. 诊断急、慢性胆囊炎。
2. 诊断胆总管囊肿等先天性胆道异常。
3. 鉴别诊断先天性胆道闭锁和新生儿肝炎。
4. 鉴别诊断肝外胆道梗阻和肝内胆汁淤积。
5. 用于肝胆系手术、支架植入后的疗效观察和随访。
6. 诊断肝细胞癌、肝腺瘤、肝局灶性结节增生。
7. 诊断异位胆囊和肝胆功能。
8. 诊断十二指肠-胆管反流。

（二）禁忌证

无明确禁忌证，妊娠期（尤其是妊娠早期）、哺乳期、严重肝肾功能衰竭患者、胆道完全梗阻且无引流通道者酌情应用此项检查。

三、显像剂

肝胆动态显像常用的放射性药物主要有二乙基乙酰苯胺亚氨二醋酸（^{99m}Tc-EHIDA）、二异丙基乙酰苯胺亚氨二醋酸（^{99m}Tc-DISIDA）、三甲基溴乙酰苯胺亚氨二醋酸（^{99m}Tc-Mebrofenin）及吡哆-5-甲基色氨酸（^{99m}Tc-PMT）。

表 12-1　肝胆动态显像血清胆红素水平与显像剂注射剂量

人群分类	血清胆红素/（μmol·L^{-1}）	注射剂量/mCi
成人	<34	5.0
	34~171	7.5
	>171	10
儿童	—	0.2

四、给药方法与途径

受检者于检查前禁食 4~12 小时，以避免进食引起胆囊收缩不显影。将显像剂经静脉注射入受检者体内。

五、图像采集

微课：肝胆动态显像检查流程

（一）显像体位

取仰卧位，头部置于头托中，双臂上举，上腹部位于探头下，显像范围包括胸骨剑突至耻骨联合。嘱受检者在检查全程保持体位不动，平静呼吸。

（二）准直器

采用低能通用或高分辨率平行孔准直器。

（三）采集条件

能峰 140keV，窗宽 20%。

（四）显像时间

1. 动态采集　注射后即刻进行扫描，每秒 1 帧，采集 60 秒，然后每分钟 1 帧，采集 60 分钟。

2. 静态影像　前位 500~1000K 计数，然后定同样时间每 5 分钟采集 1 帧，至 60 分钟。

3. 断层采集　360°采集，3°~6°采集 1 帧，每帧采集 10~30 秒。为了诊断更准确，某些病变可加摄体位，如患有急性胆囊炎者，胆囊 60 分钟不显影则需加做 3~4 小时延迟显像或使用吗啡介入试验；胆总管梗阻、胆管狭窄等需在 18~24 小时做延迟显像。

六、图像分析

（一）正常影像

肝胆动态显像自显影到影像减淡大致包括三期，肝实质相、胆管排泄相和肠道排泄相。

1. 肝实质相　此期以肝细胞摄取为主，整个肝于注射后 1~3 分钟清晰显影，并在持续显影 15~20 分钟达到高峰。之后影像逐渐变淡。

2. 胆管排泄相　注射后 5 分钟，放射性药物进入胆管，胆管开始显影，随后，肝管、总肝管、胆囊管和胆囊依次显影。胆囊约 45 分钟显影。

3. 肠道排泄相　45~60 分钟，放射性药物被排至肠道。评价胆囊收缩功能需食用脂肪餐后 30 分钟或肌内注射胆囊收缩素 15 分钟后测排胆分数（gallbladder ejection fraction，GBEF），正常值在 35% 以上。胆囊排胆分数计算公式如下：

$$\text{GBEF}(\%)=\frac{\text{胆囊收缩前计数率}-\text{胆囊收缩至稳定程度时计数率}\times 100\%}{\text{胆囊收缩前计数率}}$$

（二）异常影像

当显影剂进入肝后胆囊、肠道表现为显影浅淡、延迟显影、不显影或显像剂潴留时的一系列表现。如急性胆囊炎胆囊不显影，慢性胆囊炎胆囊延迟显影，显像剂排泄迟缓或持续滞留则常见于先天性胆管囊状扩张症受检者等。

七、临床应用

1. 鉴别急、慢性胆囊炎及诊断急性胆囊炎　由于急性胆囊炎时胆囊管梗阻，因此除胆囊不显影外，肝、胆管、肠道均显影，此时要注意与慢性胆囊炎、胆囊结石等其他胆囊疾病相鉴别。此外，胆囊不显影还可见于急性胰腺炎、酒精中毒及禁食时间过长等，此时可采用延迟显象、吗啡介入等方法加以鉴别。慢性胆囊炎的重要影像特征为胆囊延迟显影或肠道先于胆囊显影。

急性胆囊炎影像显示，注射显像剂 15 分钟，肝清晰显影之后肝影逐渐变淡，30 分钟后肝总管、胆总管及肠道依次显影，持续至 60 分钟胆囊仍未显影，符合急性胆囊炎的显像特征（图 12-14）。肝胆显像诊断急性胆囊炎的灵敏度和特异性分别超过 95% 和 98%。

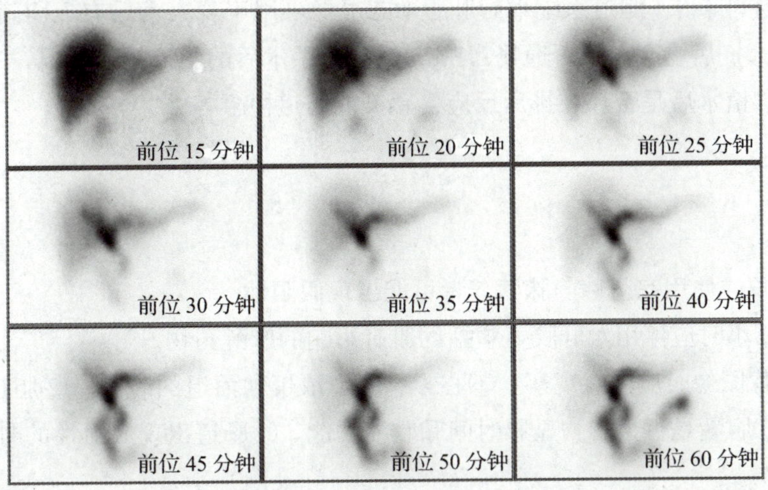

图 12-14　急性胆囊炎肝胆影像

2. 诊断先天性胆管囊状扩张症　先天性胆管囊状扩张症影像学表现为胆管扩张变粗，其内有放射性浓聚影，类似椭圆形或梭形（图 12-15）。

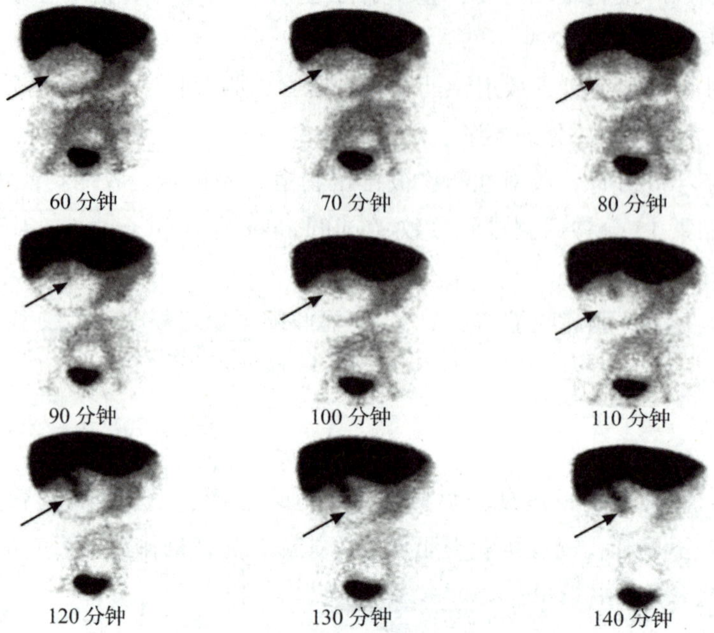

图 12-15　先天性胆管囊状扩张显像

3. 鉴别诊断先天性胆道闭锁和新生儿肝炎　二者肝显像均表现为正常显影或显影浅淡，主要区别在于肠道显像。先天性胆道闭锁者肠道显像延迟至 24 小时仍不显影，而新生儿肝炎则表现为肠道可显影。

4. 鉴别诊断肝外胆道梗阻　胆总管结石、肿瘤等均可引起胆总管梗阻。胆总管梗阻前 24 小时，肝胆动态显像就可显示胆总管扩张，有助于尽早治疗。有胆总管扩张史的患者，胆总管直径大于正常值，可借助肝胆动态显像观察显像剂是否从胆道进入肠道，来鉴别诊断梗阻性扩张或非梗阻性扩张。

5. 诊断不完全性胆总管梗阻　不完全性胆总管梗阻的特征影像学表现为显像剂自胆道进入肠道的时间超过 60 分钟。

6. 肝胆道手术后的评价　胆道系统术后肝胆动态显像可用于观察术后有无胆道闭塞；胆道、肠道吻合术（Rous-Y 手术）后吻合口是否通畅；Billroth Ⅱ式手术后的胆流畅通情况，有无胆汁-胃食管反流；有无胆漏；肝移植术后是否存在排斥反应，感染或胆道梗阻等。

八、注意事项

1. 进食时间过长或使用完全性静脉营养者可能出现假阳性。

2. 检查前 6~12 小时应停用对肝胰壶腹括约肌有影响的麻醉药物。

3. 分析肝胆显像图像时应注意观察：①心影、肝影浓聚和消退的时间。②胆道系统影像的形态，是否有胆管扩张。③胆囊是否显影、显影时间和收缩功能。④肠道出现放射性的时间等。

第七节　肝胶体显像

一、显像原理

库普弗细胞（亦称为肝巨噬细胞）是位于肝中的特殊巨噬细胞，是单核吞噬细胞系统的一部分。库普弗细胞存在于肝正常组织中，不存在于有病变的肝组织中（如肝癌、肝囊肿、肝脓肿、肝血管瘤等）。显像剂作为异物入肝后，很快被肝细胞吞噬而不能迅速排出，通过 SPECT 显像获得肝影像。而病变部位无库普弗细胞和吞噬功能，因此几乎不显影。脾、肾、骨髓中胶体显影情况与胶体颗粒的大小有关。小颗粒胶体聚集在骨髓和肾，大颗粒聚集在脾。注入的显像剂，其中约 80%被肝组织清除，5%聚集在脾，极少数存在于骨髓中。

二、显像剂

常用的显像剂有^{99m}Tc-硫胶体和^{99m}Tc-植酸盐等，后者不是胶体，静脉注射后与血中钙离子螯合成颗粒大小为 20～40nm 的^{99m}Tc-植酸钙胶体。注射剂量：正常成年人平面像时为 74～185MBq（2～5mCi），断层显像时为 296～444MBq（8～12mCi）。显像剂经静脉注入，受检者无须特殊准备。

三、图像采集

1. 显像体位　取仰卧位，头部置于头托中，双臂上举，上腹部位于探头下，显像范围包括胸骨剑突至耻骨联合。嘱受检者在检查全程保持体位不动，保持平静呼吸。

2. 准直器　低能平行孔通用型或高分辨准直器。

3. 采集条件　能峰 140keV，窗宽 20%，平面显像矩阵为 128×128 或 256×256，断层显像矩阵为 64×64。

4. 显像时间　注入显像剂 15～20 分钟后肝逐渐显影。平面显像常规采集前后位、右侧位、后前位，必要时加做右前斜、左前斜及左侧位显像，预置计数 500～1000K。前后位影像采集时间作为其他体位影像采集的预置时间。断层显像时探头旋转 360°，每 3°～6°采集 1 帧，每帧采集时间 10～20 秒 。

四、给药方法与途径

将显像剂经静脉注射入受检者体内。

五、图像分析

（一）正常影像

正常的肝影像从前位看边缘完整、光滑，类似直角三角形，近心脏处可见心脏压迹。右侧位可见呈卵圆形或逗点状的肝影，前下方有胆囊窝，后下缘见右肾压迹。后前位由于脊柱掩盖了肝左叶，放射性明显低于肝右叶，脾影清晰可见。正常的肝位置为肝上缘不超过右侧第 5 肋间，肝下缘与肋弓相近，左叶下缘在胸骨剑突下。

肝整体放射性分布均匀。左、右叶间常见条索状放射性稀疏，是圆韧带及镰状韧带压迹所致。肝下缘影像受呼吸运动影响较模糊。

（二）异常影像

1. 位置异常 可表现为位置上移、下垂、陷入胸腔内、左右逆转等。上移常见于腹内压增高，下移常见于肺气肿等呼吸道疾病、内脏下垂、邻近器官的压迫等。内脏转位者可呈左位肝。

2. 大小、形态异常 肝大小形态的异常常见于弥漫性肝病、肝硬化、占位等。

3. 放射性分布异常 ①单个或多个局限性稀疏缺损区：肝占位（原发或转移性）。②弥漫性稀疏：肝炎、脂肪肝、肝硬化等。③局限性热区：肝静脉或上腔静脉栓塞、错构瘤。

六、临床应用

放射性核素胶体显像可用于探测肝占位性病变，分析肝位置、形态及大小，以及肝库普弗细胞的功能评价、肝外肿块的鉴别诊断，了解腹部肿块与肝的关系等，但是都需要结合其他核素显像如肝血流、血池显像等加以鉴别。也可用于诊断肝占位性病变，观察肿瘤大小、位置、手术切除范围及穿刺定位，但此显像技术因特异性差、敏感性低、小肿瘤不易检出等局限性，目前已被 CT、MRI、超声替代。

七、注意事项

显像前 24 小时内不宜进行钡餐检查。显像时除去衣物表面的金属物品。嘱受检者平静呼吸，以减少脏器位移的影响。

第八节　肝血流灌注与肝血池显像

基于核医学计算器官血流量的数据处理技术产生的 CT 灌注成像技术具有无创、安全、重复性好、操作性强等优点，在临床应用广泛。肝血流灌注和肝血池显像通过实质期、静脉期和平衡期三个不同期相实现对正常肝组织及其病变组织的清晰显影，对诊断肝疾病具备独特优势。尤其该显像对于诊断 2cm 以上肝海绵状血管瘤的特异性接近 100%。

一、显像原理

肝具有双重供血系统，75%来自门静脉，25%来自肝动脉。注射显像剂后，因肝动脉期血流量少，故放射性分布少，此时肝几乎不显影，6~8 秒后，大量显像剂随门静脉入肝，静脉期肝区域放射性明显增高。待显像剂随血液循环在肝左右叶分布平衡后，肝血池内放射性分布明显高于邻近组织而清晰显影。

二、适应证与禁忌证

（一）适应证

1. 诊断肝海绵状血管瘤。
2. 血供丰富和乏血供的肝占位性病变的鉴别诊断。
3. 评估肝占位性病变的血流灌注状态。
4. 测定肝血流量及肝动脉、门静脉血流之比等。

（二）禁忌证

无明确禁忌证。

三、显像剂

肝血流灌注和肝血池显像常用的放射性药物主要为^{99m}Tc 标记的红细胞（^{99m}Tc-RBC）。注射剂量：正常成年人 740~1110MBq（20~30mCi）。

四、给药方法与途径

将显像剂经静脉注射入受检者体内。

五、图像采集

（一）显像体位

取仰卧位，头部置于头托中，双臂上举，显像范围包括部分心室、腹主动脉、肝、脾和肾。嘱受检者在检查全程保持体位不动，保持平静呼吸。

（二）准直器

低能平行孔通用型或高分辨准直器。

（三）采集条件

能峰 140keV，窗宽 15%~20%，矩阵 64×64 或 128×128，Zoom 1.0~1.5。

（四）显像时间

1. 肝动脉灌注显像 注入显像剂后立即以 2 秒/帧的速度采集 30 帧。

2. 肝血池显像 常规平衡后血池相于注药后 5、15、30 分钟各进行一次静态显影。

3. 延迟相 于注药后 1.5~2.0 小时进行显影，必要时延至 4~6 小时。其采集和处理方法同肝胶体显像。

六、图像分析

（一）正常影像

1. 肝血流灌注相动脉期 显像剂入肝后，心脏各房室、肺依次显影，2~4 秒腹主动脉开始显影，4~8 秒双肾及脾显影，肝几乎不显影（图 12-16）。

2. 肝血流灌注相静脉期 双肾显影后 12~28 秒，肝区放射性持续增加，并逐渐高于肾。

3. 肝血池相平衡期 30 分钟或更长时间后，显像剂与血液充分混合并达到平衡状态（图 12-17）。

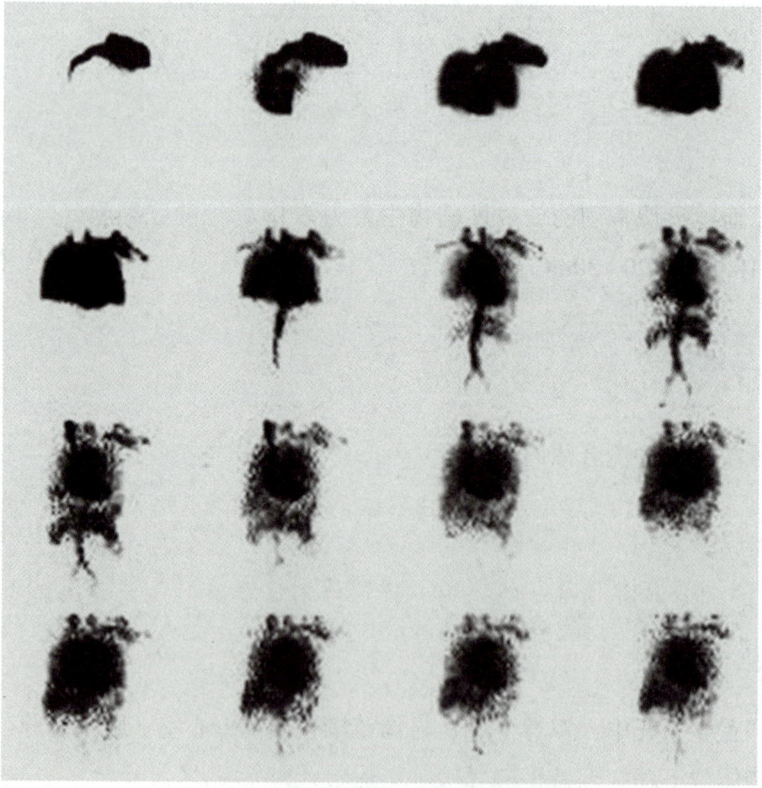

图 12-16 正常肝血流灌注显像

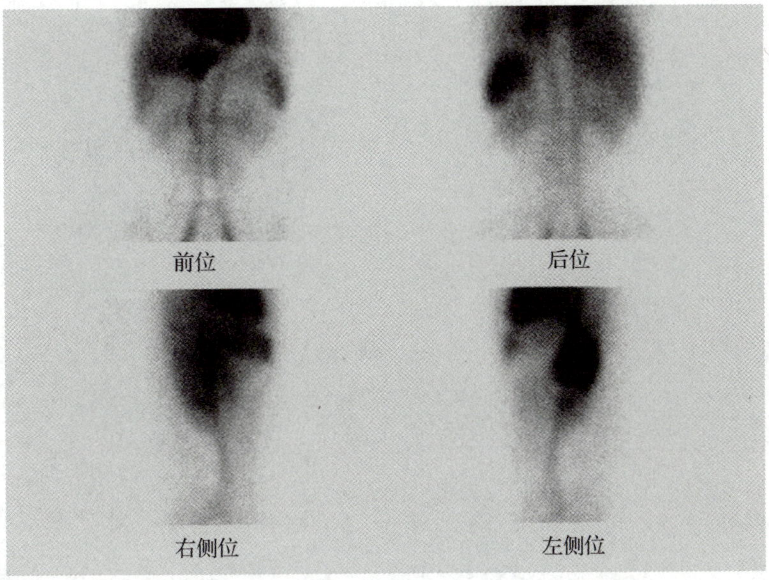

图 12-17　正常肝血池显像

（二）异常影像

当显影剂进入肝后，不同期相显像剂在肝正常组织、病变组织出现不一样的放射性分布情况。

1. 动脉期　动脉供血为主的肝肿瘤（原发性肝细胞癌、肝转移瘤、肝腺瘤）重要的影像特征是病灶周围血流增强。

2. 静脉期　肝硬化、门静脉高压的影像表现为全肝放射性普遍增高。

3. 平衡期　病变部位放射性高于周围正常肝组织放射性为血池显像剂“过度充填”，是肝血管瘤的特征性表现；病变部位放射性等于周围正常肝组织放射性为血池显像剂“充填”，常见于原发性肝细胞癌、肝转移瘤、良性实质性肿瘤或血管瘤等；病变部位放射性低于周围正常肝组织放射性为血池显像剂“不充填”，提示乏血供的肝病变，如肝囊肿、肝脓肿、肝硬化结节等。

七、临床应用

1. 诊断肝海绵状血管瘤　显像所示占位性病变血池相呈过度充填表现时，多考虑为血管瘤（图 12-18）。肝血流灌注和肝血池显像诊断 2cm 以上肝海绵状血管瘤的特异性接近 100%。

2. 血供丰富和乏血供的肝占位性病变的鉴别诊断　血供丰富的肝占位性病变，如肝血管瘤、肝细胞癌、肝腺瘤和肝转移瘤重要的影像特征是病灶周围血流增强；乏血供的肝占位性病变，如肝囊肿、肝硬化结节、肝脓肿等影像表现为病变部位放射性低于周围正常肝组织放射性。

3. 评估肝占位性病变的血流灌注状态　由于肝癌的血供依赖于肝动脉，肝动脉血流指数测定可以鉴别肝内占位性病变的良恶性。肝动脉血流指数鉴别肝占位性病变的准确率达 95%。

4. 测定肝血流量及肝动脉、门静脉血流之比　门静脉和肝动脉血流指数测定可以为临床评估病情、判断预后和选择分流术的适应证提供依据。

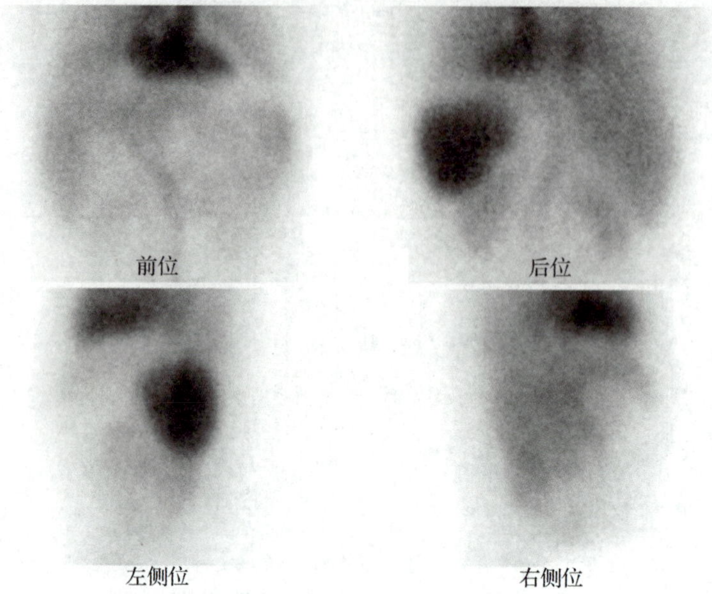

图 12-18　肝左叶血管瘤平面像

八、注意事项

1. 根据标记红细胞方法的不同，其标记率须达到各方法的质控要求。
2. 须进行肝胶体和肝血流灌注与肝血池显像时，二者检查时间间隔不宜少于 24 小时。

▶知识拓展

其他消化道显像技术

1. 食管通过显像　当含有放射性显像剂的食物被吞食后，随着食管的蠕动，放射性显像剂随之通过食管进入胃。用 γ 相机连续采集此过程，即可获得食物通过食管时的影像变化和相应参数，如食管通过时间。

食管通过时间测定法是研究食管运动功能和诊断及鉴别诊断食管运动功能障碍性疾病的合乎生理、辐射剂量小、简便的检查方法，较单独的压力试验或 X 线检查更能灵敏检出轻度食管通过障碍的受检者，且受检者接收的照射量比食管 X 线检查低。据报道，有 2/3 压力试验检查结果阴性的吞咽困难受检者，采用核素显像检查，其结果为阳性。临床上，食管通过时间测定法可作为药物治疗、内窥镜检查及手术治疗后受检者的食管通过功能评估。但因其影像相对粗糙，解剖分辨力受到限制，故不能替代食管钡餐造影和内窥镜检查。

2. 尿素呼气试验　当口服一定量的 ^{14}C-尿素后，如果胃内存在幽门螺杆菌（helicobacter pylori，HP）时，示踪尿素被幽门螺杆菌产生的尿素酶分解，示踪碳以 $^{14}CO_2$ 形式经肺呼出。采集呼出的气体经仪器定量测出其中的 $^{14}CO_2$ 含量，以此可判断胃内有无幽门螺杆菌感染。此外，目前也可采用稳定性核素 ^{13}C 标记尿素测定，其原理与 ^{14}C-尿素相同，只是检测的仪器不同。

研究表明，多种消化道疾病与幽门螺杆菌感染有关，90%以上的十二指肠溃疡和 70%以上的胃溃疡存在幽门螺杆菌感染，其他如急、慢性胃炎，胃食管反流，功能性消化不良等与幽门螺杆菌感染的关系也十分密切。一些非消化道疾病也与幽门螺杆菌有一定关系，报道较多的有冠心病、高血压、血管神经性头痛等。

^{14}C-尿素呼气试验主要用于幽门螺杆菌感染的诊断，特别适用于临床上对幽门螺杆菌感染治疗效果的复查和评价。各实验室方法有所不同，一般灵敏度可达 90%～97%，特异性为 89%～100%。^{14}C-尿素呼气试验是一种简便、无创伤、无痛苦、敏感而可靠的诊断幽门螺杆菌感染的方法。

考试知识点总结　　**本章小结**

协和云课堂……拓展练习及参考答案

（刘晓宇　魁学妍　胡　楠）

第十三章　呼吸系统

教学课件

学习目标

素质目标

（1）具备保证肺灌注/通气显像等检查质量和保护受检者显像过程中安全的意识。

（2）具有较好的核医学 SPECT 技术团队合作意识和协作精神。

（3）树立爱护 SPECT 仪器的良好意识。

知识目标

（1）掌握：肺灌注/通气显像及双下肢深静脉显像技术的原理、显像剂及给药途径、图像的采集处理、技术操作规范流程及操作注意事项。

（2）熟悉：上述检查的正常及异常影像所见，肺灌注显像及肺通气显像中气溶胶吸入显像的适应证及禁忌证。

（3）了解：肺通气显像中锝气体显像及双下肢深静脉显像技术的适应证及禁忌证。

能力目标

（1）具备熟练进行 SPECT 呼吸系统影像检查的技术能力。

（2）能够对受检者做好检查前准备、辐射防护的宣教和防护措施。

（3）具备 SPECT 影像检查技术的质量保证和质量控制的技术操作能力。

（4）具有一定 SPECT 显像技术应用中分析和解决问题的能力。

案例导入

【案例】

患者，男性，65 岁，胸闷气喘、呼吸困难 1 天。患者于发病前 8 天因胆囊结石行胆囊切除术，术后卧床休息 1 周。1 天前患者出现胸闷气喘、呼吸困难，急诊查 D-二聚体升高，双下肢超声示双下肢深静脉多发血栓形成，双侧髂外动脉、股总动脉及其分支内膜不光滑并多发斑块形成。CT 肺动脉造影示双肺动脉分支多发肺栓塞，建议治疗后复查。肺灌注显像示双肺多发节段性显像剂分布缺损区。临床诊断：肺血栓栓塞。

【问题】

1. 该患者进行肺栓塞治疗后，短期内要进行影像学的复查以评估治疗效果，临床最常采用的是哪种方法？为什么？

2. 肺灌注显像的原理是什么？

· 核心知识拆解 ·

第一节　呼吸系统的解剖和生理

呼吸系统由呼吸道和肺组成，呼吸道包括鼻、咽、喉、气管和支气管，临床上将鼻、咽、喉称为上呼吸道，气管和支气管称为下呼吸道。肺是呼吸系统的主要器官，位于胸腔内，左右各一，中间有纵隔相分。左肺分为上、下两叶，右肺分为上、中、下三叶，每叶再分为2~5个肺段，全肺共计18个肺段。肺由实质组织和间质组织组成，实质组织包括支气管树和肺泡，其中肺泡是气体交换的场所；间质组织包括结缔组织、血管、淋巴管和神经等。

肺的功能主要包括通气、换气、防御和代谢。其中通气功能包括吸气和呼气两个过程。吸气时，肋间外肌和膈肌收缩，胸廓扩大，肺扩张，外界空气进入肺内；呼气时，肋间外肌和膈肌舒张，胸廓缩小，肺回缩，肺内气体排出体外。换气即气体交换功能，发生在肺泡和肺部毛细血管之间。肺泡内的氧气通过扩散作用进入毛细血管，与血红蛋白结合后被运输到全身各处。同时，毛细血管中的二氧化碳则通过扩散作用进入肺泡，然后被排出体外。肺具有两组血管系统，一组是肺动脉和肺静脉，为肺的功能性血管；另一组是支气管动脉和支气管静脉，为肺的营养性血管。肺动脉系统随气管、支气管树状分布，最后到达肺泡形成毛细血管网，并与肺泡构成正常的通气/血流比值，也只有适宜的通气/血流比值才能实现最佳的肺换气。无论是进行通气的肺组织，还是保证血液流动的肺动脉系统，任何一部分出现结构和/或功能障碍，都将严重影响肺的正常气体交换，威胁个体生命的存活。

传统的检查方法如胸部X线、CT等主要侧重于肺的形态学改变。然而，核医学技术凭借独特的功能性成像优势，为呼吸系统疾病的诊断、治疗方案选择和预后评估等方面提供了重要补充信息。核医学呼吸系统显像主要包括肺灌注显像、肺通气显像和双下肢深静脉显像，通过使用放射性核素标记的药物，能够反映肺部的血流灌注、通气功能、代谢状态及特定受体的分布等情况，对于早期发现病变、明确病变性质和评估疾病进展等具有重要的临床价值。随着核医学技术和方法的不断进步，尤其是SPECT/CT影像融合技术的不断完善，呼吸系统核医学SPECT显像日趋精准，并在呼吸系统疾病特别是肺栓塞的诊断和治疗监测中发挥日益重要的作用。

第二节　肺灌注显像

一、显像原理

肺泡毛细血管直径为9～60μm，把大于肺泡毛细血管直径的显像剂经静脉注射入血，显像剂与肺动脉血混合均匀，部分随血流随机一过性嵌顿在肺毛细血管或肺小动脉内。通过SPECT体外探测可以获得显像剂在肺内分布图像即肺毛细血管床影像，而显像剂在肺内的分布可以反映肺各部分的血流灌注情况，故称为肺灌注显像。当肺血管出现狭窄或栓塞时，该血管辖区的肺血流减少或无血流，显像剂不能随血流进入该区域，则在肺影像的相应区域出现放射性分布稀疏或缺损。通过对图像肺血流灌注分布状态的分析，结合临床症状、体征和其他检查结果，可以协助诊断肺栓塞等多种肺部疾病。一次静脉注射的显像剂颗粒数在20万～70万粒，暂时嵌顿的毛细血管数约占肺泡毛细血管总数的1/1500。另外，显像剂在体内很快降解成小分子，并被吞噬细胞清除，其生物半衰期仅为2～6小时，因此肺灌注显像通常不会引起心肺血流动力学和肺功能的异常。

二、适应证及禁忌证

（一）适应证

1. 肺栓塞的诊断与疗效判断，结合肺通气显像及双下肢深静脉显像，可明显提高诊断的准确性。
2. 慢性阻塞性肺疾病患者肺减容手术适应证的选择、手术部位和范围的确定。
3. 肺叶切除术适应证的选择和术后肺功能预测。
4. 原因不明的肺动脉高压或右心负荷增加。
5. 先天性心脏病合并肺动脉高压及先天性肺血管病变患者，了解肺血管床受损程度及定量分析，药物与手术疗效的判断。
6. 全身性疾病（胶原病、大动脉炎等）可疑累及肺血管者。
7. 判断成人呼吸窘迫综合征和慢性阻塞性肺疾病患者，肺血管受损程度与疗效判断。
8. 肺部肿瘤、肺结核、支气管扩张等患者，观察其病变对肺血流影响的程度范围，为选择治疗方法提供依据。
9. 先天性心脏病右向左分流及左向右分流合并肺动脉高压的定量分析。

（二）禁忌证

对显像剂过敏者。

三、显像剂

1. 放射性药物　常用显像剂为^{99m}Tc-MAA（锝标记的大颗粒聚合人血清白蛋白）。

2. 制备方法　用生理盐水淋洗发生器后获得高锝酸盐溶液，按其放射性浓度取3~5ml，把此溶液加入注射用人血清聚合白蛋白瓶中，充分混匀后，使颗粒分散均匀成为乳白色悬浮液。由于人血清聚合白蛋白属于大分子蛋白质，容易出现蛋白聚集现象，在标记时锝溶液沿瓶壁注入过程应缓慢，并轻摇混匀，避免瓶身剧烈摇动导致蛋白质凝聚。显像剂也可从放射性药品配送企业直接购得。

3. 质量控制　放化纯度>95%。

4. 常用放射性活度　74~185MBq（2~5mCi），儿童及重度肺动脉高压受检者应酌减。

5. 给药方法及途径　MAA入血后受重力影响，容易沉降到肺的低下部位，故注射时受检者一般取平卧位，对于临床疑诊为原发性肺动脉高压的受检者，建议采用坐位注射。静脉缓慢注射（3~4分钟），尤其对于具有慢性肺心病等肺血管床严重破坏的受检者，不可采用“弹丸”式注射，以免造成意外。

四、检查方法

微课：肺灌注显像检查流程

1. 受检者准备　检查前受检者应安静平卧，可给予低流量吸氧10分钟，以避免因肺血管痉挛所导致的肺放射性减低。

2. 受检者体位　受检者应取仰卧位。断层显像采集时双臂抱头，使探头尽量贴近胸部。

3. 设备及采集条件　平面显像采用低能通用型或低能高分辨准直器。能峰140keV，窗宽20%，矩阵256×256。Zoom 1.5~2.0。

4. 视野范围　将双肺同时包括在探头视野内。

五、图像采集及处理

（一）图像采集

1. 平面显像　一般平面显像常规取6个体位，即前位（ANT）、后位（POST）、左侧位（LL）、右侧位（RL）、左后斜位（LPO）30°和右后斜位（RPO）30°，必要时还加做左前斜位（LAO）30°和右前斜位（RAO）30°。建议每个体位的采集计数为500K。

2. 断层显像　探头360°旋转采集，每6°采集一帧，每帧采集20~30秒，共采集60帧。采集过程中嘱受检者平稳呼吸，以减少呼吸运动对肺部显像的影响。

3. 呼吸门控显像　为避免呼吸运动对图像的干扰，还可以采取呼吸门控采集。选用受检者呼吸过程中某一特定时相（如吸气末）作为门控采集的触发信号，由此可将呼吸周期划分为若干个周期进行采集，得到与呼吸周期中某个特定时相对应的静止影像。

（二）图像处理

将6/8个体位的平面影像按采集顺序编辑于一幅图像中。断层显像需进行图像重建，以获得横断面、冠状面和矢状面影像，并将横断面影像与同机低剂量 CT 图像融合得到融合图像。呼吸门控影像行电影显示。

图像处理后，在平面影像全幅图的每一个体位图像左下角用体位的英文缩写标出，如前位 ANT、后位 POST 等。断层图像按横断面、矢状面和冠状面顺序排出，选用阳性结果横断面影像与 CT 图像的融合图像，并作出标识。报告图像确定处理完毕后，直接上传到中文报告系统内。

肺灌注显像的操作流程见图 13-1。

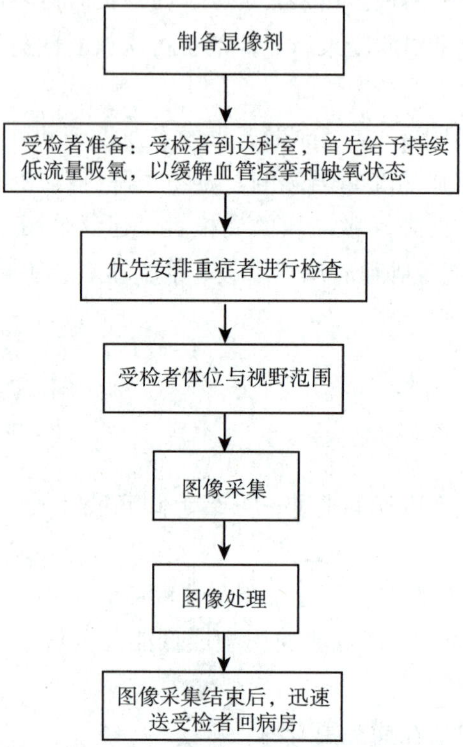

图 13-1　肺灌注显像的操作流程

六、正常影像

（一）平面影像

1. 前位　双肺轮廓完整，右肺影比左肺影大，两肺之间空白区域为纵隔及心影，肺门部纵隔略宽。左肺下叶几乎被心影所占据，肺底呈弧形，受呼吸运动的影响而稍欠整齐。除肺尖、周边和肋隔角处放射性分布略显稀疏外，双肺其余部分放射性分布均匀（图 13-2）。

2. 后位　双肺轮廓清晰完整，两肺面积大小相近。中间空白区域为脊柱及脊柱旁组织构成，左肺下内方近脊柱旁可见一心脏压迹。双肺放射性分布均匀，肺周边略稀疏。应用^{99m}Tc-MAA 做肺灌注显像时，由于肩胛骨及其周围肌群的遮蔽，肺上方区域可以呈现放射性稀疏，应予以注意。

3. 侧位　双肺影呈蛤蚌形，前缘较直略呈弧形，后缘约成 120°。左侧位显示左肺影与右侧位显示右肺影的形态相似、方向相反，左肺前下缘因心脏影响略向内凹陷。由于常规取仰卧位注射显像剂受重力影响，双肺后部放射性分布较浓，而双肺中部因肺门的影响，放射性分布稍显稀疏。分析左、右侧位显像时，还要考虑到对侧肺影中的放射性干扰。

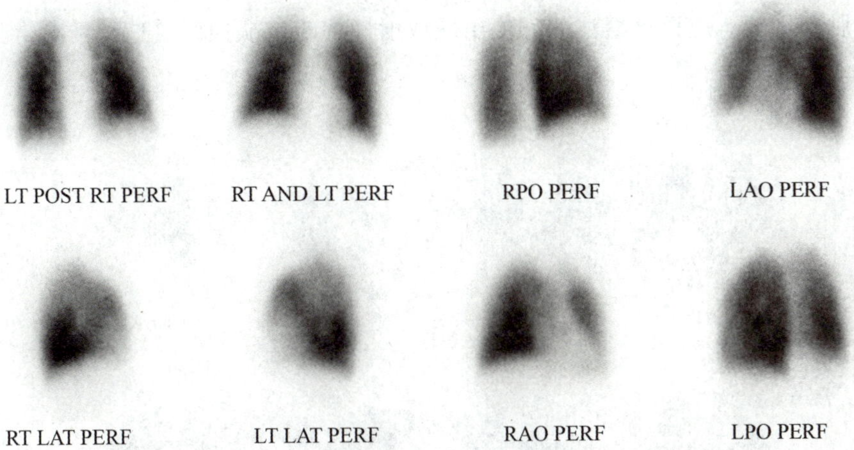

图 13-2　正常肺灌注平面显像

（二）断层影像

肺断层图像是以脊柱为长轴，分为水平断层、矢状断层和冠状断层三种断面。

1. 水平断层图像　断层方向由上至下，为了避免遗漏肺尖，应从颈根部开始断起，各层面解剖结构依次变化如下：自两肺尖沿纵隔脊柱下行，肺尖显影后肺影逐渐增大，同时肺门及心影空白区相继出现，在肺门以下心影增大，到基底部因膈肌的影响，肺底只显露其外缘轮廓。

2. 矢状断层图像　断层方向从右至左，各层面解剖结构变化如下：肺右下角先显影，之后肺影逐渐增大至与右侧位像相近，继而肺门、纵隔、心影依次显影，使肺影中心出现逐渐增大的空白区域，肺影周边轮廓淡薄，然后肺影渐增大，心影明显并由大变小，待肺影增大至与左侧位影像相似后肺影再次逐渐变小至左肺下叶外侧段消失。

3. 冠状断层图像　断层方向由前至后，各断面解剖结构变化如下：脊柱前区由双肺、纵隔、心影及肺门等结构组成，肺影与前位平面像相似，先是肺影由窄变宽，同时心影由大变小，直至脊柱影出现。脊柱后区见心影消失，双侧肺影增大且图像与后位像相似。

七、异常影像

1. 局限性放射性稀疏或缺损　肺灌注显像呈肺叶、肺段或亚段性缺损，是肺栓塞的典型影像特征（图 13-3，图 13-4）。当肺组织受压或被推移时，如心脏向左扩大可导致左下肺动脉受压，引起肺灌注局限性缺损；而肺门肿物可能导致大的肺动脉受压，从而引起一侧肺灌注不显影。需要注意的是，除了肺栓塞、心脏及肺门肿物压迫，肺部的其他病变如肺大疱、气胸等压迫肺血管时，也可能出现局限性放射性稀疏或缺损。

2. 弥散性放射性稀疏或缺损　双肺放射性分布不均匀，可见散在多发的放射性稀疏或缺损区，此类图像常见于慢性阻塞性肺疾病。但其他一些弥漫性肺疾病如间质性肺疾病也可能有类似表现，并非慢性阻塞性肺疾病所特有，需要注意鉴别。

3. 放射性分布逆转　双侧肺尖放射性分布高于肺底部，常见于二尖瓣狭窄或肺源性心脏病引起的肺动脉高压。

4. 肺动脉与支气管动脉间产生侧支循环 当肺动脉与支气管动脉间产生侧支循环，出现肺动脉血倒流至支气管动脉，使原本应该被灌注的部位出现放射性稀疏或缺损区。这种情况常见于某些肺部慢性炎症和肺肿瘤等疾病。

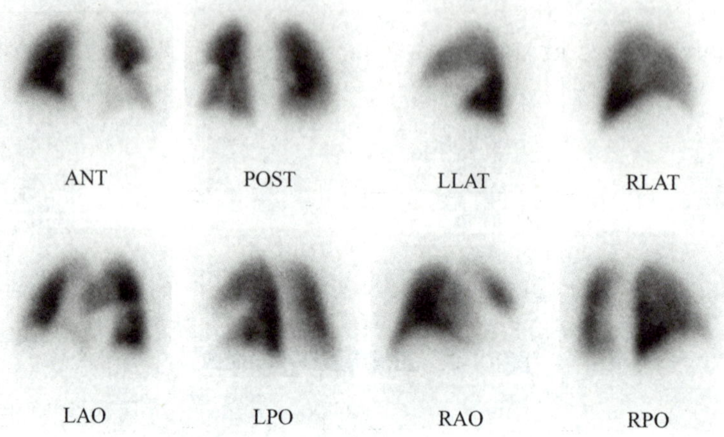

图 13-3 异常肺灌注平面显像

注：平面显像示多个肺段灌注稀疏、缺损区。

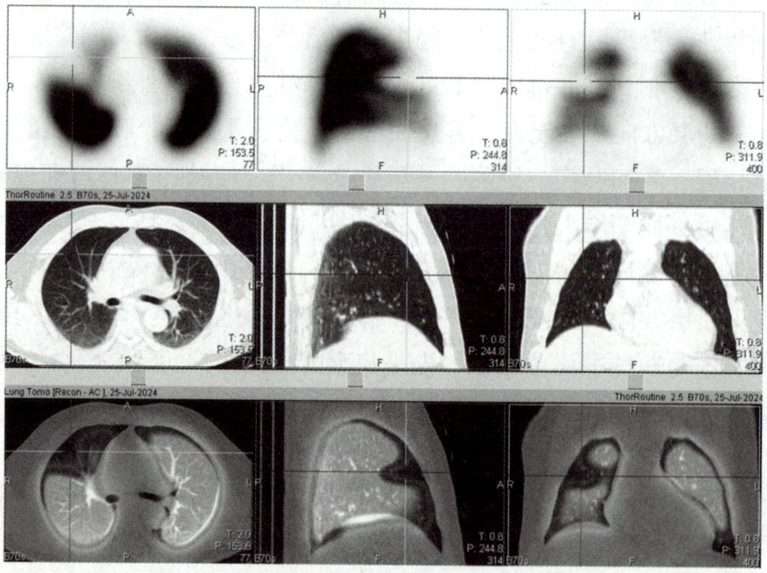

扫码看彩图

图 13-4 异常肺灌注断层显像

注：断层显像示多个肺段灌注稀疏、缺损区。

八、临床应用

1. 肺栓塞 急性肺栓塞指血栓（最常见为静脉血栓）堵塞肺动脉或分支引起肺循环障碍的综合征，其死亡率高，且易漏诊、误诊。急性肺栓塞早期病理生理学表现为肺动脉的血流动力学改变，而局部气道通气功能尚未出现明显异常。因病灶部位血流受阻，肺灌注显像时，病灶部位表现为稀疏缺损区。

2. 慢性阻塞性肺疾病 在肺灌注显像中主要表现为弥漫的、非节段性分布的斑片状显像剂分布减低区或缺损区。

3. 肺切除术后肺功能的评价与预测 肺灌注显像代表了毛细血管床的数量，肺灌注显像和第一秒用力呼出容积（Forced expiratory volume，FEV）对于评价术后残留肺功能的预估有一定价值。要求残留肺组织的 FEV 必须>800ml。

4. 肺动脉高压的诊断 肺动脉高压典型的肺灌注显像表现为双肺尖部显像剂分布明显高于肺底部，呈倒“八“字形，双肺内显像剂分布严重不均匀。

九、注意事项

1. 标记好的^{99m}Tc-MAA 应在 4 小时内使用。

2. 一次检查注射的蛋白颗粒数不宜过多，对一侧肺叶已切除或已知肺血管床明显受损的受检者，注射的蛋白颗粒数要相应减少。

3. 儿童肺灌注显像时应按 2~3MBq（0.05~0.08mCi）/kg 的剂量给药。

4. 准备氧气和急救药品，怀疑是严重肺栓塞的受检者应有主管医师陪同，便于突发情况及时急救。

5. ^{99m}Tc-MAA 属于悬浮液，抽药及注射前都应振荡摇匀，禁止回抽血液后注入，以避免形成血凝块造成栓塞，或肺内持续不退的大“热点”。

6. 在肺灌注断层显像时，为减少检查过程中的可能明显移动造成 SPECT 和 CT 融合影像数据配准不良，应注意受检者的呼吸状态。在 CT 扫描时受检者应屏气或浅呼吸。

第三节 肺通气显像

一、显像原理

受检者经呼吸道吸入一定量的放射性气体或放射性气溶胶后，该气体或气溶胶随呼吸运动进入气道，沉降在呼吸道及肺泡壁上。通过 SPECT 可显示双肺各部位的放射性分布及动态变化影像。当呼吸道某部位阻塞，放射性气体或气溶胶不能通过阻塞部位，则该阻塞部位以下呼吸道至肺泡出现放射性稀疏、缺损区。由于放射性气体或气溶胶在肺内各局部的分布与该局部的通气量成正比，因此可应用影像数据处理计算局部通气功能参数，了解呼吸道的通畅情况及各种肺部疾病的通气功能变化，以达到诊断目的。

二、适应证与禁忌证

（一）适应证

1. 与肺灌注显像结合鉴别诊断肺栓塞或慢性阻塞性肺疾病。
2. 肺实质性疾病的诊断，治疗效果的观察及预后评估。
3. 通过测定 V/Q 比值判定肺功能。
4. 气道阻塞性疾病的诊断及病变部位的确定。

（二）禁忌证

无明确禁忌证。但是在实际临床工作中，对于一些病情极其危重、无法配合完成呼吸动作或存在严重呼吸困难不能耐受检查的受检者，要进行检查前评估，谨慎考虑是否进行该项检查。

三、显像剂

肺通气显像有多种显像剂，这些显像剂各有优缺点，根据性状不同可分为放射性气溶胶和放射性气体两种。目前^{99m}Tc-DTPA（锝标记的二乙胺五乙酸溶液）和锝气体这两种气溶胶临床应用较为普遍。

1. ^{99m}Tc-DTPA

（1）放射性药物：^{99m}Tc-DTPA 气溶胶。

（2）制备方法：在清洁、无菌等条件下，将体积为 2～4ml 的^{99m}Tc-DTPA 溶液 740～1480MBq（20～40mCi）注入雾化器，调整气流量为 8～10L/min，使其充分雾化，经过过滤产生雾粒大小合适的气溶胶。

（3）质量控制：放化纯度>95%。

（4）常用放射性活度：740～1480MBq（20～40mCi）。

（5）给药方法及途径：受检者一般取坐位。受检者应尽可能多地吸入气溶胶雾粒，吸入时间为 5～8 分钟。

2. 锝气体

（1）放射性药物：^{99m}Tc-Technegas（锝气体）。

（2）制备方法：在保证发生器的密封性等条件下，将高比度（>370MBq/0.1ml）的新鲜$^{99m}TcO_4$洗脱液注入锝气体发生器的石墨坩埚内，在氩气密闭装置内通电加温，在 2500℃ 的温度条件下$^{99m}TcO_4$ 蒸发形成锝气体，受检者通过连接管及口罩吸入 3～5 口锝气体即可。

（3）质量控制：放化纯度>95%。

（4）常用放射性活度：>370MBq（10mCi）。

（5）给药方法及途径：受检者一般取坐位。受检者通过连接管及口罩先深呼气，再将锝气体深吸入，后屏气 3～5 秒，重复呼气—吸气—屏气的过程 3～5 次，直至受检者背部计数率达到 2000～2500/s 或吸入锝气体剂量达到 200～400MBq。

四、检查方法

（一）受检者准备

1. 询问受检者是否有过敏史等相关病史，尤其是对显像剂或类似药物的过敏情况。
2. 向受检者解释检查流程，以取得其配合适应呼吸方式。
3. 受检者取坐位，接通雾化器接口，使其处于工作状态。
4. 嘱受检者用鼻夹夹住鼻子，用嘴把口管咬住试吸氧气，使之适应此种呼吸方式。

（二）受检者体位

受检者取仰卧位。断层显像时双臂抱头，使探头尽量贴近胸部。

（三）设备及采集条件

1. 平面显像采用低能通用型或低能高分辨准直器。能峰 140keV，窗宽 20%，矩阵 256×256，Zoom 1.5~2.0。

2. 断层显像采用低能通用型或低能高灵敏度准直器。能峰 140keV，窗宽 20%，矩阵 128×128，Zoom 1.0~1.8。

微课：肺通气显像检查流程

（四）视野范围

将双肺同时包括在探头视野内。

五、图像采集及处理

参见本章第二节肺灌注显像中的“五、图像采集及处理”。肺通气显像的操作流程见图 13-5。

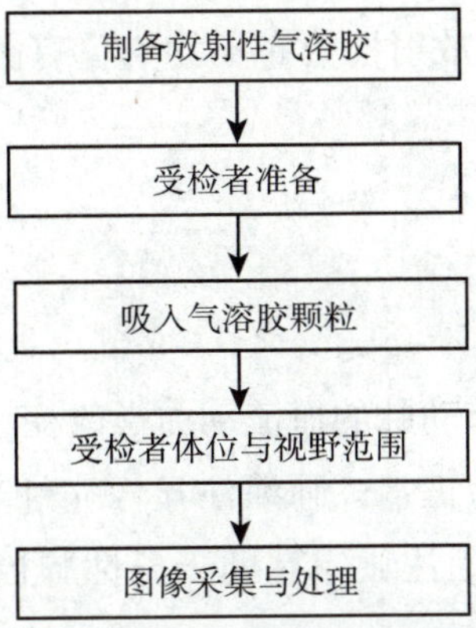

图 13-5　肺通气显像的操作流程

六、图像分析

（一）正常图像

肺通气的平面与断层影像基本上与肺灌注显像相似，各体位的影像表现为气道和肺内放射性分布大致均匀，除主气管和支气管有时因锝气体或气溶胶附壁显影明显外，与肺灌注影像相似（图 13-6）。若有显像剂通过食管进入胃，则在胃区可见放射性浓聚。

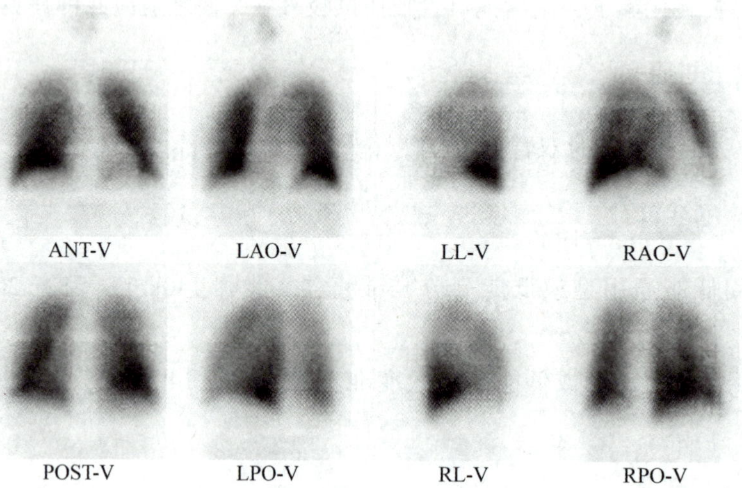

图 13-6　正常肺通气平面显像

（二）异常影像

异常影像表现为局限性或弥散性放射性稀疏或缺损。

1. 局限性放射性稀疏或缺损　包括一侧肺、肺叶性、肺段性或亚段性放射性稀疏或缺损，多见于气道狭窄或阻塞、肺泡内有渗出分泌物或肺泡萎陷等。

2. 弥散性放射性稀疏或缺损　两肺放射性分布不均匀，有散在放射性稀疏或缺损，常见于慢性阻塞性肺疾病。

七、临床应用

1. 肺栓塞　急性肺栓塞早期只有肺动脉的血流动力学改变，而局部气道通气功能尚未出现明显异常。急性肺栓塞早期肺通气显像表现为正常，肺灌注显像病灶部位为稀疏缺损区，即表现为肺通气/灌注显像（V/P）不匹配。故肺通气/灌注显像有助于急性肺栓塞的早期诊断，是一种简便、无创而有效的方法。

2. 慢性阻塞性肺疾病　在肺通气显像中主要表现为放射性颗粒中央气道沉积和周边性气道沉积。在部分慢性阻塞性肺疾病的中晚期，可出现肺通气/灌注显像（V/P）不一致现象，表现为肺通气显像的减低程度较肺灌注显像更明显，即反向不匹配。

3. 肺动脉高压的诊断　肺灌注/通气显像联合应用，可以鉴别原发性和继发性肺动脉高压。原发性肺动脉高压在肺通气显像中受损部位呈显像剂分布缺损区，而肺灌注显像则显示相应缺损区内有显像剂分布，呈反向不匹配显像。

八、注意事项

1. 显像剂应符合放化纯度要求，放射性活度总量不低于 110MBq，体积不超过 4ml。

2. 影响放射性气溶胶在肺内分布的因素有气溶胶颗粒大小、受检者吸入气溶胶过程中的呼吸方式和气道解剖结构。检查前受检者要进行空白吸入练习。吸入气溶胶时平稳呼吸，避免呼吸频率过快，减少气溶胶在中央气道的沉积。受检者应尽量减少吞咽动作，避免放射性气溶胶进入上消化道，影响图像质量，同时为保证雾粒质量，氧气流量应低于 7L/min。

3. 受检者有痰应咳出后再吸入雾粒。对于有哮喘的受检者必要时可在雾化剂中加入少量解痉药。

第四节　双下肢深静脉显像

一、显像原理

将等量的^{99m}Tc-MAA 同时等速注入受检者双侧足背静脉，其随静脉血经双下肢深静脉向心脏回流，此过程中在体外进行连续追踪显像可得到下肢深静脉影像，称为双下肢深静脉显像。它主要用于判断下肢深静脉有无回流障碍，间接提示有无深静脉血栓形成。^{99m}Tc-MAA 可黏附在静脉内壁不平处和血栓上从而显影，在图像上表现为点状或条状放射性浓聚灶，称为“hang up”征，提示血栓存在。

二、适应证与禁忌证

（一）适应证

双下肢深静脉显像主要用于辅助诊断与呼吸系统疾病相关的静脉血栓性疾病，具体适应证如下。

1. 肺栓塞的病因筛查　肺栓塞的血栓多来源于下肢深静脉，通过显像明确下肢静脉血栓存在，为肺栓塞提供病因证据。

2. 下肢深静脉血栓的诊断与随访　直接显示深静脉血流情况，判断血栓部位、范围及再通情况，尤其适用于临床怀疑下肢静脉血栓但超声检查结果不明确时。

3. 静脉瓣功能不全的评估　观察静脉血流反流情况，辅助诊断慢性静脉功能不全。

4. 术后静脉通畅性监测　如血管外科术后、肿瘤患者长期卧床或化疗后，评估静脉血流是否正常，预防血栓形成。

（二）禁忌证

1. 对放射性药物（如^{99m}Tc 标记的显像剂）过敏者。

2. 严重下肢血管病变（如广泛静脉炎、肢体严重水肿）导致无法注射显像剂或影响显像结果。

三、显像剂

1. 放射性药物 显像剂^{99m}Tc-MAA具有附着于血栓上的特性，在动态显像之后做延迟显像，有助于探测血栓的部位，同时进行肺灌注显像，还可进一步了解有无合并肺栓塞，临床上最常用。

2. 制备方法 注射前须充分摇匀^{99m}Tc-MAA混悬液，用2支注射器各抽取^{99m}Tc-MAA 74～148MBq/5ml（2～4mCi/5ml）。并用活度计分别测量2支药的放射性活度，以保证活度一致。

3. 给药方法及途径 在受检者双踝上方3cm处适当力度扎止血带，将^{99m}Tc-MAA自其双足足背静脉注入后，启动显像仪探头自双踝至肺尖以30～50cm/min的速度匀速扫描。扫描结束后，松开止血带做2～3分钟的下肢伸展运动，随后做延迟显像，然后接着进行肺灌注显像。对于儿童受检者或可能有肺血管床严重损伤的受检者，显像剂剂量应分别减少至成人剂量的1/2或1/4～1/3。

四、检查方法

（一）受检者准备

1. 检查前告知 向受检者解释检查目的、流程及注意事项，缓解紧张情绪，取得配合。

2. 去除干扰物品 受检者需脱下下肢衣物，去除金属饰品（如皮带、钥匙）、义肢等，避免伪影。

3. 注射部位准备 选择足背静脉（左右两侧分别注射），避免使用止血带（防止静脉血流受阻影响显像），若静脉穿刺困难，可选择脚踝或小腿远端静脉。

4. 特殊情况处理 若受检者近期使用抗凝药（如肝素、华法林），通常无须停药，但需提前告知医师用药史。

（二）受检者体位

1. 基础体位 受检者取仰卧位，双下肢伸直，稍外展，足尖向上，足跟并拢，膝下可垫薄枕，避免下肢肌肉紧张影响血流。探头置于双下肢前方，覆盖从腹股沟至足踝的范围，确保视野包括整个深静脉系统（股静脉、腘静脉、胫后静脉等）。

2. 动态显像体位 注射显像剂后立即进行动态连续采集，同时嘱受检者做踝关节屈伸运动（促进静脉血流），或在大腿近端使用止血带（压迫浅静脉，使血流经深静脉回流），以凸显深静脉影像。

3. 延迟显像体位 动态显像结束后，若怀疑有血栓，需进行延迟显像（通常注射后1～2小时），体位与动态显像相同，观察放射性滞留情况（血栓部位常表现为持续浓聚）。

注意，检查过程中需保持体位固定，避免移动导致影像模糊。若受检者无法长时间仰卧，可适当调整体位，但需确保探头覆盖范围不变。

（三）设备及采集条件

选用低能高分辨型平行孔准直器，探头视野上缘包括双肺尖，下缘包括足踝，设置自动采集程序，扫描速度为30cm/min，采集矩阵256×1024，Zoom 1.0，于双侧足背静脉同时持续匀速注入显像剂^{99m}Tc-MAA，当探头视野中心到达受检者腹股沟水平时，显像剂推注完毕。第一次显像完成后，去除止血带，并帮助受检者做双下肢屈伸运动 2～3 分钟，然后将探头重新回复到足踝部，按上述扫描条件进行延迟显像。

五、图像分析

（一）正常图像

注入显像剂后，随着探头视野向上移动，胫后静脉→胫前静脉→腓静脉→腘静脉→股静脉→髂静脉→下腔静脉依次显影。静脉形态连贯、单一，无放射性充盈缺损或侧支循环影像；延迟显像时，远端静脉全程无放射性滞留，影像完整连续，边缘光滑，两侧基本对称（图 13-7）。浅静脉不显影，也无侧支循环影像。

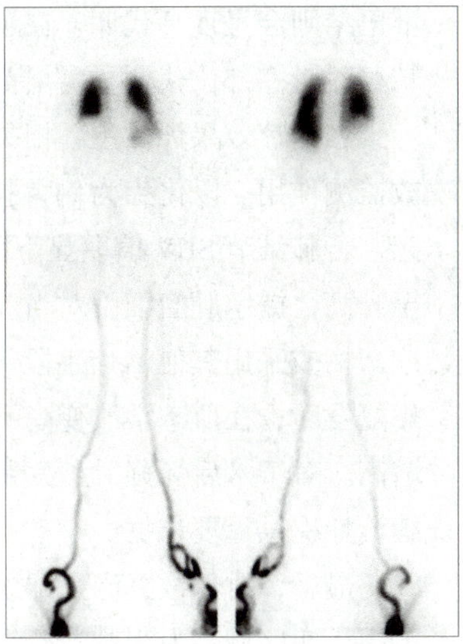
图 13-7 正常下肢深静脉显像

（二）异常图像

当下肢深静脉有血栓形成时，相应区域深静脉显像可出现放射性充盈缺损或侧支静脉显影，运动后延迟显像可见患侧下肢深静脉影像远端有放射性滞留，即“hang up”征。“hang up”征在下肢伸展运动后更易出现，这是因为下肢伸展运动可改变静脉血流状态，使原本附着不太牢固的显像剂颗粒更容易在血栓或静脉内壁不平处聚集，从而更易显影。

六、注意事项

1. 在动态显像之后做延迟显像，有助于探测血栓部位，同时进行肺灌注显像，还可进一步了解有无合并肺栓塞。

2. 注射前须充分摇匀^{99m}Tc-MAA 混悬液，并用活度计分别测量两支药的放射性活度，以保证活度一致。

3. 对于儿童受检者或可能有肺血管床严重损伤者，显像剂剂量应分别减少至成人剂量的 1/2 或 1/4～1/3。

▶知识拓展

PET/CT 在肺结节诊疗中的运用

根据《肺结节诊治中国专家共识》等相关内容，PET/CT 目前在肺结节诊疗领域发挥着重要作用。

在肺结节良恶性鉴别上，由于恶性肿瘤细胞代谢活跃，PET/CT 利用这一特性，通过注射葡萄糖类似物^{18}F-FDG，肿瘤细胞会大量摄取，从而在 PET 图像上呈现高信号。但如结核性肉芽肿、肺脓肿这类炎性结节，因其炎症细胞活跃代谢，SUV 值也可能升高，容易造成假阳性结果。

同时，多种指南及共识也强调应将 CT 提供的形态学特征与 PET 代谢信息相结合。恶性肺结节通常会出现边缘毛刺征，这是肿瘤细胞浸润生长导致的，还可能出现分叶征，体现出肿瘤各部位生长速度不均；而良性结节一般边缘光滑、形态规则，像错构瘤边界清晰，在 CT 图像上可见特征性脂肪成分。将二者融合分析，能够大幅提升肺结节良恶性鉴别的准确性。

在肺癌分期方面，相关共识及指南明确了 PET/CT 全身成像在检测纵隔淋巴结转移和远处器官转移中的重要价值。正常的纵隔淋巴结在 PET/CT 图像上无明显 ^{18}F-FDG 摄取，而发生转移的淋巴结则会呈现高代谢。在远处器官转移检测上，如脑转移时大脑特定区域会出现高代谢灶，骨转移时骨骼部位代谢异常增高，这些有助于对患者作出更准确的 TNM 分期，指导治疗决策。

在治疗效果评估上，相关共识及指南认可 PET/CT 在肺癌化疗、放疗或靶向治疗后的早期疗效监测作用。以化疗为例，按照相关共识及指南建议，在化疗 2～3 个周期后进行 PET/CT 检查，若肺结节 SUV 值明显下降，表明肿瘤细胞对化疗药物敏感，治疗有效；若 SUV 值无变化甚至升高，提示肿瘤细胞对当前方案不敏感，此时需根据相关共识及指南调整治疗策略，如更换化疗药物或采用其他治疗手段。在治疗随访过程中，PET/CT 可依据指南标准监测肺癌复发。当肿瘤复发时，在形态学改变尚不明显的情况下，PET 图像上原发病灶或其他部位即可出现代谢异常增高。对于术后怀疑肿瘤残留的患者，PET/CT 能依据代谢活性判断残留组织是否为肿瘤，为后续治疗提供重要依据。

最后，对于位置深、常规影像难以定位的肺结节，相关共识及指南推荐利用 PET/CT 显示结节高代谢区域，为穿刺活检提供精确靶点。例如，在 CT 引导穿刺活检时，结合 PET 图像确定高代谢部位，医师能够避开坏死及正常肺组织，选择肿瘤活性最强区域穿刺，进而提高活检阳性率，减少假阴性结果，符合相关共识及指南中对提高诊断准确性的要求。

考试知识点总结　　　　**本章小结**

协和云课堂……　拓展练习及参考答案

（李　立　任　超　王静楠）

第十四章　泌尿系统

教学课件

学习目标

素质目标

（1）具有良好的核医学技师的职业道德和职业素养，具备保证泌尿生殖系统显像技术质量和保护受检者显像过程中辐射防护的安全意识。

（2）具有严谨求实的工作态度和团队合作精神，能与团队成员密切配合，协作完成泌尿生殖系统核医学检查相关工作。

（3）具有自主学习和创新能力，及时了解泌尿生殖系统核医学检查技术的最新进展，不断提升专业水平。

知识目标

（1）掌握：肾动态显像及肾图的显像原理、影像分析、临床应用，以及肾小球滤过率和肾有效血浆流量的概念，明确两种放射性药物的区别。

（2）熟悉：肾静态显像的原理、临床应用。

（3）了解：肾功能检查介入试验原理及临床应用。

能力目标

（1）能胜任核医学临床技师的岗位，具有熟练进行泌尿生殖系统单光子影像检查的能力。

（2）能正确操作仪器设备，独立完成肾动态显像、肾图等泌尿生殖系统核医学检查，获取清晰、准确的影像和数据。

（3）能够对泌尿生殖系统核医学检查进行图像分析并解决检查中突发的情况和问题。

案例导入

【案例】

患者，男性，70 岁，主诉“反复血尿伴排尿后尿道口疼痛半月余”。尿量正常，无下肢水肿，实验室检查：肌酐 185μmol/L（59～104μmol/L），尿素 8.53mmol/L（1.70～8.30mmol/L），泌尿系统超声示左肾积水、实质变薄，左侧输尿管扩张、左侧输尿管下段结石可能；右肾未见明显异常。

【问题】

1. 该患者为进一步评估双肾功能还需要选择哪项无创性影像检查？

2. 该检查除了可以了解该患者双肾功能，还能评估什么？

· 核心知识拆解 ·

第一节　肾的解剖和生理

一、肾的解剖

肾呈“蚕豆”状，左右各一，位于腰部脊柱两侧，属腹膜后位器官。左肾上极平第 11 胸椎，下极平第 2 腰椎；右肾上方与肝相邻，位置比左肾低半个至 1 个腰椎，上极平第 12 胸椎，下极平第 3 腰椎。左肾较右肾略大，两肾长 9～12cm，宽 5～6cm，厚 3～4cm，重 100～150g。肾实质由肾小体、肾小管、集合小管、血管、神经及少量结缔组织构成，皮质肾单位由肾小体、近曲小管、髓袢和远曲小管组成，位于肾皮质浅表处者称为表浅肾单位，主要与保留水及电解质有关。位于肾皮质深部近肾髓质处者，称为髓旁肾单位，在调节排出尿的渗透浓度及尿量中起主要作用。成人双肾共有 170 万～240 万个肾单位，但老年人肾皮质和肾单位减少。

二、肾的血液循环

肾是身体中血流量丰富的器官之一，正常时，两侧肾接受心输出量的 25%（500～1000ml/min），正常肾血流量为（300～400ml/min），在血液循环中血液直接从腹主动脉通过两侧肾动脉进入左右肾。

三、肾的主要生理功能

肾的主要生理功能是排泄人体代谢的终末产物和维持水、电解质及酸碱平衡。肾还分泌激素，调节机体的生命活动。

1. 廓清作用　指血浆中某些物质经过肾小球自由滤过到肾小管，不被重吸收和分泌，而被完全清除随尿排出。

2. 排泄作用　代谢废物、毒物和药物等经肾以尿液形式排出。

3. 内分泌功能　肾能分泌 5 种激素，即肾素、促红细胞生长素、前列腺素、血管舒缓素和 1, 25-二羟胆骨化醇。这些生理活性物质对机体生命活动起着重要调节作用。

四、肾清除率

肾在单位时间（每分钟）内能将若干毫升血浆中所含的某种物质完全清除，这个被完全清除了的某种物质的血浆毫升数即为该物质的肾清除率。计算公式如下：

$$肾清除率（ml/min）=\frac{尿中某物质的浓度\times 每分钟尿量}{血浆中某物质的浓度}$$

测定清除率可用于以下几种情况：①测定肾小球滤过率，常用物质为菊粉。②测定肾血浆流量，常用物质为碘锐特。③推测肾小管的功能。

五、尿生成的三个步骤

1. 肾小球滤过 血液经肾小球滤过后，基本不含蛋白质，仅含血浆水相的滤液，称为原尿。其生成量与肾小球滤过膜的面积、通透性及有效滤过率有关。

2. 肾小管的重吸收 正常人每天经双肾的肾小球滤过液约 180L，排出体外的终尿仅为滤液的 1%，其余 99%滤液均被重吸收。除重吸收水分外，还吸收体内所需的物质，如葡萄糖、Na^+、Cl^-、HCO_3^-、氨基酸及其他营养物质等。

3. 肾小管的分泌 肾小管上皮细胞将血液中某些成分或上皮细胞本身产生的一些物质分泌到管腔中的作用称为肾小管的分泌作用。借助于这种分泌作用，可将代谢过程的废物、电解质、进入体内的某些药物及有关物质等通过被动的弥散、渗透或主动转运分泌到管腔中成为终尿，排出体外。

六、影响肾小球滤过率的因素

肾小球滤过率（glomerular filtration rate，GRF）指单位时间（每分钟）内双肾生成的原尿量。正常人的 GRF 为 125ml/min（或 180L/d）。

1. 滤过膜的通透性和面积 滤过膜的屏障作用减弱或负电荷减少，均可使正常时不被滤过的大分子物质滤出，出现蛋白尿或血尿。正常人双肾肾小球毛细血管总面积约为 1.5m²，在肾小球毛细血管阻塞等病理情况下，滤过面积减小可导致少尿。

2. 肾小球毛细血管压 动脉血压变化超过自身调节范围后，肾小球毛细血管压将随之变化，使滤过压及肾小球滤过率增加或减少。

3. 血浆胶体渗透压 肝、肾病变引起血浆蛋白明显减少时，可导致血浆胶体渗透压降低，有效滤过压及肾小球滤过率增加。

4. 囊内压 当结石或肿瘤堵塞尿路时，可导致囊内压升高，有效滤过压及滤过率降低。

5. 肾血浆流量 血液流经肾小球毛细血管时随着水和小分子物质的滤出，血浆胶体渗透压逐渐升高，有效滤过压下降，当滤过平衡时滤过即停止。肾血浆流量加大时，滤过平衡位置移向出球小动脉端，使较长的毛细血管段都有滤出；相反，当肾血浆流量减少时，胶体渗透压上升速度加快，有滤过作用的毛细血管变短，肾小球滤过率明显减少。

第二节　肾静态显像

肾静态显像是显示肾静态功能影像的可靠检查方法。

一、显像原理

静脉注射排泄缓慢的显像剂，随血流到达肾被肾小管上皮细胞摄取并聚集在肾小管上皮细胞内，可得到肾静态图像。该方法可以了解肾的形态、位置、大小及肾内放射性分布等。

二、适应证与禁忌证

（一）适应证

1. 了解双肾大小、形态、位置，诊断肾畸形或肾萎缩。
2. 肾内占位性病变、缺血性病变和破坏性病变（包括瘢痕和外伤）的检测。
3. 分肾功能的测定。
4. 鉴别诊断腹部肿物与肾脏关系。
5. 观察尿毒症肾脏的影像与功能。
6. 肾血管性高血压筛查。
7. 肾盂肾炎的辅助诊断。

（二）禁忌证

无明确禁忌证。

三、显像剂

多选用慢速通过肾的显像剂，如^{99m}Tc-dimercaptosuccinic acid（^{99m}Tc-DMSA，^{99m}Tc-二巯丁二酸）或^{99m}Tc-glucoheptonate（^{99m}Tc-GH，^{99m}Tc-葡庚糖酸盐）。

四、检查方法

1. 受检者准备　受检者无须特殊准备，注射显像剂后多饮水，采集前排空膀胱。

2. 采集条件　探头配置低能通用型准直器，平面采集（3~5）×10K 计数或配针孔准直器，平面采集 1×10^5 计数；断层时，探头配置低能高分辨准直器，能峰 140keV，窗宽 20%，矩阵 64×64 或 128×128，360°椭圆旋转，3°~6°/帧，20~40 秒/帧。

3. 图像采集　静脉注射显像剂 1~2 小时后开始采集，常规采集后位。近年来断层采集更为广泛。

平面显像病灶显示不清时需加做断层显像，采集结束后重建图像，并显示横断、冠状及矢状三个方向的断层影像。

五、图像分析

肾的位置、形态、大小及肾内放射性分布等都是图像分析的主要观察指标。

1. 正常影像 双肾位于第 12 胸椎与第 3 腰椎之间的脊柱两侧，纵轴呈“八”字形，中心平第 1、2 腰椎，右肾可略低于左肾。双侧肾放射性分布无明显差异，肾髓质放射性分布低于肾皮质，肾门稀疏，其余部分分布均匀，边缘光滑整齐（图 14-1）。

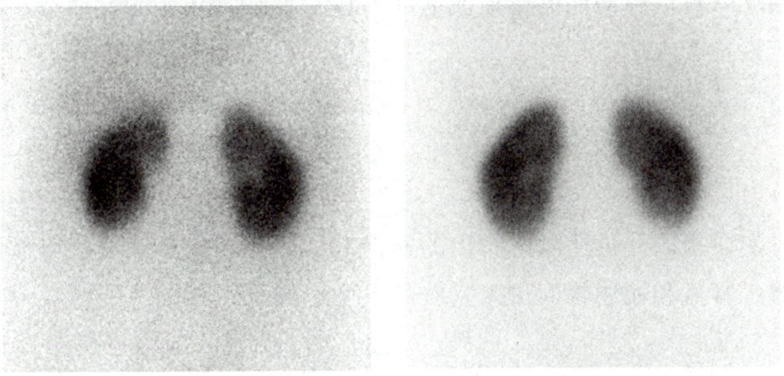

前位　　后位

图 14-1　肾静态正常影像

2. 异常影像 可表现为肾的形态、位置、大小及肾内放射性分布异常。

（1）肾先天性异常：如肾数目异常（先天性独肾）、肾位置异常及肾形态异常（马蹄肾等）。

（2）肾炎的诊断：急性肾盂肾炎肾静态影像表现为肾内局限性放射性减低或缺损区，可单发或多发，可发生于一侧或双侧肾。慢性肾盂肾炎则表现为肾影像缩小，瘢痕形成处显像剂摄取减低(图 14-2)。

（3）肾占位病变：肾肿瘤、肾囊肿或血管瘤等，肾静态影像表现为肾形态不规则，放射性分布呈单发或多发稀疏、缺损区。

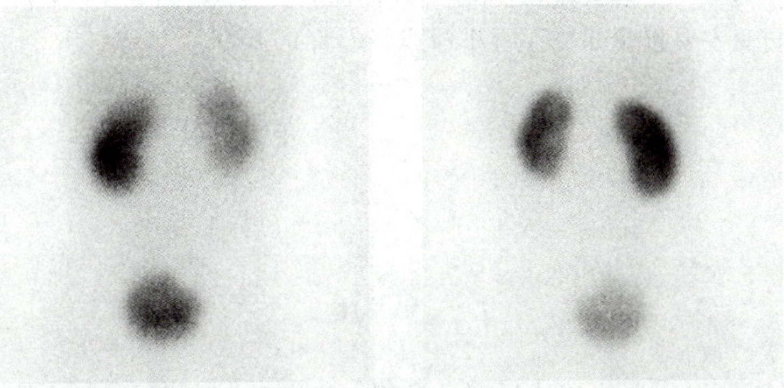

前位　　后位

图 14-2　肾炎肾静态影像

六、注意事项

注射显像剂后，建议患者多饮水，将未与肾小管细胞结合的显像剂排出体外。

第三节　肾动态显像

肾动态显像包括反映肾动脉灌注的肾血流灌注显像及反映肾功能的肾动态显像两部分，是检测泌尿系统疾病的常规核素检查方法。

一、显像原理

静脉注射能被肾实质摄取并迅速随尿排出的显像剂，经连续采集，可获得显像剂逐渐浓聚于肾实质，后随尿流经肾盏、肾盂和输尿管而进入膀胱的系列影像。

二、适应证与禁忌证

（一）适应证

1. 了解双肾大小、形态、位置、功能及上尿路通畅情况。
2. 评价肾动脉病变及双肾血供情况，协助诊断肾血管性高血压。
3. 了解肾内占位性病变区域的血流灌注情况，用于鉴别良、恶性病变。
4. 诊断肾动脉栓塞及观察溶栓疗效。
5. 监测移植肾血流灌注和功能情况。
6. 肾外伤后，了解其血运情况及观察是否有漏尿存在。
7. 腹部肿物的鉴别诊断，确定其为肾内或肾外肿物。
8. 了解肾实质病变主要累及部位（肾小球或肾小管）。

（二）禁忌证

无明确禁忌证。

三、显像剂

常用显像剂分为两类：①肾小球滤过型显像剂，如^{99m}Tc-DTPA。②肾小管分泌型显像剂，如^{131}I-OIH（常用）、^{99m}Tc-EC、^{99m}Tc-MAG_3 等。由于^{99m}Tc 的物理性能远优于^{131}I，故^{99m}Tc 标记的显像剂用量增大时，可明显提高图像质量。肘部静脉“弹丸”式注射显像剂。

微课：肾动态显像检查流程

四、检查方法

1. 受检者准备 正常进食，检查前 30～60 分钟饮水 300ml 左右，检查前排尿。

2. 采集体位 受检者取坐位或仰卧位，摆好体位。

3. 采集条件 使用^{99m}Tc 为显像剂时，采用低能通用型准器，能峰为 140keV，窗宽 20%，矩阵 64×64 或 128×128。

4. 图像采集 静脉注射显像剂后，视野出现下腔静脉后立即开始采集。一般采用双时相采集，分别得到肾血流灌注、肾实质功能动态系列影像。

5. 图像处理 利用计算机 ROI 技术分别勾画双肾影像，生成肾血流灌注曲线和肾功能动态曲线（肾图）并得到有关定量参数。

五、图像分析

1. 正常影像

（1）肾血流灌注相：腹主动脉上段显影后 2 秒左右，双肾影像隐约可见，随之出现明显肾影，此为肾内小动脉和毛细血管床的灌注影像。双肾影形态完整，肾内灌注基本均匀。双侧肾影出现的时间差及峰值差不大（图 14-3）。

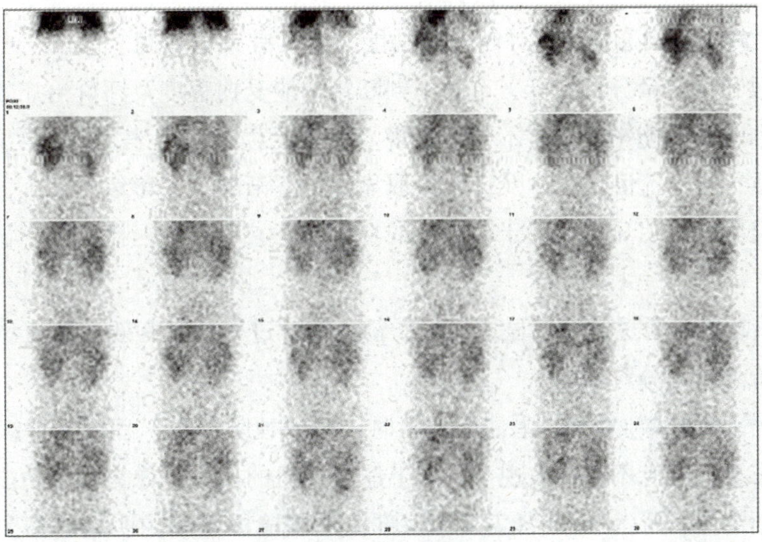

图 14-3 肾血流灌注相

（2）肾实质功能相：静脉注射显像剂后第 1 分钟双肾已显影，2～4 分钟时双肾实质影最浓，轮廓完整清晰，放射性分布均匀。3～5 分钟后，肾皮质影像开始逐渐减淡，肾盏、肾盂放射性逐渐浓聚，随后膀胱影像逐渐明显。约 20 分钟时肾影基本消退，显像剂大部分浓聚在膀胱内（图 14-4）。

2. 异常影像

（1）血流灌注相异常：主要表现为双肾区无灌注影像；肾灌注显影时间延迟，影像小，放射性分布减低；肾内局限性灌注缺损、减低或增强。

（2）肾实质功能相异常：主要包括患侧肾实质不显影或减淡；肾实质高峰摄取、清除时间延迟；

肾实质持续显影，上尿路及膀胱无放射性浓聚；肾盂放射性减低区扩大，皮质影像变薄，或延迟显像肾盂明显放射性滞留，伴输尿管显影或增粗等。

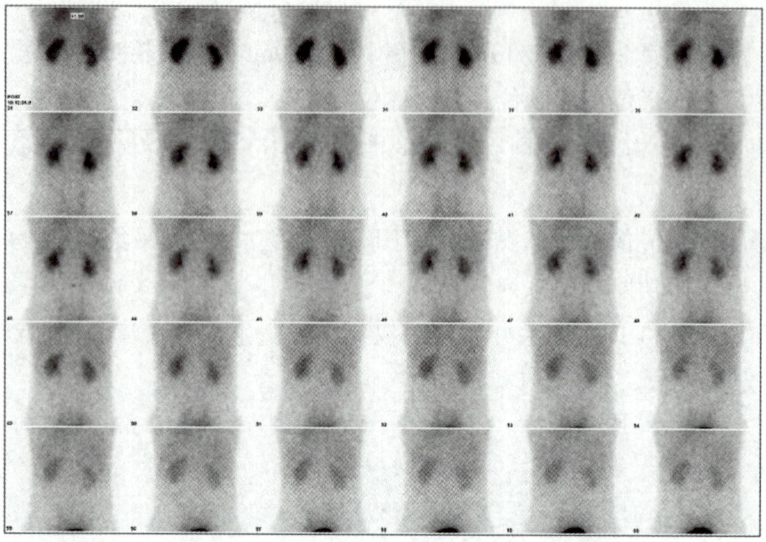

图 14-4　肾实质功能相

六、临床应用

1. 判断肾实质功能　肾动态显像在评价分肾功能方面具有灵敏度高、简便安全和无创等优点，并可提供相关定量参数和半定量分析指标，有助于判断肾功能受损程度及评价治疗效果。功能受损程度不同，在血流灌注和动态功能影像上有不同的表现。轻度受损者可仅表现为肾功能定量指标的异常，随着受损程度的加重，肾血流灌注减少及皮质摄取显像剂逐渐减少，影像可缩小，肾实质影像消退延缓，甚至整个肾不显影，延迟显像有助于明确肾的功能状态，对于延迟显像仍不显影者，需与先天性肾缺失相鉴别。

2. 评价分肾实质功能　通过肾动态显像得到的肾小球滤过率及肾有效血浆流量是反映肾功能的重要指标，能用于评价总肾及分肾功能。

3. 上尿路梗阻的诊断与鉴别诊断　上尿路梗阻时，根据梗阻部位、程度、持续时间及患侧肾功能状态的不同，肾动态显像会有不同的表现。肾外上尿路梗阻的典型影像为动态功能相患侧肾实质显影清晰，并随时间逐渐消退；肾盏和/或肾盂及梗阻部位上段输尿管影像明显扩张，放射性滞留且消退延缓；时间活度曲线呈持续性上升型。肾内梗阻则表现为显影高峰时间延迟，肾实质影减弱、显像剂清除明显减慢，肾盏和/或肾盂明显显像剂滞留，时间-放射性活度曲线（time activity curve，TAC）多呈缓慢上升型。肾内放射性滞留可发生在水负荷不足、膀胱内尿液充盈及休克等情况，需与梗阻相鉴别。

4. 移植肾的监测　肾移植术后常见并发症主要有急性肾小管坏死（acute tubular necrosis，ATN）、急性排斥（acute rejection，AR）与慢性排斥（chronic rejection，CR）、尿瘘与尿路梗阻及环孢素 A 肾中毒等。这些并发症均可危及移植肾的存活，因此早期、准确的诊断和及时采取正确的治疗措施有助于防止不可逆肾损伤。肾动态显像已广泛用于肾移植术后移植肾并发症的监测。

5. 肾血管性高血压的诊断　单侧轻度肾动脉狭窄引起的肾血管性高血压，由于肾本身的代偿作用，双侧肾图对比可无明显异常。应用卡托普利介入试验后，患侧肾图可出现有意义的改变。高血压患者双侧肾图对比出现异常时，提示存在肾血管性高血压可能，但仍需通过卡托普利试验加以鉴别。

6. 其他　肾外伤后，了解其血运及观察是否有尿漏存在。

七、注意事项

1. 检查过程中，受检者须保持体位不动。
2. “弹丸”式注射须保证高质量。
3. 显像剂标记率>96%。

第四节　肾　　图

一、检测原理

两种方法可以获得肾图。一是通过计算机 ROI 技术对肾动态系列的图像进行处理，从而获得肾区时间-放射性曲线。二是通过肾图仪直接记录示踪剂在肾区聚集和排出过程的时间-放射性曲线。显像法得到的肾图是肾动态显像的一部分，非显像检查法得到的肾图是一项单独的核医学检查。为描述方便本节所述“肾图”均以非显像法肾图为例。但是，非显像法肾图干扰因素较多，在有条件的情况下应尽可能使用显像法。

二、适应证与禁忌证

（一）适应证

1. 了解双肾功能及上尿路通畅情况。
2. 移植肾的监测。
3. 肾输尿管术后疗效观察。
4. 尿路反流的诊断。

（二）禁忌证

无明确禁忌证。

三、示踪剂

参见本章第三节肾动态显像中的“三、显像剂”。

四、检查方法

肾图的给药方式与肾动态显像相似，但不要求“弹丸”式注射。开始采集时间是在注射后即刻。一般采取坐位，肾图仪两个探测器在后腰部分别对位于双肾区。

五、图像分析

1. 正常曲线 正常肾图包括a、b、c三段。上升快、下降快是正常肾图的表现。其中a段上升最为迅速，b段上升斜率与c段下降早期斜率接近对称，随后c段以近似指数规律下降。三段两侧均无明显差异。

a段是示踪剂的出现段，为静脉注射示踪剂后急剧上升段，此段放射性的60%来自肾外血管床，10%来自肾内血管，30%来自肾小管上皮细胞的摄取，其高度一定程度上反应肾血流灌注量；b段是示踪剂的聚集段，为a段之后的缓慢上升段，其上升的斜率和高度，反映肾摄取示踪剂的速度和数量，主要与肾的血流量及肾小管功能有关；c段为示踪剂的排泄段，是达到峰值以后的下降段，其下降的斜率可以反映^{131}I-OIH随尿流排出肾的速度和数量。由于尿流量主要受肾有效血浆流量和肾小球滤过率的影响，因此c段主要反映尿液从肾排出的速度及尿路通畅情况。肾图常用分析指标、计算方法及参考值见表14-1。

表14-1　肾图常用分析指标、计算方法及参考值

肾图分析常用指标	计算方法	参考值
高峰时间（Tb）	记录从a段上升到曲线高峰的时间	<4.5分钟（平均2.5分钟）
半排时间（$C_{1/2}$）	记录从高峰下降到峰值一半的时间	<8分钟（平均4分钟）
15分钟残留率	$C_{15}/b\times100\%$	<50%（平均30%）
肾脏指数（RI）	$\frac{(b-a)^2+(b-c)^2\times100\%}{b^2}$	>45%（平均60%）
峰值差	$\lvert b_{左}-b_{右}\rvert/b\times100\%$	<30%
RI差	$\lvert RI_{左}-RI_{右}\rvert/RI\times100\%$	<25%

注：C_{15}为注射药物后15分钟的肾内计数率，b为高峰时的计数率，a为肾血流灌注峰的计数率。

2. 异常曲线 a、b、c三段的幅度、斜率、形态异常导致参数的异常及双侧的参数差异增大均为异常。需要注意的是，非显像法肾图双侧幅度的差异有可能与肾位置异常或技术因素导致探测器对位不准确有关。

六、注意事项

1. 测定时探头须准确对位于双肾部位，在静脉注射后2分钟之内，注意调整探头对位的准确性。
2. 检查过程中，受检者须保持体位不动。
3. “弹丸”式注射须保证高质量。

4. 对近期曾做静脉肾盂造影的受检者，应适当推迟检查时间。

第五节 肾小球滤过率测定及肾有效血浆容量测定

一、肾小球滤过率测定

肾小球滤过率（GFR）主要通过肾动态显像获得，非显像法肾图准确性差，目前不提倡使用。

（一）测定原理

GFR是指单位时间内从肾小球滤过的血浆容量（ml/min）。^{99m}Tc-DTPA主要从肾小球滤过，不被肾小管重吸收，肾对^{99m}Tc-DTPA的摄取率与GFR成正比，因此可以利用^{99m}Tc-DTPA的肾摄取率计算GFR。

（二）适应证与禁忌证

1. 适应证

（1）综合了解肾的形态、功能和尿路通畅情况。

（2）单侧肾血管性高血压初筛。

（3）对各种肾病的肾功能及分肾判断，如病肾残留功能，供选择病肾手术类型时参考。

（4）对各种肾病的疗效观察。

（5）了解糖尿病对肾功能的影响。

（6）肾移植术后监测。

（7）新药对肾功能的影响。

2. 禁忌证 无明确禁忌证。

（三）测定方法

GFR检查原理与肾动态显像相似，使用的是肾小球滤过型显像剂。采集受检者影像信息前、后要采集注射器计数。

（四）数据分析

GFR的计算通常采用盖茨（Gates）公式。在肾动态显像前，测量静脉注入前的^{99m}Tc-DTPA放射性总计数率，注射后测定注射器残留计数率。在显像结束后，用计算机ROI技术测得注药后2~3分钟的双肾影的净计数率（减除本底后的计数率），经对^{99m}Tc在组织内的衰减进行校正后，除以注入显像剂的总计数率，即得双肾摄取率。计算公式如下：

$$\text{双肾摄取率}=\frac{\text{左肾净计数率}/e^{-\mu Y_L}+\text{右肾净计数率}/e^{-\mu Y_R}}{\text{注入总计数率}}$$

式中，μ=0.153，为^{99m}Tc在组织内衰减系数。

Y_L和Y_R分别为左、右肾深度，按滕内森（TΦnnesen）公式计算。$Y_L=13.2(W/H+0.7)$，$Y_R=13.3(W/H+0.7)$，式中，W为体重（kg），H为身高（cm）。

总GFR（ml/min）=9.813×双肾摄取率-6.825。

根据左、右肾净计数率比值，计算出分肾的GFR。

1. 正常 使用的设备不同，采集与处理的条件不同都会影响最终的数据，因此不同单位应有自己的正常值。一般正常成年人的正常值在100ml/min左右。GFR受年龄影响，不同年龄组GFR正常参考值不同，年龄越大，GRF正常值越低。

2. 异常 随着肾功能受损程度的增加，GFR水平也随之下降。肾积水患者，患肾GFR低于10ml/min，梗阻解除后肾功能恢复的可能性很小，可作为是否保留肾的参考指标。慢性肾功能衰竭患者，总GFR减低到近10ml/min时应开始透析治疗。

（五）注意事项

1. ^{99m}Tc-DTPA放化纯度必须>95%。
2. “弹丸”式注射的质量是准确定量GFR的保证，数据采集结束后应测定注射点的计数。
3. 正确勾画双肾的轮廓和本底是获得准确GFR的基础。
4. 在测定移植肾GFR时，受检者应取仰卧位，探头贴近髂窝的移植肾部位。

二、肾有效血浆流量测定

肾有效血浆流量（effective renal plasma flow，ERPF）是了解肾功能的另外一个定量指标。

（一）测定原理

肾在单位时间内清除血浆中某种物质的体积为血浆清除率（ml/min）。如果某种物质在通过肾时能被完全清除（肾小球滤过和肾小管排泄），而流经肾单位以外的血流又不会清除该物质，则该物质的血浆清除率就是ERPF，其单位也同样以ml/min表示。

（二）适应证与禁忌证

1. 适应证

（1）各种急、慢性肾疾病的肾功能测定。

（2）各种肾外疾病时肾功能测定。

（3）各种肾病的疗效观察。

（4）移植肾监护。

（5）新药对肾功能的影响。

2. 禁忌证 无明确禁忌证。

（三）测定方法

使用的是肾小管分泌型显像剂。采集受检者信息前、后要采集注射器计数。

（四）数据分析

ERPF 的计算通常采用施勒格尔（schlegel）公式。先计算双肾摄取率，测量方法同 GFR，计算公式如下：

$$双肾摄取率=\frac{左肾净计数率\times Y_L^2+右肾净计数率\times Y_R^2}{注入总计数率}$$

$$总 ERPF（ml/min）=5.029\times(0.370\times双肾摄取率-2.315\times10^{-4}\times双肾摄取率^2)$$

根据两肾净计数率比值，可以计算出分肾 ERPF。

用 ^{99m}Tc-EC 或 ^{99m}Tc-MAG_3 测定 ERPF 时，因其血浆蛋白结合率、肾清除率等生物学特性与 ^{131}I-OIH 有所不同，测定 ERPF 时，应对 schlegel 回归公式做一定的修正并建立自己的参考值。

（五）临床应用

ERPF 也是判断肾功能的重要指标，其测定所用示踪剂主要经肾小管分泌，因此主要反映肾小管功能。而测定 GFR 的示踪剂由肾小球滤过，无肾小管分泌，主要反映肾小球功能。

（六）注意事项

参见本节“一、肾小球滤过率测定”。

第六节　肾功能检查介入试验

一、利尿试验

利尿试验是核医学肾功能检查介入试验的主要方法之一。临床诊断的肾盂积水分为机械性梗阻型和非机械性梗阻型两种类型，利尿试验是鉴别其梗阻类型的简便、有效方法。

（一）试验原理

肾在利尿药的作用下，短时间内可产生大量尿液，使尿流速率增加。对于因肾盂、输尿管张力降低及蠕动减慢等所致非机械性梗阻型肾盂扩张患者，在利尿药作用下可加速将滞留在肾盂内的带有放射性药物的尿液排出；而机械性梗阻型肾盂扩张积水则不能。因此该方法可鉴别肾盂扩张积水类型。

（二）适应证与禁忌证

1. 适应证

（1）机械性上尿路梗阻与非梗阻性肾盂扩张的鉴别。

（2）对机械性上尿路梗阻行解除手术后，肾动态显像示上尿路仍有显像剂滞留时，观察梗阻是否已经解除。

(3) 随访非梗阻性肾盂扩张的变化。

2. 禁忌证 无明确禁忌证。

（三）显像剂

同肾动态显像。

（四）检查方法

1. 受检者准备 与肾动态显像相同。

2. 显像剂 静脉注射显像剂。

3. 试验方法 利尿试验方法分为一次法与分次法两种。使用的利尿药通常为呋塞米（速尿）。静脉注射 0.5mg/kg 或 20 毫克/次加入 2ml 50%葡萄糖注射液内静脉注射。

(1) 一次法：是在常规检查发现梗阻时，可在 15～20 分钟后静脉注射利尿药，继续采集 10 分钟。

(2) 分次法：是先做一次常规检查，待放射性药物排出后再做一次利尿介入检查。利尿介入检查时先注入利尿药，3 分钟后再注入放射性药物，采集利尿肾动态图像和肾图曲线。

4. 观察指标 一次法观察注射利尿药后肾盂影像及肾图曲线排泄情况，计算利尿排泄指数。分次法是将两次肾图曲线进行比较，从而加以鉴别。

（五）图像分析

1. 一次法 在注入利尿药 2～3 分钟后非机械性梗阻型肾盂积水曲线会迅速下降，肾盂放射性迅速降低，利尿排泄指数（diuretic excretion index，DEI）>30%；而机械性梗阻型肾盂积水曲线则在注入利尿药后不会下降，甚至还会继续上升，肾盂放射性无减低趋势，DEI=0；DEI 在 0～30%的为不全梗阻型或混合型肾盂积水。

2. 分次法 利尿后肾图及影像正常者为非机械性梗阻型肾盂积水，排泄没有改善或进一步升高者为机械性梗阻型肾盂积水，排泄段有改善但仍不正常者为不全梗阻型或混合型肾盂积水。

（六）注意事项

1. 必须保证足够的水负荷。
2. 必须避免膀胱过度充盈而造成的显像剂滞留假象。
3. 注射呋塞米（速尿）后，至少采集双肾影像 10 分钟。

二、卡托普利介入试验

卡托普利介入试验是核医学肾功能检查介入试验的主要方法之一，是一种提高诊断单侧肾血管性高血压敏感性和特异性的方法。

（一）试验原理

当肾动脉轻度狭窄时，入球小动脉血流量减低，为维持正常的肾小球滤过率，要使出球小动脉收缩，以维持肾小球毛细血管滤过压。体内通过肾素释放增加，血管紧张素Ⅰ生成增多，在血管紧张素转化酶作用下，血管紧张素Ⅱ生成而达到此目的。此时肾动态显像及 GFR 可以表现为正常。卡托普利是血管紧张素转化酶抑制剂，可抑制血管紧张素Ⅰ转换成血管紧张素Ⅱ，使肾出球小动脉得以扩张，降低了肾小球毛细血管滤过压，导致肾小球滤过率降低，肾动态显像及 GFR 显示异常，从而提高肾血管性高血压的检出率。

（二）适应证与禁忌证

1. 适应证

（1）提高单侧肾动脉狭窄的检出率。

（2）预测肾动脉狭窄治疗疗效。

（3）指导血管紧张素转化酶抑制剂的应用。

2. 禁忌证　无特殊禁忌证。

（三）显像剂

参见本章第三节肾动态显像。常用^{99m}Tc-DTPA。

（四）检查方法

1. 受检者准备　参见本章第三节肾动态显像“四、检查方法”中的“受检者准备”。

2. 试验方法　常规肾动态显像及 GFR 后次日，一次性口服卡托普利 25mg 并饮水 300ml，1 小时后重复进行肾动态显像及 GFR 检查。

（五）结果判断

观察卡托普利介入前后肾动态显像影像及 GFR 指标。患侧放射性出现及摄取峰时均较试验前延缓、GFR 降低为试验阳性，表明该侧肾动脉狭窄，支持肾血管性高血压的诊断。

（六）注意事项

在口服卡托普利前、后，必须定时监测血压，防止血压突然降低。

▶知识拓展

多种影像检查在肾功能测定中的应用

超声、CT 和 MRI 在显示双肾形态、结构及大小方面具有很大的优势，而在功能测定方面，主要依据双肾组织的回声、密度及信号变化等。血生化检查结果反映总肾功能，无法判断分肾功能状态。核医学相关检查方法通过肾小球滤过或肾小管上皮细胞摄取、分泌示踪剂来判定肾单位的功能，是一种功能影像检查诊断技术，一次检查能够同时获得反映分肾的血供、肾实质功能及上尿路通畅情况等信息。因此，核医学检查在判断肾功能的敏感性与准确性方面具有独特的临床应用价值。

考试知识点总结

本章小结

协和云课堂…… 拓展练习及参考答案

（张建华　郑婷婷　邢海群）

第十五章　内分泌系统

教学课件

学习目标

素质目标

（1）具有良好的核医学技师的职业道德和职业素养，具备内分泌系统核医学检查安全意识，严格遵循辐射防护原则和保护受检者隐私。

（2）具有严谨求实的工作态度，确保数据准确可靠。

（3）具有良好团队合作精神，协作完成内分泌系统核医学检查相关工作。

（4）具有自主学习和创新能力，及时了解内分泌系统核医学检查技术的最新进展，不断提升专业水平。

知识目标

（1）掌握：甲状腺功能测定的原理、适应证、检查方法及结果分析，甲状腺静态显像的原理、适应证、检查方法及图像分析等。

（2）熟悉：内分泌系统的解剖及生理基础，甲状旁腺双时相显像法，肾上腺皮质及髓质显像的原理、适应证。

（3）了解：肾上腺髓质显像和肾上腺皮质显像的检查方法。

能力目标

（1）能胜任核医学临床技师的岗位，能够有效沟通，根据受检者情况，协同临床医师制订个性化检查方案，精准控制剂量，正确指导受检者做好检查前准备。

（2）能正确操作相关仪器设备，完成甲状腺摄碘率测定、甲状腺显像等内分泌系统核医学检查，获取准确的影像和数据。

（3）能够对内分泌系统核医学检查的图像进行分析，辨别正常和异常影像，结合临床症状和其他检查结果，对常见内分泌疾病作出初步诊断和鉴别诊断。遇到检查中的突发情况或问题时，能够运用所学知识分析原因并采取适当的解决措施。

案例导入

【案例】

患者，女性，50 岁，心悸、乏力 6 个月。右侧颈部甲状腺位置发现包块 1 个月，有梗阻感，包块随吞咽上下移动。

【问题】

1. 受检者的可能诊断是什么？
2. 受检者需要做什么核医学检查？

· 核心知识拆解 ·

第一节　内分泌系统的解剖和生理

内分泌系统是调节人体正常生理功能的重要系统，与神经系统、免疫系统联系极为密切，对维持机体稳态至关重要。内分泌腺和内分泌组织是构成内分泌系统的两个部分，垂体、甲状腺、甲状旁腺、肾上腺、胸腺及生殖腺等是主要的内分泌腺（图 15-1）。

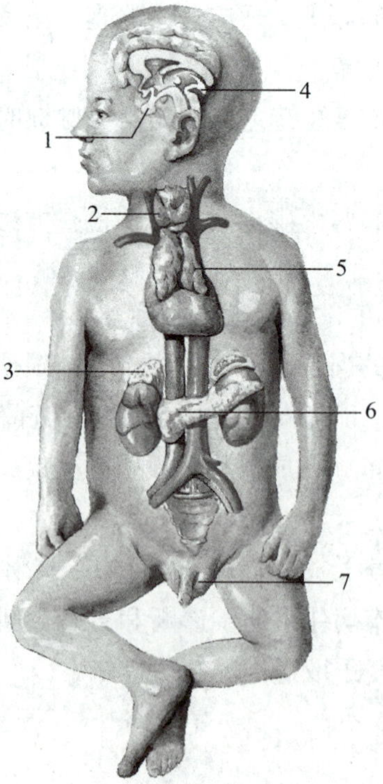

注：1. 垂体；2. 甲状腺；3. 肾上腺；4. 松果体；5. 胸腺；6. 胰腺；7. 生殖腺（睾丸）。

图 15-1　内分泌腺概观

一、甲状腺

甲状腺是人体最大的内分泌腺，也是唯一一个可以大量储存所分泌的激素于细胞外的内分泌腺。甲状腺为一“H”形红褐色腺体，表面覆有结缔组织被膜，重 15~30g。甲状腺可分为左、右两侧叶及中间的峡部，峡部位于第 2~4 气管软骨环前方，连接两侧叶，左右两侧叶位于喉下部及气管颈部前外侧，位置约在甲状软骨中部至第 6 气管软骨环之间。

甲状腺中有着大量甲状腺滤泡，形状多为圆形或不规则形，直径 0. 02~0. 90mm。其由嗜酸性胶质及周围包绕的单层立方的滤泡上皮细胞形成，滤泡上皮细胞可合成及分泌甲状腺激素（thyroid hormone，TH）。

甲状腺激素的形成过程包括聚碘、碘的活化、酪氨酸的碘化、碘化酪氨酸的缩合等过程，酪氨酸为其原料，而其中碘的参与尤为重要。滤泡上皮细胞在腺垂体所分泌的促甲状腺激素（thyroid stimulating hormone，TSH）的作用下，将甲状腺球蛋白分解形成甲状腺激素，其中有 90%为四碘甲状腺原氨酸，即 T_4，而剩余的 10%为三碘甲状腺原氨酸，即 T_3。之后，T_3 与 T_4 均在 TSH 的调控下被滤泡细胞释放入血，从而发挥其生理作用。

虽然 T_4 分泌较多，但其生理效应却只有 T_3 的约 1/5。还可以分为游离态和结合态，其中结合态 TT_3 占比 99. 7%，结合态 TT_4 占比 99. 97%，与甲状腺结合球蛋白、甲状腺结合前白蛋白、白蛋白结合，游离态 FT_3 占比 0. 3%，游离态 FT_4 占比 0. 03%，它们是主要发挥生物效应的部分，能真正反映甲状腺功能情况。甲状腺激素可以广泛地影响身体各个系统，调节新陈代谢、生长发育及器官功能。

甲状腺滤泡之间及滤泡上皮细胞之间有着滤泡旁细胞，可以分泌降钙素（calcitonin，CT），调节机体钙磷水平。

二、甲状旁腺

甲状旁腺外观呈棕黄色，形似扁黄豆，位于甲状腺左右两侧叶背面，一般为上下两对，重 35~50mg。其内腺细胞中，以呈多边形的主细胞为主，其可合成并分泌甲状旁腺激素（parathyroid hormone，PTH）。

甲状旁腺激素、降钙素及 1,25-二羟维生素 D_3（维生素 D 主要活性形式）共同参与调节体内钙磷水平。

三、肾上腺

肾上腺位于双肾的上方，左似半月形，右似三角形，为淡黄色，质软，重约 7g。其由结缔组织被膜包裹，实质部分分为周围的皮质及中央的髓质两个部分。皮质部分占比约 80%，由外向内可分为球状带、束状带及网状带。三带主要分泌的激素不同，盐皮质激素主要由球状带分泌，束状带主要分泌的则是糖皮质激素，而网状带则主要分泌性激素。盐皮质激素主要参与机体水盐平衡及血压调节，性激素参与第二性征的产生与维持，而糖皮质激素则作用更加广泛复杂，对物质代谢的影响极为重要，并且参与应激反应等。

髓质细胞又称为嗜铬细胞，主要分泌肾上腺素及去甲肾上腺素，它们的主要作用是调节物质代谢及参与应急反应。肾上腺素侧重加快心率，去甲肾上腺素侧重升高血压，它们均可使机体爆发出潜能，以应对突发的外界环境变化。

第二节　甲状腺功能测定

一、甲状腺摄^{131}I功能试验

（一）试验原理

甲状腺激素的合成需要依靠碘元素，甲状腺是体内碘分布最高的组织。甲状腺通过吸收并浓缩碘，完成激素的合成、储备和释放，从而影响人体的新陈代谢水平和产热能力。其对碘的吸收速率和排出能力与甲状腺的功能状态有着密切联系。外源性引入与稳定性碘（^{127}I）互为同位素的^{131}I，因其有相同的生化及生物学特性，在体外用甲状腺功能测定仪对甲状腺部位的^{131}I产生的γ射线进行测量，计算甲状腺摄^{131}I的数量和速度、释放的速率客观地反映了甲状腺的功能状态。

（二）适应证

1. 协助制订甲状腺功能亢进（甲亢）患者进行^{131}I治疗的剂量方案。
2. 甲状腺功能亢进症的辅助诊断。
3. 甲状腺功能减退症的辅助诊断。
4. 亚急性甲状腺炎或慢性淋巴细胞性甲状腺炎的辅助诊断。
5. 分析甲状腺碘代谢及碘摄取能力。

（三）禁忌证

1. 妊娠期妇女　^{131}I可通过胎盘屏障被胎儿摄取，故妊娠期妇女禁用此检查。

2. 哺乳期妇女　^{131}I可由乳汁分泌，如哺乳期妇女必须做此检查，需在服用^{131}I后停止哺乳48小时以上。

3. 特殊情况　由于摄^{131}I试验中使用的放射性活度较低，近期接受过放射性核素检测的受检者应避免重复进行此类检查。

（四）测定方法

1. 受检者准备　检查前应停用影响甲状腺摄^{131}I率的药物和食物2~6周。

2. 数据采集　空腹口服^{131}I-碘化钠（^{131}I-NaI），剂量为74~370kBq（2~10μCi），且继续禁食1~2小时。然后分别于第2、4、24小时，用甲状腺功能测定仪分别测定本底、标准源（含等量溶液的模拟甲状腺容器）及甲状腺部位的放射性计数率，按下列公式计算出不同时间的甲状腺摄^{131}I率：

$$甲状腺摄^{131}I率（\%）=\frac{甲状腺部位计数-本底计数}{标准源计数-本底计数}\times 100\%$$

以摄碘率为纵坐标，时间为横坐标，绘制甲状腺摄碘率曲线。甲状腺摄碘率值与摄碘率曲线形态均有诊断意义。

（五）结果分析

甲状腺摄^{131}I率与其功能状态密切相关。甲状腺摄取^{131}I的规律显示，在正常情况下，其摄碘率会随着时间延长逐步上升，并在24小时左右达到峰值。由于各地饮食碘含量及测量方式不同，正常摄碘率的参考范围可能存在差异。一般情况下，2小时的摄^{131}I率为15%～25%，4小时为20%～30%，而24小时可达30%～50%。此外，儿童和青少年群体的摄^{131}I率相较于成年人更高，且年龄越小，表现越明显。女性的摄^{131}I率略高于男性，但整体无显著统计差异（图15-2）。

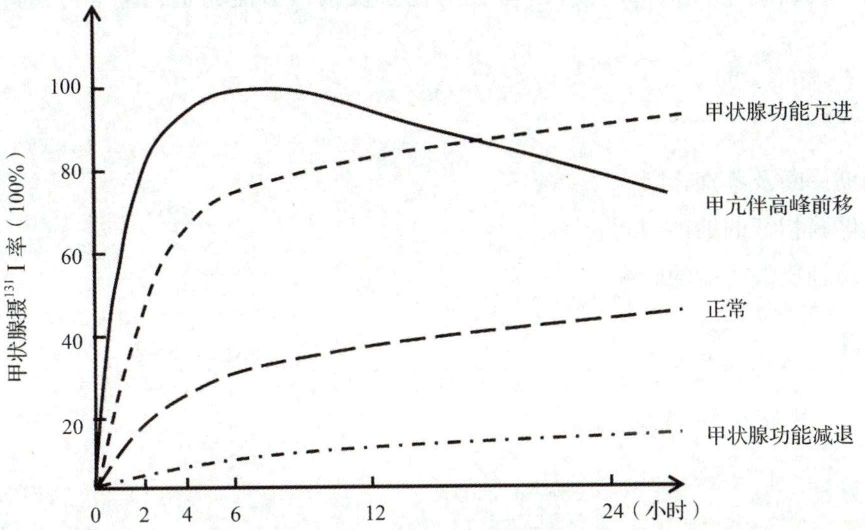

图15-2　甲状腺摄^{131}I率曲线

微课：甲状腺摄^{131}I功能试验检测流程

（六）临床应用

1. 辅助甲状腺功能亢进症^{131}I治疗量的计算　应用^{131}I治疗甲状腺功能亢进症时须根据甲状腺体积、甲状腺最高摄^{131}I率及^{131}I的有效半衰期决定治疗剂量。

2. 甲状腺功能亢进症的辅助诊断　典型受检者甲状腺摄^{131}I能力增强、摄^{131}I率曲线高峰前移。但也有部分受检者只有摄^{131}I率增高，摄^{131}I率曲线不出现高峰前移。

3. 甲状腺功能减退症的辅助诊断　各时间甲状腺摄^{131}I率降低于正常值下限，并且摄^{131}I率曲线高峰延迟至48小时后出现。

（七）注意事项

1. 在进行检测前应停服含碘食物、药物，以及一些影响甲状腺功能的药物。

2. 受检者服用量必须与标准源放射性活度相同。

3. 各单位应根据当地设备条件和检测技术建立本单位的正常值范围，结合临床及其他检查综合分析。

二、甲状腺激素抑制试验

（一）试验原理

正常情况下，甲状腺分泌甲状腺激素受下丘脑–垂体–甲状腺轴的调节，故甲状腺摄^{131}I 率通过垂体前叶分泌的 TSH 进行调节，且为负反馈调节机制。当引入外源性甲状腺激素（如 T_3 或 T_4）时，血液中的激素水平会增加，通过负反馈机制减少垂体 TSH 的分泌，从而使甲状腺对^{131}I 的吸收能力下降。然而，在甲亢患者中，由于存在非垂体性甲状腺刺激抗体且其作用不受甲状腺激素水平的影响，外源性激素对^{131}I 摄取率的抑制效果消失。甲状腺分泌轴反馈调节能力是否正常可通过上述方法进行判断。

（二）适应证

1. 甲亢的辅助诊断及鉴别诊断。
2. 甲亢患者停药指征的辅助判断。
3. 甲状腺分泌轴反馈功能的研究。

（三）禁忌证

参见本节“一、甲状腺摄^{131}I 试验”。

（四）测定方法

1. 受检者准备 检查前应停用影响甲状腺摄^{131}I 率的药物和食物 2~6 周。

2. 数据采集 第一次甲状腺摄^{131}I 试验后，口服外源性甲状腺激素片（T_4）40~60mg，每日 3 次，连续服用 2 周；或口服三碘甲状腺原氨酸，每次 20~40μg，每 8 小时 1 次，连续服用 1 周。再次行甲状腺摄^{131}I 试验，测量 24 小时摄碘率，按下列公式计算出抑制率：

$$\text{抑制率（\%）}=\frac{\text{第一次 24 小时摄}^{131}\text{I 率}-\text{第二次 24 小时摄}^{131}\text{I 率}}{\text{第一次 24 小时摄}^{131}\text{I 率}}\times 100\%$$

（五）结果分析

1. 抑制率>50%为甲状腺功能正常，表明甲状腺摄^{131}I 功能可被明显抑制。
2. 抑制率 25%~50%为轻度抑制，需进一步检查或可考虑抗甲状腺药物试验性治疗。
3. 抑制率<25%为甲状腺功能失常，表明甲状腺摄^{131}I 功能不受抑制，符合甲亢诊断。

（六）临床应用

1. 鉴别诊断单纯性甲状腺肿与甲状腺功能亢进 前者甲状腺功能正常，试验中摄碘率下降明显，抑制率>50%；后者甲状腺具有自主功能性，摄碘率下降不明显，抑制率<25% 。

2. 甲状腺功能亢进症治疗评估 抗甲状腺药物治疗中，抑制率升高至正常，提示治疗有效；反之则效果不佳需调整方案。治疗结束后，正常结果预示复发风险低，抑制率不达标则复发风险高。

3. 甲状腺结节诊断　甲状腺自主功能性结节具有自主功能性，试验中结节摄碘率不受抑制，周围正常组织摄碘率明显下降，结合显像可明确结节功能，辅助治疗决策。

（七）注意事项

1. 在进行检测前应停服含碘食物、药物，以及一些影响甲状腺功能的药物。
2. 受检者服用量必须与标准源放射性活度相同。
3. 第二次摄^{131}I 率测定，口服^{131}I 前须扣除甲状腺残留本底放射性活度。

三、过氯酸盐释放试验

（一）试验原理

在正常条件下，甲状腺能够通过过氧化酶和碘化酶将无机碘转化为有机碘，有机碘形成后无法从甲状腺中释放。如果甲状腺中的过氧化酶缺乏或酪氨酸碘化过程受阻，无机碘无法完成有机化。过氯酸盐因其与卤族元素性质相似，能够阻止甲状腺从血液中摄取无机碘，并促使未被有机化的无机碘从甲状腺释放。通过比较受检者在服用过氯酸盐前后甲状腺摄^{131}I 率的变化，可以计算释放率，从而辅助诊断甲状腺的碘有机化异常。

（二）适应证

1. 家族性甲状腺过氧化物酶系统缺陷或酪氨酸碘化障碍的诊断。
2. 慢性淋巴细胞性甲状腺炎的辅助诊断。
3. 甲状腺功能减退症的辅助诊断。

（三）禁忌证

参见本节“一、甲状腺摄^{131}I 试验”。

（四）测定方法

1. 受检者准备　检查前应停用影响甲状腺摄^{131}I 率的药物和食物 2~6 周。

2. 数据采集　空腹口服^{131}I-碘化钠（^{131}I-NaI），剂量为 174kBq（2μCi），且继续禁食 1~2 小时，测量 2 小时摄^{131}I 率。然后口服过氯酸盐（如过氯酸钾）600~800mg（儿童按 10mg/kg 计算），1 小时后再次测定甲状腺摄^{131}I 率，按下列公式计算释放率：

$$\text{释放率（\%）}=\frac{\text{服用过氯酸盐前摄}^{131}\text{I 率}-\text{服用过氯酸盐后摄}^{131}\text{I 率}}{\text{服用过氯酸盐前摄}^{131}\text{I 率}}\times 100\%$$

（五）结果分析

1. 释放率<10%为正常，表明碘的有机化过程正常。
2. 释放率>10%为异常，表明碘的有机化过程异常，释放率>50%为碘的有机化严重障碍。

（六）临床应用

1. 先天性甲状腺过氧化酶缺陷或酪氨酸碘化障碍症诊断 受检者因基因突变导致碘有机化受阻，过氯酸盐释放试验中甲状腺摄碘率下降超10%，甚至达50%以上，结合临床症状与甲状腺激素水平可辅助诊断。

2. 慢性淋巴细胞性甲状腺炎辅助诊断与评估 自身抗体破坏甲状腺细胞影响碘有机化，部分阶段受检者试验时甲状腺摄碘率下降，释放率为10%~30%，结合抗体检测、超声可提高诊断准确性，动态监测还能评估病情、指导治疗。

3. 鉴别不同类型的甲状腺功能减退 原发性甲状腺功能减退者甲状腺对碘的摄取和转运功能受损，过氯酸盐释放试验阳性率较高；而中枢性甲状腺功能减退者甲状腺对碘的摄取和转运功能正常，过氯酸盐释放试验多为阴性。

（七）注意事项

参见本节“二、甲状腺激素抑制试验”的注意事项。

第三节　甲状腺显像

一、甲状腺静态显像

（一）显像原理

正常甲状腺通过吸收并浓缩碘，完成甲状腺激素的合成、储备和释放，从而影响人体的新陈代谢水平和产热能力。其对碘的吸收速率和排出能力与甲状腺的功能状态有着密切联系。当外源性引入放射性碘（如^{131}I或^{123}I）时，由于其与稳定性碘（^{127}I）互为同位素，因此具有其相同的生化特性，可被甲状腺及具有甲状腺功能的组织（如异位甲状腺或功能性甲状腺癌转移灶）吸收。通过体外显像仪器（如γ相机或SPECT）探测这些放射性元素释放的γ射线，生成的影像能够提供甲状腺及具有甲状腺功能的组织的解剖形态、位置大小、功能状态等信息。

此外，锝与碘为同族元素，也具有被甲状腺吸收和浓聚的特性，故放射性锝，^{99m}-高锝酸盐（$^{99m}TcO_4^-$）也被广泛应用于甲状腺显像。尽管^{99m}Tc进入甲状腺后无法参与激素合成及代谢，但其具有能量适中、半衰期短、单一γ射线发射、成本低廉、获取方便等优势，因此临床上广泛使用$^{99m}TcO_4^-$进行甲状腺显像。

（二）适应证

1. 了解甲状腺的解剖形态、位置大小、功能状态。
2. 甲状腺结节定位诊断、功能判断及鉴别诊断。

3. 估算甲状腺的重量。
4. 寻找异位甲状腺。
5. 判断颈部包块与甲状腺的关系。
6. 寻找甲状腺癌转移灶及疗效评价。
7. 甲状腺术后残余组织再生情况及功能判断。
8. 各种甲状腺炎的辅助诊断。

（三）禁忌证

1. 妊娠期妇女 ^{131}I 可通过胎盘屏障被胎儿摄取，故妊娠期妇女禁用此检查。

2. 哺乳期妇女 ^{131}I 可由乳汁分泌，哺乳期妇女不宜做此检查。

（四）显像剂

临床目前常用显像剂为^{131}I、^{123}I 及$^{99m}TcO_4^-$，其特性见表 15-1。

表 15-1 显像剂特性

显像剂	物理半衰期	γ 射线能量/keV	常用剂量/MBq	显像时间
^{131}I	8.04 天	364	1.85～3.70（口服）	24h
^{123}I	13.2 小时	159	7.4～14.8（口服）	4h
$^{99m}TcO_4^-$	6.02 小时	140	74～185（静脉注射）	20～30min

^{131}I 是由核反应堆生产的一种放射性同位素，其半衰期较长为 8.1 天，既发射 β 射线也发射 γ 射线。由于 β 射线产生的辐射剂量较高，受检者甲状腺的吸收剂量约为 1.3cGy/μCi，同时 γ 射线占比仅 10%，但能量较高，因此不适合用于常规的甲状腺显像。主要用途包括测定摄碘率、评估分化型甲状腺癌术后残余或转移病灶，以及定位异位甲状腺。相较之下，^{123}I 是一种仅发射低能 γ 射线的同位素，能够提供高质量的图像，并且由于其短半衰期和较低的辐射剂量，对甲状腺的安全性更高，是一种理想的显像剂。然而，由于^{123}I 的生产需要使用回旋加速器，其高昂的价格限制了其在常规甲状腺显像中的广泛应用。

$^{99m}TcO_4^-$ 是一种能量适中、半衰期短的显像剂，发射单一 γ 射线，具有较低的吸收剂量和较小的受检者辐射负担。其来源稳定且成本低廉，由核素发生器提供，使用便捷。在临床应用中，可以通过提高剂量来使甲状腺放射性与本底的比值增高，从而显著提升图像的质量和分辨率。此外，其快速显像能力使受检者在用药后仅需等待约 30 分钟即可进行检查，大大缩短了候诊时间。因此，它已成为临床常规的甲状腺显像剂。然而，$^{99m}TcO_4^-$ 在其他组织（如唾液腺、口腔、胃黏膜等）也存在较明显的摄取现象，因此仅适用于反映甲状腺的摄取功能，不适合用于检测异位甲状腺或甲状腺癌的转移灶。

（五）检查方法

微课：甲状腺静态显像检查流程

1. 受检者准备

（1）使用$^{99m}TcO_4^-$ 进行显像时，受检者无须特殊准备。

（2）对于异位甲状腺，胸骨后甲状腺肿或分化好的甲状腺癌转移灶时，需使用显像剂^{131}I 或^{123}I，检查前受检者需停服含碘食物及药物，以及影响甲状腺功能的药物2~6周，检查当日需空腹。

2. 图像采集

（1）颈部甲状腺$^{99m}TcO_4^-$平面显像：静脉注射$^{99m}TcO_4^-$ 74~185MBq，20~30分钟后进行甲状腺显像图像采集。采用低能通用型准直器或针孔型准直器。受检者取仰卧位，颈部呈过伸状，充分暴露甲状腺区域，下可垫一枕头辅助摆位。常规采集前位图像，必要时加做侧位及斜位图像。显像仪器常采用SPECT，参数设置：能峰140keV，窗宽20%，矩阵256×256或512×512，放大2~4倍。图像采集预置时间150~200秒或预置计数200~500K。

（2）异位甲状腺或甲状腺癌转移灶显像：寻找异位甲状腺时，受检者空腹口服^{131}I 1.85~3.70MBq，24小时后行颈部甲状腺及拟检查部位显像，常用范围包括颈部及胸骨后。行甲状腺癌转移灶显像时，受检者空腹口服^{131}I 74~185MBq，24~48小时后行全身显像，常规包括前位及后位，必要时进行72小时显像。^{131}I显像采用高能平行孔准直器，能峰364keV，窗宽20%。

（3）甲状腺断层显像：静脉注射$^{99m}TcO_4^-$ 296~370MBq，20~30分钟后应用SPECT行断层显像。采用低能高分辨准直器，受检者取仰卧位。参数设置：采集矩阵64×64或128×128，放大2倍，每帧采集15~20秒或每帧采集100K，探头旋转360°共采集64帧。采集结束后进行断层重建，获得横断面、矢状面和冠状面影像。

（六）图像分析

1. 正常影像 正常甲状腺位于颈部正中、胸骨切迹上方的区域，并分布于气管两侧，形似蝴蝶状，由左右两叶组成。两叶的下部1/3处通过峡部连接，但少数情况下可能存在峡部缺如的现象。正常情况下，显像剂在甲状腺两叶中分布均匀，右叶显像剂分布通常较左叶略高，而峡部及两叶周边因组织较薄，显像剂分布略显稀疏。部分人可能出现甲状腺两叶发育的不对称，形成各种形态差异，少数情况下可观察到锥体叶。此外，显影时可能同时出现唾液腺的不同程度显像（图15-3）。

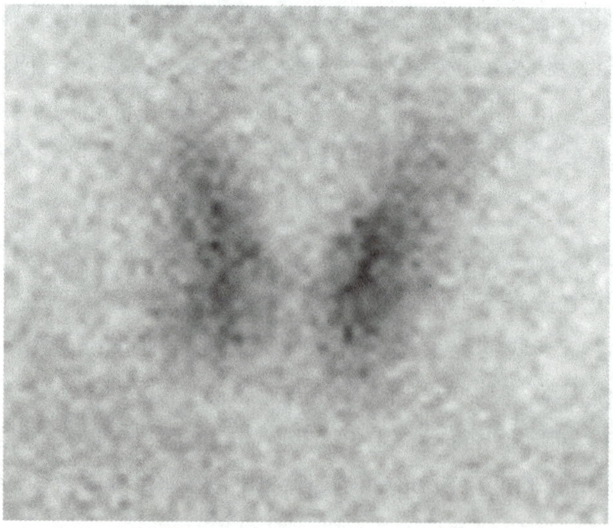

图15-3 正常甲状腺

2. 异常影像 甲状腺出现病变时，通常表现为腺体体积增大、形状异常、位置偏移，以及显像剂分布的局部或弥散性改变，可表现为降低或增加，甚至完全不显影。

（七）临床应用

1. 甲状腺良性疾病　甲状腺良性疾病通常表现为腺体大小或形态异常。Graves 病受检者甲状腺多呈弥漫性增大，显像剂的摄取明显增加且分布均匀。单纯性甲状腺肿的受检者腺体体积增大，显像剂摄取可为正常或偏高。结节性甲状腺肿的受检者可表现为腺体外形变大变形，同时放射性分布出现不均匀的现象。对于先天性无甲状腺或一叶甲状腺缺如的受检者，显像图上通常会显示腺体完全不显影或仅一侧叶显影。

2. 异位甲状腺的诊断　先天性异位甲状腺为胚胎发育异常，好发于胸骨后、舌根部、舌骨下及喉前，极少数可位于卵巢，常呈球形或卵圆形，不分叶，正常的甲状腺部位则无放射性浓聚。后天性异位甲状腺由肿大甲状腺下极延伸入胸腔所致，常规显像方法难以确定胸骨后肿物与甲状腺关系。由于其正常部位存在甲状腺组织，并且与胸腔内的异位甲状腺相连，两者都具有摄取显像剂的能力，通过异位甲状腺显像可判别胸骨后肿物与甲状腺关系。当胸骨后甲状腺肿组织为无功能或功能较低的甲状腺组织时，行^{201}Tl 或^{99m}Tc-MIBI 显像更有利于定位及定性诊断。

3. 甲状腺结节的诊断和鉴别诊断　甲状腺结节是甲状腺最常见的病变。通过分析甲状腺结节摄取显像剂的能力，可以定位甲状腺结节位置及判断甲状腺结节的功能状态。根据甲状腺结节摄取显像剂的能力高于、相近于或低于正常甲状腺组织，将甲状腺结节分为高功能结节、功能正常结节及低功能结节。通常将高功能结节称为“热结节”，功能正常结节为“温结节”，低功能结节为“凉结节”或“冷结节”（图 15-4）。

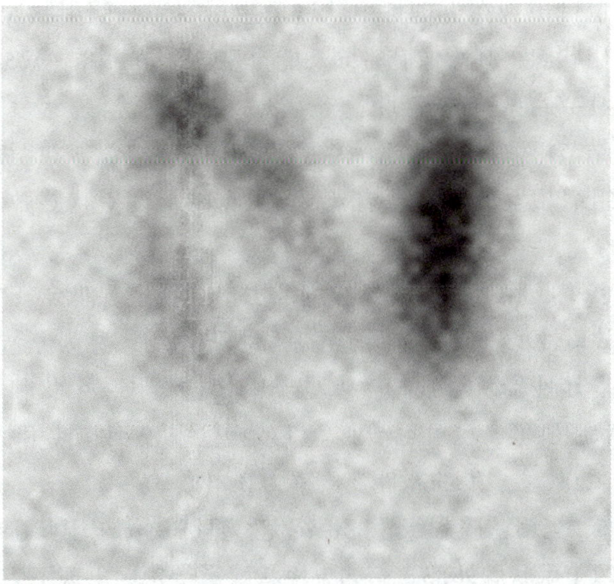

图 15-4　甲状腺冷结节影像

（1）热结节：甲状腺结节摄取显像剂能力高于正常甲状腺组织，在图像上表现为甲状腺结节摄取的放射性高于正常甲状腺组织，称为热结节。多为良性病变，常见于甲状腺腺瘤、功能自主性结节等，可单发或多发，恶性变概率很小，约为 1%（图 15-5）。

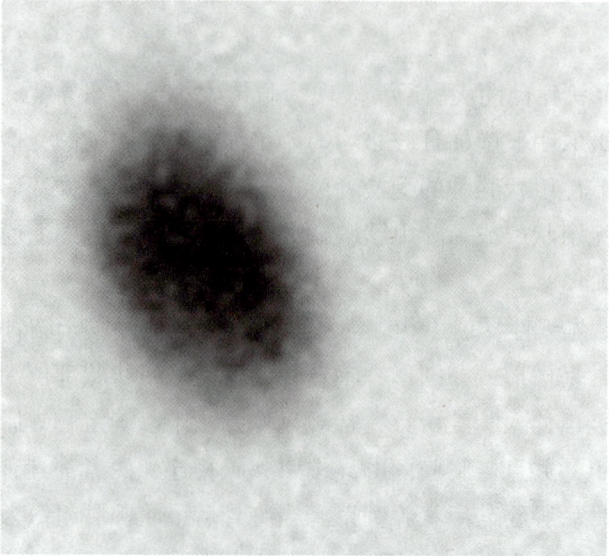

图 15-5　甲状腺高功能腺瘤影像

甲状腺热结节可分为功能自主性结节与非功能自主性结节。功能自主性结节又被称为毒性功能自主性结节，是指甲状腺内结节细胞 TSH 受体基因发生突变，不受垂体分泌的 TSH 调控，产生功能自主性，自主产生甲状腺激素，释放入血后导致甲状腺毒性症状。因发生突变，而不受 TSH 调控甲状腺显像时，结节不受 TSH 抑制可继续摄取显像剂显影，而结节外甲状腺组织受 TSH 抑制不再摄取显像剂导致不显影。热结节也可出现在生理性甲状腺增生，多为一侧甲状腺先天性缺如（左叶常见，约 80%）或手术切除一叶甲状腺，其影像有时同功能自主性结节一样，仅表现为一侧孤立性热结节，二者如需鉴别，可通过 TSH 兴奋试验进行判断。

（2）温结节：甲状腺结节摄取显像剂能力接近正常甲状腺组织，在图像上表现为甲状腺结节摄取的放射性和正常甲状腺组织相近，称为温结节。多见于结节性甲状腺肿和慢性淋巴细胞性甲状腺炎，恶性变概率约为 4%。

（3）凉结节与冷结节：甲状腺结节摄取显像剂能力低于或明显低于正常甲状腺组织，在图像上表现为甲状腺结节摄取的放射性低于或明显低于正常甲状腺组织，称为凉结节或冷结节。二者无本质区别，结节显像剂分布呈局灶性稀疏或缺损，多见于甲状腺囊肿，甲状腺腺瘤伴出血、钙化或囊性变，甲状腺癌，结节性甲状腺肿等，也可见于亚急性或慢性淋巴细胞性甲状腺炎。一般单发凉结节、冷结节恶性变概率为 10%~20%，多发的恶性变概率为 0~18.3%。

4. 颈部肿块的鉴别诊断　当甲状腺影像轮廓保持完整且肿块位于甲状腺之外，同时未见显著放射性聚集时，多提示肿块来源于甲状腺外部。而如果甲状腺影像轮廓出现不完整的情况，且肿块位于甲状腺轮廓范围内，肿块与甲状腺的显像剂浓聚或稀疏部位重叠，则提示为甲状腺内部肿块。需要注意鉴别的是甲状腺外肿块压迫甲状腺、少数甲状腺内肿块向外生长等。

5. 检测甲状腺癌转移灶　甲状腺乳头状腺癌和滤泡性腺癌及其转移灶由于分化程度较高，也具有摄取 ^{131}I 的功能，应用 ^{131}I 甲状腺显像可发现并定位这类病灶，为分化型甲状腺癌的复发及转移病灶的诊断、治疗的临床决策提供依据。转移灶好发部位为颈部淋巴结、双肺和全身骨骼。

6. 估算甲状腺重量　通过测算甲状腺的重量，来确定 ^{131}I 治疗甲状腺功能亢进症给药剂量，同时也是评价疗效的有效指标之一。甲状腺重量计算公式：

甲状腺重量=正面投影面积（cm^2）×左右叶平均高度（cm）×K

式中，K 为常数，K 值取 0.23~0.32，显像条件不同而有差异，根据各单位特定仪器条件确定。一般来说，正常甲状腺重量为 25~40g。

7. 甲状腺炎的辅助诊断

（1）亚急性甲状腺炎：在疾病的不同时期，甲状腺显像的表现不同（图 15-6）。发病期放射性分布减低，或呈普遍分布不均匀的淡影，甚至整个甲状腺不显影，可伴随出现冷结节，但同时期的甲状腺激素检查出现甲状腺激素水平的增加及促甲状腺激素水平的减低，这种现象称为分离现象。恢复期表现为功能逐步恢复的正常影像，也可以出现一过性甲状腺弥漫性摄取增加，称为反跳显像。

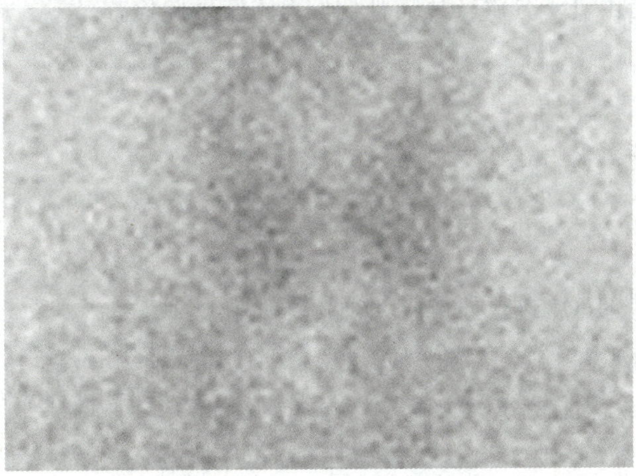

图 15-6 亚急性甲状腺炎影像

注：亚急性甲状腺炎发病期，放射性分布减低，几乎不显影。

（2）慢性淋巴细胞性甲状腺炎：甲状腺显像呈不规则疏密相间的显像剂分布，或虫蚀状分布。并可出现 ^{131}I 或 $^{99m}TcO_4^-$ 显像结果不一致，即 ^{131}I 显像为冷结节，而 $^{99m}TcO_4^-$ 显像为热结节，提示存在甲状腺碘的有机化障碍。

（八）注意事项

1. 在进行检测前应停服含碘食物、药物，以及一些影响甲状腺功能的药物。

2. 有功能的甲状腺癌转移灶摄取显像剂低于正常甲状腺组织，因此寻找转移灶应在甲状腺全切术或 ^{131}I 清甲之后进行。

3. 部分正常组织也会有不同程度的显像剂摄取，如唾液腺、胃肠道、乳腺等，显像结果判断时须注意与之鉴别。

二、甲状腺动态显像

（一）显像原理

将显像剂经肘静脉“弹丸”式注射，放射性药物在体内通过心脏回流进入甲状腺动脉中，灌注到甲状腺组织内。在体外运用甲状腺显像仪器，进行连续动态采集，从而获得甲状腺及其病灶处的血流灌注情况，可作为甲状腺功能、结节鉴别诊断的辅助诊断参考。常与甲状腺静态显像一次完成。

（二）适应证

1. 了解甲状腺或结节部位的血流灌注情况。
2. 甲状腺结节良恶性的鉴别诊断。
3. 甲状腺功能状态的辅助诊断。

（三）禁忌证

1. 妊娠期妇女 ^{131}I 可通过胎盘屏障被胎儿摄取，故妊娠期妇女禁用此检查。

2. 哺乳期妇女 ^{131}I 可由乳汁分泌，故哺乳期妇女不宜做此检查。

（四）显像剂

常用 $^{99m}TcO_4^-$ 进行显像，采用静脉“弹丸”式注射。

（五）检查方法

1. 受检者准备 使用 $^{99m}TcO_4^-$ 进行显像，无须特殊准备。

2. 图像采集 静脉“弹丸”式注射 $^{99m}TcO_4^-$ 370～740MBq，体积 0.5～1.0ml，同时应用 SPECT 行动态采集。采用低能通用或低能高分辨准直器。受检者取仰卧位，颈部呈过伸状，充分暴露甲状腺区域，下可垫一枕头辅助摆位。参数设置：采集矩阵 64×64 或 128×128，放大 2 倍，2 秒/帧，连续采集 16 帧；或 1 秒/帧，连续采集 32 帧。采集结束后可继续进行常规甲状腺静态显像。

3. ROI 技术 通过使用 ROI 技术，可以绘制甲状腺和颈部血流的时间-放射性曲线，并根据曲线数据计算甲状腺动脉和颈动脉的血流峰值及峰值时间。此外，还可通过对比甲状腺结节区域与其对侧相应位置的血流值，得出血流比值。

（六）图像分析

1. 正常影像 正常情况下，“弹丸”式注射显像剂后，8～12 秒双侧颈动脉对称显影，此时甲状腺区域几乎无放射性分布；10～18 秒甲状腺开始显影，随着时间延长甲状腺放射性分布逐渐增强、均匀，图像逐渐清晰，颈动脉显影逐渐消退，至 22 秒左右甲状腺内显像剂超过颈动脉显影的程度。甲状腺功能正常时，颈动脉-甲状腺通过时间为 2.5～7.5 秒。

2. 异常影像 甲状腺两叶血流灌注不一致，或局部出现放射性分布浓聚、稀疏等均为异常表现，此时可应用 ROI 技术勾画靶区进行定量分析。

（七）临床应用

1. 甲状腺组织的血流灌注情况 甲状腺的血流灌注在不同功能状态下有所变化。在甲状腺功能亢进时，血流灌注明显增强，颈动脉-甲状腺的通过时间较短，通常为 0～2.5 秒，甲状腺与颈动脉的显像几乎同步。使用 ROI 进行定量分析时，甲状腺的放射性强度通常高于颈动脉。而在甲状腺功能减退的情况下，甲状腺的血流灌注减少，颈动脉-甲状腺的通过时间延长，甲状腺的放射性强度则减弱。

2. 观察甲状腺结节的血供情况 恶性甲状腺结节的血流放射性强度增加，静态显像多为冷结节；功能自主性甲状腺结节血流及静态放射性强度均有不同程度的增加，静态显像多为热结节。

（八）注意事项

1. 在进行检测前应停服含碘食物、药物，以及一些影响甲状腺功能的药物。

2. 采用“弹丸”式注射显像剂时，应选择较大的静脉血管，显像剂体积应小于 1ml，以保证注射质量。

3. 部分正常组织也会有不同程度的显像剂摄取，如唾液腺、胃肠道、乳腺等，显像结果判断时须注意与之鉴别。

三、甲状旁腺显像

（一）显像原理

利用甲状旁腺组织成分的特点，根据显像剂在正常组织和甲状旁腺功能亢进组织中的代谢速率不同，采用多时相显像方法（常用^{99m}Tc-MIBI）或不同显像剂（包括^{99m}Tc-MIBI/$^{99m}TcO_4^-$、^{201}Tl/$^{99m}TcO_4^-$）减影法突出功能亢进的甲状旁腺与正常甲状腺组织的差别，使异常甲状旁腺清晰显影并定位。

1. ^{99m}Tc-MIBI 双时相法　^{99m}Tc-MIBI 可同时被正常甲状腺组织及功能亢进的甲状旁腺组织摄取，但二者清除显像剂速度不同（正常甲状腺组织较功能亢进的甲状旁腺组织清除速度快），早期显像和延迟显像相对比，可以发现功能亢进的甲状旁腺组织。

2. ^{99m}Tc-MIBI/$^{99m}TcO_4^-$、^{201}Tl/$^{99m}TcO_4^-$ 双核素减影法　^{99m}Tc-MIBI 与^{201}Tl 可同时被正常甲状腺组织及功能亢进的甲状旁腺组织摄取，而正常甲状腺组织可以摄取$^{99m}TcO_4^-$ 而甲状旁腺组织不能摄取。利用减影技术将^{99m}Tc-MIBI 与^{201}Tl 显像图像中的甲状腺影像减去，而只剩下功能亢进的甲状旁腺组织的影像。

（二）适应证

1. 甲状旁腺功能亢进或增生的辅助诊断。
2. 甲状旁腺腺瘤的术前定位。
3. 异位甲状旁腺的定位。

（三）禁忌证

无明确禁忌证。

（四）显像剂

常用^{99m}Tc-MIBI 双时相法，或不同显像剂（包括^{99m}Tc-MIBI/$^{99m}TcO_4^-$、^{201}Tl/$^{99m}TcO_4^-$）减影法。

（五）检查方法

1. 受检者准备　受检者无须特殊准备。

2. 图像采集　依据显像剂不同，应用不同的甲状旁腺显像方法。

（1）^{99m}Tc-MIBI 双时相法：静脉注射^{99m}Tc-MIBI 222～296MBq。采用低能通用或低能高分辨准直

器，受检者取仰卧位，颈部呈过伸状，充分暴露甲状腺区域，颈下可垫一枕头辅助摆位。SPECT 参数设置：采集矩阵 128×128，能峰 140keV，窗宽 20%，放大 2 倍，分别于 15 分钟和 2~3 小时对甲状腺部位采集早期和延迟影像，采集时间 300 秒或预置计数 100K。早期显像主要反映甲状腺组织，而正常甲状腺摄取显像剂约 60 分钟后清除超过一半，但功能亢进的甲状旁腺组织对^{99m}Tc-MIBI 的摄取能力明显高于正常甲状腺组织，而显像剂的清除速度明显慢于正常甲状腺组织，在注射显像剂 2 小时后仍具有较稳定的放射性活性。比较延迟显像与早期影像能够诊断功能亢进的甲状旁腺病灶。

（2）^{201}Tl/^{99m}TcO$_4^-$ 显像减影法：静脉注射^{201}Tl 74MBq，10 分钟后进行前位甲状腺显像。受检者体位及准直器同^{99m}Tc-MIBI 双时相法。SPECT 参数设置：采集矩阵 128×128，能峰 80keV，窗宽 20%，放大 2 倍，采集时间 300 秒或预置计数 100K。之后，静脉注射^{99m}TcO$_4^-$ 74~185MBq，15 分钟后保持同一体位再次显像。除 SPECT 采集能峰调节至 140keV，其余参数保持一致。通过计算机进行图像处理，将前者影像减去后者影像，即可得到甲状旁腺影像。此外，两种显像剂也可以同时进行注射，15 分钟后进行双核素同时采集，避免体位移动影响图像观察。

（3）^{99m}Tc-MIBI/ ^{99m}TcO$_4^-$ 显像减影法：其方法与^{201}Tl/^{99m}TcO$_4^-$ 显像减影法基本相同，无须更改采集能峰，其余参数保持一致。静脉注射^{99m}Tc-MIBI 370MBq，15 分钟后进行甲状腺部位显像。然后再注射^{99m}TcO$_4^-$ 74~185MBq，15 分钟后保持同一体位再次显像。由计算机处理，将前者影像减去后者影像，即可得到甲状旁腺影像。也可先行^{99m}TcO$_4^-$ 显像，再行^{99m}Tc-MIBI 显像，将后者影像减去前者影像，也可得到甲状旁腺影像。

（六）图像分析

1. 正常图像　正常情况下，功能正常的甲状旁腺组织不显影。双时相法早期相仅甲状腺显影清晰，同时颈部区域无异常显像剂浓聚。

2. 异常图像　使用双时相法时，早期相甲状腺显影清晰，甲状腺区域或甲状腺以外的颈部区域、纵隔区可见单个或多个异常放射性浓聚影。延迟相甲状腺影像基本消退，而甲状腺区域或甲状腺以外的颈部区域、纵隔区的异常放射性浓聚影仍未见明显消退，表明功能亢进的甲状旁腺组织显影。使用双核素减影法时甲状腺正常显影，甲状旁腺功能亢进或组织增生时可见病变处显像剂放射性摄取，减去正常甲状腺影像，得到的即是功能亢进的甲状旁腺组织影像。

（七）临床应用

1. 甲状旁腺增生或腺瘤的辅助诊断　原发性甲状旁腺功能亢进时，多为单发甲状旁腺腺瘤或主细胞增生引起。继发性甲状旁腺功能亢进时，通常为多个腺体增生肥大。

2. 甲状旁腺功能亢进症的辅助诊断和术前定位　78%~90%的原发性甲状旁腺功能亢进是甲状旁腺腺瘤导致的。约 80%的甲状旁腺腺瘤位于甲状腺区域，约 20%为异位甲状旁腺，好发于咽后、食管后、纵隔、食管黏膜下、颈动脉鞘内及颈外侧等部位。甲状旁腺显影对于异位甲状旁腺具有重要的定性和定位诊断价值。

（八）注意事项

1. 约有 10%的人群有异位甲状旁腺，大多数位于纵隔，对疑有甲状旁腺异位的受检者，应加做胸部前、后位显像。

2. 两次显像受检者须保持完全相同体位，避免减影误差。

3. 甲状旁腺显像诊断的阳性率取决于瘤体大小，瘤体>1.5g 者阳性率较高，但对于较小的腺瘤容易漏诊，需结合 SPECT/CT 断层融合技术。

第四节 肾上腺显像

一、肾上腺皮质显像

（一）显像原理

胆固醇为肾上腺皮质激素合成所需的原料，原料的消耗水平及速度可以一定程度上反映器官功能状态，利用放射性核素标记的胆固醇类似物，可以观察到器官对于胆固醇的摄取、利用、排出及分布。

（二）适应证

1. 诊断肾上腺皮质腺瘤。
2. 定位异位肾上腺。
3. 诊断原发性醛固酮增多症。
4. 诊断及鉴别肾上腺皮质增生。
5. 辅助诊断肾上腺皮质腺癌。

（三）禁忌证

妊娠期或哺乳期妇女。

（四）显像剂

常用显像剂有^{131}I-6-碘甲基-19-去甲基胆固醇（NP-59）、^{131}I-19-碘化胆固醇（NM-145）、^{131}I-6-碘代胆固醇（^{131}I-6-IC）等。

（五）检查方法

1. 受检者准备 检查前 2 周停用可能影响检查结果的药物，如利尿药、糖皮质激素、降脂药物、性激素等，检查前 3 天开始口服用于封闭甲状腺的复方碘溶液，3 次/天，5～10 滴/次。检查前一晚服用缓泻剂清肠，可减少肠道显影的影响。

2. 图像采集 通过静脉缓慢注射显像剂，在注射后第 3、5、7、9 天使用高能平行孔准直器的 γ 相机分别行后前位、前后位肾上腺显像。临床一般常规行后位局部显像采集，但必要时也可加照其他体位或行全身显像。

在常规显像后1月，可安排受检者行地塞米松抑制试验（dexamethasone suppression test，DST），受检者口服地塞米松，2毫克/次，每隔6小时1次，从注射显像剂2天前开始服用，直至检查结束，其显像时间及方法与常规显像相同，本试验有助于鉴别增生和腺瘤，对比其与常规显像，当皮质影像无明显变化时，认定为不受抑，提示为腺瘤可能性大；当服药后皮质影像较前次显像明显减淡者则为受抑，提示为增生。

（六）图像分析

1. 正常影像　注射后3天开始显像者多见，5~9天可得到较为清晰的显影，呈左侧稍低于右侧、外形稍小于右侧，左侧呈卵圆形，右侧呈圆形、锥形，右侧需注意是否为胆囊生理性显影，整体来看显像剂分布稀疏但均匀。右侧肾上腺多较左侧显影剂浓。地塞米松抑制试验双侧均受抑。

2. 异常影像

（1）双侧早期明显显像：肾上腺双侧皮质增生性病变时，出现早期显像明显增强，不仅影像增大增浓，且显像提前。

（2）双侧影像不对称：当受检者患有单侧肾上腺皮质腺瘤时，在口服地塞米松后，腺瘤侧较健侧显影明显，正常侧显影减淡。

（3）单侧显影：当一侧肾上腺缺失或无功能时，显像可能缺失，如先天性单侧肾上腺缺如、手术切除、单侧腺瘤或功能损伤等，另一侧则为正常或代偿性增生。

（4）双侧不显影：可能由于服用了抑制显像剂摄取的药物，或由于肾上腺皮质癌等病变。当受检者患有肾上腺皮质癌时，大量分泌的皮质激素会抑制ACTH分泌，导致对侧肾上腺萎缩，表现为双侧不显影。

（5）异位显影：可见于异位肾上腺或皮质癌转移灶等，在非肾上腺位置如肝、肺等处可见到显像剂的聚集。

（七）临床应用

1. 库欣综合征的病因鉴别　增生表现为双侧浓聚，腺瘤为单侧浓聚伴对侧抑制。

2. 原发性醛固酮增多症的术前肿瘤定位　腺瘤呈单侧放射性浓聚，指导腹腔镜手术切除，避免不必要的双侧肾上腺切除。

3. 肾上腺皮质腺瘤与增生的鉴别诊断　结合地塞米松抑制试验，腺瘤不受抑制而增生可被抑制，提高诊断特异性。

4. 异位肾上腺皮质腺瘤的定位诊断　发现肾上腺外异常放射性浓聚灶，如肾门、纵隔等部位的功能性腺瘤。

5. 肾上腺皮质癌的辅助诊断及术后随访　癌灶多无放射性摄取，术后显像可评估残留或复发风险。

二、肾上腺髓质显像

（一）显像原理

显像原理与肾上腺皮质显像相近，肾上腺髓质显像也是利用到了体内参与生理代谢的物质的类似物来进行显像。肾上腺髓质主要合成和分泌的是肾上腺素和去甲肾上腺素，去甲肾上腺素被分泌后重摄取，并储存于嗜铬细胞中。研究者们寻找到了一种去甲肾上腺素（norepinephrine，NE）的类似物，被称为间位碘代苄胍（metaio-dobenzylguanidine，MIBG），其同样可被嗜铬细胞摄取。因此，人们使用^{131}I或^{123}I标记的MIBG来对肾上腺髓质进行显影。使用的设备为γ相机或SPECT，在体外即可进行拍摄。

（二）适应证

1. 定位诊断嗜铬细胞瘤。
2. 对恶性嗜铬细胞瘤转移灶的部位及范围进行探测。
3. 寻找嗜铬细胞瘤术后残留病灶或复发病灶。
4. 辅助诊断肾上腺髓质增生。
5. 经CT或超声检查发现有可疑的肾上腺病变，但诊断尚不明确者。
6. 恶性嗜铬细胞瘤^{131}I-MIBG治疗后随访。
7. 辅助诊断神经母细胞瘤、副神经节细胞瘤及其转移灶。
8. 鉴别诊断高血压的病因。

（三）禁忌证

妊娠期或哺乳期妇女。

（四）显像剂

^{131}I-MIBG或^{123}I-MIBG为常用的显像剂。当使用^{131}I-MIBG时，成人剂量为74～111MBq（2～3mCi），儿童使用时酌减。而当使用^{123}I-MIBG时，成人剂量为185～370MBq（5～10mCi）或370MBq（10mCi）/1.7m^{2}体表面积。由于^{131}I-MIBG可诱发血压升高，显像剂应缓慢静脉注射，注射时间应大于30秒，并密切关注受检者情况，尤其注意血压波动，如有不适立即暂缓或停止注射。

（五）检查方法

1. 受检者准备　受检者在检查开始前需停用能抑制肾髓质功能的药物，如胰岛素、酚苄明、利血平、可卡因、生物碱及三环抗抑郁药等至少7天。与肾上腺皮质显像相同，也需在检查前3天开始口服用于封闭甲状腺的复方碘溶液，检查前一晚服用缓泻剂清肠。

2. 图像采集　根据检查需要，可进行局部显像、全身显像或断层显像。

（1）局部显像：在注射结束后第24、48小时，嘱受检者排空膀胱后常规行后位局部显像，必要时可加做第72小时显像，也可加做斜位、侧位等多体位显像及全身显像。

（2）全身显像：在可疑诊断为异位嗜铬细胞瘤、恶性嗜铬细胞瘤转移灶或神经母细胞瘤时进行。若最后一次显像未能明确病灶位置，可使用小剂量肾显像剂（如^{99m}Tc-DMSA或DTPA）对肾进行显像，或结合多窗双核素采集技术进行鉴别。

（3）断层显像：如果需要进行断层显像，应在注射后24小时进行，通过计算肾上腺（或嗜铬细胞瘤）与本底的比值，可进行半定量分析。

（六）图像分析

1. 正常影像　正常人肾上腺髓质多不显影，仅有1/10～1/5会于造影剂注射后48～72小时显影。即使显影，其影像也小且多为模糊，双侧大致对称。心脏、腮腺、脾、肝、肾、膀胱等会出现生理性显影，且后三者显影剂较浓，这是由于MIBG经此三个器官排泄的缘故。相反，心脏在患嗜铬细胞瘤时可不显像，可作为辅助诊断的征象。

2. 异常影像

（1）双侧肾上腺髓质明显显影：常见于肾上腺增生，注射显像剂后48小时可见双侧或单侧肾上腺髓质显影增强，72小时显影进一步加剧，提示肾上腺髓质功能活跃。

（2）单侧肾上腺髓质明显显影：常见于嗜铬细胞瘤（图15-7）。注射显像剂后，单侧肾上腺髓质异常浓聚，24小时内显影清晰，或在24～72小时显影明显增强。

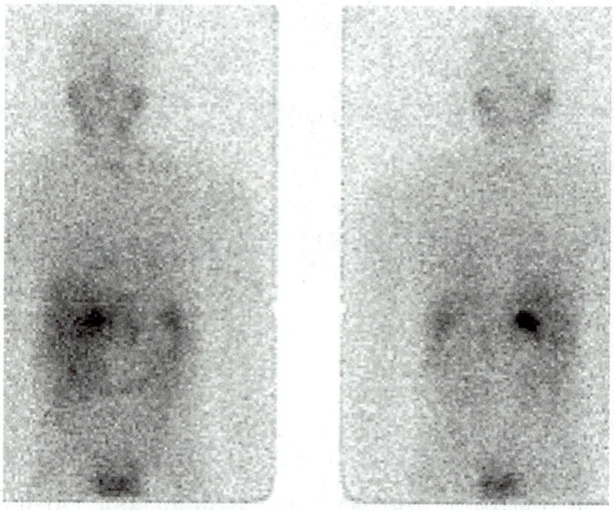

图15-7　嗜铬细胞瘤影像

（3）异位显像剂浓聚：通常见于异位嗜铬细胞瘤或恶性嗜铬细胞瘤转移灶。如果在腹部或骨骼出现异常显影，且受检者为小儿，则应高度怀疑神经母细胞瘤。

（七）临床应用

1. 嗜铬细胞瘤的定位诊断　通过显像剂与肾上腺素能受体特异性结合，显示肿瘤部位。

2. 恶性嗜铬细胞瘤转移灶的部位及范围确定　全身显像可发现骨骼、淋巴结等远处转移灶，为分期和治疗方案制订提供依据。

3. 嗜铬细胞瘤术后残留或复发病灶的探测　术后随访中通过病灶放射性浓聚判断肿瘤残留或复发，优于常规影像学检查。

4. 肾上腺髓质增生的辅助诊断　双侧肾上腺对称性放射性浓聚增高，结合临床症状与激素水平明确诊断。

5. 不明原因高血压的鉴别诊断　排除肾上腺髓质源性高血压，如嗜铬细胞瘤导致的阵发性或持续性高血压。

▶知识拓展

肾上腺肿瘤显像的发展：从 MIBG 到^{18}F-DOPA PET/CT

^{131}I 或^{123}I 标记的 MIBG 显像为肾上腺肿瘤的诊断提供了一个简便且高效的手段，尤其是在进行全身显像时，展现了核医学检查独特的优势。然而，由于 SPECT 成像技术在空间分辨率方面的限制，它在小病灶的检测上，尤其是对嗜铬细胞瘤、恶性嗜铬细胞瘤及其转移灶的诊断，存在一定的局限性。为了克服这一问题，临床上逐步引入了以儿茶酚胺前体 6-[^{18}F]氟-L-3, 4-二羟基苯丙氨酸（^{18}F-DOPA）为标记的 PET/CT 技术，在肾上腺髓质疾病的诊断中取得了显著效果。目前，越来越多的证据表明，^{18}F-DOPA 在肾上腺髓质病变的诊断中具有更高的特异性，且在鉴别嗜铬细胞瘤的良恶性方面，其灵敏度明显优于^{131}I/^{123}I-MIBG 显像。这使^{18}F-DOPA PET/CT 成为肾上腺髓质相关疾病诊断中的重要工具。

—• 考试知识点总结 •—

—• 本章小结 •—

—• 协和云课堂……　拓展练习及参考答案 •—

（薛宝睿　孙　童　刘　宇）

教学课件

第十六章　血液与淋巴系统

学习目标

素质目标

（1）具备良好的职业道德和医德，具备保证显像技术质量和保护受检者显像过程中安全的意识。

（2）具备较好的团队合作意识，以及爱护设备、仪器的良好意识。

（3）具备单光子 SPECT 显像技术分析、解决问题的能力。

知识目标

（1）熟悉：骨髓显像与淋巴显像的原理、显像剂、给药方法与途径、图像采集及注意事项。

（2）了解：骨髓显像与淋巴显像的适应证、禁忌证、正常影像所见、异常影像与临床应用，以及脾显像。

能力目标

（1）能够熟练进行骨髓显像和淋巴显像检查。

（2）能对受检者做好辐射防护的宣教和防护措施。

（3）能够做好影像检查技术的质量保证和质量控制。

案例导入

【案例】

患者，女性，56 岁，因左下肢水肿 1 个月前来就诊。患者 1 个月前因“活动过多”后出现左下肢渐进性水肿，伴有左下肢皮肤粗糙，右下肢未见明显异常。病程中无发热、恶心、无胸闷、腹痛等不适症状。既往史：宫颈癌术后 3 年余，术后行盆腔部放疗同步化疗，后定期复查，未见明显异常。无明确骨折及静脉栓塞史。

【问题】

该患者行左下肢静脉超声未见明确血栓，PET/CT 显像未见明确肿瘤复发、转移。医师考虑为术后淋巴水肿的可能性较大，请问接下来该做哪些检查进一步明确诊断？如何操作？

·核心知识拆解·

第一节　骨髓显像

骨髓组织分为两大类，即红髓和黄髓，红髓具有造血功能，黄髓主要成分是脂肪，其功能以储存为主。在缺氧、贫血等病理因素作用下，黄髓可以逆转成为红髓，许多恶性肿瘤也可累及骨髓。目前临床常用的检测技术如外周血检验、骨髓穿刺，均不能显示红髓的分布及其活性情况，但放射性核素骨髓显像可以显示红髓整体分布情况及各部位骨髓的功能状态。

一、显像原理

按照放射性药物作用的原理不同，骨髓显像分为以下三类：放射性胶体骨髓显像、红细胞生成骨髓显像、抗粒细胞单克隆抗体的放射免疫显像（简称放射免疫骨髓显像），三者中以放射性胶体骨髓显像最为常用。

1. 放射性胶体骨髓显像　是利用骨髓间质中的单核-吞噬细胞系统吞噬、清除引入体内的放射性胶体物质而使骨髓显像。静脉注射放射性核素标记的胶体后，大部分会被肝及脾摄取，少量会进入骨髓。骨髓内单核吞噬细胞的吞噬功能与骨髓的造血功能是一致的，故胶体显像间接反映了红骨髓的分布情况及其功能状态。

2. 红细胞生成骨髓显像　引入的放射性药物能与血清转铁蛋白结合，参与红细胞生成代谢，从而反映骨髓内红细胞生成细胞的功能、状态和分布情况。

3. 抗粒细胞单克隆抗体的放射免疫显像　主要利用^{99m}Tc标记的抗粒细胞单克隆抗体和粒细胞的非特异性交叉反应抗原95（non-specific-cross-reacting-antigen 95，NCA-95）结合。由于骨髓中粒细胞的数量远高于外周血（50∶1~100∶1），静脉注射的^{99m}Tc标记抗NCA-95抗体主要分布在骨髓内，肝、脾及肾摄取少，显像效果比较理想。

二、适应证与禁忌证

（一）适应证

1. 再生障碍性贫血（再障）的诊断和鉴别诊断。
2. 白血病患者全身骨髓的分布和功能活性，观察化疗后骨髓治疗疗效。
3. 提示骨髓穿刺和活检的有效部位。
4. 真性红细胞增多症的辅助诊断和疗效观察。
5. 急、慢性溶血性贫血的鉴别诊断和疗效观察。
6. 骨髓肿瘤转移灶、多发性骨髓瘤定位诊断。

7. 其他造血功能障碍疾病。

（二）禁忌证

妊娠期、哺乳期妇女禁用，余无明确禁忌证。

三、显像剂

1. 放射性胶体 ^{99m}Tc标记的放射性胶体是目前最常用的骨髓显像剂，主要有^{99m}Tc-硫胶体、^{99m}Tc-植酸钠，其中以^{99m}Tc-硫胶体显像效果最好。

2. 放射性铁 ^{52}Fe由回旋加速器生产，物理半衰期短且价格较高，^{59}Fe发射γ射线能量太高，显像效果较差，以上缺点限制了其临床推广使用。

3. $^{111}InCl_3$ 静脉注射后其行为与Fe离子相似，在骨髓的分布与放射性铁及放射性胶体相似，^{111}In由加速器生产，价格昂贵，限制了其临床应用。

4. ^{99m}Tc标记的抗粒细胞单克隆抗体 肝、脾摄取显像剂低，全身骨髓显像图像质量较好。但因有个体过敏风险且技术较复杂，故而不易被临床广泛推广。

目前放射性胶体骨髓显像最为简单易行、应用最为普遍，下面对其具体讲述。

四、检查方法

微课：骨髓显像检查流程

检查前受检者无须特殊准备。静脉注射^{99m}Tc-硫胶体555～740MBq（15～20mCi）后20分钟至2小时行全身前、后位平面显像，必要时加做局部显像。受检者仰卧位，探头尽量贴近受检者体表，采用低能通用或低能高分辨率型准直器，能峰140keV，窗宽20%，放大倍数1.0。全身显像矩阵256×1024，采集速度不宜超过20cm/min，局限显像矩阵为128×128或256×256，计数800～1000K。

五、图像分析

图像评价应包括显像是否清晰、放射性分布是否均匀、显像剂浓聚程度、中央骨髓有无减少、外周骨髓有无异常、是否有局部骨髓缺损等。

（一）正常影像

造血骨髓显影清晰，颈椎和下段腰椎、骨盆、肩关节和髋关节显影清晰；由于显像剂被肝、脾吞噬，使上段腰椎和下段胸椎被遮挡，不能清晰显示。胸骨和肋骨虽含有活性的红髓，但显影一般不清（图16-1）。

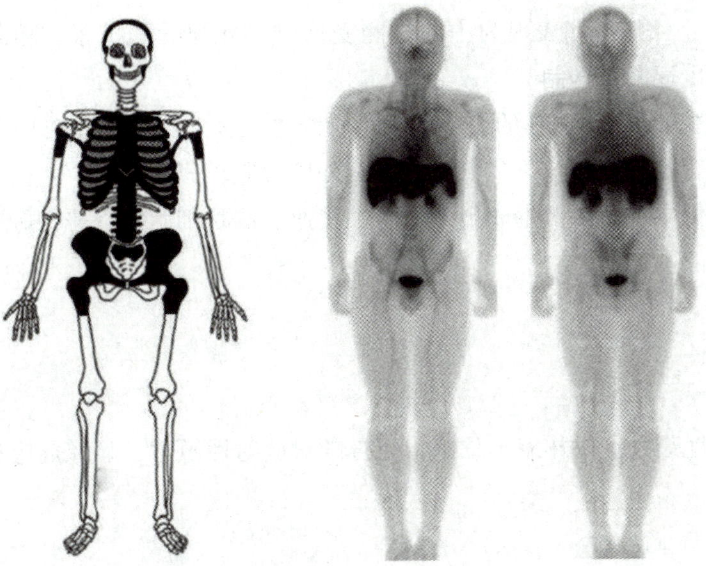

图 16-1 正常成人红骨髓分布示意图（左）及正常骨髓显像图（中：前位，右:后位）

（二）异常影像

1. 全身骨髓不显影 全身骨髓影像模糊不清，放射性分布弥漫稀疏，接近本底。

2. 全身骨髓低水平显影 全身骨髓显影低于正常水平，骨盆及椎体影像较容易分辨。

3. 低水平显影伴局灶性增生 造血骨髓显影浅淡、模糊，在造血骨髓的范围内出现界限相对明确的局灶性浓集热点，一般为圆形。

4. 造血骨髓内局灶性缺损 造血骨髓显影基本清晰，但造血骨髓内出现单一或多发性的局灶性放射性缺损区。

5. 造血骨髓扩张 黄骨髓分布区出现对称性、节段性放射性浓聚灶，通常出现在四肢长骨远端。

六、临床应用

1. 协助选择骨髓穿刺活检的部位 骨髓显像可以显示全身骨髓的分布情况，可以指导选择和确定有效的穿刺部位。

2. 再生障碍性贫血 是以全身功能性造血组织总容量显著减少，造血衰竭、造血功能抑制的骨髓组织中散在岛状增生灶为特征的血液病。骨髓显像可以如实显示上述特点。骨髓显像还可以协助评估骨髓移植或药物引起的骨髓刺激等治疗后骨髓再生的情况。

3. 白血病 白血病的骨髓显像呈现多样性，无明确规律可循，其骨髓显像的主要特点是中轴骨骨髓活性水平大多表现为明显抑制，外周骨髓扩张。

4. 其他血液系统疾病

（1）真性红细胞增多症：骨髓显像根据发病阶段不同而表现不同。急性期骨髓显像大多正常；骨髓纤维化期多表现为外周骨髓扩张；贫血期由于骨髓衰竭，全身骨髓显影不清、模糊，放射性摄取明显减少，肝、脾为高浓聚，此阶段提示预后不良。骨髓动态显像对于观察本病病情发展演变有一定帮助。

（2）骨髓纤维化：疾病早期表现为中心骨髓受抑制，外周骨髓扩张。随着病情发展，外周骨髓不断纤维化，其活性也逐渐被抑制。

（3）多发性骨髓瘤：40%~50%的患者中轴骨骨髓可见多发性局灶性缺损，较 X 线检查早几个月发现溶骨性改变，具有一定优势。大多数患者伴有外周骨髓扩张。

骨髓显像对髓外化生、珠蛋白生成再生障碍性贫血、镰状细胞病、恶性肿瘤骨转移等疾病的诊断均具有一定的临床价值。

七、注意事项

骨髓显像的放射性剂量主要作用于骨髓，而骨髓对放射性敏感，显像剂应尽量使用短半衰期的核素或其标记物。

第二节　淋巴显像

淋巴系统由淋巴管、淋巴结和其他淋巴组织构成。淋巴结具有重要的过滤作用，淋巴结内的巨噬细胞和抗体负责清除组织间隙内大分子物质，同时淋巴结也是特异性免疫应答发生的基地。放射性核素淋巴显像具有很高的特异性，是显示淋巴系统的形态和摄取胶体颗粒功能的核素显像技术。

一、显像原理

放射性胶体或高分子物质注射到皮下组织间隙时，不能透过毛细血管基底膜，而主要是借助于毛细淋巴管壁的通透性和内皮细胞的胞饮作用迅速进入毛细淋巴管，引流至淋巴结。其中一部分被淋巴窦单核-巨噬细胞摄取或吞噬而滞留在该站淋巴管内，另一部分随淋巴液继续转运至下一站淋巴结。借助 SPECT 显像仪器可以追踪显像剂的输送过程，从而显示引流淋巴结及淋巴链的分布、形态、大小、功能状态及淋巴引流功能状态。用 γ 相机可显示各级引流淋巴结（链）的分布、形态及淋巴引流功能状态等信息。淋巴显像除淋巴系统外，膀胱、肝、脾可轻度显影，其他组织一般不显影，特异性较高。

淋巴系统阻塞时淋巴引流受阻，显像剂在阻塞的远端淋巴结内沉积，导致该处显像剂浓聚，而淋巴链显影中断。引起阻塞的因素有外伤、放疗、丹毒、感染、癌栓或丝虫等。当淋巴结结构遭到破坏时，如受到肿瘤细胞侵袭，吞噬细胞功能受到抑制，摄取显像剂的能力下降或消失，表现为放射性减低或缺损。

二、适应证与禁忌证

（一）适应证

1. 了解局部引流淋巴结生理功能及解剖分布。

2. 评估恶性淋巴瘤的累及范围。
3. 前哨淋巴结显像及活检。
4. 评估恶性肿瘤治疗前后的疗效。
5. 显示恶性肿瘤淋巴系统转移的途径和范围，指导临床分期、选择治疗方案和预后判断。
6. 检测乳糜尿、乳糜胸、腹水、乳糜心包和蛋白丢失性肠病等其他累及淋巴系统的良性疾病。
7. 肢体水肿的病因诊断。

（二）禁忌证

妊娠期、哺乳期妇女禁用，余无明确禁忌证。

三、显像剂

常用淋巴显像剂主要有三大类：放射性胶体物质、蛋白质类、高分子聚合物类（表 16-1）。目前，最常用的淋巴显像剂为 ^{99m}Tc 标记的锑胶体、右旋糖酐（DX）。

表 16-1　常用淋巴显像剂

类型	放射性显像剂	通常剂量
胶体类	^{99m}Tc-硫胶体	37~74MBq（1~2mCi）
	^{99m}Tc-硫化锑	37~74MBq（1~2mCi）
蛋白类	^{99m}Tc-人血清白蛋白	74~222MBq（2~6mCi）
高聚物	^{99m}Tc-脂质体	37~74MBq（1~2mCi）
	^{99m}Tc-DX	74~222MBq（2~6mCi）

四、检查方法

1. 常用淋巴显像注射部位和显像体位　见表 16-2。

表 16-2　常用淋巴显像注射部位及显像体位

显像区域	注射点	注射方法及深度	显像体位
颈淋巴	双侧耳后乳突部	皮下（0.5cm）	前、左右侧位
	口内上下齿咬合线中点	黏膜下（0.2cm）	前、左右侧位
腋淋巴	双手Ⅰ、Ⅱ指蹼	皮下（0.5~1.0cm）	前、左右侧位
胸廓内淋巴	双肋弓下 1~2cm，中线旁 3cm	腹直肌后鞘（3~6cm）	前位
腹股沟髂部	双足Ⅰ、Ⅱ足蹼	皮下（0.5~1.0cm）	前、后位
盆腔内淋巴	肛-尾骨尖连线中点	组织内（2~4cm）	后、前位
	肛周 3 点、9 点	组织内（2~4cm）	后、前位
病灶引流淋巴	病灶周缘	皮下或黏膜下	按需
纵隔淋巴	右下腹阑尾点下	腹腔内	前位

2. 针对显示不同引流部位的淋巴结，采用上表中相对应的皮下及组织间隙注射方法，每个注射点注入显像剂 37~74 MBq（1~2mCi），体积小于 0. 5ml。两侧对称注射，注射前应回抽，避免注入血管内。注射后可行局部或全身显像，必要时进行延迟显像。局部显像预置计数以视野内各部位淋巴结均可清晰显示为准，一般为 100~150K/帧。较大范围宜用全身显像，全身显像一般于双侧对称部位注射显像剂后自下而上进行扫描，如下肢及腹部淋巴联合显像。

3. 根据选用显像剂和检查目的不同，应选择最佳显像采集时间

（1）^{99m}Tc-硫化锑胶体显像：①腹膜后、腋窝、胸廓内部位在注射显像剂后 120 分钟或 180 分钟，必要时 4 小时甚至 6 小时后延迟显像。②盆腔、颈部、特殊部位分别在注射后 30、60、120 分钟显像，必要时延迟显像。

（2）^{99m}Tc-DX 显像：静态显像时间一般在注射后 2 小时，必要时做延迟显像。动态显像采集时在远端注入显像剂后立即开始，以 30~60 秒/帧的速度采集至 20~30 分钟结束。

4. 前哨淋巴结（sentinel lymph node，SLN）显像 显像剂注射方式常因肿瘤类型的不同而不同。乳腺癌 SLN 显像剂注射方式包括肿瘤周围注射、肿瘤表面皮下注射及乳晕周围注射。宫颈癌患者用扩阴器暴露宫颈后在肿瘤周围 3、9 点钟位置注射，深度为 0. 5cm。恶性黑色素瘤患者在肿瘤病灶周围局部皮内注射。喉癌患者内镜引导下在肿瘤周围黏膜下注射。胃癌及结直肠癌患者在胃镜或结肠镜引导下进行。注射体积：皮内、皮下、黏膜下及浆膜下注射体积应在 1~2ml，肿瘤周围实质内注射体积可放宽至 4ml 左右。显像剂剂量在 3. 7~370. 0MBq（0. 1~10. 0mCi）。

5. 采集参数 能峰 140keV，窗宽 20%。采集参数若动态采集则选用矩阵为 64×64，以 30~60 秒/帧的速度采集至 20~30 分钟结束；局部采集选用矩阵为 128×128 或 256×256，计数 500~800K；全身显像选用矩阵为 256×1024，扫描速度 5~15cm/min。

五、图像分析

（一）正常影像

正常人体淋巴结的分布、数量及大小变异较大，需进行两侧对比。正常淋巴系统显像具有以下特点：淋巴结影像较清晰；通常两侧淋巴链影像及移行速度基本对称，连续无中断；淋巴结放射性分布均匀，两侧基本对称；淋巴结内显像剂较注射点越近显像剂分布越浓，越远淋巴结浓聚放射性越少，与距注射点的距离有关。淋巴移行区以外除肝、脾、膀胱显影，全身其他部位不应出现显像剂（图 16-2）。特殊部位的淋巴显像，所获得的淋巴走行、分布影像常不对称，结果的判断应参照引流淋巴结的局部解剖进行解释。

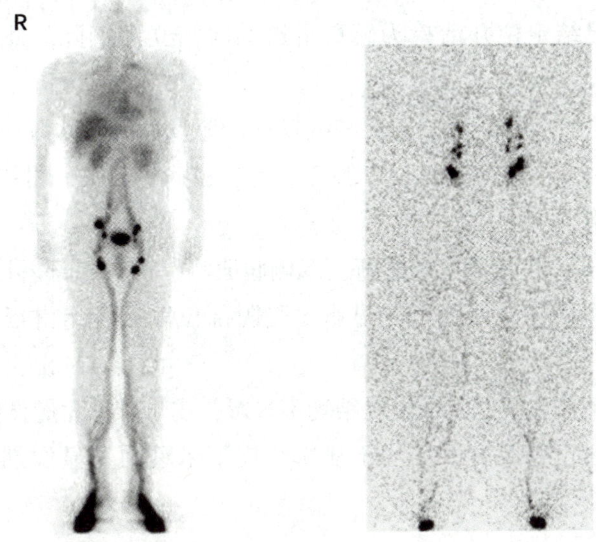

注：A. 全身显像；B. 双下肢局部显像。

图 16-2　正常成人双下肢^{99m}Tc-DX 淋巴影像

（二）异常影像

1. 显影时间明显延迟　2~4 小时后仍不见明确淋巴显影。

2. 淋巴系统梗阻　淋巴链中断，局部显像剂淤积，淋巴管扩张纡曲或出现侧支影像，显像剂外漏或向皮肤反流，提示淋巴系统严重梗阻。2~4 小时后肝不显影，组织内血本底不升高，提示淋巴系统重度梗阻。

3. 淋巴结不显影　淋巴结影像缺失、淋巴链影像明显中断。

4. 淋巴结肿大　淋巴结体积增大、显像剂摄取降低。

5. 两侧淋巴显像明显不对称　一侧淋巴结增大或缺损，淋巴管扩张。

六、临床应用

1. 淋巴瘤分期　根据淋巴瘤累及的范围，淋巴显像可提供分期诊断依据。淋巴显像时，受累淋巴结早期往往明显增大，可能因为多个淋巴结肿大、融合，摄取显像剂减低；中晚期多呈放射性摄取明显降低甚至稀疏缺损。

2. 恶性肿瘤淋巴转移　对于拟进行手术治疗的恶性肿瘤，若能在手术前了解淋巴结是否转移、转移淋巴结的位置，对指导手术方案非常重要。淋巴结转移的病理改变是淋巴结的结构及功能破坏，淋巴显像表现为放射性摄取明显减少或局部淋巴结影像缺失。

3. 前哨淋巴结探查　前哨淋巴结是原发肿瘤发生淋巴结转移必经的第一站。手术前肿瘤病灶旁注射显像剂，用以显示发生淋巴结转移的淋巴引流途径。前哨淋巴结的测定通常用于乳腺癌、宫颈癌、阴茎癌和黑色素瘤等比较浅表的肿瘤。近年来随着微型 γ 探测器出现，可在手术过程中行前哨淋巴结探测，γ 计数器探测仪能准确探测出放射性浓聚点，即热点，并能进行每秒计数。当某热点的每秒计数明显高于周围组织，该热点为前哨淋巴结。若无淋巴结转移，则不必行淋巴结清扫，避免盲目清除深部淋巴结群；若发现淋巴结定位并活检为转移淋巴结时需立即摘除。此探查可对肿瘤进行准确分期，实现个体化治疗。

4. 淋巴水肿的诊断 淋巴水肿分为原发性和继发性。原发性淋巴水肿多为遗传性或先天淋巴系统缺陷所致；继发性淋巴水肿多与感染、外伤、肿瘤、寄生虫病等有关。淋巴水肿以下肢多见，其影像表现可归纳为以下几种类型。

（1）正常回流型：双下肢淋巴管显影清晰，双侧腹股沟、髂、腰部淋巴结显影清晰、对称。

（2）混合回流型：患侧肢体淋巴管可见显影，受阻部位以后各组淋巴结不显影或显影稀疏，皮下软组织可见显像剂分布。

（3）皮肤回流型：患侧肢体淋巴管及淋巴结均不显影，皮下可见大量显像剂弥散分布（图 16-3）。

（4）无回流型：患侧淋巴管及淋巴结均不显影，皮下未见明显显像剂弥散，大量显像剂滞留于注射点周围。

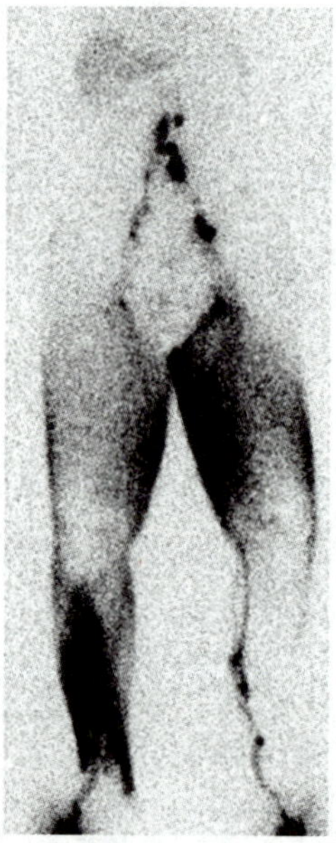

图 16-3　淋巴水肿（皮肤回流型）

注：宫颈癌患者行腹股沟淋巴结切除术和放疗后，引起双侧下肢淋巴水肿，皮下可见大量显像剂滞留。

5. 乳糜外溢的定位诊断 乳糜外溢是由淋巴系统先天性的结构异常或创伤、肿瘤、寄生虫病及炎症等继发性损伤引起的淋巴液外漏所致。因漏出的部位不同，形成乳糜胸、乳糜腹、乳糜心包、乳糜尿等。淋巴显像对乳糜外溢的诊断具有显著优势，显像时在淋巴外溢远端（一般为双下肢）注射显像剂后，动态观察胸、腹腔可疑的漏点，并结合病史有重点地观察某些部位。乳糜外溢的判断标准是在显像剂进入血液循环之前，在相应非淋巴系统部位出现异常显像剂分布，如胸腔和腹腔出现异常放射性浓聚则提示乳糜胸腔积液或乳糜腹水可能。

七、注意事项

1. 因注射部位特殊，检查前向受检者解释清楚，取得配合。

2. 进针后应先回抽针芯，确保针头不在血管内再注射显像剂，以免将显像剂注入静脉内。

3. 注射后患者需保持适当活动以加速淋巴液回流，保证显像质量。

4. 双侧对称分布的淋巴显像时，原则上应先注射患侧，然后对侧同样条件下注射显像剂。

▶知识拓展

脾显像

脾内存在大量巨噬细胞，放射性核素标记的胶体颗粒或变性红细胞经静脉进入体内后，可以被脾内的巨噬细胞吞噬、滞留在脾内而使脾显像，可以反映脾的功能。用于脾显像的放射性药物主要有两类：①胶体颗粒，包括^{198}Au 胶体、^{99m}Tc-植酸钠和^{99m}Tc-硫胶体，剂量为 37~111MBq（1 ~3mCi），显像不理想。②放射性标记变性红细胞，剂量为 74~185MBq（2~5mCi）。红细胞变性主要有两种方式：热变性、化学变性，其中^{99m}Tc 标记的热变性红细胞最常用。

受检者无须特殊准备，标记的变性红细胞经静脉注入后 30~60 分钟进行静态平面多体位显像，包括前位、后位和左侧位。矩阵 256×256，采集计数 1000K。

临床应用如下。

1. 副脾及异位脾的诊断，协助判断腹盆腔内软组织密度灶。

2. 脾功能判断，当脾/肝比值明显>1，提示脾吞噬功能增强，与脾吞噬大量异物或免疫复合物相关，可见于血液系统中各种良、恶性病变。

3. 肝硬化、化疗或放疗患者脾功能的评估，前者因脾功能亢进表现为脾内放射性摄取增多，后者则因脾功能受损而表现为脾内放射性分布减少。

4. 移植脾的功能观察，普遍放射性摄取减低时，应考虑排异反应的可能。

5. 脾内占位病变性质的诊断，如脾内占位病变的影像特征是局灶性放射性摄取减低。

—• 考试知识点总结 •—

—• 本章小结 •—

—• 协和云课堂⋯⋯ 拓展练习及参考答案 •—

（郑婷婷　宋娟娟　王　瞳）

教学课件

第十七章　骨骼系统

学习目标

素质目标

（1）具有良好的职业素养与人文精神。具有“以患者为中心”的服务理念，在骨显像及骨关节显像检查过程中做好受检者的辐射防护和隐私保护。

（2）具有严谨、认真、负责的工作态度，对待骨骼系统核医学检查结果精益求精，确保检查数据准确可靠。

（3）具有团队协作精神，能够与团队成员密切配合共同完成骨骼系统核医学检查相关工作。

（4）具备自主学习和创新能力，实际工作中不断学习、更新骨骼系统核医学检查技术的前沿知识和最新进展，不断提升专业素养。

知识目标

（1）掌握：骨静态显像、骨动态显像及骨关节显像技术的显像原理、显像剂、给药方法与途径、图像采集和注意事项。

（2）熟悉：骨骼系统的解剖与生理基础，骨静态显像、骨动态显像及骨关节显像技术的适应证与禁忌证及图像分析。

（3）了解：骨静态显像、骨动态显像及骨关节显像技术的临床应用。

能力目标

（1）具备完成骨静态显像、骨动态显像及骨关节显像的操作能力。

（2）具备准确识别和分析各类骨骼显像图像的能力。

（3）具备实际操作中发现问题、分析问题和解决问题的能力，以及处理复杂病例和突发情况的能力。

案例导入

【案例】

患者，男性，72 岁，因持续性骨痛就诊。患者主诉左侧髋关节和腰部疼痛，夜间加重，伴有体重下降和乏力。初步影像学检查（X 线检查）显示髋关节周围有不规则的骨质破坏。为了进一步评估病情，医师决定进行核医学骨静态显像。

【问题】

1. 该患者进行骨静态显像前，是否需要选择其他影像检查进行评估？

2. 如果骨显像显示出转移性病变的可能性，是否需要进行全身范围的影像检查来确认病灶的分布？

· 核心知识拆解 ·

第一节　骨骼系统解剖与生理基础

骨骼系统是人体重要的支架，由骨骼、关节和韧带精妙结合而成，共同支撑并保护着身体。骨骼约占人体总重的 20%，成人体内通常有 206 块骨骼，它们根据解剖位置可被划分为颅骨、躯干骨和四肢骨，或根据与身体主轴的关系分为中轴骨和四肢骨。此外，骨骼还依据其形态特征细分为长骨、短骨、扁平骨和不规则骨，每种形态都适应着特定的功能需求。关节作为骨骼间的连接点，由关节面、关节囊和关节腔构成，确保了骨骼间的灵活运动。韧带则像坚韧的缆绳，连接着骨骼与其他结构，提供稳定性和限制过度活动。骨骼系统不仅是物理支架，它还承担着多项核心生理功能，包括支持身体、实现运动、保护内脏器官、参与造血及储存钙磷等矿物质。骨骼并非一成不变，而是通过成骨细胞（负责骨质形成）和破骨细胞（负责骨质吸收）的协同作用，持续进行着精密的新陈代谢，以适应身体的需求和修复损伤。

在临床实践中，对骨骼系统疾病的评估和诊断，传统上主要依赖 X 线、CT 和 MRI 等影像学技术。然而，随着核医学技术的飞速发展，核医学检查已逐渐成为骨骼系统疾病诊断不可或缺的重要手段。核素骨显像，特别是全身骨显像，能够一次性、全面地评估全身骨骼的形态、血供状态及代谢活跃度。其独特的优势在于能够早期发现骨骼代谢、血流异常甚至交感神经功能的改变，这在许多骨骼疾病的早期诊断中具有决定性意义。例如，在原发性或转移性骨肿瘤的检测中，核素骨显像表现出极高的敏感性和检出率，尤其对于那些尚未引起骨骼结构改变的早期病变，其优势更为突出。这种检查技术能够为骨骼系统疾病提供精准的定位、定性诊断与鉴别诊断信息，并且具有发现病灶早、无绝对禁忌证、操作简便无创、检查费用相对较低等诸多优点，使其在疾病分期、疗效评估及预后判断中具有不可替代的重要参考价值。

核素骨显像的另一大优势在于其能够与其他影像检查手段进行优势互补，共同提升诊断的准确性。例如，在骨病变的早期阶段，核素骨显像因其对骨代谢变化的敏感性，往往能比传统的 X 线检查更早地发现异常。当病变进入进展期时，核素骨显像和 X 线检查可能均能显示异常。然而，在病变进入静止期或恢复期时，X 线检查可能仍然显示出骨骼结构上的持续异常，而核素骨显像由于反映的是代谢活性，此时可能已恢复正常，从而为疾病的活动性评估提供独特信息。正因如此，核素骨显像已广泛应用于临床，显著改变了骨骼系统疾病的诊疗模式，极大地提高了诊断效率和准确性，并与 X 线、CT、MRI 共同被誉为骨骼系统影像诊断的四大重要检查手段，为受检者的健康管理提供了全面的保障。

第二节 骨静态显像

骨静态显像是核医学领域中一项至关重要的检查技术，广泛应用于评估骨骼的结构完整性和代谢功能状态。作为一种非侵入性的影像学方法，它通过引入特定的放射性显像剂，能够精准地揭示骨骼内部的细微变化，从而为临床诊断提供强有力的支持。放射性核素骨显像不仅能显示骨骼的形态，同时能反映骨骼和病变的局部血流、代谢情况。因此，在疾病的早期诊断方面具有很高的灵敏性和独到的优势。例如，对恶性肿瘤骨转移的检测，通常能比 X 线平片和 CT 早 3~6 个月发现异常。具体而言，骨静态显像主要包括全身骨显像、骨局部显像和骨断层显像三种形式。

一、显像原理

骨静态显像是核医学影像检查技术的一种，它通过使用放射性核素来检测骨组织的形态或代谢异常，进而评估全身骨骼的健康状况。核医学中，^{99m}Tc-亚甲基二膦酸盐（^{99m}Tc-MDP）是一种经典的骨显像剂。该显像剂通过静脉注射进入体内后，随血液循环分布至全身骨骼，并通过与骨骼组织中的羟基磷灰石晶体发生离子交换或化学吸附作用而分布于骨骼组织，从而使骨骼得以清晰显影。骨显像剂的分布特点与骨组织的代谢活动密切相关。在骨形成活跃的区域（如骨折修复、肿瘤骨转移或炎症部位），显像剂的摄取显著增多，放射性物质在这些区域形成明显的集中，表现为“热区”。当局部骨血流减少、无机盐代谢减慢、成骨细胞活动降低或发生溶骨性病变时，显像剂的聚集减少或缺失，表现为“冷区”。此外，骨组织内的有机成分（如未成熟的骨胶原）对骨显像剂具有较高的亲和性，这进一步增强了显像剂在骨形成活跃区域的摄取能力。因此，骨静态显像不仅能够反映骨骼的形态结构，还能灵敏地揭示骨代谢的异常变化，为临床诊断提供重要依据。

二、适应证与禁忌证

（一）适应证

1. 恶性肿瘤骨转移 如乳腺癌、前列腺癌、肺癌等易发生骨转移的恶性肿瘤。

2. 不明原因的骨痛 排除或确诊骨肿瘤、骨髓炎等疾病。

3. 代谢性骨病 如骨质疏松、骨软化症等。

4. 骨折的诊断和评估 特别是隐匿性骨折。

5. 关节炎 如类风湿性关节炎、骨关节炎等。

6. 骨感染 如骨髓炎、骨结核等。

7. 骨肿瘤的鉴别诊断 良性与恶性肿瘤的鉴别。

（二）禁忌证

1. 妊娠期 处于妊娠期的受检者应避免进行骨骼系统核医学显像。如确有必要，需充分评估检查的获益与胎儿受辐射的风险，并获得受检者知情同意。

2. 哺乳期 哺乳期妇女在检查后应暂停哺乳一段时间，具体停乳时间根据所用放射性药物的半衰期和排泄情况而定，通常建议咨询核医学科医师或药师。停乳期间应将乳汁挤出丢弃，避免婴儿接触。

3. 严重肾功能不全 严重肾功能不全患者由于显像剂排泄减慢，可能导致体内放射性滞留时间延长。对于此类患者，应在检查前评估肾功能，并考虑适当调整显像剂剂量或延长图像采集时间，以获得满意的图像质量。

4. 严重过敏史者 对放射性药物成分有明确过敏史者应慎用，必要时提前进行药物试敏或更换替代检查方式。

5. 无法配合检查者 如意识障碍、精神障碍患者，不能维持体位或遵守操作流程者，需在镇静、陪护或其他支持措施完善情况下进行。

三、显像剂

骨静态显像作为核医学中评估骨骼结构和功能的重要手段，其核心在于利用特定的显像剂来标记骨骼组织。显像剂的选择对于确保检查的准确性和安全性至关重要。在骨静态显像中，常用的显像剂包括^{99m}Tc-MDP 和^{18}F-氟化钠（^{18}F NaF）。以下是对这两种显像剂的阐述，它们均适用于全身骨显像、骨局部显像及骨断层显像。

1. ^{99m}Tc-MDP

（1）放射性核素^{99m}Tc：具有适宜的半衰期（约 6.02 小时）和适中的 γ 射线能量（140.5keV），易于被 γ 相机或 SPECT 设备捕获。

（2）亲骨性：MDP 作为磷酸盐类似物，具有很强的亲骨性，使^{99m}Tc-MDP 能够迅速被血液带到全身各处的骨骼中，并与骨骼表面的羟基磷灰石结合。

2. ^{18}F-NaF

（1）放射性核素^{18}F：^{18}F 具有较长的半衰期（约 109.8 分钟），这意味着它在体内能够持续发出 γ 射线供较长时间的检测。同时，^{18}F 的 γ 射线能量也适中，适合进行核医学成像。

（2）成骨细胞亲和力：^{18}F-NaF 在体内主要通过与骨骼中的羟基磷灰石结合而滞留于骨组织内。与^{99m}Tc-MDP 相比，^{18}F-NaF 更多地被成骨细胞摄取，因此在评估骨骼新陈代谢和早期骨修复过程中具有独特优势。

在骨静态显像中，^{99m}Tc-MDP 相较于^{18}F-NaF 更为常用，主要原因是其普及性和可及性更高，适用于常规的 γ 相机和 SPECT 设备，显像效果和诊断效能足以满足大多数临床需求，且辐射剂量低、制备成本低廉，具有较好的成本效益。相比之下，^{18}F-NaF 虽然图像分辨率更高，显像速度更快，但需要配备回旋加速器和专门的放射性药物合成模块，设备和技术要求较高，显像费用昂贵，限制了其广泛应用。因此，综合考虑普及性、兼容性、诊断效能、辐射剂量和成本效益等因素，^{99m}Tc-MDP 成为骨静态显像中的首选显像剂。

四、给药方法与途径

1. ^{99m}Tc-MDP 使用方法为静脉注射。成年人使用剂量为 555～925MBq（15～25mCi），体重大的受检者可酌情加量；儿童受检者剂量建议按 7.4～11.1MBq/kg，最低不少于 111MBq（3mCi），最高不多于 555MBq（15mCi）。注射显像剂 2～4 小时后排空小便进行显像。

2. ^{18}F-NaF 通常通过静脉注射给药，成人剂量为 185～370MBq（5～10mCi）；肥胖受检者剂量酌情增加；儿童受检者剂量为 2.22MBq/kg（0.06mCi/kg），最小剂量 0.5mCi，最大剂量 5mCi。注射后 30～45 分钟后即可进行显像。

五、图像采集

微课：全身骨显像检查流程

1. 全身骨显像

（1）采集体位：受检者仰卧于显像床，全身显像的常规采集体位为前后位和后前位。

（2）采集条件：使用 γ 相机或 SPECT 仪，配置低能高分辨准直器，能峰为 140keV，窗宽 20%，采集矩阵 256×1024（全身扫描）或 256×256（全身分段显像）。

（3）全身扫描：扫描速度为 10～20cm/min，Zoom 选择 1，从头到足或从足到头一次连续显像获得全身骨显像图，或分段进行全身骨显像。

（4）全身分段显像：每个部位采集 2 分钟以上，采集完毕后拼接成全身图像，或对图像分段拍片。

2. 骨局部显像

（1）采集体位

1）仰卧位或俯卧位：根据具体情况选择体位，一般采集前位和后位两个体位。

2）特殊体位：对不同部位可疑阳性病变，采用不同的特殊体位显像以帮助定位、定性诊断。

（2）采集条件：采集时探头可配置低能通用型或低能高分辨准直器，能峰 140keV，窗宽 20%，矩阵 128×128 或 256×256，Zoom 1.0～1.5。

3. 骨断层显像

（1）采集体位

1）仰卧位或俯卧位：受检者仰卧或俯卧于 SPECT 检查床上，尽量舒适，固定肢体，保持体位对称。

2）特殊体位：对足骨、手骨和股骨头进行显像时，有条件者可采用针孔准直放大技术显像，提高诊断的准确率。①足骨和手骨：针对这些细小骨骼，通常需要受检者采取特定的体位，如将手掌或足底平放于探测器上，或根据需要轻微屈曲以优化病灶的显示。在进行针孔准直放大显像时，应将探测器尽可能靠近检查部位，确保病灶位于针孔视野的中心，以获得最大程度的放大效果和最佳图像分辨率。这有助于更清晰地观察骨骼的微小病变，如早期骨折、炎症或肿瘤。②股骨头：股骨头显像时，受检者通常仍保持仰卧位。然而，为了更好地暴露股骨头并利用针孔准直放大技术，可能需要受检者轻微内旋或外旋下肢，使股骨头区域更接近探测器焦点。精确的体位调整对于捕获清晰的股骨头结构至关重要，特别是对于早期缺血性坏死等需要高分辨率图像的疾病。

（2）采集条件：通常探头配置低能高分辨准直器或低能通用型准直器，能峰 140keV，窗宽 20%，矩阵 64×64 或 128×128，360°采集，5.6°~6.0°/帧，每帧采集 25 秒，探头尽量贴近受检者体表运行。

（3）融合显像：在骨断层显像中，图像融合技术得到了广泛应用。通过将骨断层显像与 CT 图像进行融合，可以实现解剖结构与功能代谢信息的结合。这种融合显像不仅提高了诊断的特异性和准确性，还能够提供更全面的病变信息，有助于制订更有效的治疗方案。

六、图像分析

（一）正常影像

1. 正常成人骨显像　正常成人的骨显像显示全身骨骼放射性分布对称且均匀。脊柱呈现高度放射性浓聚，表现为连续且均匀的放射性带状影。四肢关节的显影清晰，关节间隙分明，且关节两端的放射性分布均匀。胸骨、肋骨及骨盆的放射性摄取显著高于四肢长骨，整体无异常放射性浓聚或缺损区。放射性摄取量由高至低依次为：脊柱、骨盆>胸骨与肋骨>四肢关节>四肢长骨（图 17-1）。

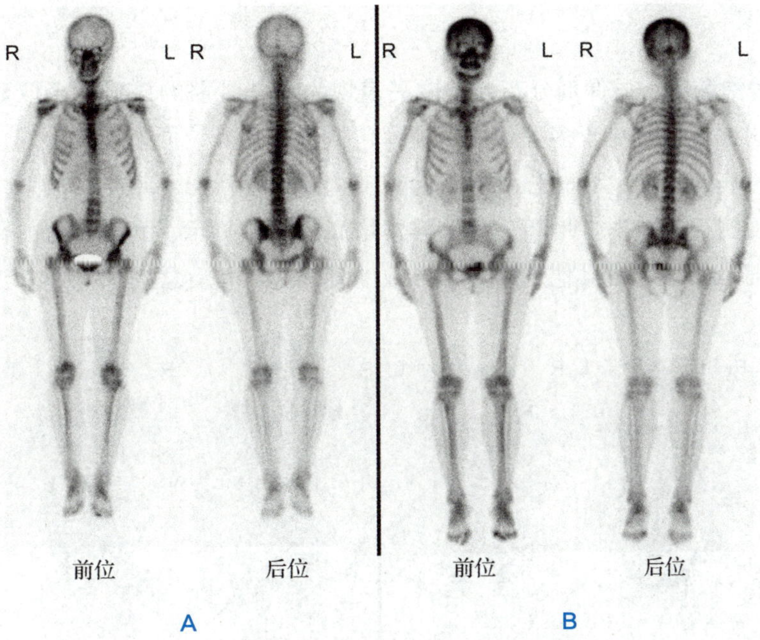

注：A. 高阈值处理图像；B. 低阈值处理图像。

图 17-1　正常成人骨显像影像

2. 正常儿童、青少年骨显像　正常儿童和青少年的骨显像显示出更为活跃的骨骼生长活动。明显特征包括骨骺部位规则且对称的放射性浓聚带，这代表生长板的活跃状态。相较于成人，儿童和青少年的长骨生长端显影更为显著，而脊柱的放射性摄取则均匀但不如成人明显。整体放射性摄取较成人活跃，特别是在生长板和骨骺部位，随着年龄的增长，这些显影会逐渐减少，椎体影像相对模糊（图 17-2）。

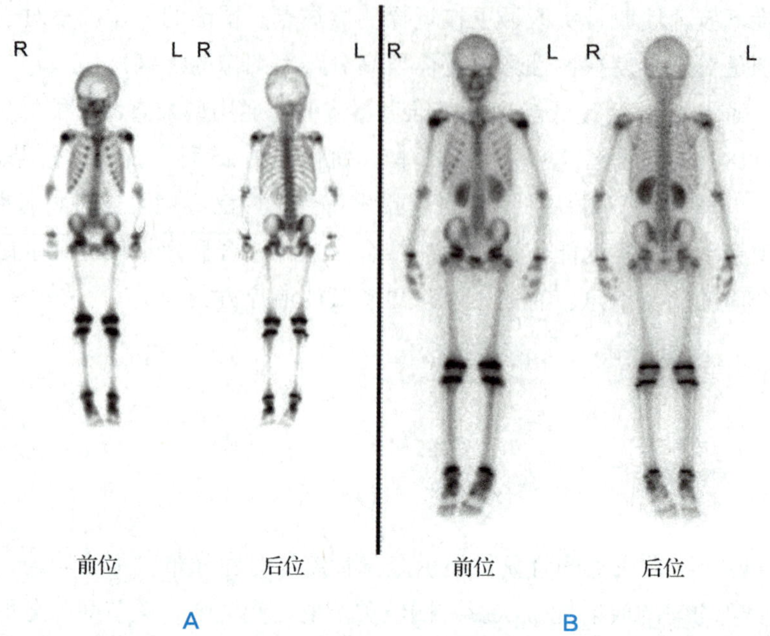

注：A. 5 岁；B. 12 岁。

图 17-2　正常儿童骨显像影像

（二）异常影像

1. 显像剂分布异常增高　显像剂分布异常增高表现为局部骨骼的放射性摄取显著高于周围正常骨骼，即形成热区。这种现象常见于多种骨骼病变，包括骨转移瘤、原发性骨肿瘤、骨髓炎、骨折愈合过程及某些代谢性骨病。例如，骨转移瘤通常会在多个部位显示出不规则的放射性浓聚区，而骨髓炎则会在病变部位出现明显的放射性增高。这些异常增高的区域提示了病变部位的代谢活动增加，可能是由于炎症、肿瘤细胞的增殖或其他病理过程导致的骨代谢异常（图 17-3）。

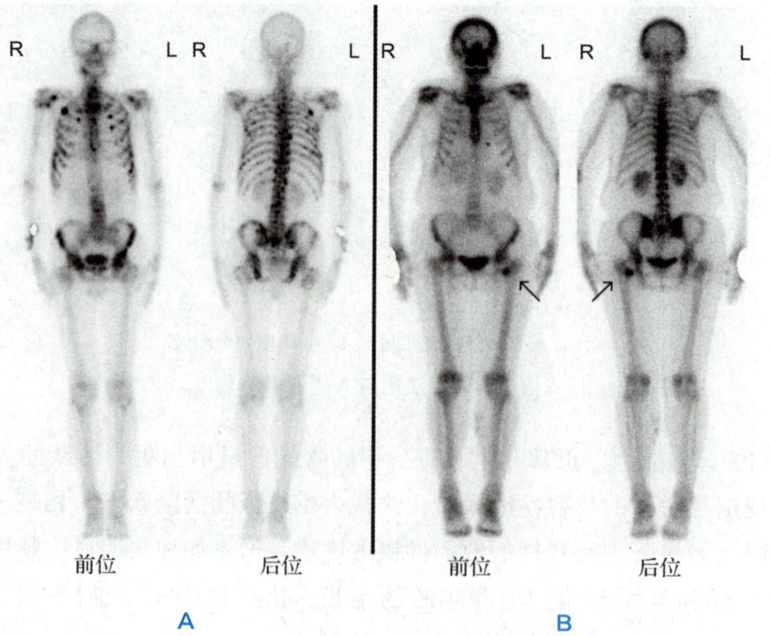

注：A. 全身骨多处异常放射性浓聚；B. 左侧股骨单个异常放射性浓聚。

图 17-3　显像剂分布异常增高图像

2. 显像剂分布异常稀疏或缺损　显像剂分布异常稀疏或缺损区，即形成冷区，表现为局部骨骼的放射性摄取显著低于周围正常骨骼。这种情况常见于骨坏死、骨质疏松、某些类型的骨肿瘤及放射治疗后的骨骼损伤。例如，股骨头缺血性坏死会在股骨头部位显示明显的放射性缺损区；骨质疏松症则表现为全身骨骼放射性摄取普遍降低，特别是在椎体和髋骨等承重部位。这些异常稀疏或缺损的区域提示了骨骼的代谢活动减弱或血流灌注不足（图 17-4）。

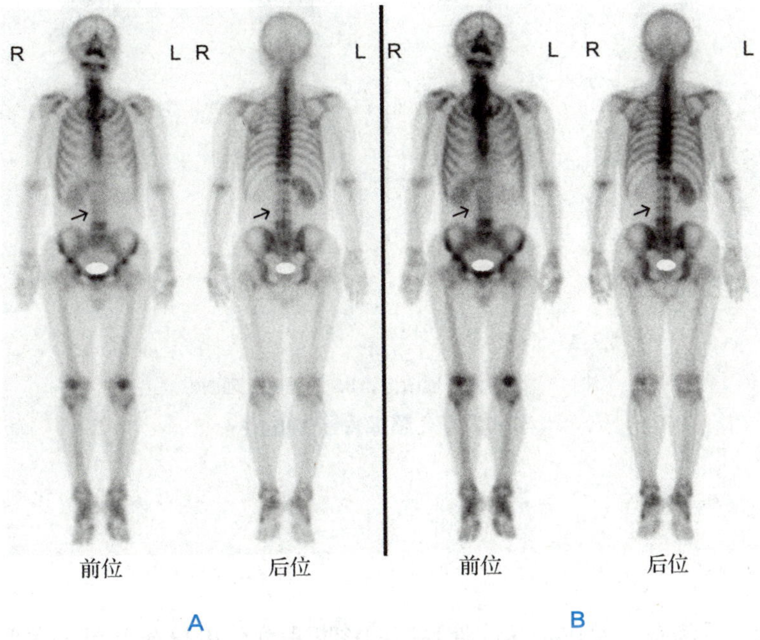

注：A. 高阈值处理图像；B. 低阈值处理图像。

图 17-4　显像剂分布缺损图像下位胸椎及腰椎放射性分布稀疏

3. 超级骨显像　表现为全身骨骼的放射性摄取普遍增高，整个骨骼系统呈现高度放射性浓聚的状态。这种现象通常见于全身性骨骼转移瘤、某些代谢性骨病及全身性的炎症反应。例如，全身性骨骼转移瘤会在全身多个部位显示出不规则的放射性浓聚区，反映了肿瘤细胞在骨骼中的广泛扩散和代谢活动的增加。甲状旁腺功能亢进引起的纤维囊性骨炎也会导致全身骨骼放射性摄取显著增高。超级骨显像提示了全身性的骨骼代谢异常，需要进一步检查和评估以确定具体病因（图 17-5）。

4. 闪烁现象　是指在治疗过程中，原本病变部位的放射性浓聚减少甚至恢复正常，但随后又重新出现或进一步增高。这种现象常见于骨转移瘤的治疗过程中，尤其是在化疗或放疗后。例如，某些骨转移瘤患者在治疗初期可能会出现放射性浓聚区的减少，但随后由于肿瘤细胞的再生或治疗抵抗，放射性浓聚区又重新出现或进一步增高。闪烁现象提示了病变部位的治疗反应复杂多变，可能需要调整治疗方案以应对肿瘤的变化。

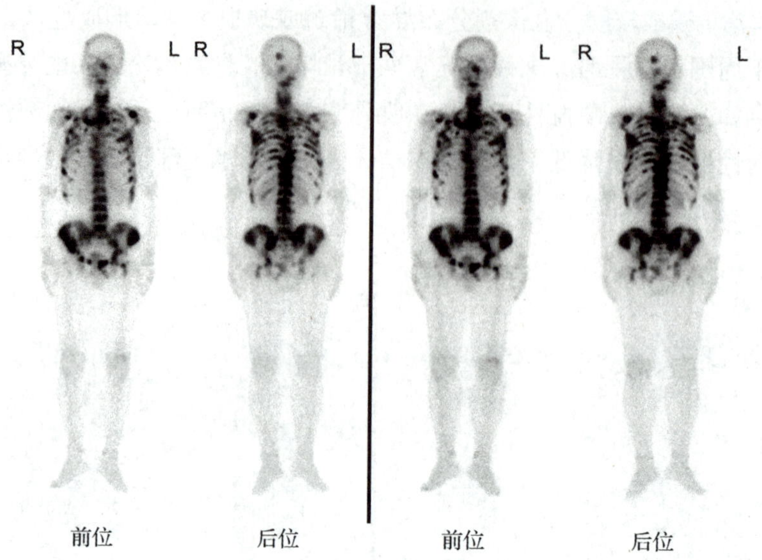

注：A. 高阈值处理图像；B. 低阈值处理图像。

图 17-5　超级骨显像图像

七、临床应用

1. 原发性骨肿瘤　骨静态显像在原发性骨肿瘤的诊断和评估中扮演着至关重要的角色。通过全身骨显像技术，医师能够早期发现肿瘤的原发灶，并有效识别其潜在的转移灶，这对于制订及时有效的治疗方案至关重要。在骨显像中，原发性骨肿瘤，无论是良性还是恶性，通常都表现为局部骨骼的放射性浓聚区，这些区域的异常放射性反映了肿瘤细胞的增殖和代谢活动的增加（图 17-6）。

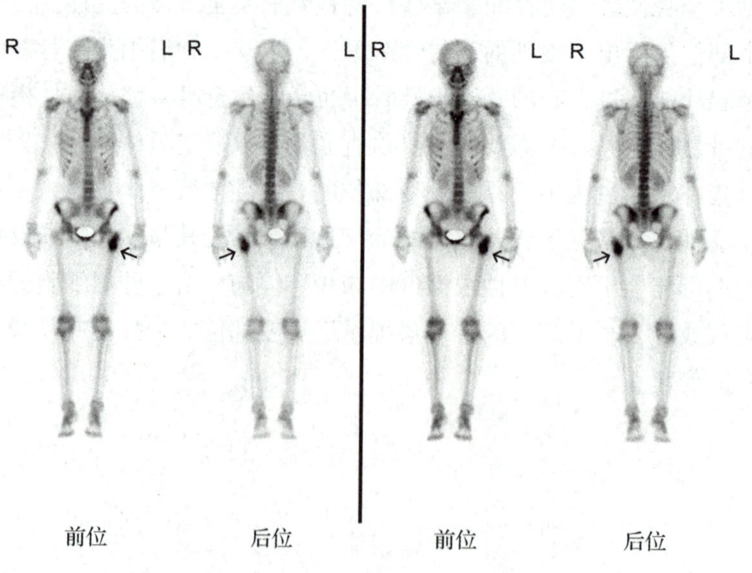

注：A. 高阈值处理图像；B. 低阈值处理图像。

图 17-6　原发性骨肿瘤的全身骨显像（病理诊断：左股骨非典型性软骨性肿瘤）

尽管骨显像在鉴别病变的良恶性方面，其单独使用的意义可能不及 X 线、CT 或 MRI 等影像技术，但结合 SPECT/CT 的使用，可以显著提升诊断的准确性。SPECT/CT 能够弥补单纯骨显像的不足，通过提供更为详尽的解剖结构信息，帮助医师更准确地判断病变的性质和范围。

全身骨显像的优势：首先，它能够及早检出病变，为早期干预和治疗提供可能；其次，它能够清楚显示原发肿瘤的实际浸润范围，这一范围往往比 X 线检查所显示的要广泛，有助于医师更准确地确定手术范围，从而确保手术的彻底性和安全性；再次，全身骨显像还有助于检出远离原发肿瘤部位的转移灶，这对于改善肿瘤分期、制订更合理的治疗方案具有重要意义；最后，骨显像还可用于术后复发与转移的复查，帮助医师及时监测病情变化，调整治疗方案。

在常见的恶性骨肿瘤中，如成骨肉瘤、尤因肉瘤及软骨肉瘤等，骨显像通常表现为高度的放射性浓聚。对于这类肿瘤，三相骨显像可以提供额外的信息，帮助鉴别良恶性病变。由于恶性肿瘤往往血供丰富，在三相骨显像中，血流相和血池相常表现为明显的异常放射性浓聚。此外，还可以利用其他肿瘤阳性显像剂或 PET 显像进行进一步的鉴别。

骨显像对于多发性骨髓瘤也具有重要的辅助诊断价值。多发性骨髓瘤病灶以多发溶骨性骨质破坏为特征，但局部骨质修复常伴随进行。因此，在骨显像上，多发性骨髓瘤可表现为多发热区病灶，也可呈现为冷区或冷热相间的“炸面圈”征。结合 SPECT/CT 显像，可以显著提高溶骨性病灶探查的灵敏性，有效探查和诊断多发性骨髓瘤病灶。同时，骨显像还可以全面了解病灶数目，反映病变进程和病理性骨折情况，为多发性骨髓瘤的病情评估、疗效和预后评价提供有力支持。

对于良性骨肿瘤，如骨样骨瘤等，骨显像同样具有很高的诊断价值。骨样骨瘤是一种良性成骨细胞的病变，常见于儿童和青少年，典型症状为剧烈的骨痛，夜间加重。由于病变周围有反应骨形成，骨显像常表现为异常放射性浓聚。当病变发生在脊柱、骨盆、股骨颈等常规 X 线不易发现的部位时，骨断层显像往往能检出病变，结合典型病史则能作出提示性诊断。

2. 转移性骨肿瘤　骨静态显像在检测和管理转移性骨肿瘤方面具有至关重要的作用。转移性骨肿瘤是指原发于其他部位的恶性肿瘤通过血液或淋巴系统扩散至骨骼系统。骨显像在这一过程中提供了关键的诊断和治疗指导信息。

（1）早期检测和全面评估：骨静态显像对于早期检测骨转移瘤具有高度敏感性，通常比 X 线检查及 CT 扫描早 3~6 个月发现异常。这是因为骨显像剂能够聚集在代谢活跃的区域，包括肿瘤细胞增殖和骨重建的区域。通过全身骨显像，医师可以全面评估肿瘤的转移范围，确定病变的部位、数量和分布情况。

（2）典型显像特征：转移性骨肿瘤在骨显像中通常表现为以下几种典型特征：①多发性放射性浓聚区：常见于脊柱、骨盆、肋骨和长骨的近端等部位。这些区域代表了肿瘤细胞的增殖和骨代谢活动的增加。②不规则形态：放射性浓聚区的形态不规则，边界模糊，反映了肿瘤细胞的浸润性生长。③全身性分布：骨转移瘤通常表现为全身多发的放射性浓聚区，提示了肿瘤的广泛扩散。

（3）常见原发肿瘤骨转移特征

1）乳腺癌：乳腺癌骨转移可以发生在全身骨骼的任何部位，但最常见于中轴骨，尤其是肋骨，其次是胸骨。腰椎和骨盆也是常见的转移部位，同时，头颅和下肢骨也可能受到影响（图 17-7）。

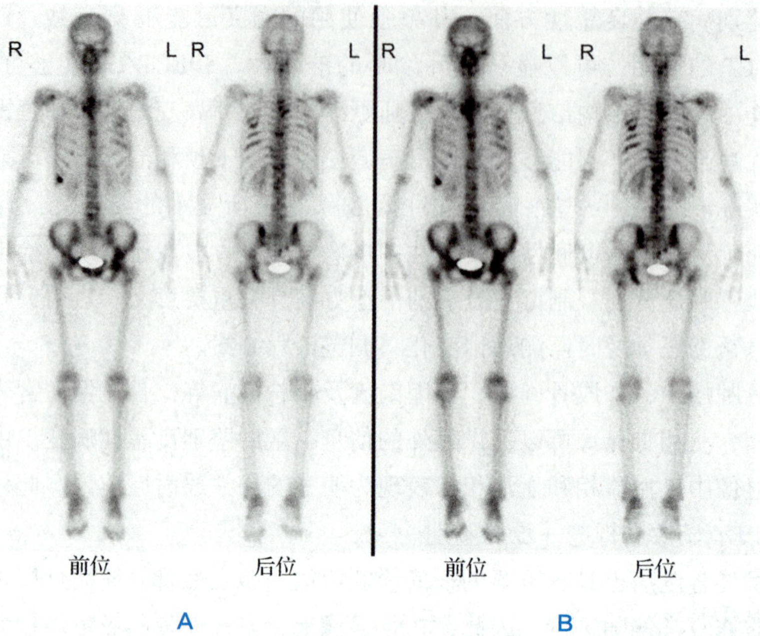

注：A. 高阈值处理图像；B. 低阈值处理图像。

图 17-7　乳腺癌骨转移的全身骨显像

2）肺癌：肺癌骨转移常见于肋骨和胸椎，其次为骨盆和腰椎（图 17-8）。约 10% 的肺癌患者伴有肥大性肺性骨关节病（hypertrophic pulmonary osteoarthropathy，HPO），骨显像表现为沿管状骨显像剂异常分布，特别是双侧下肢骨的显像剂聚集明显，呈“双轨征”（图 17-9）。

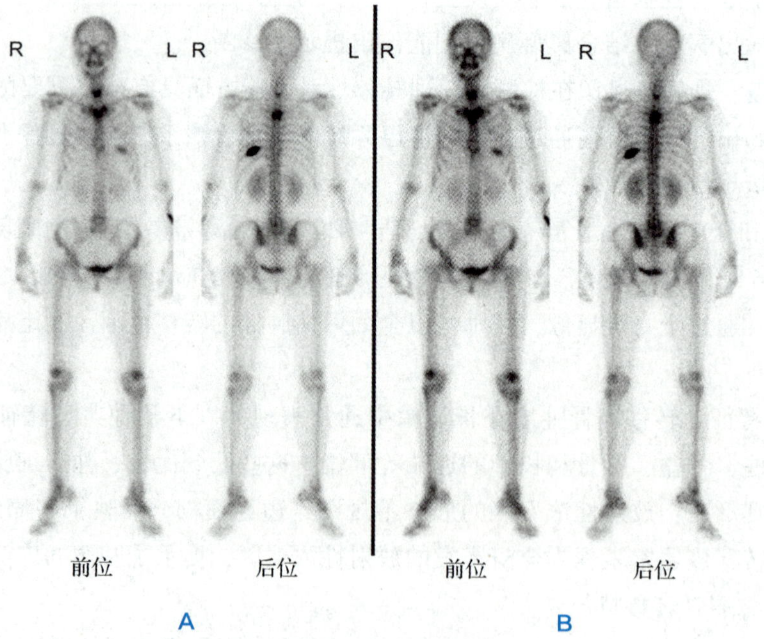

注：A. 高阈值处理图像；B. 低阈值处理图像。

图 17-8　肺癌骨转移的全身骨显像

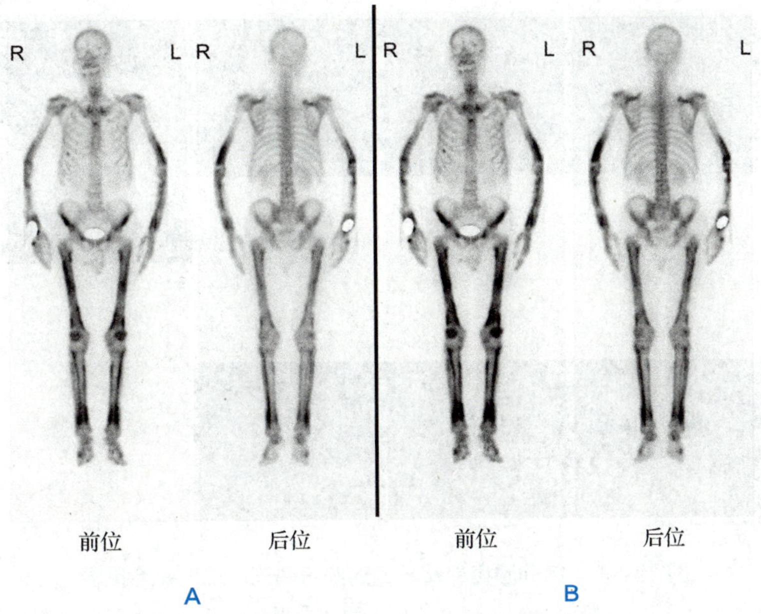

注：A. 高阈值处理图像；B. 低阈值处理图像。

图 17-9　肺癌肥大性肺性骨关节病的全身骨显像

3）前列腺癌：前列腺癌骨转移常见于骨盆、腰椎和股骨近端（图 17-10）。在全身骨平面显像中，某些肿瘤骨转移的表现在图像上可能不够典型，这增加了诊断的复杂性。此外，还需排除显像剂和尿液污染的干扰，这些因素都可能导致误读。为了提高诊断的精确度，可以采用局部 SPECT/CT 融合图像采集技术，这种方法结合了局部骨 SPECT 断层影像和诊断 CT 影像的信息，有助于更准确地鉴别和诊断骨转移（图 17-11）。

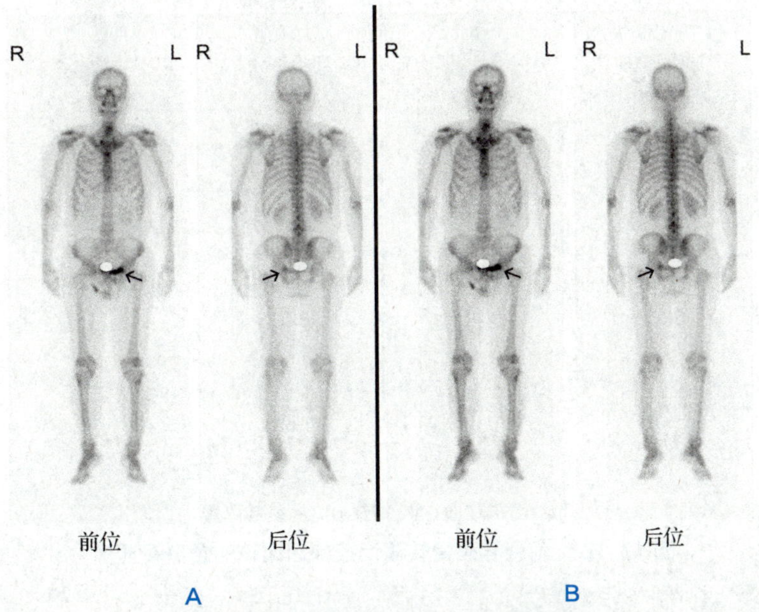

注：A. 高阈值处理图像；B. 低阈值处理图像。

图 17-10　前列腺癌骨转移的全身骨显像

扫码看彩图

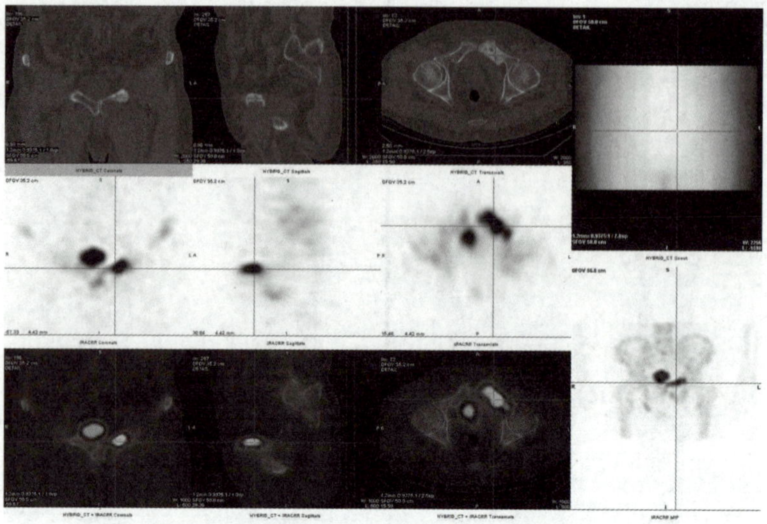

图 17-11 前列腺癌骨转移的局部 SPECT/CT 融合图像

（4）监测治疗反应：骨静态显像还可以用于监测治疗反应，评估治疗效果和预后。通过治疗前后的骨显像对比，医师可以观察放射性浓聚区的变化，判断治疗是否有效。例如，治疗有效时，放射性浓聚区可能会减少或消失（图 17-12）；治疗无效时，放射性浓聚区可能会增加或出现新的浓聚区（图 17-13）。

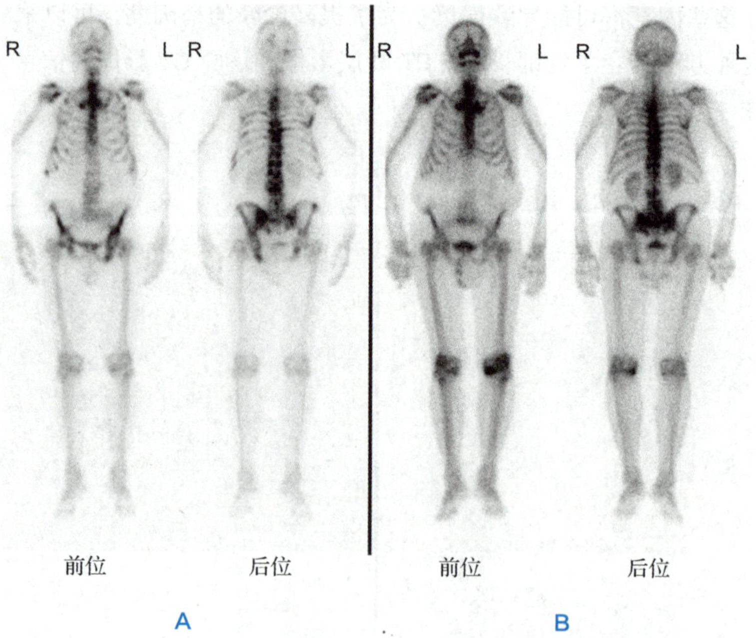

注：A. 治疗前；B. 治疗后，转移灶改善。

图 17-12 前列腺癌骨转移治疗前后比较的全身骨显像

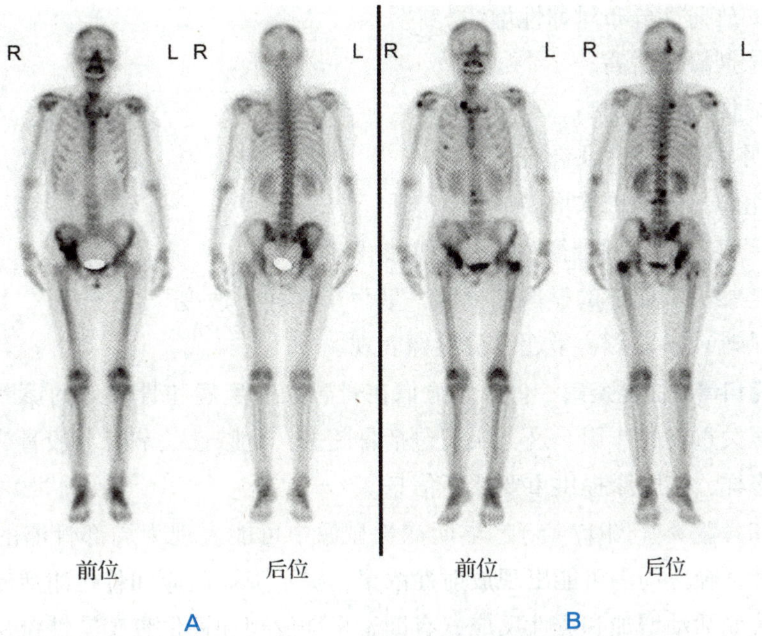

注：A. 治疗前；B. 治疗后，转移灶增多。

图 17-13 乳腺癌骨转移治疗前后比较的全身骨显像

3. 骨代谢性疾病 骨静态显像在骨代谢性疾病的诊断和管理中具有重要应用。这类疾病包括骨质疏松、甲状旁腺功能亢进（图 17-14）、佩吉特（Paget）病等，通常表现为全身骨骼放射性分布的异常。例如，骨质疏松症患者在骨显像中常表现为全身骨骼放射性摄取普遍降低，特别是在椎体和髋骨等承重部位。甲状旁腺功能亢进引起的纤维囊性骨炎则表现为全身骨骼放射性摄取显著增高。除了这些典型表现，骨显像还能够揭示一些具体的放射性分布特征，帮助进一步分析疾病状况。具体如下。

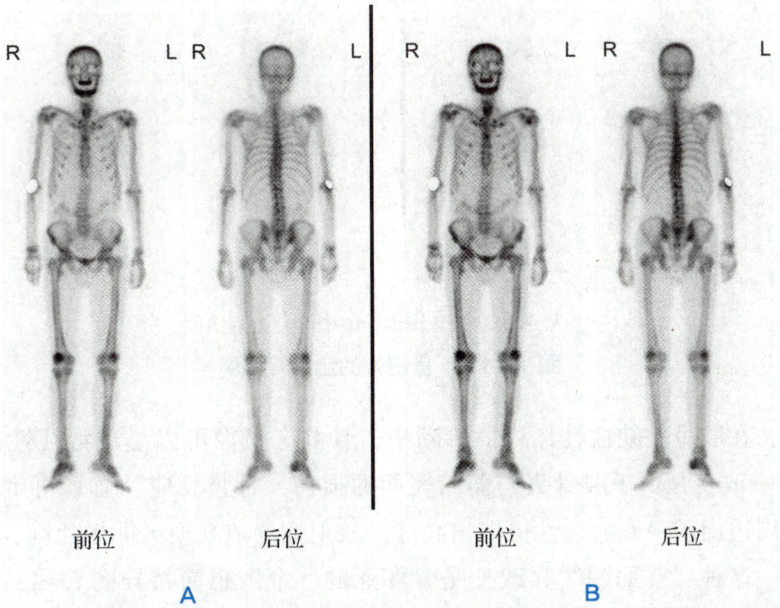

注：A. 高阈值处理图像；B. 低阈值处理图像。

图 17-14 甲状旁腺功能亢进的全身骨显像

(1) 全身骨骼的放射性分布对称性增浓。

(2) 中轴骨显像剂摄取增高。

(3) 四肢长骨显像剂摄取增高。

(4) 颅骨显影明显，形成“头盔征”。

(5) 关节周围组织显像剂摄取增高。

(6) 胸骨显影明显，呈“领带征”样的放射性积聚。

(7) 肋骨软骨连接处有明显的显像剂摄取，呈“串珠样”改变。

(8) 肾显影不清晰或不显影，呈超级骨显像表现。

4. 骨感染性疾病和骨缺血性疾病 骨静态显像在骨感染性疾病和骨坏死的诊断、治疗反应评估及预后判断中发挥着至关重要的作用。这类疾病包括骨髓炎、化脓性关节炎、股骨头缺血性坏死等，其在骨显像中的表现多样，为临床提供重要诊断信息。

骨感染性疾病如骨髓炎（图 17-15），早期在骨显像中可能表现为局部骨骼的放射性稀疏区，随着病情进展，放射性稀疏区周围可能出现放射性浓聚，提示炎症反应和骨代谢活动的增加。这种改变反映了感染部位的代谢活动增加和炎性反应，有助于早期发现和评估骨感染性疾病。

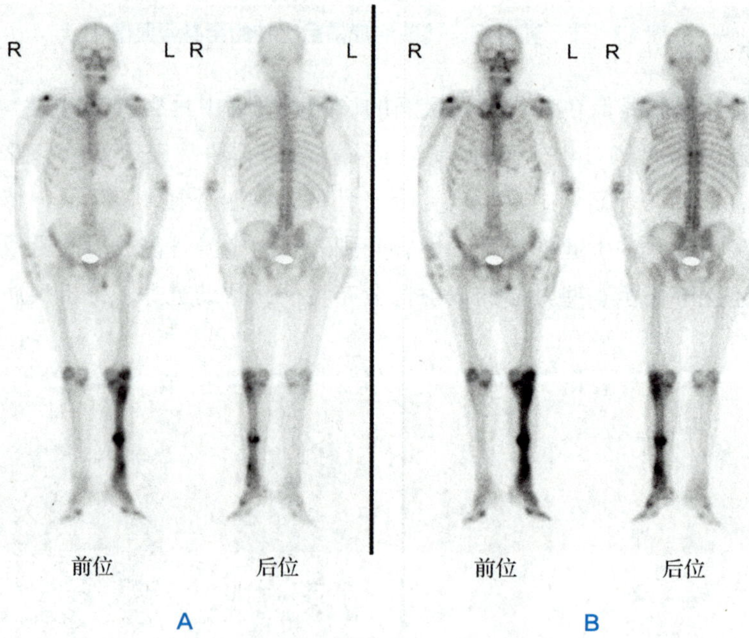

注：A. 高阈值处理图像；B. 低阈值处理图像。

图 17-15 骨髓炎的全身骨显像

特别强调的是，在股骨头缺血性坏死的诊断中，骨静态显像可以呈现特征性的“炸面圈”样改变（图 17-16）。这一改变是由于股骨头与髋臼表面的损伤、骨膜反应、血管再生与修复等原因，在放射性稀疏缺损区周边出现一圈放射性摄取增高区。放射性稀疏缺损区即坏死区，而放射性摄取增高区则是成骨性反应。这种“炸面圈”样改变是骨坏死的一个敏感而特异的表现，有助于股骨头缺血性坏死的早期诊断和病情评估。

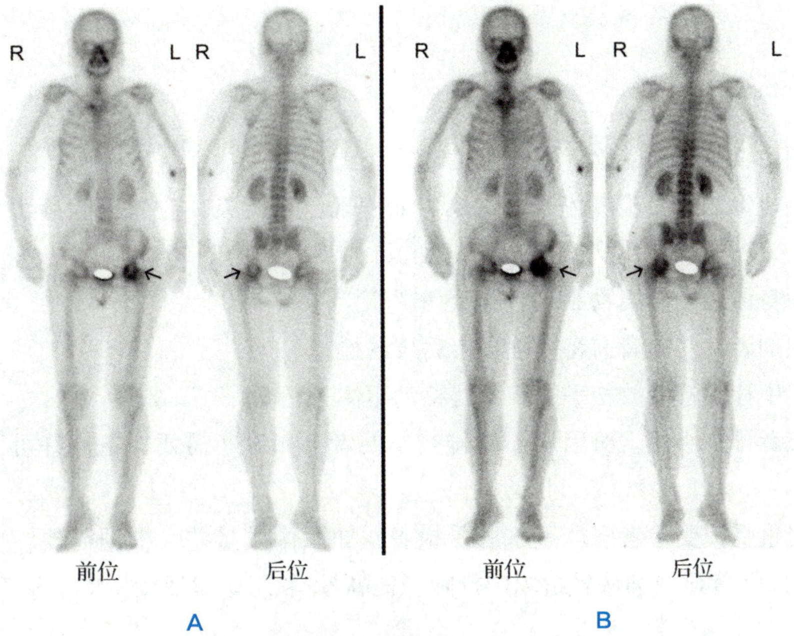

注：A. 高阈值处理图像；B. 低阈值处理图像。

图 17-16 股骨头缺血坏死的全身骨显像（“炸面圈”样改变）

骨静态显像还可以用于监测骨感染和骨坏死的治疗反应。例如，在骨髓炎治疗过程中，骨显像可以显示炎症和感染的改善情况，以及骨代谢活动的恢复。对于股骨头缺血性坏死，骨显像可以评估治疗效果，如核心减压术后的改善情况，以及移植骨的血供和存活情况。

5. 骨创伤 骨静态显像在骨创伤的诊断和评估中也具有重要应用。骨折、骨损伤等创伤性病变通常表现为局部骨骼的放射性浓聚区，这些区域反映了创伤部位的代谢活动增加和修复过程。例如，骨折患者在骨显像中常表现为骨折部位的放射性浓聚区，有助于早期发现隐匿性骨折和评估骨折愈合情况（图 17-17）。骨显像还可以帮助评估创伤后的骨代谢变化，指导治疗和康复计划的制订。

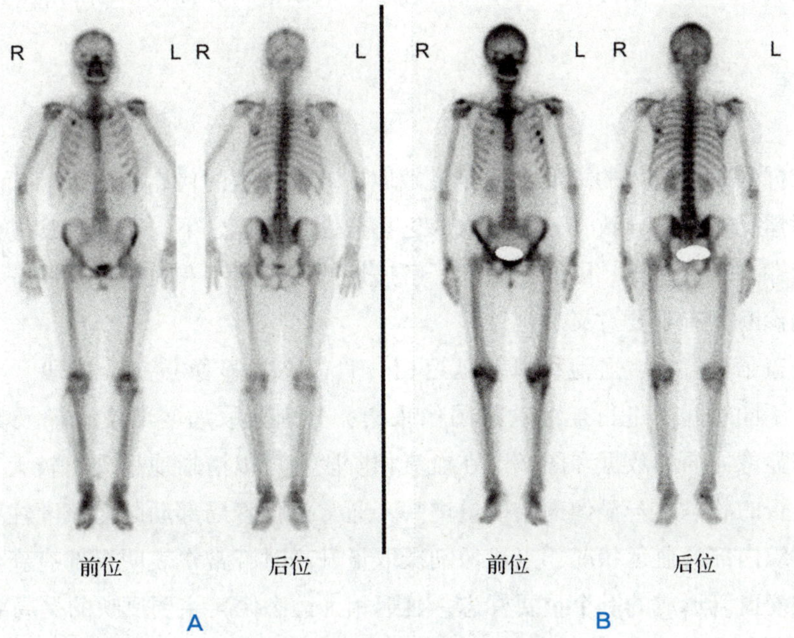

注：A. 骨折患者 1；B. 骨折患者 2。

图 17-17 骨折患者的全身骨显像

八、注意事项

1. 注射显像剂后 2 小时内受检者须饮用足够的水。

2. 避免尿液、显像剂对受检者体表的污染。如发现已经污染，应先清除后再显像，或行断层显像予以鉴别。

3. 显像前去除身体上的金属物品以防导致伪影。

4. 近期使用钡剂者，受检者需将钡剂排出后再约检查。

5. 在显像过程中让受检者放松平躺，不得移动躯体。

6. 显像前受检者排空小便。对因病不能排空小便者，如诊断需要，条件许可，可在显像前为其行导尿术。

7. 对肾功能严重受损受检者、严重水肿受检者，如图像质量差，根据需要，在条件许可下可适当推迟显像时间，以等待显像剂从软组织中排除，提高骨/软组织对比度。

第三节　骨动态显像

骨动态显像，又称三时相骨显像（three-phase bone scan），是通过注射显像剂后，采集病变区域骨骼及其周围组织在血流相、血池相和延迟骨静态显像相的影像信息。该检查能够全面反映局部骨骼和关节的血液供应情况及代谢状态。同时该检查无绝对禁忌证，且具有灵敏度高、检查费用相对较低等优势，因此，骨动态显像已成为骨骼系统疾病中常用的检查方法之一。在三时相骨显像的基础上，增加一次 18~24 小时的延迟骨静态显像，称为四时相骨显像。这种检查方法常用于下肢病变患者，特别是患有外周血管疾病或下肢静脉功能不全的患者，可以进一步提高诊断的准确性。

一、显像原理

骨静态显像依据骨对显像剂的摄取水平，灵敏地反映出骨盐的代谢状态。然而，由于许多骨和关节疾病的骨盐代谢情况相似，导致骨静态显像缺乏特异性。相比之下，不同疾病的病变部位在血流灌注和血管形成方面存在显著差异。因此，深入了解病灶的血流灌注和血管形成特征，对于临床病程的评估及疾病的鉴别诊断具有重要意义。

骨动态显像涵盖了血流相、血池相以及延迟相（骨静态骨显像）三个阶段。具体操作是在静脉注射显像剂后，于不同时间点进行连续动态图像采集，分别获取病变部位骨骼及其周围软组织在血流、血池和骨静态显像方面的数据和图像。在血流相阶段，可以清晰地呈现出较大血管的形态、充盈程度，以及通畅与否的状态。若显像剂摄取量增高，通常意味着局部动脉血流灌注有所增强。血池相主要用于反映软组织内部的血运状况，当显像剂摄取量升高时，常常表明局部有新生血管形成，这是炎性肉芽组织和肿瘤血管形成的一个重要标志。延迟相（静态像）主要反映的是局部骨盐的代谢情况，适用于评估骨骼病变的代谢特征。骨动态显像适用于需要了解病灶血流灌注或血管形成特征的各种骨和关节疾病。其综合分析血流、血池和骨盐代谢的特点，能够为临床提供更加全面的诊断信息。

二、适应证与禁忌证

（一）适应证

1. 骨肿瘤（良性或恶性）的诊断和鉴别诊断。
2. 骨旁软组织肿瘤的诊断和鉴别诊断。
3. 骨（如股骨头、距骨、舟骨等）缺血坏死性疾病的评价、诊断和鉴别诊断。
4. 移植骨的血供、成活情况观察、监测和评价。
5. 骨、关节创伤（如应力性骨折、疲劳骨折或骨挫伤等）的评价、诊断与鉴别诊断。
6. 骨、关节炎症（如骨髓炎、结核、骨骼肌脓肿等）的评价、诊断与鉴别诊断。
7. 人工关节置换术后感染与假体松动的鉴别诊断。
8. 人工骨组织修复术后新骨形成、局部再血管化能力和成骨代谢情况的观察和评估。
9. 临床需要了解、判断局部病变血供或血管形成状况的各种骨骼、骨关节疾病。

（二）禁忌证

无明确禁忌证。

三、显像剂

1. 显像剂种类 骨动态显像常用的显像剂为^{99m}Tc-MDP，该类药物具有良好的骨亲和性，能有效反映骨血流、骨代谢等动态变化，是临床常用的骨代谢和骨损伤评估工具。

2. 显像剂注射计量 成年人骨显像剂^{99m}Tc MDP 注射剂量为 555~925MBq（15~25mCi），肥胖受检者可酌情加量；儿童受检者剂量按 7.4MBq/kg（200μCi/kg）计算，最小注射剂量应>74MBq（2.0mCi）。

3. 给药途径 采用“弹丸”式静脉注射。

四、图像采集

（一）受检者准备

注射显像剂前，受检者通常无须特殊准备，检查时取仰卧位，将探头对准检查部位。若受检者因疼痛无法平卧或难以坚持完成检查，可先给予镇痛药。

（二）采集条件

1. 准直器 低能通用型准直器或低能高分辨型准直器。

2. 能峰 140keV。

3. 窗宽 20%。

（三）采集时相

1. 血流相 把探头放在病灶上方，探测范围要涵盖对侧对应部位，方便对比分析图像。选用 64×

64 或 128×128 的采集矩阵，注射显像剂后，立即以每秒 1~3 帧的速度，动态采集 1 分钟。

2. 血池相 血流相采集结束后的 1~5 分钟内，用 128×128 或 256×256 的矩阵，静态采集 1 帧图像，采集时长 1 分钟。

3. 延迟相 2~4 小时后，按照之前局部骨平面或断层显像的方法进行操作。

（四）图像处理

通过运用感兴趣区技术，获取时间-放射性曲线，开展定量或半定量分析。在此过程中，对局部血流灌注、血池及骨盐摄取比值加以计算，进而实现对比分析的目的。

五、图像分析

（一）正常影像

1. 血流相 在注入显像剂后的 8~12 秒，能够观察到局部大血管的走向，大血管会清晰显影。随后，软组织轮廓开始逐渐显现，而此时骨骼部位所分布的显像剂相对较少。

2. 血池相 在此阶段，大部分显像剂仍旧存留在血液当中。局部软组织的显影效果比血流相更为明显，软组织轮廓愈发清晰，放射性分布呈现出较为均匀的状态，并且两侧基本呈对称分布。不过，骨骼部位的显像剂分布依旧处于较低水平。

3. 延迟相 此阶段骨骼的显像结果与常规骨静态显像一致（图 17-18）。

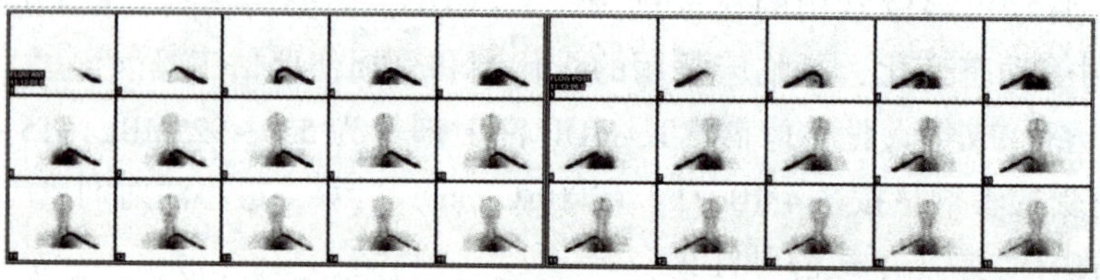

A

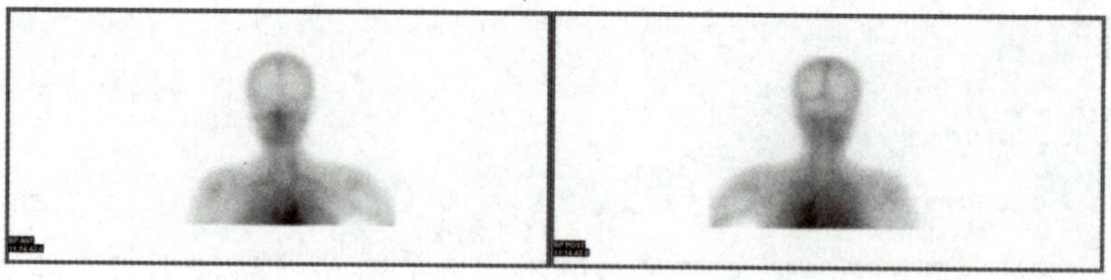

B

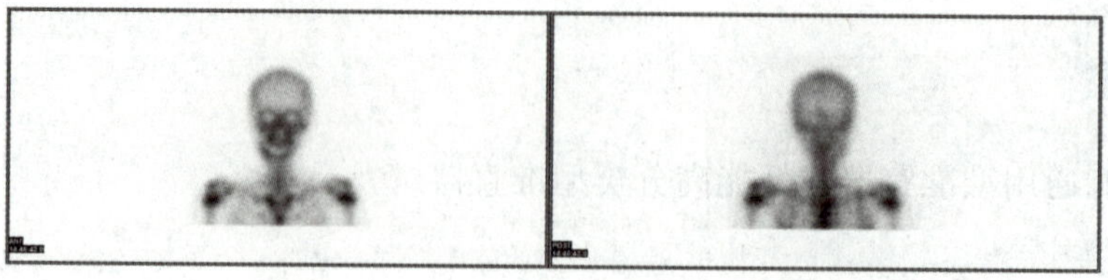

C

注：A. 血流相；B. 血池相；C. 延迟相。

图 17-18 双侧颞下颌关节三时相骨显像

（二）异常影像

1. 血流相 局部显像剂摄取增高提示该部位血供丰富，多见于恶性骨肿瘤和急性骨髓炎；局部显像剂摄取降低表明该部位血供不足，多于缺血性坏死类疾病及部分骨骼病变中出现。

2. 血池相 若显像剂摄取增高，提示局部处于充血状态，常见于急性骨髓炎、蜂窝组织炎等病症。相反，若显像剂摄取降低，则表明局部血供有所减少，常见于血管性缺血、骨梗死、晚期缺血性骨病等情况。

3. 延迟相 参见本章第二节“六、图像分析”中的异常影像。

六、临床应用

1. 骨髓炎的诊断与鉴别诊断 三时相骨显像在骨髓炎的早期诊断方面具有显著优势，其敏感性极高。对于急性骨髓炎，在发病后的12~48小时，病变部位即可呈现放射性异常浓聚现象。与之相比，常规X线检查通常要在病程发展至2周甚至更久之后，才能够察觉到骨破坏、新骨形成等异常表现。

此外，三时相骨显像还能有效鉴别骨髓炎与软组织蜂窝组织炎。在骨髓炎病变中，三时相骨显像的各个阶段，均可观察到病灶处有放射性浓聚现象。软组织蜂窝组织炎在血流相和血池相时，病灶处显像剂分布增多，但在延迟相，显像剂分布基本恢复正常。

2. 人工关节置换术后和其他金属假体植入术后的随访和评价 假体或植入物松动及周围感染是术后的常见并发症。尽管两者的症状、体征及组织学表现极为相似，但其处理方法完全不同。单纯假体松动需行假体翻修手术，而假体或植入物周围感染要采用抗生素治疗、清创后保留假体等，必要时行手术引流。因此，能在早期鉴别诊断假体或植入物周围感染对受检者治疗及预后评估有重要作用。通常，单纯假体松动，血流相、血池相图像均为阴性；延迟相显示假体周围骨因应力改变导致的点状代谢增强，严重松动时可表现为条状或片状代谢浓聚。假体感染，血流相和血池相均表现为假体周围放射性异常浓聚；延迟相显示整个假体周围骨质的放射性异常浓聚。

3. 骨感染与骨坏死的鉴别诊断 骨感染与骨坏死在三时相骨显像中的表现存在显著差异。骨感染早期多表现为放射性聚集，在三时相骨显像中均可显示热区；感染后期由于骨破坏，无血运存在，则形成冷区。而骨坏死则相反，在骨坏死早期发生时，破骨细胞作用，放射性核素无法聚集，表现出缺陷，即冷区；随着病程进展，由于成骨细胞在骨坏死周围相继发生作用，以及骨膜反映等作用，表现为缺损周围的放射聚集，即热区，故多呈“炸面圈”样改变。

七、注意事项

1. 显像前受检者排空膀胱，如受检者尿多又不能排净者可以考虑予以导尿。

2. 注射显像剂后2小时内，受检者务必足量饮水。使未被身体摄取的显像剂能够顺利随尿液排出体外，从而保证检查结果的准确性。

3. 避免尿液及显像剂对受检者体表造成污染。一旦发现受检者体表已被污染，必须在彻底清除污染物后，再进行显像操作。否则，污染物可能干扰显像结果，极有可能导致结果呈假阳性，进而影响对病情的准确判断。

4. 显像前去除衣物上的金属物品和身上的金属饰品，避免产生伪影。

5. 近期进行过钡剂检查者，须待钡剂完全排出后再行检查。

6. 在显像过程中，引导受检者放松身体，以平躺姿势接受检查，将受检者的体位调整至左右对称状态，整个过程中，要确保受检者躯体不发生移动。

第四节 骨关节显像

在全身骨骼及关节显像时，正常状态下，全身关节应显影清晰，边界光滑，轮廓完整。当关节发生退行性改变、炎症或骨性压力异常等病变情况时，病变部位会出现一系列生理变化。首先，成骨过程会加速，病变部位骨盐代谢变得活跃；其次，局部血流灌注量增加，血管通透性增强，导致显像剂的摄取增加；最后，骨和软骨的局部破坏会引发反应性骨增生，这种变化同样会影响显像剂的分布。基于上述生理变化，放射性核素关节显像具有较高的灵敏度。在关节病变的早期阶段，这些代谢和血流的改变会导致显像剂在病变部位的摄取和分布发生异常，从而能够敏锐地检测到关节的异常情况。因此，放射性核素关节显像在关节疾病的早期诊断和鉴别诊断中具有重要意义。它能够为临床医师提供关键的病理信息，有助于及时制订准确的治疗方案，从而提高患者的治疗效果。

一、显像原理

骨关节显像主要依赖放射性药物^{99m}Tc-MDP 在骨组织中的分布特性。该类药物在体内主要通过血流运输，与骨组织中的羟基磷灰石晶体结合，其摄取量受骨骼血流灌注和骨代谢活性的共同影响。

在正常生理状态下，关节周围骨组织的放射性摄取相对均匀，且未见明显异常浓聚。当关节滑膜发生炎症反应（如滑膜炎）或感染时，局部血供增加，血管通透性增强，导致更多的放射性药物被输送并沉积于病变区域。由于二膦酸盐类药物对骨转化活跃区具有高度亲和性，这些病变区域在显像中表现为放射性浓聚增强，与正常关节形成对比。

此外，若配合三相骨显像检查，还可通过血流相和血池相图像反映早期炎症状态下的血流变化和组织充血程度，为骨关节疾病的早期诊断、病因分析和疗效评估提供重要依据。

二、适应证与禁忌证

（一）适应证

1. 骨关节疾病早期诊断和鉴别诊断。
2. 骨关节疾病部位、范围和病变程度的诊断和评估。
3. 骨与关节疾病治疗后的效果评估。
4. 人工关节置换术后感染和假体松动情况的评估。
5. 疑有关节疾病但常规影像学检查未见异常者。

（二）禁忌证

无明确禁忌证。

三、显像剂

1. 显像剂种类 骨关节显像常用的显像剂为^{99m}Tc-MDP。

2. 显像剂注射计量 成年人骨显像剂^{99m}Tc-MDP 注射剂量为 555～925MBq（15～25mCi）。

3. 给药途径 采用“弹丸”式静脉注射。

四、图像采集

依据实际需求，确定受检者的体位及采集方式。采集方式包括局部显像、全身显像及动态显像。动态显像能够观察关节、滑膜和骨三相（血流相、血池相和延迟相）中的变化情况。必要时，还可以进行关节断层显像和半定量分析，以此对关节病变进行诊断与鉴别诊断。

五、图像分析

（一）正常影像

在正常关节显像的情况下，关节处通常呈现相对较浓的显像剂分布，使关节显影清晰，骨骼边界光滑且轮廓完整。因为软骨本身几乎不存在血运，无法摄取显像剂，所以不会显影，从而形成清晰可见的关节间隙。整体来看，正常关节的放射性分布基本处于均匀状态。在双侧对比方面，正常情况下，两侧关节的显像剂分布呈对称的特点。此外，大关节的显像清晰度通常高于小关节。不同年龄段在关节显像上也存在一定差异，儿童和青少年的关节显像效果相比老年人更为明显。对于处于生长期的儿童，其骨骼板会表现为双侧规则且对称的条状聚集带，这是该年龄段关节显像的典型特征。

（二）异常影像

异常关节影像往往表现为显像剂分布异常浓聚的状态，这种浓聚既可能呈对称性，也可能呈非对称性。通过观察浓聚区所处的部位、数量、显像剂分布的程度及形态等方面的特征，可以为疾病的鉴别提供重要线索。例如，多发性小关节的浓聚现象常提示可能患有类风湿关节炎，髋关节髋臼部位的弧形浓聚区通常提示髋关节骨性关节炎。值得注意的是，骨性关节炎在进行三时相骨显像时，血流相和血池相一般不会出现异常，而化脓性关节炎则在三时相骨显像中均表现为异常放射性增高。这一特点可用于两者的鉴别诊断。

总而言之，在对关节显像的异常影像进行分析和鉴别时，需要紧密结合受检者的病史、疾病的发病机制及疾病好发部位等多种因素，同时综合其他相关辅助检查的结果，从而作出全面、准确的判断。当仅依靠核素显像难以对疾病作出明确诊断时，此时可以采用 SPECT/CT 图像融合显像的技术，以此来辅助诊断，提高诊断的准确性。

六、临床应用

关节显像在关节炎的诊断中具有超前性，尤其是在骨关节炎的早期阶段。在四肢关节的退行性骨关节病发生早期，临床症状不明显时，即可出现中等程度的放射性浓聚。这种浓聚发生在脊柱关节时容易与肿瘤相混淆，可通过其病理特点来鉴别。肿瘤性病变，常伴有骨破坏，形成骨缺损。关节炎通常表现为骨异常增生。类风湿关节炎的诊断与退行性骨关节病显像特点相似，但需要结合其他临床和影像学信息进行鉴别。

此外，关节显像对于人工关节假体松动与感染的诊断也具有重要意义。正常人工关节术后6~9个月内出现假体周围的放射性浓聚属于正常显像。如超过此时间段仍出现显著的放射性浓聚，则可能提示假体松动或感染。

七、注意事项

参见本章第二节“八、注意事项”。

▶知识拓展

全身骨显像的新进展与临床应用

全身骨显像（whole-body bone scintigraphy，WBBS）是核医学中用于评估骨骼系统疾病的重要影像学技术。随着核医学技术的不断进步，全身骨显像在临床应用中的价值得到了进一步拓展，尤其是在早期诊断、精准治疗和疗效评估方面展现了独特的优势。以下是与全身骨显像相关的最新进展和临床应用拓展。

1. SPECT/CT融合技术的应用　SPECT与CT的融合技术（SPECT/CT）是近年来全身骨显像的重要进展。SPECT/CT结合了功能成像和解剖成像的优势，能够提供更精确的病灶定位和定性诊断。

（1）肿瘤骨转移：SPECT/CT可以清晰显示骨转移灶的代谢活性及其与周围组织结构的关系，显著提高了诊断准确性。

（2）隐匿性骨折：对于X线或CT难以发现的隐匿性骨折，SPECT/CT可以通过代谢异常早期发现病变。

（3）骨感染和炎症：SPECT/CT能够区分骨髓炎、软组织感染和退行性病变，为临床治疗提供重要依据。

2. 新型放射性药物的开发　近年来，新型放射性药物的研发为全身骨显像提供了更多选择。除了传统的^{99m}Tc-MDP（锝-99m标记的亚甲基二膦酸盐）外，以下新型显像剂逐渐进入临床。

（1）^{18}F-NaF（氟-18标记的氟化钠）：作为一种PET显像剂，^{18}F-NaF具有更高的空间分辨率和灵敏度，尤其在早期骨转移和代谢性骨病的诊断中表现出色。

（2）^{68}Ga-PSMA（镓-68标记的前列腺特异性膜抗原）：虽然主要用于前列腺癌的诊断，但^{68}Ga-PSMA在检测前列腺癌骨转移方面也展现了较高的敏感性。

（3）^{99m}Tc-HDP（羟基二膦酸盐）：与^{99m}Tc-MDP 相比，^{99m}Tc-HDP 具有更快的血液清除率和更高的骨摄取率，显像效果更优。

3. 人工智能在全身骨显像中的应用　人工智能技术在医学影像分析中的应用为全身骨显像带来了新的突破。

（1）病灶自动检测：AI 算法可以自动识别骨显像中的异常病灶，减少漏诊和误诊。

（2）定量分析：通过 AI 技术，可以对骨显像中的病灶进行定量分析，评估代谢活性变化，为疗效监测提供客观依据。

（3）图像优化：AI 可以优化图像质量，降低噪声，提高诊断准确性。

4. 全身骨显像在个体化治疗中的应用　全身骨显像不仅在诊断中发挥重要作用，还在个体化治疗中展现了独特价值。

（1）肿瘤骨转移的疗效评估：通过定期进行全身骨显像，可以动态监测肿瘤骨转移的治疗效果，为调整治疗方案提供依据。

（2）骨质疏松的早期筛查：全身骨显像可以评估骨代谢状态，早期发现骨质疏松及其相关风险。

（3）骨痛的病因诊断：对于不明原因的骨痛，全身骨显像可以帮助鉴别肿瘤、感染、创伤等多种病因。

5. 全身骨显像与其他影像技术的联合应用　全身骨显像与其他影像技术的联合应用已成为临床诊断的重要趋势。

（1）与 MRI 联合应用：对于脊柱和骨盆等复杂部位的病变，全身骨显像与 MRI 联合应用可以提高诊断准确性。

（2）与 PET/CT 联合应用：在肿瘤骨转移的诊断中，PET/CT 与全身骨显像的联合应用可以全面评估肿瘤的全身分布和代谢活性。

（3）与超声联合应用：对于软组织病变和骨皮质病变，超声与全身骨显像的联合应用可以提供更多诊断信息。

6. 全身骨显像在罕见骨病中的应用　全身骨显像在罕见骨病的诊断中也展现了重要价值。

（1）佩吉特（Paget）病：全身骨显像可以显示 Paget 病的多发性骨代谢增高区域，有助于早期诊断。

（2）纤维性结构不良：通过全身骨显像可以评估病变的范围和活动性。

（3）代谢性骨病：如肾性骨营养不良和甲状旁腺功能亢进，全身骨显像可以显示特征性的代谢异常。

7. 未来发展方向

（1）分子影像技术的应用：随着分子影像学的发展，未来可能会出现更多针对骨代谢特定分子靶点的显像剂，进一步提高诊断的精准性。

（2）多模态影像融合：将全身骨显像与基因组学、蛋白质组学等多组学数据结合，实现更全面的疾病评估。

（3）远程诊断与云平台：通过远程医疗和云平台，实现全身骨显像数据的实时共享和远程会诊，提高诊断效率。

考试知识点总结

本章小结

协和云课堂…… 拓展练习及参考答案

（宋 莹 刘旭昇 王 瞳）

第十八章　肿瘤显像

教学课件

学习目标

素质目标

（1）具有良好的核医学技师的职业道德和人文关怀精神，尊重受检者隐私，耐心对待受检者，做好受检者的辐射防护。

（2）具有严谨认真、科学务实的工作态度，确保肿瘤显像检查结果的准确性和可靠性。

（3）具有良好的团队合作意识，与团队成员协作完成正电子PET肿瘤显像检查技术。

（4）具有爱护PET仪器/设备的技术和良好意识。

知识目标

（1）掌握：肿瘤正电子PET显像的显像原理、显像剂、给药方法与途径、图像采集与处理及注意事项。

（2）熟悉：肿瘤正电子PET显像的适应证与禁忌证、图像分析，非特异性SPECT亲肿瘤显像的显像原理、显像剂、给药方法与途径、图像采集及注意事项。

（3）了解：肿瘤正电子PET显像的临床应用，非特异性SPECT亲肿瘤显像适应证与禁忌证、图像分析。

能力目标

（1）能胜任核医学临床技师的岗位，能根据患者的临床资料和疑似肿瘤类型，合理选择核医学肿瘤显像检查项目，并正确指导患者做好检查前准备工作。

（2）具备熟练操作核医学仪器设备，按照规范流程完成肿瘤显像检查，获取清晰、高质量的影像图像。

（3）遇到肿瘤显像中的技术问题或异常情况时，能够运用所学知识解决肿瘤显像中突发的技术问题或异常情况，确保检查顺利进行。

案例导入

【案例】

患者，女性，68 岁，咳嗽、胸痛，胸部 X 线片和 CT 显示右肺上叶占位性病变。

【问题】

1. 该患者治疗前需选择哪项无创的影像检查？
2. 如果怀疑肺占位为恶变，需要进行全身影像检查吗？

· 核心知识拆解 ·

第一节　肿瘤正电子 PET 显像

恶性肿瘤的影像诊断方法有 X 线检查、超声检查、CT 检查和 MRI 检查等，这些检查方法是以解剖形态作为疾病诊断的主要标准。然而在疾病的发生发展过程中，生理生化和基因受体等功能代谢的异常，可显著早于解剖形态的变化。

一、显像原理

微课：肿瘤 PET 显像原理

食物中摄取的葡萄糖，绝大部分会被输送到人体全身的各个组织。在这些组织中，葡萄糖主要通过有氧氧化及糖酵解这两种生物化学反应，为细胞的各种生命活动提供不可或缺的能量支持。^{18}F-2-氟-2-脱氧-D-葡萄糖（2-fluorine-18-fluoro-2-deoxy-D-glucose，^{18}F-FDG）是一种利用正电子放射性核素进行标记的特殊化合物，其化学结构与自然界中存在的天然葡萄糖高度相似。在细胞生理活动过程中，^{18}F-FDG 与天然葡萄糖表现出相似的行为模式。^{18}F-FDG 能够与人体摄取的天然葡萄糖一样，进入活体细胞外液后被细胞膜的葡萄糖转运蛋白（Glu）识别跨膜转运到细胞内，然后被己糖激酶（hexokinase）磷酸化生成^{18}F-FDG-6-PO_4。与体内天然葡萄糖磷酸化生成 6-磷酸葡萄糖相类似，磷酸化的^{18}F-FDG 在获得极性后，不能自由出入细胞膜，因此滞留在细胞内。与正常细胞在有氧环境下主要进行有氧氧化的代谢方式不同，恶性肿瘤细胞具有一种特殊的代谢模式，即使处于富含氧气的环境中，恶性肿瘤细胞的糖酵解作用依然会显著增强。这种在有氧条件下糖酵解活动增强的现象，是恶性肿瘤细胞生物学特性的一个重要标志，也是肿瘤代谢影像诊断研究领域的一个关键特征。

核医学^{18}F-FDG PET/CT 显像（positron emission tomography and computed tomography，PET/CT）是目前临床最常用的代谢显像，可反映机体器官、组织和细胞利用葡萄糖的分布和摄取水平。真正实现了在体内无创直接显示分子水平的生化影像，是目前最成熟、临床最常用的分子代谢影像诊断技术，它突破了传统以解剖形态为基础的诊断方式，在肿瘤诊疗中具有重要的临床意义，如图 18-1 肺癌 PET/CT 显像所示：左肺上叶尖后段单发软组织密度结节，葡萄糖代谢增高。术后病理：（左肺上叶结节）肺浸润型腺癌，腺泡型占 90%，实性型占 10%，大小 0.8cm×0.4cm，周围少量肺组织。关于非葡萄糖代谢显像目前临床开展尚不够广泛。

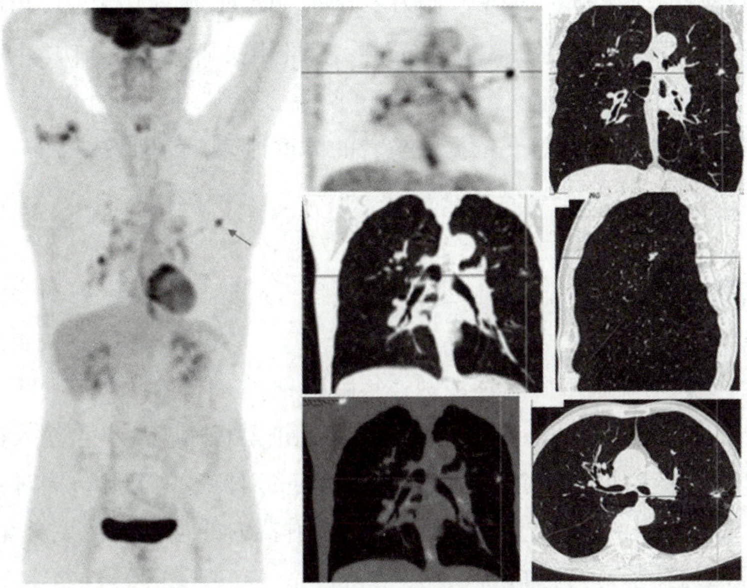

扫码看彩图

图 18-1　左肺癌 PET/CT 显像

二、适应证与禁忌证

（一）适应证

1. 鉴别病变的良恶性。
2. 恶性肿瘤的临床分期诊断。
3. 监测肿瘤疗效、残余病灶和预后判定。
4. 寻找肿瘤未明确的原发病灶。
5. 肿瘤标志物升高时，辅助诊断肿瘤复发。
6. 指导肿瘤穿刺活检部位的优化选择。
7. 协助内外照射放射治疗计划（生物活性靶区勾画）的制订。

（二）禁忌证

妊娠期和哺乳期妇女原则上应避免 PET/CT 影像检查。

三、显像剂

1. 药品生产　首先利用医用回旋加速器制备正电子放射性核素^{18}F，然后化学合成系统将其合成为^{18}F-FDG。目前，多数医院的^{18}F-FDG 是通过外购而获得，这些^{18}F-FDG 由具备资质的供药中心通过模块化合成器制备供应。而达到国家放射性制剂生产条件，即持有《放射性药品使用许可证》3～4 类证的医疗单位，则能够采用商业化的放射性核素药物合成器，自行开展^{18}F-FDG 的合成工作。

2. 药品质量控制　^{18}F-FDG 的放射化学纯度非常重要，所以在使用前必须做好质量控制工作。^{18}F-

FDG 的放射化学纯度的测定，可采用薄层层析（TLC）或高效液相色谱（HPLC）方法。其中，TLC 以硅胶作为固定相，乙腈：水（95：5V/V）作为展开剂。HPLC 则应用 C_{18} 反相柱，洗脱液为乙腈水溶液（V：V = 85：15），流速设定为 1.0ml/min。按照相关标准，^{18}F-FDG 的放射化学纯度应大于 95%。

3. 注射剂量 ^{18}F-FDG 的注射剂量要依据受检者的体重计算，一般按 3.70~5.55MBq/kg（0.10~0.15mCi/kg）给药。

四、给药方法与途径

^{18}F-FDG 注射前，要核对受检者姓名、性别、年龄、身高、体重和检查项目等信息。为防止显像剂渗漏，通常先建立静脉通道，使用生理盐水检查静脉通道是否通畅后，再注入显像剂，随后用生理盐水将通道内的显像剂冲洗干净。注射位点要选择在病变的对侧肢体静脉。同时，要测量注射前注射器内的显像剂活度，并记录注射时间，测量注射后空注射器内的显像剂活度并记录时间（该信息用于标准化摄取值 SUV 的计算）。

五、图像采集与处理

（一）采集体位、时间和条件

1. 图像采集前准备 PET/CT 设备在使用前，要分别进行 PET 和 CT 的每日质量控制，评估质量控制结果合格后方可使用，同时要对检查床、激光定位灯进行例行安全检查。根据检查申请单的内容，如受检者的检查信息、相关病史、申请单要求和检查目的，再次确定 PET/CT 扫描的范围，选择适合的采集协议和重建参数。

2. 采集体位 常规取仰卧位，头部置于特制的头托中，双臂上举，前臂交叉置于额头或头顶。对于上述体位不能耐受者，可将双臂置于身体的两侧。脑显像时不必双臂上举。对于不能平卧或呈强迫体位的受检者，可增加辅助软垫，在头部、颈部、腰部或腿部给予适当的支撑，但需要保持受检者体位稳定。病情严重、不能直立或不能自行平卧的受检者，可以使用过床器等辅助装置协助平移至检查床，必要时使用束缚带等固定头部和/或体部，旨在安全固定受检者，以免检查过程中出现安全隐患。

3. 采集时间 一般在注射 ^{18}F-FDG 后 45~60 分钟开始进行图像采集，脑显像可在注射 ^{18}F-FDG 后的 30 分钟进行显像。

4. 局部扫描 即针对身体特定部位的显像检查，包括颅脑、头颈部、胸部、腹部、盆部或下肢等部位的检查。体部扫描的常规范围是从颅底到大腿中段，目前大多数医院的全身显像的图像采集范围等同于体部扫描范围。若怀疑病变累及下肢，扫描范围可向下延伸至足底；若怀疑病变累及上肢，扫描范围应包括双侧上肢。对需要进行延迟显像者，必须注意采集参数调整和采集时间的控制，由于在延迟显像过程中，射线会发生衰变，导致显像计数的降低，因此需要适当延长显像时间，才能获得高质量的图像。

5. 预定位扫描 采用 CT 进行平面定位像扫描，目的是确定 PET/CT 扫描范围。设置 PET 的扫描床位数和重叠扫描比率，注意观察受检者身上有无金属或高密度异物，必要时需要去除。对于体位严重偏移的受检者，要注意适当调整受检者体位至采集视野中央。

6. PET 扫描 常规情况下 PET 扫描采用静态采集方式，且多运用 3D 采集模式。必要时根据临床需求可切换为动态采集，针对心脏的心电门控采集或针对肺部的呼吸门控肺采集。在扫描各个体位的过程中，操作人员需密切注意观察 PET 的采集计数率，一旦出现计数率不足的情况，应及时适当地延长采集时间，并同时深入分析导致计数率不足的原因，并将分析过程和结果详细记录在案，以便后续查阅和研究。

7. CT 常规扫描 当进行衰减校正和解剖定位时，CT 采集采用低毫安秒（mAs）的设置。在临床检查时可以根据检查的需求，适当采用加做标准剂量的 CT 扫描，尤其是对胸腹部病变检查，标准剂量 CT 扫描显像能够提供更清晰的影像细节，辅助诊断。此外，对于可疑的病灶，为获取更清晰的影像信息，还可进一步增加高分辨薄层 CT 扫描，从细微层面助力疾病的诊断与鉴别诊断。

8. 增强 CT 扫描 合理地运用 CT 强化对比剂能够显著提升诊断的准确性。口服阳性对比剂或阴性对比剂（水），能够有效提高腹部、盆腔病变的检出率。低浓度的阳性对比剂和阴性对比剂不会干扰 PET 衰减校正过程，不会产生伪影，因此不会对图像质量造成不良影响。然而，高浓度的钡剂和高浓度碘对比剂，在进行 PET 衰减校正时，会产生伪影，这些伪影会干扰影像的清晰度和准确性，导致误诊或漏诊，因此在 PET/CT 检查中应避免使用这类高浓度对比剂。在某些特定的情况下，需要进一步明确病变血供情况或鉴别病变性质，可以应用静脉对比剂进行 CT 增强扫描，通过观察组织器官在注入对比剂后的强化特征，为疾病的诊断和鉴别提供更丰富、更关键的信息。

9. 呼吸控制 相较于 CT 的快速扫描，PET 扫描速度较慢，这使两种图像在融合时易出现病变的对位误差，尤其是位于肺底和肝顶靠近膈肌的病变，为提高 PET 和 CT 的融合对位准确性。具备呼吸门控条件时，可以进行呼吸门控 PET 采集；若不具备该条件，则需要在 PET 和 CT 扫描过程中，要求受检者保持平静浅呼吸，且可适当增加受检者平静呼吸训练环节。此外，为清晰了解病变部位解剖学细节，可加扫“深吸气末屏气”的 CT 扫描。

10. 协助放疗靶区定位 如采用 PET/CT 指导放疗靶区定位，必须采用放疗定位专用床，其能确保患者在 PET/CT 检查和后续放疗过程中体位的一致性与精准性。同时，需特别注意与放疗标志点、成像参数、激光定位系统、呼吸门控等的匹配，需与放疗科物理师或医师共同协作完成此类检查。

11. 延迟扫描和再次复查显像 通常要求采集参数和图像处理的设置与前次保持一致，以确保检查结果的连贯性和可比性。如果延迟时间过长，为保证图像的质量，需根据采集计数率对采集方案进行调整，适当延长采集时间。如此能够克服因延迟时间过长所带来的如放射性核素衰变等因素的影响，确保最终得到高质量、准确可靠的图像。

（二）图像处理

1. 图像传输 将采集到的 PET 和 CT 图像数据传输至后处理工作站，进行后续图像重建、融合与存储。针对有科研需求的受检者数据，需对原始数据进行存储。

2. 图像重建 常用的 PET 图像重建算法是滤波反投影重建和有序子集最大期望值迭代重建两种，目前后者最为常用。近年来随着 PET 研发技术的发展，许多新技术得以临床应用，如采用飞行时间（TOF）技术能提高探测病灶的分辨率、定位精度，同时降低图像噪声。重建后的 PET 图像可获得最大强度投影（maximum intensity projection，MIP）图像、横断面、冠状面、矢状面等影像。CT 临床常规重建可以采用标准算法重建，针对肺部和骨骼，可以选择肺和骨算法重建，必要时可进行薄层重建。

3. 图像融合 首先对 PET 和 CT 图像进行变换处理和空间位置对位配准。随后将二者进行叠加展示。其中，CT 图像以灰阶形式呈现，而 PET 图像的放射性分布则通过黑白图像辅以伪彩色进行显示。依据临床诊断要求，可以对 PET 图像和 CT 图像的融合显示效果予以调节，以便更清晰地突出病变的 PET 特征或 CT 特征，同步对融合配准的精度进行评估。此外还要注意以下细节。

（1）选择合适的 CT 窗宽、窗位，以便将病变和正常组织清楚区分。

（2）选择合适的 PET 色图及灰度，在显示组织结构轮廓时，尽量清晰而准确地显示病变及其对 ^{18}F-FDG 的摄取度。

（3）检查 CT 和 PET 的图像质量是否能满足诊断要求。CT 图像是否有体位移动或高密度物质产生的伪影。PET 图像是否存在注射点外漏、注入显像剂量少或影像扫描设备的探测效率下降导致的图像质量不达标等情况，或因放射化学纯度低或血糖水平较高所导致的图像质量问题等。

（4）要高度重视 PET 和 CT 对位的准确度，图像融合时还要注意受检者有无呼吸动度、脏器移动或体位移动等因素所导致在 PET 和 CT 图像上出现的病灶对位偏差。

六、图像分析

（一）正常影像

^{18}F-FDG 是一种结构与能量底物葡萄糖相似的正电子显像剂，能够进入体内各种正常细胞，由于不同脏器、组织对能量的需要各异，各脏器、组织对 ^{18}F-FDG 摄取强度也不尽相同，这种摄取现象属于生理性摄取，由此形成人体内 ^{18}F-FDG 正常分布图像。

1. 脑组织 以葡萄糖作为主要的能量来源，因此脑皮质和皮层下灰质核团（如基底节、丘脑等）一般情况下会呈现明显的放射性浓聚，双侧分布和浓聚程度呈大致对称。

2. 心肌细胞 其能量除了来源除葡萄糖以外，还有游离脂肪酸。禁食状态下，心肌能量代谢底物一般以游离脂肪酸为主、葡萄糖为辅，因此禁食状态下，心脏对 ^{18}F-FDG 摄取存在较大的差异。因为左心室心肌代谢更为活跃，约有一半受检者的左室心肌存在显影，且多不均匀；而右心室相对代谢活动较弱，对葡萄糖的摄取更少，所以其显影常不明显。

3. 泌尿系统 ^{18}F-FDG 主要通过泌尿系统排泄。^{18}F-FDG 在经肾小球滤过之后，很少能被肾小管重吸收，其大部分随原尿进入肾内集合系统，再经输尿管流入膀胱。因此肾集合系统、输尿管、膀胱等处可聚集较多 ^{18}F-FDG，表现为明显的放射性浓聚影像，这会干扰对泌尿系统及其邻近器官病变的影像诊断。为解决此问题，可采取以下措施：在显像前大量饮水、必要时注射 20mg 呋塞米，20~30 分钟后再行呋塞米促排延迟显像，以及检查前排空膀胱等措施。这些方法有助于更好地观察泌尿系统，并将其与邻近组织进行区分。

4. 肌肉摄取 正常情况下，肌肉的显影通常不明显。然而，当注射 ^{18}F-FDG 前后有肌肉运动、负重或处于紧张状态时，肌肉会呈现明显的放射性积聚影像。肌肉的生理性摄取一般呈左右对称的特征。对于肌肉摄取情况的判断，可根据肌肉起止点、走形和形态等信息，结合 CT 影像进行综合分析判断。眼肌驱动眼球转动时需要消耗能量，所以眼肌会呈现放射性浓聚。口咽部、咽淋巴环（Waldeyer 环）（包括舌扁桃体）呈现不同程度的放射性显影。舌肌如果活动较为频繁时，也会出现肌肉生理性浓聚。约半数的正常甲状腺可显影，多呈左右对称分布。

5. 胸部

（1）肺：通常为不明显的放射性摄取影像，部分受检者可见支气管肺门淋巴结显影，这种情况多见于老年人，是由于炎性淋巴结摄取^{18}F-FDG 所导致，且其显影大多呈对称性分布。

（2）女性乳房：可呈对称性的显影，尤其是在月经期更为明显，乳头处的放射性浓集程度常高于乳腺组织。

（3）纵隔：前纵隔和中纵隔血池呈现轻中度放射性浓聚影，后纵隔呈现以右侧占优势的菱形淡影像。部分受检者可见纵隔淋巴结显影，机制同肺门影像。部分儿童和少年的胸腺表现为前纵隔内倒V 型影像。

（4）主动脉：可见主动脉显影轮廓，其中部分管壁显影明显，这可能与动脉粥样硬化有关。

6. 消化道

（1）食管：正电子 PET 影像表现具有多样性，条状或短条状影像，或呈现为沿脊柱前方上下走形的线状淡影。食管下段与胃贲门的连接处，有时会出现较为明显的放射性浓聚影像。

（2）胃：当胃未充盈时，可出现浓聚影。给予食物或水充盈后，胃壁可呈现放射性浓聚影像，与之形成鲜明对比的是，胃腔则显示为放射性缺损影。

（3）小肠：正常情况下小肠多不显影，偶尔仅在腹中部有轻微显影。

（4）结直肠：结肠和直肠均可显影。根据其解剖学位置和走形，多方位立体分析和观察其随时间变化的情况，以此有效鉴别肠道显影是否源于肿瘤病变。

注射^{18}F-FDG 后至检查前的等候期间，受检者需口服 500～700ml 低浓度（1%～2%）碘对比剂，检查前再额外口服 500ml 液体充盈胃腔，有助于准确鉴别胃、小肠及上腹部出现的浓影。针对回盲部以下的肠道，为获取更清晰的影像，可采用对比剂灌肠的方法。

7. 肝脾　放射性分布大致呈轻中度均匀增高，部分表现为弥漫性分布不均匀，在最大密度投影图上这种不均匀性的显示尤为明显。脾显影位于左侧膈下偏后外侧位置，其放射性分布大致均匀，脾放射性分布水平与肝相近或略低。

8. 骨骼　椎体形态完整，常呈放射性轻度均匀性浓聚，骨盆区域的放射性浓聚程度一般与椎体相近，这是正常生理状态下的典型表现。相比之下，四肢骨的放射性分布往往相对偏低。儿童骨骼正处于快速生长发育阶段，骨骼影像普遍浓聚，并且两侧骨骼浓聚情况左右对称，这是生长发育阶段儿童骨骼影像的显著特点。在^{18}F-FDG 药物放射化纯度较低时，会对影像结果产生干扰，常会出现骨骼放射性浓聚明显增高，可能误导影像的判读和诊断。因此在检查前务必确保^{18}F-FDG 药物的放射化学纯度符合标准，以保障影像诊断的准确性。

9. 生殖系统　少数睾丸可呈球形浓聚影且多数对称。女性月经期子宫可清晰显影，同时卵巢在月经期也可出现生理性浓聚。

（二）异常影像

1. 原发恶性肿瘤　在正电子 PET 显像中通常呈现多样化的影像学特征，结节状、团块状，甚至不规则形态的放射性浓聚影，且大多伴有分叶状改变。病灶内放射性分布多呈现均匀，也存在不均匀，当影像中出现减淡区或缺损区多提示局部存在坏死。如图 18-2 所示，体检发现前列腺特异性抗原（PSA）升高，前列腺癌 PET 显像，前列腺呈局灶葡萄糖代谢显著增高（箭头）。

扫码看彩图

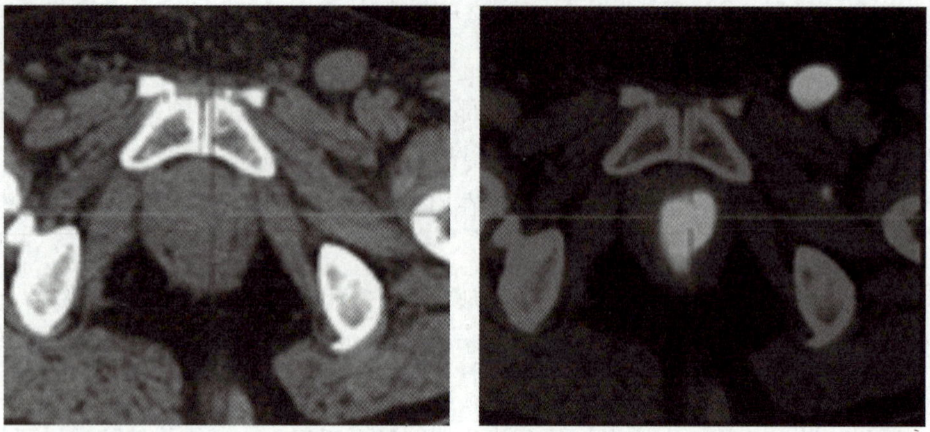

A B

注：A. CT 显像；B. PET 显像。

图 18-2 PET/CT 示前列腺癌

2. 恶性肿瘤远处转移 不同病理类型的肿瘤，其远处转移的部位存在显著差异，以肝、骨、肺、脑等部位的转移多见。消化道肿瘤（如胃癌、结直肠癌）以肝转移和腹膜转移多见，肝转移多表现为肝实质内的异常放射性浓聚灶，腹膜转移呈腹膜的弥漫性或局灶性增厚，并伴放射性摄取增高。前列腺癌、乳腺癌、肺癌及骨转移发生率相对较高，这些肿瘤细胞具有特定的趋骨性，易在骨骼微环境中种植、生长，骨转移灶呈现多样，除了常见的结节状，有时可呈条状。肺癌的脑和肾上腺转移也较常见，脑转移灶多表现为高代谢结节状或块状，肾上腺转移灶多呈类圆形或椭圆形的放射性浓聚影。PET 显像主要反映病变部位的代谢活性，而 CT 则能清晰显示解剖结构，因此临床实践中常将 PET 与 CT 进行同机融合显像，有助于提高诊断的准确性和定位精度（图 18-3）。

3. 恶性肿瘤淋巴结转移与淋巴瘤

（1）淋巴结转移：区域淋巴结转移是一个关键的临床特征，从转移规律来看，淋巴结转移一般常遵循由近及远的规律，且大多沿淋巴走行的路径分布。但也可有跳跃性转移，这一现象的发生可能与肿瘤的生物学特性、个体的解剖变异及机体的免疫状态等多种因素有关。①CT 影像：淋巴结转移灶多表现为圆形结节影，多个淋巴结转移可以相互融合，呈块状和不规则形影像。CT 上淋巴门常消失，较少出现明显钙化，形态多饱满，CT 有助于转移淋巴结的定位，能够清晰观察转移淋巴结的特征。②PET 影像：多数淋巴结转移灶呈现^{18}F-FDG 摄取增高的现象，这是因为肿瘤细胞代谢旺盛，对葡萄糖的摄取能力增强所致。但部分病灶并不出现^{18}F-FDG 摄取增高，这是因为肿瘤细胞的特殊生物学行为、低代谢活性或存在其他特殊的代谢途径，导致其对^{18}F-FDG 的摄取不明显。

（2）淋巴瘤：①病灶的分布常不遵循典型的淋巴走行径路，其肿瘤细胞的播散具有独特的规律。②惰性淋巴瘤往往表现为较低的^{18}F-FDG 摄取，这是因为该型肿瘤的增殖速度相对较慢，代谢活性不如侵袭性淋巴瘤旺盛，所以对^{18}F-FDG 的摄取能力较弱（图 18-3）。

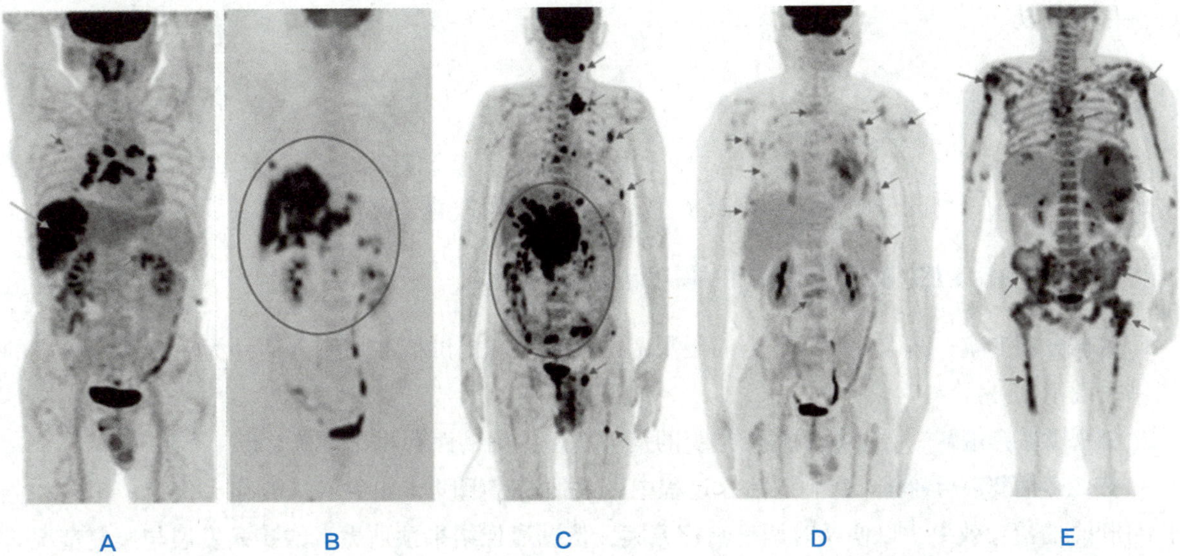

注：A. 肝右叶癌伴门静脉内癌栓形成，同时伴胃、胰、淋巴结及右肺转移；B. 胰腺体部癌伴周围淋巴结转移和肝内多发转移；C. 全身淋巴瘤累及骨骼、脾；D. B 细胞母细胞白血病/淋巴瘤，伴全身骨骼转移（骨质破坏）；E. 淋巴瘤累及脾及全身骨髓。

图 18-3　异常正电子 PET 显像

扫码看彩图

4. PET 假阳性

（1）局部和全身性感染性疾病：是引发 PET 假阳性的常见原因之一，如活动性结核病、化脓性感染和霉菌病等。

（2）非特异性炎性疾病：也容易导致 PET 检查出现假阳性，如嗜酸性肉芽肿、慢性胰腺炎、甲状腺炎、食管炎、胃肠炎及非特异性淋巴结炎等，都会促使组织代谢率升高，导致^{18}F-FDG 在这些部位聚集，干扰正电子 PET 显像诊断的准确度。

（3）良性肿瘤：生长缓慢，对能量的需求相对较少，整体能量代谢水平不高，也可有不同程度的^{18}F-FDG 摄取。

（4）医疗干预后改变：手术、放疗和化疗等医疗手段对机体的影响可导致 PET 假阳性。手术或活检部位的炎症、放射性肺炎和化疗后骨髓增生等，导致骨髓对^{18}F-FDG 的高摄取，在 PET 影像上表现为对^{18}F-FDG 高摄取。

5. PET 假阴性

（1）肿瘤代谢特性：少数恶性肿瘤对^{18}F-FDG 摄取不明显或摄取量极少，如细支气管肺泡癌（现称为肺腺癌的特殊亚型）中部分以沿肺泡壁生长为主的亚型（如黏液性腺癌），其对^{18}F-FDG 摄取较低；类癌中典型类癌因生长缓慢、代谢活性低，对^{18}F-FDG 摄取通常不高；印戒细胞癌和黏液腺癌因细胞内大量黏液稀释代谢活性，致使^{18}F-FDG 摄取减少；分化型甲状腺癌在分化良好、碘代谢功能保留时，摄取^{18}F-FDG 不高；高分化型肝细胞肝癌的细胞形态和部分功能接近正常肝细胞，糖代谢水平与正常组织相近，摄取不明显；肾透明细胞癌因细胞内富含脂质和糖原，代谢方式特殊，部分摄取^{18}F-FDG 较低；早期或低分级的前列腺癌细胞代谢活性相对不高，^{18}F-FDG 摄取少；低级别肿瘤脑胶质瘤生长缓慢，代谢活性低，摄取量少；神经内分泌肿瘤依据分化程度和分泌功能不同，分化好、Ki-67 指数低的类型，^{18}F-FDG 摄取常不高。上述情况都可能导致假阴性结果的出现。

（2）病灶大小：当病灶体积很小时，由于病灶内肿瘤细胞数量少，对^{18}F-FDG 摄取总量低，且易受周围正常组织部分容积效应的影响，难以在 PET 图像上与背景组织区分，从而不易显示，导致假阴性结果的出现。

七、临床应用

PET 显像作为一种先进的影像学检查技术，在临床中发挥着关键作用。

（一）^{18}F-FDG PET 临床影像诊断的应用价值

1. 临床分期诊断 明确肿瘤在体内的侵犯范围与程度，提供精准临床分期，为后续治疗方案的制订提供关键依据。

2. 良恶性鉴别诊断 帮助判断病变组织的良、恶性，辅助医师作出准确诊断。

3. 疗效评估及预后判断 在肿瘤治疗过程中，评估治疗手段（如手术、放疗、化疗、靶向和免疫等）对肿瘤的治疗效果，以便及时调整治疗方案，依据显像结果预估患者的疾病发展与康复情况。

4. 随访观察和监测 跟踪患者在治疗后的病情变化，及时发现可能出现的问题。

5. 鉴别肿瘤复发与放射性坏死纤维化 区分肿瘤是复发还是因放疗等治疗手段导致的放射性坏死纤维化，避免误诊。

6. 指导恶性肿瘤（生物活性靶区勾画）放射治疗计划的制订 通过精准定位肿瘤代谢活跃区域，为放射治疗定位更精准的生物活性靶区，达到提高治疗效果，减少正常组织损伤。

7. 对原发灶不明转移癌的临床诊断 当发现身体存在转移癌，但原发肿瘤部位不明确时，借助该显像技术寻找可能的原发灶。

8. 指导临床选择有价值的活检部位或介入治疗定位 为活检及介入治疗提供准确的位置指导，提高操作的准确性和有效性。

9. 肿瘤筛查 在特定人群中进行肿瘤的早期筛查，有助于发现潜在的肿瘤病变。

10. 肿瘤治疗新药与新技术的客观评价 用于评估新研发的肿瘤治疗药物和技术的疗效与安全性，为其临床应用提供客观依据。

（二）^{18}F-FDG PET 在不同肿瘤诊断的临床应用

微课：肿瘤 PET 显像案例学习

1. 肺癌 是目前全球发病率和死亡率均排名第一的恶性肿瘤。^{18}F-FDG PET 肿瘤正电子显像在肺癌诊疗中应用广泛，主要包括肺癌的诊断和鉴别诊断、分期、疗效评估和预后监测等方面。^{18}F-FDG PET/CT 诊断的准确度优于单独 PET 或单独 CT 影像检查，能够在很大程度上修正患者的临床分期评估，对下一步治疗策略的选择具有重要的指导作用；能准确评估病灶大小以及周围组织的侵犯程度，有助于评估手术范围及难度；在诊断淋巴结转移方面，^{18}F-FDG 的正电子 PET 影像诊断的敏感性和特异性均高于 CT；全身 PET/CT 显像对探测肺癌除脑转移之外的其他远处转移灶，临床价值优于 CT 和 MRI。而且，还能有效评估肺癌治疗效果、鉴别肿瘤复发和纤维化等情况。如图 18-4 所示，患者咳嗽、喘憋 10 个月，加重伴胸痛 2 个月入院，既往有长期大量吸烟史。右肺上叶软组织密度肿物，葡萄糖代谢增高；左侧额叶葡萄糖代谢增高灶，外周伴大片水肿。

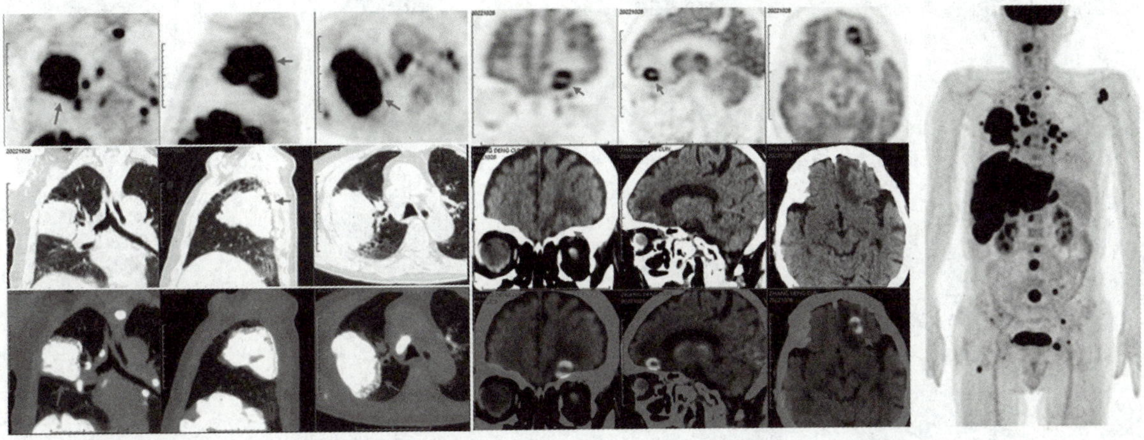

扫码看彩图

图 18-4 低分化肺腺癌伴多发转移（脑、肝、骨骼）的正电子 PET 显像

2. 消化系统肿瘤

微课：胰腺癌 PET 显像案例学习

（1）胰腺癌：早期诊断非常困难，且该病预后较差。^{18}F-FDG PET/CT 可以作为 MRI 显像的有效补充检查。多数胰腺癌^{18}F-FDG PET/CT 显像呈阳性，但有时需要与肿块型自身免疫性胰腺炎、假性囊肿、结核和其他良性病变相鉴别。此外，肿瘤较小，或患者同时伴糖尿病，易出现假阴性，如图 18-5A 所示，为胰腺癌伴全身转移。

（2）肝癌：^{18}F-FDG PET 对原发性肝细胞癌诊断的敏感度相对较低，部分高、中分化型肝细胞肝癌呈^{18}F-FDG 摄取降低。应用^{11}C-乙酸盐和^{68}Ga-FAPI 的正电子 PET 显像方法可以弥补上述不足。而对于胆管细胞肝癌和胆管癌，^{18}F-FDG PET 一般表现为病灶的高代谢，检查的灵敏度和特异度相对较高。如图 18-5B 所示，为乙状结肠癌（圆圈）伴肝转移（左上箭头）。

（3）结直肠癌：^{18}F-FDG PET 显像在结直肠癌的诊断和分期中具有重要价值。绝大多数结直肠癌病灶出现^{18}F-FDG 高摄取，但部分黏液腺癌和印戒细胞癌可出现假阴性结果。^{18}F-FDG PET/CT 能够准确地鉴别直肠或骶前区肿瘤复发与术后瘢痕。在结直肠癌术后复发病灶的探测和再分期方面，^{18}F-FDG PET/CT 的敏感度、特异性和准确度均较高。对于癌胚抗原（CEA）阴性但临床高度怀疑复发的患者，以及 CEA 升高而常规影像学检查阴性的患者，有必要进行^{18}F-FDG PET/CT 影像检查。

（4）胃癌：在^{18}F-FDG 摄取表现上存在较大的异质性，其中胃印戒细胞癌常出现^{18}F-FDG 摄取减低，进而容易导致假阴性结果。新型正电子显像剂^{68}Ga-FAPI 显像可以弥补^{18}F-FDG PET 的不足，两者联合应用在诊断胃癌原发灶、腹膜转移灶和远处转移灶方面，相较于其他影像技术具有优势，如图 18-5C 所示，为胃窦管状腺癌（圆圈）。

（5）食管癌：大多数^{18}F-FDG PET 显像呈现阳性，其对应的淋巴结转移灶和远处转移灶，在^{18}F-FDG PET 影像检查中也大多呈阳性。所以，^{18}F-FDG PET 显像在食管癌的分期诊断中具有较高的临床应用价值。如图 18-5D 所示，为食管癌（左上箭头）伴淋巴转移（右下箭头）。

扫码看彩图

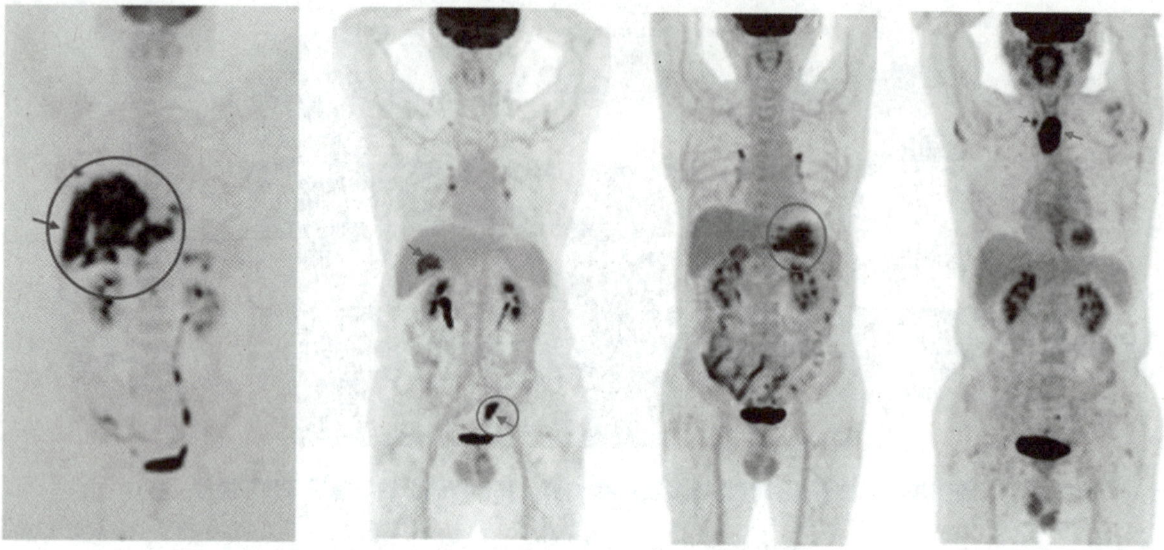

注：A. 胰腺癌伴肝转移（箭头）；B. 乙状结肠癌（圆圈）伴肝转移（箭头）；C. 胃窦管状腺癌（圆圈）；D. 食管癌（左上箭头）伴淋巴转移（右下箭头）。

图 18-5　消化系统肿瘤 PET 显像

3. 头颈部肿瘤　通常指原发于鼻咽部、口腔、喉部、唾液腺及甲状腺等部位的肿瘤，其中大多数为鳞状细胞癌，少部分为腺癌。在头颈部肿瘤的诊疗过程中，^{18}F-FDG PET/CT 显像发挥着关键作用，特别是在早期诊断、临床分期和疗效评估方面，优势显著。尤其针对不明原因出现的颈淋巴结转移患者，依靠^{18}F-FDG PET/CT 寻找原发灶，具有重要的临床意义。图 18-6 为一鼻咽癌患者的 PET/CT 显像。

扫码看彩图

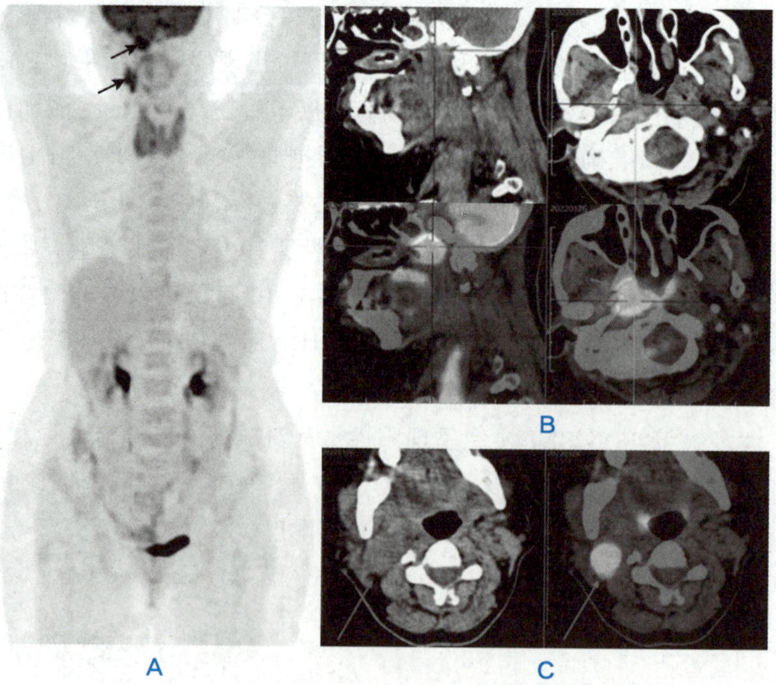

注：A. 全身 PET 显像，右侧鼻咽癌伴颈部转移（箭头）；B. 鼻咽双侧黏膜增厚，右侧局部片状软组织密度影（箭头）；C. 右侧颈部Ⅱ区肿大淋巴结，葡萄糖代谢增高（箭头）。

图 18-6　鼻咽癌正电子 PET/CT 显像

4. 脑肿瘤　^{18}F-FDG PET 显像有助于脑胶质瘤的分级诊断，Ⅰ～Ⅱ级星形胶质瘤常表现为^{18}F-FDG 无摄取或低摄取，Ⅲ～Ⅳ级星形胶质瘤表现为^{18}F-FDG 高摄取，如图 18-7A 所示，脑胶质瘤：鞍上池胶质瘤。病理证实（鞍区）肿物活检标本考虑高级别胶质瘤，星形细胞源性。怀疑有脑转移的恶性肿瘤患者，^{18}F-FDG PET/CT 需结合颅脑增强 MRI 进行分期诊断。对于颅内已明确存在脑转移灶的患者，行全身^{18}F-FDG PET 显像有助于寻找肿瘤原发病灶，如图 18-7B 所示，脑转移：PET 示左侧颞叶、右侧顶叶、右侧小脑半球及鞍区多发混杂密度灶，葡萄糖代谢增高；右肺上叶不规则软组织密度肿块及双肺多发软组织密度结节，葡萄糖代谢均增高；右侧锁骨上区、纵隔、双侧肺门、右侧膈脚及腹膜后多发葡萄糖代谢增高淋巴结。此外，^{18}F-FDG PET/CT 对颅内原发性淋巴瘤有较好的诊断效能，多数颅内原发淋巴瘤呈^{18}F-FDG 明显高摄取，且其摄取程度常常高于脑皮质。

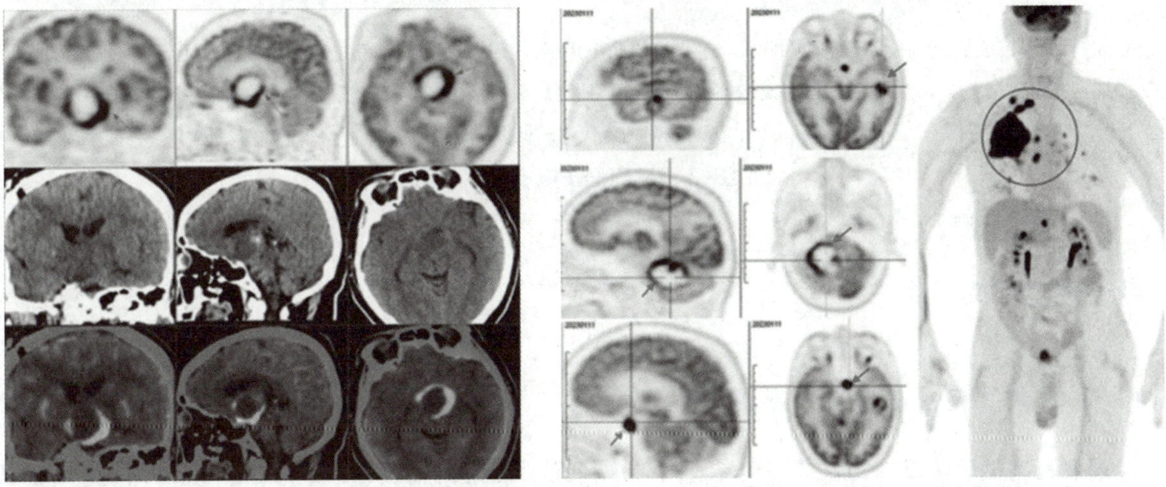

A　　　　　　　　　　B

注：A. 脑胶质瘤；B. 肺癌脑转移。

图 18-7　脑正电子 PET 显像

扫码看彩图

5. 淋巴瘤　原发于淋巴结或淋巴结外组织、器官的恶性肿瘤。病理分类为霍奇金淋巴瘤和非霍奇金淋巴瘤。多数侵袭性淋巴瘤呈^{18}F-FDG 摄取增高，^{18}F-FDG PET 正电子代谢显像对其探测具有较高的灵敏度，在临床应用中的显著优势体现在治疗前的分期评估和治疗反应的监测。在治疗前分期评估时，特别是在诊断骨髓浸润方面，该显像技术能够全面显示病变对全身骨髓的侵犯情况，在一定程度上可补充骨髓活检。在治疗反应监测方面，治疗早中期进行显像评价非常重要，对进一步的治疗有重要的指导意义，还可以预判患者的预后（图 18-8）。经治疗后正电子代谢显像结果呈阴性的患者，预后状况较好；而显像结果为阳性患者，预后则相对较差。

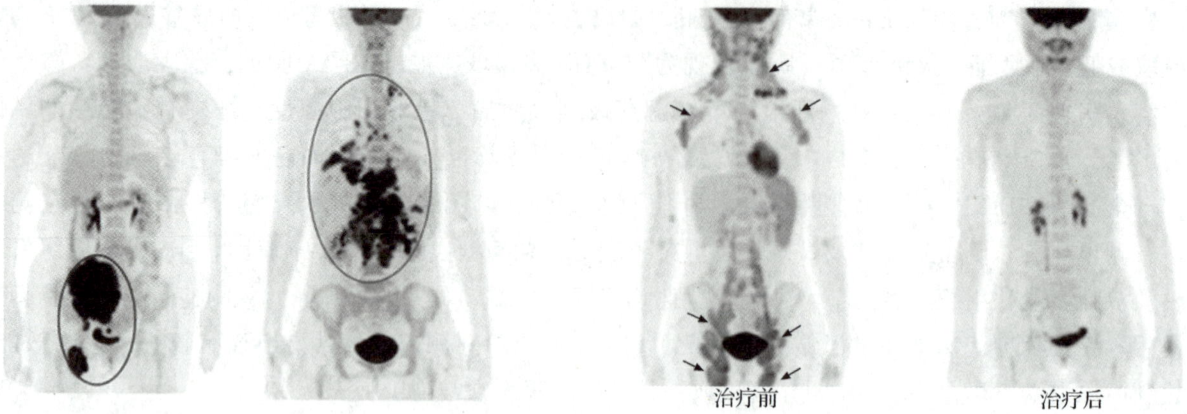

注：A. 直肠淋巴瘤治疗后复发伴转移；B. 霍奇金淋巴瘤病史 8 年，行干细胞移植治疗 1 年后复发。横膈上下多发葡萄糖代谢增高淋巴结；C. 治疗前后对比，原全身多发葡萄糖代谢增高淋巴结，多数较前缩小，代谢减低；脾脏较前缩小，葡萄糖代谢减低。

图 18-8　淋巴瘤正电子 PET 显像

八、注意事项

（一）注射正电子显像剂前准备

1. 患者基本信息收集　女性患者是否处于妊娠期或哺乳期。询问有无吸烟、酗酒习惯及是否从事有毒、有害职业的情况。

2. 病史询问　详细了解患者有无糖尿病、药物过敏、结核病史，肿瘤家族史、手术史及近期是否有无感染情况等。

3. 恶性肿瘤患者信息记录　对已知的恶性肿瘤患者，需要详细记录以下信息：肿瘤的部位、病理类型，以及治疗情况，活检的部位和时间、手术的术式和时间、放化疗方案及结束时间、应用促进白细胞增生药情况、目前的治疗情况等。

4. 检查耐受性评估　评估患者能否耐受检查，即能否保持仰卧位双臂上举过头 20 分钟以上，了解患者有无密闭空间恐惧症。对于患儿，要评估其是否可以配合完成检查，如有必要，可采取符合医疗规范的镇静措施。

5. 血糖控制与检查时间安排　提前控制空腹血糖，建议将血糖控制在低于 8.3mmol/L。若血糖高于 11.1mmol/L，应先采取措施将血糖调整至 11.1mmol/L 以下，再进行 PET 显像检查；若暂时无法达标，可待控制好血糖后再重新预约检查时间。对于注射不同类型胰岛素患者行 ^{18}F-FDG PET/CT 检查的时间安排建议如下。

（1）速效或短效胰岛素：皮下注射速效胰岛素或短效胰岛素的患者，检查时间可预约在上午晚些时候或中午。正常早餐后及时按医嘱注射胰岛素，注射速效胰岛素患者 4 小时后进行 ^{18}F-FDG 药物注射；注射短效胰岛素患者 6 小时后进行该显像剂的注射。

（2）中效胰岛素：晚上注射中效胰岛素的患者，检查可预约在次日清晨。由于使用长效胰岛素可能会对 PET/CT 影像检查结果产生一定的影响，因此建议使用中效胰岛素。

（3）胰岛素泵：对于使用胰岛素泵持续皮下输注胰岛素患者，注射^{18}F-FDG显像药物前，胰岛素泵至少关闭4小时。检查时间尽量安排在清晨，检查结束后患者可正常进食早餐，并开启胰岛素泵。

6. 其他检查注意事项

（1）检查前48小时内禁止进行消化道造影检查，因为消化道造影残留的造影剂可影响显像结果，干扰诊断。

（2）若近期有钡剂等高密度造影剂检查史，则需要评估患者是否适合本次检查。检查前24小时内避免剧烈运动。

（3）检查前禁食4~6小时，其间禁止饮用含糖液体，但可以饮用纯水。

（4）患者候诊区域温度保持在18~24℃，以确保患者处于相对舒适稳定的状态。

（5）注射显像剂前，需要安静休息10~15分钟，避免因身体活动或情绪波动影响影像诊断的效果。

（6）怀疑有脑转移瘤或脑功能异常、需要单独加做脑显像的患者，在注射^{18}F-FDG前应进行10~15分钟的视、听封闭，目的是减少外界刺激对脑部代谢的影响。

（二）图像采集前的准备

1. 基础休息与行为指导 患者完成^{18}F-FDG注射后，应立即安排在光线柔和、安静、温度适宜的房间内休息45~60分钟。候诊休息期间，建议采用半卧位或卧位，嘱患者避免剧烈活动、保持放松，不要与人交谈；确保患者身体代谢处于稳定状态，减少因肌肉活动、情绪波动等因素导致的局部代谢异常。

2. 棕色脂肪摄取防控 冬春季节气温较低时，人体易受寒冷刺激，促使棕色脂肪活化，显著增加其对^{18}F-FDG的摄取。这种代谢活性的增强可能在PET影像上表现为假阳性信号，干扰影像判读，从而影响诊断结果，所以需要保暖以减少棕色脂肪产生。对于精神比较紧张的年轻患者，尤其是女性，必要时给予药物预防棕色脂肪异常摄取显像剂，确保图像质量不受干扰。

3. 增强CT扫描 应尽快开通肘静脉液体通道，选用合适规格的留置针，确保通道顺畅。同时，根据患者个体情况和检查需求，准备好相应剂量、类型的CT强化药剂。另外，准备性能良好的高压注射器，并提前调试设备，保证在扫描时能准确、快速地注入对比剂，满足增强扫描的要求。

4. 特殊患者镇静处理 对于精神高度紧张不能配合检查的患者和患儿，给予镇静处理。依据患者年龄、体重、身体状况等，给予恰当的镇静处理。在使用镇静药前，应充分评估患者的病史、过敏史、基础疾病及药物禁忌，履行知情告知义务并签署知情同意书。严格按照医疗规范操作，包括合理选择药物剂量和给药途径。用药后需密切监测患者的生命体征（如呼吸、心率、血压、血氧饱和度等），确保在镇静状态下安全完成检查，同时将患者安全放在首位。

5. 采集图像前准备 在采集图像前，应指导患者适量饮水以充盈胃肠道，从而更清晰地显示胃肠道结构及其与周围组织的解剖关系。随后，嘱患者排空膀胱，以减少尿液中放射性对盆腔病变诊断的干扰。对于怀疑存在肾、输尿管或膀胱病变的患者，经医师评估后可考虑使用利尿药，并在利尿后进行延迟显像，以提高诊断的准确性。

6. 去除干扰物品 在进行图像采集前，应提醒患者取下身上的所有金属物品和高密度饰品（如首饰、发卡、皮带扣、玉石挂件等），以避免这些物品在扫描过程中产生伪影，从而干扰图像质量和诊断的准确性。

第二节　非特异性 SPECT 亲肿瘤显像

SPECT 单光子放射性核素药物可以被肿瘤组织特异性摄取，进行亲肿瘤显像。SPECT/CT 通过融合 CT 的解剖结构影像信息与 SPECT 功能代谢影像信息，不仅能够实现肿瘤的精确定位和辅助诊断，还可用于部分肿瘤的早期诊断、鉴别诊断、分期、分级及疗效评估，是肿瘤显像的重要技术手段之一。

一、^{201}Tl 肿瘤显像

（一）显像原理

铊-201（Thallium-201，^{201}Tl）属于金属元素铊的同位素，其生物特性与钾离子极为相似，这一特性使其成为一种良好的肿瘤阳性显像剂。^{201}Tl 的物理半衰期是 73 小时，在发生电子俘获衰变时，会释放出能量分别为 135keV 和 167keV 的 γ 射线。^{201}Tl 在肿瘤组织中的浓聚机制可能与血流状况、肿瘤细胞活性程度、Na^{+}-K^{+} ATP 酶系统等因素相关。^{201}Tl 被肿瘤组织摄取的情况，能够反映肿瘤组织的活性状态和新陈代谢的活跃程度，而对于肿瘤的坏死组织而言，因细胞丧失了 ATP 活性，不再具备主动转运功能，所以不摄取^{201}Tl。

（二）检查方法

^{201}Tl 常用剂量范围是 111～185MBq（3～5mCi）。在静脉注射后 10～20 分钟进行早期显像，间隔 2～3 小时后再进行延迟显像。针对不同的脏器，在显像过程中可以根据其特点选择不同的体位，以获取最佳的显像效果。

（三）图像分析

正常的生理状态下，心肌组织明显摄取而显像；另外，肝、脾、甲状腺、肾、结肠和睾丸等器官组织也可能出现放射性摄取。

（四）临床应用

1. 甲状腺肿瘤　利用^{201}Tl 对甲状腺癌进行显像时，不会受到碘元素竞争摄取和甲状腺自身功能状态的影响。在检查之前患者也无须停服甲状腺素药物。因此本显像诊断方法具有较高的灵敏度，对分化程度良好的甲状腺癌转移病灶和无碘摄取功能的甲状腺癌复发病灶，都具有显著临床诊断价值。

2. 乳腺癌　病灶组织对^{201}Tl 有较高的摄取能力，而良性病灶摄取量相对较低。此外，病灶的大小对诊断的灵敏度也有影响，较小病灶可能降低检测的准确性。

3. 原发性骨肿瘤　在评估肿瘤累及范围和疗效监测方面，^{201}Tl 比^{67}Ga 和^{99m}Tc-MDP 具有显著优势，这是因为^{201}Tl 在骨愈合的部位不会出现放射性沉积，从而减少了假阳性结果。此外，^{201}Tl 还用于评估骨肿瘤对化疗响应情况（图 18-9）。

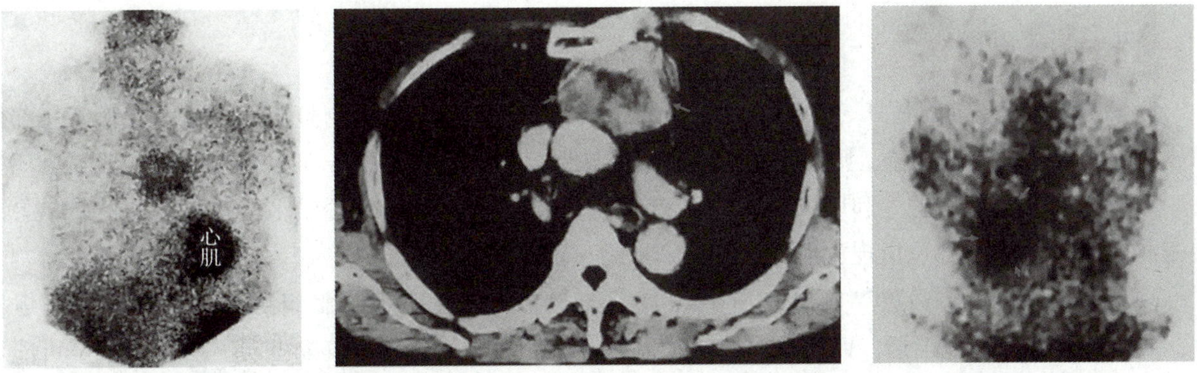

A　　B　　C

扫码看彩图

注：A. 胸腺瘤病灶呈局灶性放射性浓集影像；B. 同患者的 CT 影像；C. 牙骨质化纤维瘤^{201}Tl 阳性显像。

图 18-9　^{201}Tl 肿瘤阳性显像

二、^{99m}Tc-MIBI 肿瘤显像

（一）显像原理

^{99m}Tc-甲氧基异丁基异腈（^{99m}Tc-sestamibi，^{99m}Tc-MIBI）属于亲脂性的阳离子型显像剂，人体内 MIBI 分布情况与血流及细胞的代谢功能有关，呈亲肿瘤的特性。由于 MIBI 携带的正电荷，与带负电荷的线粒体内膜之间存在电位差，因此可以促使 MIBI 进入细胞，其中约 90% 会进入线粒体。肿瘤细胞的代谢异常活跃，且线粒体含量非常丰富，这使^{99m}Tc-MIBI 不仅能够在肿瘤细胞内高度靶向聚集，还具有在肿瘤细胞内摄取速度快，排泄相对缓慢的特点。另外，P-糖蛋白作为肿瘤多药耐药基因（MDRI）的表达产物，能够将细胞内的抗肿瘤药排到细胞外。而^{99m}Tc-MIBI 是 P-糖蛋白多药耐药酶系统的酶作用底物，通过检测其摄取速率，可间接反映 P-糖蛋白功能，进而判断肿瘤的耐药性。

（二）检查方法

一般情况下受检者无须进行特殊准备。检查过程中，采用低能通用型或低能高分辨准直器。在受检者健侧的前臂静脉注射^{99m}Tc-MIBI，剂量为 740～1110MBq（20～30mCi），在注射后的 10～30 分钟及 2 小时，分别进行早期和延迟的显像。针对不同的脏器，可依据其特点选取不同的体位。如在乳腺显像时，还可借助特殊的支架。

（三）图像分析

早期影像呈现出双侧甲状腺浓聚的现象，而在延迟显像阶段甲状腺影像会逐渐消失。同时，双上肢、腋窝及胸部轮廓的影像清晰可见，中央部位的条状阴影代表纵隔，左下方能够观察到心肌影像，双乳房影像对称，放射性分布均匀，有时乳头部位会出现放射性浓集。此外，肝、脾、肠道、肾及膀胱均会显影，但骨骼不显影。若病灶或肿块部位出现明显的异常放射性浓聚，则判定为异常情况。除了直观观察，还可采用半定量分析方法，在勾画病灶 ROI 时，需避开心脏、肝区域的高放射性计数及散射所产生的影响。

（四）临床应用

1. 甲状腺癌 正常情况下，甲状腺能够显影，其两叶放射性分布均匀且对称。若甲状腺癌灶部位的放射性高于相应对侧部位，则视为阳性表现。临床上主要有两种方法用于鉴别和诊断甲状腺癌。

（1）双核素显像：首先利用$^{99m}TcO_4^-$进行甲状腺静态显像，若出现冷结节，随后再进行^{99m}Tc-MIBI显像，若原冷结节部位出现放射性填充，则提示可能为甲状腺癌。

（2）双时相显像：通过^{99m}Tc-MIBI进行早期及延迟显像，正常甲状腺组织或良性病变在延迟相时，放射性分布会明显消退，而甲状腺癌的延迟相，病灶区域放射性不仅未见明显消退，甚至可能更加浓聚，呈现热区表现（图18-10）。

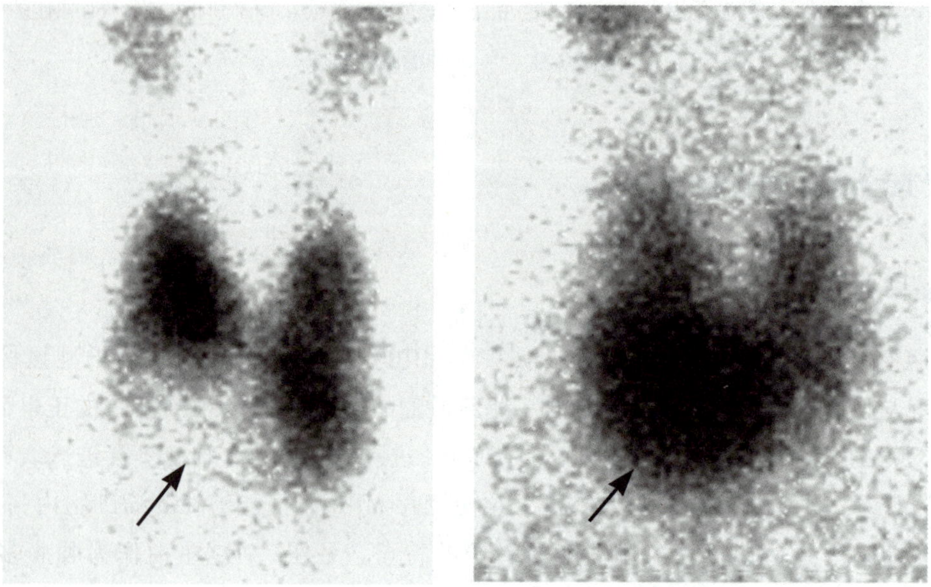

A　　　　B

注：A. ^{99m}Tc甲状腺显像局灶性放射性缺损（箭头所指）；B. ^{99m}Tc-MIBI影像缺损区域"放射性填充"（箭头所指）。

图18-10　甲状腺癌阳性显像

2. 乳腺肿瘤 肿瘤原发灶及淋巴结转移灶均能摄取^{99m}Tc-MIBI，在早期显像和延迟显像中，均可呈单病灶或多病灶的放射性浓聚。相比而言，良性病灶区域通常不会出现放射性浓聚，或仅在早期相中呈现轻度的放射性浓聚，而到了延迟相时这种浓聚现象会逐渐变淡直至消失。

3. 肺及胸部肿瘤 原发性和转移性肺癌病灶可以摄取^{99m}Tc-MIBI，断层显像对纵隔及肺门淋巴结转移的检测效果高于^{201}Tl。对纵隔异位甲状旁腺腺瘤具有肯定的临床应用价值（图18-11）。

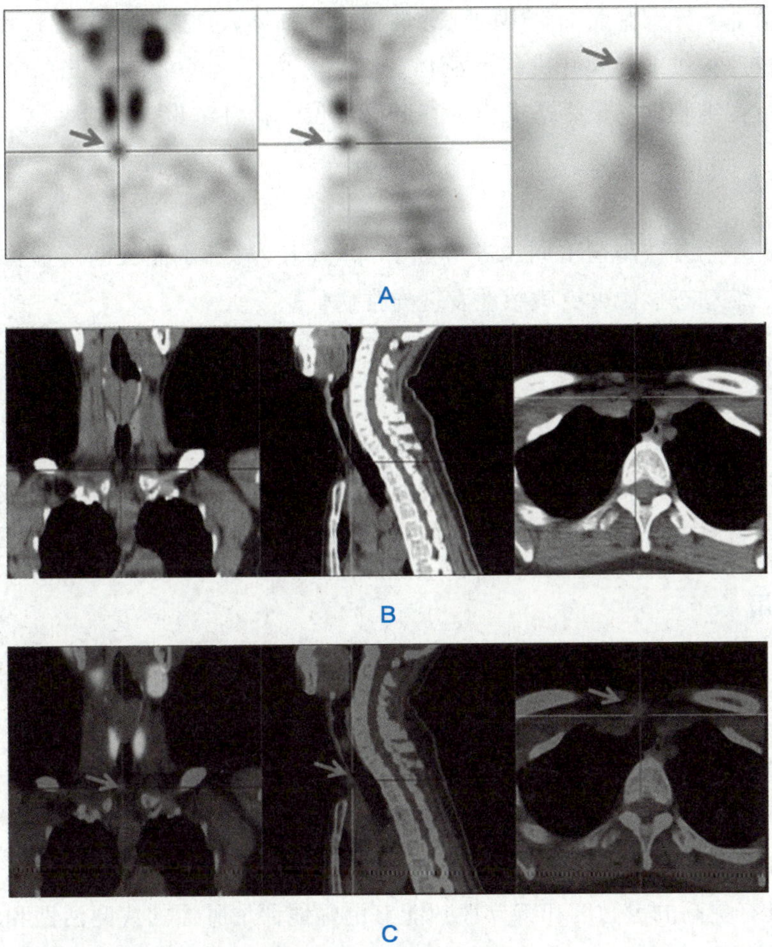

扫码看彩图

注：A. ^{99m}Tc-MIBI SPECT 甲状旁腺显像，见右侧纵隔内摄取增高结节，考虑异位甲状旁腺瘤；B. CT 扫描见右侧纵隔内软组织密度结节影；C. SPECT/CT 融合图像示病变部位异常放射性摄取灶和精确解剖定位，术后病理证实为甲状腺旁腺腺瘤。

图 18-11　纵隔异位甲状旁腺腺瘤（SPECT/CT 融合图像）

三、^{67}Ga 肿瘤显像

（一）显像原理

1. 显像剂特点　放射性核素^{67}Ga（镓）属于元素周期表中ⅢA 族，其具有在恶性肿瘤组织中潴留的特性，因而能作为一种非特异性肿瘤显像剂，曾经被广泛应用于临床诊断。^{67}Ga 通过回旋加速器对^{68}Zn 进行轰击而产生，其衰变方式为电子俘获，物理半衰期（$T_{1/2}$）为 78 小时，主要能峰包括 93keV（占比 39%）、185keV（占比 24%）、300keV（占比 16%）和 393keV（占比 7%），用于显像的是前三种能峰。

2. 主要的显像机制

（1）转铁蛋白受体：^{67}Ga 离子与铁离子的特性极为相似，能够与血液中的转铁蛋白（transferrin，TF）结合，随后，^{67}Ga-TF 复合物与肿瘤细胞膜上的特异性转铁蛋白受体结合进入肿瘤细胞内，从而使肿瘤组织显影。

（2）细胞膜通透性：^{67}Ga 在肿瘤部位呈现选择性浓聚，主要归因于肿瘤细胞膜的脂质双层膜和相关蛋白的结构发生紊乱，导致肿瘤细胞膜的通透性增加。具体表现为肿瘤细胞膜孔径增大、通透性增强，使得^{67}Ga 能够快速穿过细胞膜并进入溶酶体。随后，由于溶酶体内外 pH 的差异，^{67}Ga 转变为带电状态，从而被滞留在细胞内，最终造成^{67}Ga 在肿瘤部位选择性浓聚。

（二）检查方法

受检者显像前要停用含铁制剂 1 周，进行 SPECT 全身、局部平面或断层显像时，应选配中能或高能准直器。通过三维动态显像可更敏感地发现异常病灶。

（三）图像分析

正常情况下^{67}Ga 主要分布在肝、脾、骨和骨髓，唾液腺、泪腺、儿童胸腺、鼻腔黏膜、外生殖器及女性乳房也有不同程度的摄取。病灶部位呈放射性异常浓聚影像，淋巴引流区或转移病灶也有异常放射性浓聚影像，肿瘤治疗后转阴的病灶再呈现放射性也是异常影像。

（四）临床应用

1. 淋巴瘤 约 90%淋巴瘤患者在某些肿瘤病灶可观察到到^{67}Ga 的摄取。胸部的诊断率较高，能够达到 90%。而对于腹部肿瘤，其诊断率较低，通常在 50%～60%。^{67}Ga 显像对于放射治疗后淋巴瘤复发病灶的定位诊断具有一定的辅助作用，可以评估病灶的存活情况和分布。^{67}Ga 能够作为肿瘤存活力的一种标识，当疗效良好时，病灶区域的^{67}Ga 摄取量会出现减少甚至无法摄取的情况。SPECT/CT 显像技术结合了功能成像和解剖成像的优点，能够提高解剖定位诊断的精确性。相较于^{67}Ga 显像，^{18}F-FDG PET 通常具有更高的灵敏度和特异性，能够更好地评估肿瘤的代谢活性和治疗反应。

2. 黑色素瘤 大部分黑色素瘤及其转移灶对^{67}Ga 具有较高的亲和力。^{67}Ga 显像已经被应用于正在接受化疗或免疫治疗的黑色素瘤患者的病灶探测和疗效评估。在原发性恶性黑色素瘤切除后患者的随访中，若^{67}Ga 显像呈现阳性表现，通常提示肿瘤复发。当在原发灶周边或局部淋巴部位发现^{67}Ga 浓集时，应高度怀疑复发的可能性。此外，SPECT/CT 显像在确定肿瘤部位方面具有较高的灵敏度和特异性。

3. 肺癌 ^{67}Ga 诊断的灵敏度为 85%～90%，其检出率与肿瘤的大小及细胞类型相关。当肿瘤直径不足 1.5cm，检出率偏低。此外，与其他组织类型的肺癌相比，肺腺癌的检出率也较低。在肺转移癌诊断方面，^{67}Ga 显像对制订治疗方案具有重要的临床价值。通过全身显像，还可发现胸外的隐性转移癌。

4. 其他肿瘤 大多数肝细胞癌病灶与^{67}Ga 具有亲和力，其放射性浓聚通常高于周围正常肝组织，但约 25%的病灶摄取率与周围肝组织相似，少数情况下低于正常肝组织。此外，^{67}Ga 显像还可用于诊断睾丸癌的淋巴结转移，其灵敏度与肿瘤的组织类型相关（图 18-12）。

总之，异常的^{67}Ga 显像可提示肿瘤的存在，它在确定组织活检部位方面有重要的辅助作用，尤其适合临床中难以发现和被较大的反应性增生肿块所包围的病变。但正常^{67}Ga 显像虽然可以提示没有肿瘤存在，但并不能完全排除肿瘤存在的可能性，尤其是在某些情况下，肿瘤可能处于早期阶段或位于难以检测的位置。因肿瘤与炎症病灶均可呈现高摄取性，特异性较差，目前临床上多采用^{18}F-FDG PET 显像。

扫码看彩图

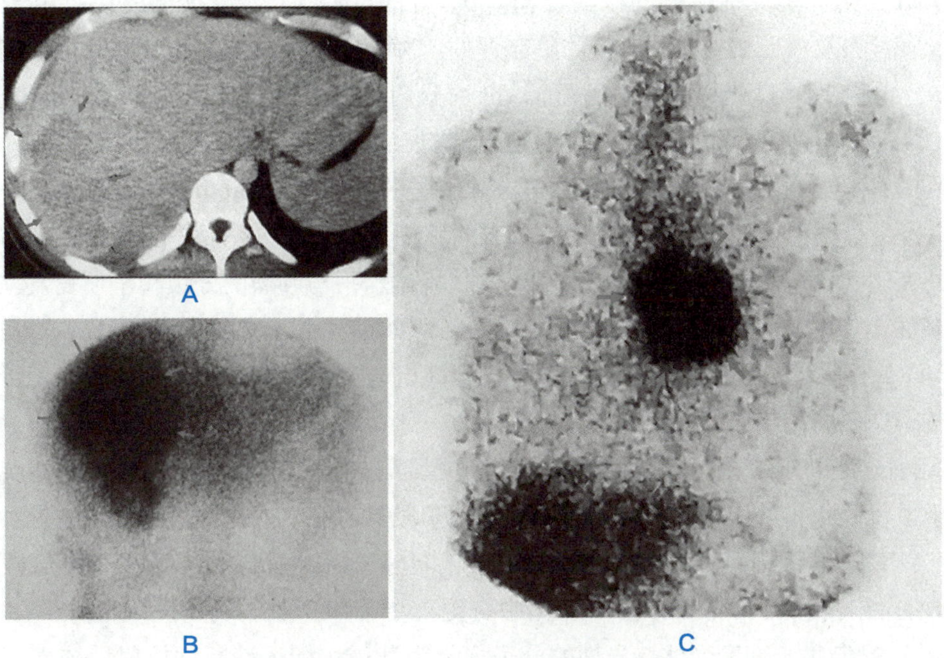

注：A. 肝右叶巨块癌 CT 显像；B. 同患者的^{67}Ga 肿瘤阳性显像，呈放射性浓集影像；
C. 恶性胸腺瘤^{67}Ga 阳性显像，呈放射性浓集影像。

图 18-12　^{67}Ga 肿瘤阳性显像

▶知识拓展

非葡萄糖代谢正电子 PET 显像

1. 肿瘤受体显像　将放射性核素标记的特定配体或其类似物上，以此作为显像剂，引入体内后与肿瘤细胞中相应的受体特异性结合，利用显像仪器探测并靶向显示肿瘤组织的受体分布情况。常用的是生长抑素受体显像。以放射性核素标记的生长抑素类似物为显像剂，进入体内后与肿瘤组织表达丰富的生长抑素受体高特异结合，而使放射性核素浓聚在肿瘤组织，通过 PET 显像实现对肿瘤的检测和诊断。

2. 乏氧显像　^{18}F-fluoromisonidazole（^{18}F-FMISO）属于硝基咪唑类肿瘤乏氧显像剂，它是最早于临床应用的^{18}F 标记的乏氧组织显像剂，目前该显像剂已实现了自动化合成，并应用于临床。^{18}F-FMISO 具有较高的乏氧特异性靶向影像诊断的特点，其在乏氧细胞中的结合率为正常含氧细胞的数倍，该检查方法能有效地对局部肿瘤复发进行预示。 由于肿瘤组织的 FMISO 生物动力学行为特点，在肿瘤放射治疗计划制订中具有重要的临床指导意义。

3. 氨基酸代谢显像　可显示机体疾病或生理、生化改变时蛋白质合成的异常。^{11}C-蛋氨酸能在活体示踪氨基酸转运、代谢及蛋白质合成情况。肿瘤细胞蛋白质合成增强，转运和利用氨基酸能力也增强，与恶性程度相关。^{11}C-acetate PET/CT 对神经头颈部肿瘤等多种肿瘤诊断灵敏度高。^{18}F-FDG 显像有局限，在正常脑组织摄取高，经泌尿系统排泄致膀胱本底高，对肝癌及肾透明细胞癌摄取不理想，显像效果欠佳。^{11}C-acetate 显像可弥补^{18}F-FDG PET 显像不足，两者联合能提高诊断准确度。

4. 核苷酸代谢显像　能直观反映细胞的分裂增殖状态。 肿瘤细胞具有旺盛的增殖能力，利用正电子 PET 显像，能评估肿瘤的核酸代谢状况。目前^{18}F-FLT 显像剂已成功应用于人体脑肿瘤、肺癌、食管癌及淋巴瘤等多种肿瘤的临床评估。肿瘤的标准摄取值与其增殖指数均呈现出紧密的相关性。^{18}F-FLT 可用于恶性淋巴瘤的诊断、分期和肿瘤增殖特性的评估。相较于^{18}F-FDG PET 显像，^{18}F-FLT PET 显像能够较准确鉴别肿瘤与炎症，提高鉴别诊断的准确性。

5. 前列腺特异性膜抗原 PET 显像　前列腺特异性膜抗原（prostate specific membrane antigen，PSMA）是有细胞外、跨膜和细胞内结构域的膜糖蛋白。PMSA 通常在前列腺癌的上皮细胞中表达，并在该病各个阶段中表达均显著增高，其表达水平与肿瘤的分级和早期复发呈正相关，与肿瘤侵袭性、转移及疾病复发有关。正常人体组织如前列腺上皮细胞等 PSMA 的表达水平极低。 基于配体-受体的成像原理，利用正电子核素标记与 PMSA 特异性结合的分子探针，有助于前列腺癌的早期诊断和临床分期。

6. 神经内分泌肿瘤的诊疗一体化　是将诊断或监测与治疗有机结合，有效提高疾病的治疗效果。由于是将诊断和治疗整合为一体，相比单一手段具有明显的诊疗优势，正成为肿瘤治疗的有效途径。针对同肿瘤异常表达的受体，用同一靶向分子探针进行肿瘤受体显像与核素靶向治疗，所以放射性核素受体显像在诊疗一体化中有更重要临床意义。例如，^{68}Ga-DOTATATE PET/CT 显像，是以靶向生长抑素受体特异性的分子探针为载体，标记诊断性放射性核素可使肿瘤特异性显像。还可标记治疗性核素，例如，^{177}Lu-DOTATOC PET/CT 进行内照射靶向放疗，实现神经内分泌肿瘤的诊疗一体化，显著提高神经内分泌肿瘤临床诊疗的效率和准确性。

—• 考试知识点总结 •—

—• 本章小结 •—

—• 协和云课堂……　拓展练习及参考答案 •—

（李小东　郑婷婷　刘旭昇）

第十九章　放射性核素治疗

教学课件

学习目标

素质目标

（1）具备较强的辐射防护意识，做好核素治疗前、中、后的辐射安全宣教。

（2）具有严谨求实的工作态度，对待放射性核素治疗相关操作和患者治疗过程认真负责，规范操作放射性药物，确保治疗的安全性和准确性。

（3）具有良好的团队协作精神与沟通能力，能与核医学科医师、护士等其他医护人员密切配合、有效沟通，共同完成放射性核素治疗工作。

知识目标

（1）掌握：放射性核素治疗的原理、特点、常用放射性核素的分类，^{131}I 治疗甲状腺功能亢进症和转移性骨肿瘤核素治疗的治疗原理、治疗方法。

（2）熟悉：放射性核素治疗的管理，^{131}I 治疗甲状腺功能亢进症的适应证与禁忌证、辐射安全问题，分化型甲状腺癌术后 ^{131}I 治疗，转移性骨肿瘤核素治疗的适应证与禁忌证、疗效评价。

（3）了解：放射性粒子植入治疗、放射免疫治疗的原理、治疗方法及疗效评价。

能力目标

（1）能胜任核医学临床技师岗位，具备对受检者做好相关治疗的辐射防护宣教及防护措施的能力，能正确指导患者做好治疗前的各项准备工作。

（2）能够配合医师准确执行放射性核素治疗的操作流程，严格遵守操作规程，确保治疗过程顺利进行。

（3）能对放射性核素治疗后的患者进行常规护理和观察。

（4）具备一定的病例分析能力，能够根据患者的治疗效果和随访情况，结合所学知识进行总结分析，为后续治疗提供参考。

案例导入

【案例】

患者，男性，33 岁。2 年前行甲状腺癌根治术+淋巴结清扫术。术后病理：双侧甲状腺乳头状癌，最大径 2. 3cm，侵及甲状腺被膜；淋巴结转移癌（24/73）。^{131}I 治疗前甲状腺功能：TSH 198. 0μIU/ml；Tg 5. 79ng/ml；TgAb 15. 90U/ml；^{131}I 治疗前颈部超声：少量残余甲状腺，转移淋巴结可能；^{131}I 治疗前颈胸部 CT：结合临床，甲状腺癌术后；左颈部、中央区多发增大淋巴结。右侧叶间胸膜增厚，建议观察。术后 1 个月行第一次^{131}I 治疗，剂量 150mCi。

^{131}I 治疗后全身显像（post-treatment whole-body scan，Rx-WBS）：甲状腺癌术后^{131}I 治疗后，考虑颈部残余甲状腺床区伴功能性摄碘；双肺多发转移伴摄碘；左颈Ⅳ区淋巴结摄碘（图 19-1～图 19-3）。

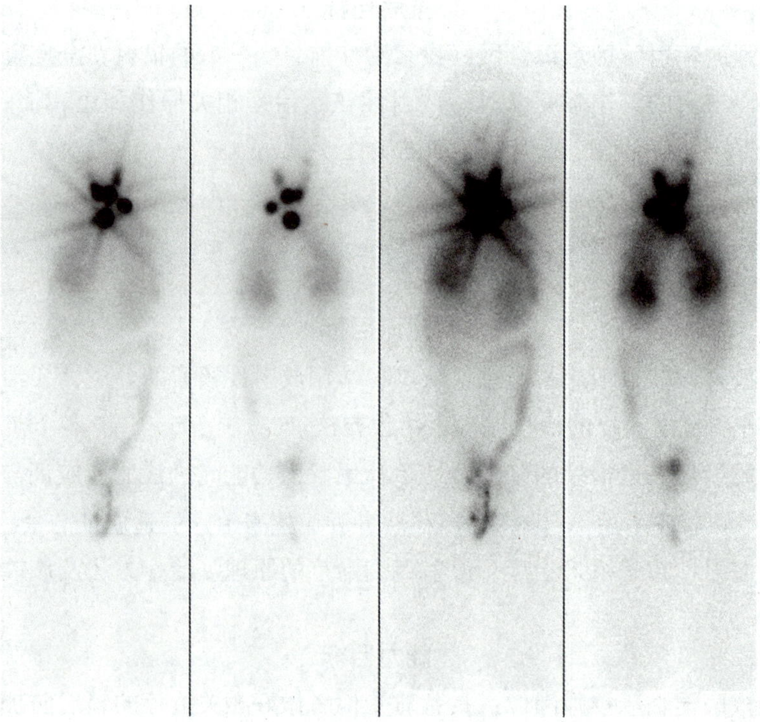

图 19-1　第一次^{131}I 治疗后 Rx-WBS 全身显像

注：颈部、双肺大量放射性碘摄取，胃肠道、膀胱另见较多生理性放射性分布。

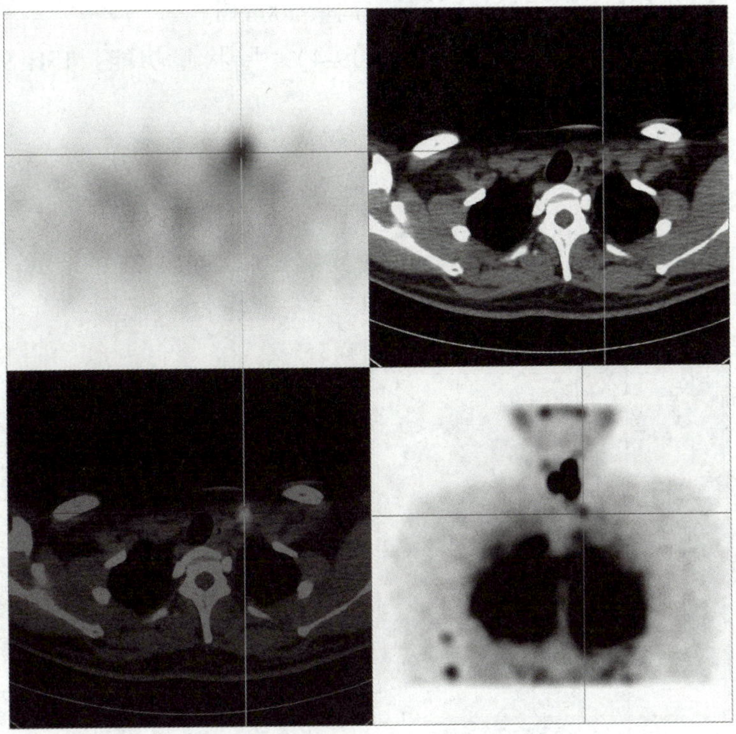

图 19-2　第一次^{131}I 治疗后 SPECT/CT 局部断层显像

注：左侧颈部Ⅳ区淋巴结放射性碘摄取。

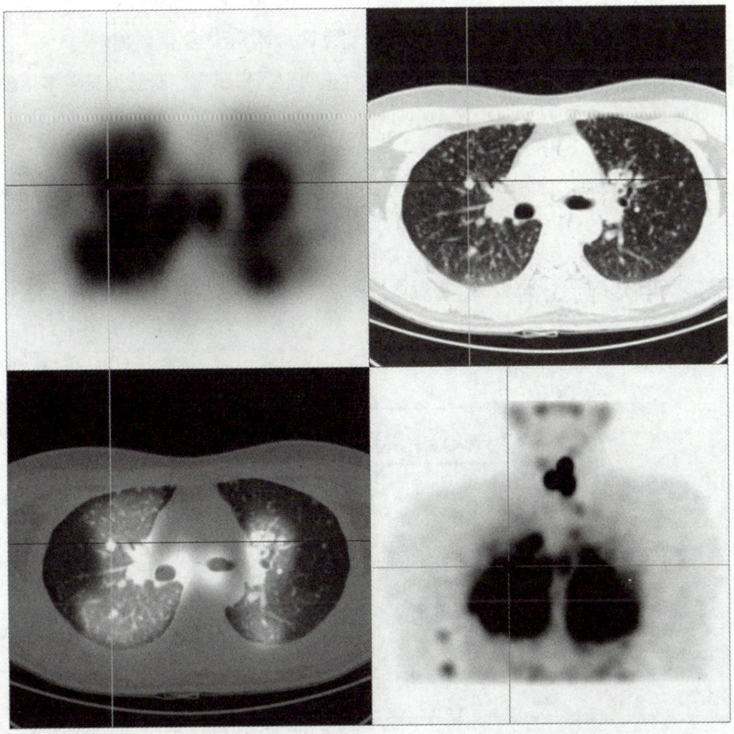

图 19-3　第一次^{131}I 治疗后 SPECT/CT 局部断层显像

注：双肺多发粟粒样结节，较大者位于右肺，均呈放射性碘摄取。

第一次^{131}I 治疗后 7 个月行第二次^{131}I 治疗，剂量 200mCi。

Rx-WBS：未见残余甲状腺及转移灶（图 19-4）。甲状腺功能：TSH 97.35μIU/ml；Tg<0.04ng/ml；TgAb<15.6IU/ml。

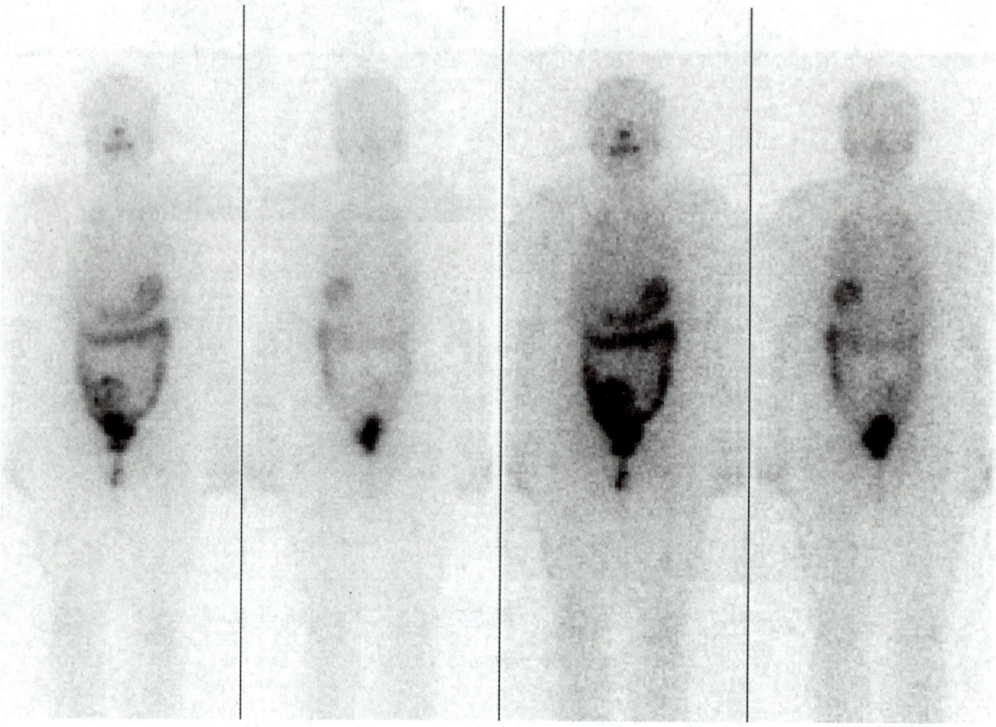

图 19-4　第二次^{131}I 治疗后 Rx-WBS 全身显像

注：颈部未见异常放射性碘摄取，双肺可见弥漫性放射性碘摄取，胃肠道、膀胱另见较多生理性放射性分布。

【问题】

1. 该患者第一次^{131}I 治疗前复发危险度分层是什么？第二次^{131}I 治疗前复发危险度分层是什么？

2. 该患者是否需要再次行^{131}I 治疗？

·核心知识拆解·

第一节　概　　述

一、放射性核素治疗的原理

放射性药物治疗是一种将放射性药物（包括标记有放射性核素的化合物、放射性核素本身或携带放射性核素的载体）引入患者体内的方法。这些药物能够被靶向输送至病变组织或活跃细胞，或通过病变组织和细胞的主动吸收，在病灶区域或其周围实现放射性药物的聚集。对于表浅病变，放射性药物也可以直接贴敷于体表进行治疗。此种治疗方式旨在使放射性照射剂量集中于病灶内，同时尽量减少对周围正常组织的损伤。

放射性核素衰变过程中会释放带电粒子（如 α 粒子、β 粒子等）和不带电粒子（如 γ 射线、中子等）。这些射线作用于病变组织或机体，可通过电离或激发效应直接破坏生物大分子（如核酸、蛋白质）的化学键，导致 DNA 断裂等结构变化，同时破坏细胞器膜系结构，干扰其正常功能。此外，射线作用于水分子会产生自由基和水化电子，间接引发生物大分子生化损伤，导致代谢异常、细胞功能和结构损伤、细胞凋亡或基因突变，从而抑制或杀死病变细胞。

二、放射性核素治疗的特点

1. 高度靶向性　放射性核素治疗的原理是基于靶器官或靶病灶的生理特性，选择合适的放射性核素及其载体。通过载体与靶标的特异性结合，放射性核素能够在体内实现靶向聚集，并通过近距离释放射线对病变区域进行精准治疗，从而最大程度地减少对周围正常组织的损伤。

2. 持续低剂量率照射　放射性核素在靶病灶中的浓聚使其在衰变过程中能够对病灶区域进行持续的低剂量率照射。与外照射相比，连续无间断的照射方式类似于低剂量超分割放射治疗，且不给病变组织留出足够的修复时间，从而显著提高治疗效果。

3. 局部高吸收剂量　内照射治疗中的吸收剂量与病灶对放射性核素的摄取量和放射性核素在病灶内的有效半衰期有关。当放射性核素药物高度集中在病变组织中时，病变区域受照射剂量显著高于周围正常组织，这是内放射治疗疗效显著的主要原因之一。通过这种选择性局部高剂量照射，可更有效地破坏病变细胞，同时最大程度减少对正常细胞的损伤。

三、常用的治疗用放射性核素

按衰变射线种类，治疗用放射性核素可分为三类。

1. 发射 α 粒子的核素　α 粒子射程为 50~90μm，传能线密度（linear energy transfer，LET）100~200keV/μm。当 α 粒子引入体内穿过细胞核时，释放的能量为 1.0MeV，足以破坏靶器官的 DNA，且被照细胞无耗氧量增及辐射损伤修复反应。如 ^{211}At、^{212}Bi、^{223}Ra 和 ^{225}Ac 等。

2. β 射线核素　按射线在组织内的射程，可分为短射程（<200μm）、中射程（200μm 至 1mm）、长射程（>1mm）。LET<1keV/μm 相对于 α 粒子，其作用容积较大，杀伤病变细胞的作用较弱。如 ^{131}I、^{32}P、^{89}Sr、^{90}Y、^{177}Lu 等。

3. 发射俄歇电子和内转换电子的核素　放射性核素电子俘获或内转换时可发射俄歇电子，其生物组织内射程多为 1~10nm，多数俄歇电子的能量为 50~500keV，LET 为 10~25keV/μm。发射俄歇电子的核素常伴发 α 射线、γ 射线和正电子。

第二节　放射性核素治疗的管理

加强放射性核素治疗管理至关重要，关乎医疗质量、公共安全和环境保护。实施该治疗须严格遵循《临床核医学的患者防护与质量控制规范》（GB 16361—2012），全面考虑用药安全、医务人员防护及环境和公众健康的潜在影响。开展此类治疗的医疗机构需持“放射诊疗许可证”“放射性药品使用许可证”和“辐射安全许可证”，并在符合放射防护和环保规定的机构内进行，以确保治疗过程的安全性和合规性。

一、对临床核医学专业执业医师及相关人员的要求

1. 核医学专业执业医师开具的放射性药物诊疗申请及放射性药物处方应严格掌握适应证，对临床核医学诊疗敏感的患者严格控制这类诊疗。

2. 核医学专业执业医师应逐例对开具的放射性药物诊疗申请及处方进行正当性审核，尤其应注意妊娠期和哺乳期患者。

3. 在临床核医学诊疗实施前，核医学专业执业医师、护士及临床核医学技师有责任将可能的风险以口头或书面形式告知患者或其家属。

4. 核医学专业执业医师及其他相关工作人员，除应具备相应专业技能外，还应接受核医学诊疗的防护知识等技术培训。

二、临床核医学治疗最优化要求

1. 最佳化处理措施，使用放射治疗药物前，须核实患者身份、准备情况及用药程序等信息；对育龄妇女，需确认是否处于妊娠期或哺乳期；向患者提供口头或书面指导，减少对他人辐射；防止患者呕吐物、排泄物造成放射性污染；住院患者出院时，须符合《电离辐射防护与辐射源安全基本标准》（GB 18871—2002）和《医疗照射放射防护基本要求》（GBZ 179—2006）标准。

2. 哺乳期妇女接受放射性药物治疗后，应依 GB 18871—2002 和 GBZ 179—2006 建议暂停哺乳一段时间。

3. 除挽救生命外，不得对孕妇进行放射性药物治疗。已接受该治疗的妇女，应按 GB 16361—2012 附录 C 建议，在一段时间内避免妊娠。

4. 男性使用治疗剂量的长寿命离子态放射性核素，可能影响精子质量。建议接受^{131}I、^{32}P（磷酸盐）或放射性^{89}Sr（氯化锶）治疗的男性，4 个月内避孕。

三、加强患者剂量管理要求及剂量约束

1. 确保患者使用的放射性药物活度与处方剂量相符，并记录服药情况。对可能存在放射性杂质的药物要格外小心，短寿命核素药物若含长寿命杂质，会大幅增加患者吸收剂量。

2. 测量注射器或装注射剂瓶内活度的活度计，需加强质量控制，定期进行常规质量控制和计量检测，保障测量准确。

3. 治疗过程中，由专业人员计算并记录每次治疗剂量。

4. 公众剂量限值不适用于接受放射性药物诊断或治疗患者探视者和家庭成员所受辐射，应遵循特定剂量约束，但该约束不适用于患者自身医疗过程中的照射。

5. 核医学单位依 GB 18871—2002 附录 BB1. 2. 2 要求，向探视者和家庭成员提供辐射防护措施及书面指导，约束其受剂量，使患者诊断或治疗期间受剂量≤5mSv，探视婴儿和儿童受剂量≤1mSv。

6. 对接受放射性药物治疗患者，向其家庭成员提供辐射防护书面指导。住院患者家庭成员成人受剂量≤5mSv、婴儿和儿童及其他公众受剂量≤1mSv 时，方可出院。

7. 接受^{131}I 治疗患者，体内放射性活度≤400MBq 才能出院。

四、门诊治疗管理

1. 治疗原则

（1）门诊放射性核素内照射治疗使用的放射性活度需符合临床核医学放射卫生防护国家标准。

（2）患者病情和全身状况适合门诊治疗，且患者或家属理解并接受治疗内容与方式，具备自我管理能力。

（3）若患者在家庭接受内照射治疗，在体内剂量未达解除隔离水平时，需有单独房间并与婴幼儿及孕妇隔离。

（4）内照射治疗患者大小便须经排废系统排入下水道。

2. 治疗要求

（1）建立完整病历，涵盖病史、症状、体征、检查结果、放射性药物信息及随访记录等，由专人管理。

（2）核医学科开展放射性核素治疗，需成立由具备 5 年以上核医学临床经验的主治医师及以上职称医师负责的治疗小组，或设专职医师负责门诊治疗。

（3）建立门诊放射性核素治疗初诊、复诊、随访、会诊和重复治疗等制度。

（4）患者使用的放射性药物种类、剂量、给药方法和重复治疗，需经具备 5 年以上核医学经验的主治医师或其上级医师审定，药物活度经活度计复测并记录保存。

（5）医务人员应如实向患者及家属说明放射性核素治疗相关情况，由患者或委托人签署知情同意书。

五、住院治疗管理

1. 治疗原则

（1）使用放射性核素活度超门诊治疗允许范围需住院治疗。

（2）需住院才能进行和完成的放射性核素治疗。

（3）病情需住院治疗者。

（4）居住条件和环境无法满足门诊放射性核素治疗防护要求者。

2. 治疗要求

（1）核素治疗病室设“三区制”：无活性区为医护人员工作场所，活性区为病房，高活性区为放射性核素储存、分装场所，三区间有严格分界和过渡通道。

（2）设专用废水处理池和净化系统处理患者大小便，符合环保排放标准。

（3）高活性区符合开放型放射性工作场所防护要求，活性区和高活性区的设施、布局、屏蔽和排风等符合环保、卫生、药监等部门要求。

（4）活性区和高活性区四周墙壁材料及厚度满足放射防护要求，病房门加铅板防护，门上小窗为铅玻璃或配备摄像监控系统，地面为易清洗除污染材料。

（5）病房每间设1~2个床位，床间距>1.5m，两床间有适当屏蔽防护。

（6）病房设独立厕所、浴室、洗涤室及污物处理系统。

（7）病房设病员配餐室或专用送餐通道。

（8）建立“三级医师负责制”，分工明确，治疗方案由具备5年以上核医学经验的主治医师及以上职称医师制订审核。

（9）使用放射性药物种类、活度有严格核对制度，药物经活度计检测并记录保存。

（10）病房备常规医疗急救设备药品及清除放射性污染应急器材用品。

（11）基本辐射监测设备包括表面污染监测仪、辐射监测仪、医护人员个人剂量监测仪等，有条件的医院可建放射性活度及电视监护系统，配备病员专用剂量监测仪等。

（12）建立诊疗规范、护理规范及值班、交接班、会诊、查房、探视、治疗流程和辐射防护监测、清除放射性污染、紧急情况处理报告等制度。

第三节　甲状腺疾病的^{131}I治疗

放射性核素^{131}I可同时释放γ射线和β射线，半衰期约8.4天。^{131}I衰变时主要发射出β^-射线，其最大能量为0.61MeV，平均能量为0.129MeV，在组织中的射程为0.8mm。β^-射线进入组织后可产生辐射生物效应，发挥治疗作用。同时，^{131}I还发射能量为364keV的γ射线，可用于SPECT显像。目前，放射性核素^{131}I治疗的甲状腺疾病主要包括甲状腺功能亢进和分化型甲状腺癌两类。

一、^{131}I治疗甲状腺功能亢进

甲状腺功能亢进是一种甲状腺毒症，主要表现为甲状腺腺体过度分泌甲状腺激素，引发一系列临床症状。其病因多样，主要包括毒性弥漫性甲状腺肿（Graves病）、结节性毒性甲状腺肿和甲状腺自主高功能腺瘤。临床诊断依据包括患者表现出的高代谢症状和体征、甲状腺肿大，以及血清学检查结果，特别是血清游离甲状腺激素（FT3、FT4）水平的升高和促甲状腺激素（TSH）水平的降低。

目前，甲状腺功能亢进的临床治疗主要采用3种方法：抗甲状腺药物、放射性碘治疗和手术治疗。抗甲状腺药物作为基础治疗手段，尽管其治愈率约为40%，但复发率较高，达50%~60%。手术治疗因其创伤性较大，目前已较少被采用。相比之下，放射性^{131}I治疗因其无创、简便、疗效确切等优点，已成为甲状腺功能亢进尤其是毒性弥漫性甲状腺肿的首选治疗方法之一。

（一）原理

碘是甲状腺激素合成的关键元素，甲状腺细胞借助钠/碘共转运子（NIS）从血液中摄取^{131}I。Graves 病患者 NIS 过度表达，导致甲状腺对^{131}I 摄取显著增加。^{131}I 衰变时释放的 β 射线平均射程不足 1mm，其能量几乎全部作用于甲状腺内部。^{131}I 被甲状腺组织吸收后，能够在病变区域集中发挥作用，通过电离辐射破坏甲状腺细胞，有效治疗甲状腺疾病，同时对周围组织和器官影响较小。

（二）适应证

（1）抗甲状腺药物疗效差或多次复发。

（2）抗甲状腺药物过敏或出现其他治疗不良反应。

（3）存在手术禁忌证或风险过高。

（4）有颈部手术史或外照射史。

（5）病程过长。

（6）老年患者，尤其是伴有心血管疾病者。

（7）合并肝功能损伤、白细胞或血小板减少、骨骼肌周期性瘫痪、心房颤动等。

（8）计划半年后妊娠的患者。

（三）禁忌证

妊娠期和哺乳期患者，确诊或可疑有甲状腺癌患者。

（四）治疗方法

1. 治疗前准备 在进行^{131}I 治疗前 1~2 周，应避免摄入富含碘的食物和药物，以提高治疗效果。由于治疗后可能出现甲亢症状暂时加重，建议采取综合治疗措施以确保安全。对于所有 Graves 病患者，除非存在用药禁忌，尤其是老年人、心率超过 90 次/分者或有心血管等全身性疾病者，^{131}I 治疗前应使用 β 受体阻断药。

对于老年患者或合并严重并发症、血清游离甲状腺激素（FT4）显著升高（超过正常上限值 3 倍以上）的患者，可在^{131}I 治疗前使用抗甲状腺药物预治疗，首选甲巯咪唑，并在治疗前 2~3 天停药。对于无明显症状的中青年 Graves 病患者，即使 FT4 水平偏高，也可直接进行^{131}I 治疗，无须抗甲状腺药物预处理。

对于有严重基础疾病和/或并发症的患者，^{131}I 治疗前应与相关学科合作，规范治疗以稳定病情。对于不宜使用抗甲状腺药物治疗或手术治疗的重症甲亢患者，在^{131}I 治疗前可使用复方碘溶液控制甲状腺功能，停用复方碘制剂适当时间后再进行^{131}I 治疗，不会对治疗效果产生明显影响。

2. 治疗实施 确定^{131}I 剂量有计算剂量法和固定剂量法两种。①计算剂量法依据甲状腺质量和放射性碘摄取率计算，通常每克甲状腺组织剂量为 2.59~5.55MBq。②固定剂量法按甲状腺体积给药：小于 30g 的甲状腺剂量为 185MBq，30~50g 的为 370MBq，大于 50g 的为 555MBq。估算甲状腺重量可通过触诊、超声或核素扫描。若以缓解甲亢为目标，剂量宜偏高，可提高一次治疗成功率、降低复发率；若以恢复甲状腺功能为目标，剂量宜偏低，虽一次治疗成功率低、复发率高，但能降低早发甲减发生率。计算公式如下：

$$^{131}\text{I 剂量（MBq 或 μCi）}=\frac{\text{计划量（MBq 或 μCi/g）×甲状腺重量（g）}}{\text{甲状腺最高（或 24h）摄碘率（\%）}}\times 100$$

该公式基于5天有效半衰期设计，若半衰期差异大，需按实际计算。青少年^{131}I治疗推荐每克剂量超5.55MBq，旨在摧毁甲状腺，降低癌变风险。

3. 给药方法 为空腹2小时后一次性口服^{131}I，服药时需核对患者信息和剂量。

4. 治疗后注意事项 服药后禁食2小时；休息，避免感染、劳累和精神刺激；不要按压甲状腺；服药后1周内避免与婴幼儿及孕妇密切接触；治疗后1个月内低碘饮食；治疗后6个月内避孕；告知患者^{131}I治疗2周左右开始见效，作用可持续6个月以上；病情严重者，治疗后3~7天继续使用甲巯咪唑等对症治疗；治疗后2~3个月复查，必要时1年内每1~2个月随访1次；若出现甲减症状，及时就诊。注意，即使TSH未上升，FT4或FT3低于正常值也应诊断为甲减并给予治疗。

5. 治疗后的随访及转归 Graves病患者^{131}I治疗后可能出现短期症状，如乏力、心悸、食欲缺乏、皮肤瘙痒、甲状腺肿大及颈部疼痛。应密切观察并进行对症治疗。部分患者可能出现暂时性的白细胞减少或肝损伤，这些情况通常可以通过相应的药物治疗得到缓解。

对于静息心率超过90次/分或有心血管疾病的Graves病患者，推荐使用β受体阻断药。对于重症Graves病患者，在^{131}I治疗后3~7天应继续使用抗甲状腺药物，首选甲巯咪唑，并在FT4水平接近正常时逐步减量至停药。

建议在^{131}I治疗后1~3个月进行复查。对于病情较重的患者，应根据需要进行更频繁的随访。之后，每1~2个月监测一次甲状腺功能，直至患者甲状腺功能稳定或发展为甲减并开始甲状腺激素替代治疗。对于Graves病患者，应增加随访频率以避免早期甲减导致病情加重。一旦病情完全缓解，随访间隔可以延长，但建议至少每年进行1次随访。

^{131}I治疗效果受多种因素影响，剂量越大，一次性缓解率越高，但早期甲减发生率也越高。因辐射延迟效应及淋巴细胞浸润，尤其是甲状腺过氧化物酶自身抗体阳性的Graves病患者，即使甲状腺功能恢复正常，甲减的年发生率仍为2%~3%。若Graves病患者在^{131}I治疗3个月后症状和体征无明显缓解或治疗无效，或6个月后症状和体征未完全缓解，可考虑再次进行^{131}I治疗。对于前次治疗无效或有并发症的患者，可以适当增加^{131}I剂量。对于多次^{131}I治疗无效或复发的Graves病患者，建议考虑手术治疗。

（五）辐射安全问题

Graves病患者接受^{131}I治疗时，卵巢和睾丸对^{131}I的摄取较低，且排泄速度快，故不影响生育能力。研究发现，^{131}I治疗的儿童及青少年Graves病患者后代中，先天性畸形率并未上升。

多数Graves病甲亢患者可门诊接受单次低剂量^{131}I治疗，少数需大剂量（超400MBq）治疗者须住院隔离。治疗后2天内，患者应多饮水、多排尿，每日排便，以降低对他人和自身的辐射影响。

出院患者或门诊治疗患者离开核医学科时，建议使用私人交通工具。在家中，患者应分床以保证充足睡眠，与成人家庭成员保持0.3米距离，与16岁以下儿童、孕妇、婴儿保持至少1.8米距离。治疗后1个月内减少与儿童、孕妇密切接触，育龄期患者治疗后6个月内需避孕。尽管^{131}I治疗可能对近距离人群产生轻微γ辐射，排泄物也可能对环境造成微小辐射污染，但在遵守辐射安全指南的前提下，这些影响是有限的，不会对周围人群和环境构成辐射风险。

二、分化型甲状腺癌术后^{131}I治疗

甲状腺癌是源自甲状腺上皮细胞的恶性肿瘤，根据肿瘤的起源和分化程度，可分为多种类型，包括甲状腺乳头状癌（papillary thyroid carcinoma，PTC）、甲状腺滤泡状癌（follicular thyroid carcinoma，FTC）、甲状腺嗜酸细胞癌（oncocytic thyroid carcinoma，OCA）、分化型高级别甲状腺癌（dedifferentiated high-grade thyroid carcinoma，DH-GTC）、低分化甲状腺癌（poorly differentiated thyroid carcinoma，PDTC）、甲状腺未分化癌（anaplastic thyroid carcinoma，ATC）及甲状腺髓样癌（medullary thyroid carcinoma，MTC）。其中，PTC最为常见，占甲状腺癌的85%~90%。这些不同病理类型的甲状腺癌在发病机制、生物学特性、组织形态、临床表现、治疗手段和预后方面存在显著差异。分化型甲状腺癌通常具有较好的生物学行为和预后，而ATC恶性程度极高，患者中位生存时间仅为5~6个月。分化型甲状腺癌的主要治疗方法包括手术、术后^{131}I治疗和TSH抑制治疗。

（一）治疗目的

^{131}I治疗是分化型甲状腺癌（different thyroid carcinoma，DTC）全/近全甲状腺切除术后综合治疗的主要措施之一。根据治疗目的可分为3个层次：①清甲治疗：^{131}I清除术后残留甲状腺组织。②辅助治疗：^{131}I清除术后影像学未证实的潜在转移或残留病灶。③清灶治疗：^{131}I治疗术后已证实的、无法切除的DTC转移灶。这三种方案非递进关系，而是依据TNM分期、初始复发风险分层、术中情况、术后血清学及影像学结果综合评估确定治疗目的。根据患者评估结果和治疗目的选择不同层次的治疗，避免治疗过度或治疗不足。

微课：^{131}I治疗DTC流程

（二）DTC术后复发危险度分层

根据DTC术后复发危险度分层，中高危可根据治疗目的不同行^{131}I治疗，见表19-1。

表19-1　DTC术后复发危险度分层

术后复发危险度分层	定义
低危	
PTC	需满足以下所有要点： 无局部或远处转移； 所有肉眼可见的肿瘤均被完全切除； 无肿瘤侵犯到甲状腺外组织； 原发灶为非侵袭性的病理亚型（侵袭性病理亚型包括高细胞型、鞋钉型、柱状细胞型、高级别DTC等）； 如果给予RAI治疗，治疗后显像无甲状腺床以外的碘摄取灶； 未发生血管侵犯； cN0或虽发生pN1但转移淋巴结数目≤5枚且淋巴结转移灶直径均<2mm
FTC、OCA	需满足以下所有要点： 腺内型FTC或分化良好的仅侵及包膜的FTC、OCA； 无或仅有少量（不多于4处）血管侵犯； 原发灶为非高级别FTC、OCA

续表

术后复发危险度分层	定义
中危	
所有 DTC	存在下述任一情况： 原发灶发生向甲状腺外的微小侵犯（腺外侵犯局限于胸骨甲状肌或甲状腺周围软组织）； 首次 RAI 治疗后显像提示颈部摄碘灶； 原发灶属于侵袭性病理亚型； 发生血管侵犯的 PTC； cN1； pN1 其中任何一个淋巴结转移灶的最大直径在 2mm 至 3cm 范围或淋巴结转移灶的直径虽均<2mm 但转移淋巴结数目>5 枚
高危	
所有 DTC	存在下述任一情况： 高级别 DTC； 原发灶发生向甲状腺外的非微小侵犯； 原发灶和局部转移病灶未能被完全切除； 肿瘤发生远处转移； 甲状腺全切术后仍存在高水平血清 Tg 提示不除外远处转移； pN1，其中任何一个淋巴结转移灶直径≥3cm； 伴广泛血管侵犯（>4 处）的 FTC； 多基因检测结果提示，病灶携带高危突变组合，如 *BRAF/V600E/RAS* 变异合并 *TERT* 或 *TP53* 变异、*RAS* 变异合并 *EIF1AX* 等

注：DTC：分化型甲状腺癌；PTC：甲状腺乳头状癌；RAI：放射性碘；cN：临床 N 分期；pN：病理 N 分期；FTC：甲状腺滤泡癌；OCA：嗜酸细胞癌；Tg：甲状腺球蛋白；高级别 DTC 为不具有间变性特征，至少满足两个特征之一（又死分裂计数≥5/2mm^2、肿瘤坏死）的 PTC、FTC 和 OCA。

（三）适应证

DTC 术后患者应综合手术病理、血清学、影像学等检查评估组织侵犯、淋巴结及远处转移等情况和患者意愿，进行复发风险分层及获益评估，确定是否进行^{131}I 治疗。具有以下高危因素之一者需^{131}I 治疗：①病灶直径超过 1cm。肿瘤侵出甲状腺被膜，如浸润周边组织、包绕喉返神经等。②肿瘤为高侵袭性病理亚型，如实体亚型、高细胞型，或有血管侵犯、*BRAF* 基因突变等。③有颈部淋巴结或远处转移。④血清 Tg 异常高，如术后非刺激性 Tg（TSH<30μIU/ml 时）超过 1ng/ml。

（四）禁忌证

妊娠期、哺乳期女性，计划 6 个月内妊娠者，无法遵从放射防护要求者。

（五）治疗前准备

1. TSH 准备 升高 TSH 后可显著增加残余甲状腺滤泡上皮细胞或 DTC 细胞 NIS 蛋白对^{131}I 的摄取。因此^{131}I 治疗前需升高血清 TSH 的水平至 30mIU/L 以上，主要包括以下两种方法。

（1）升高内源性 TSH：术后患者可选择不服甲状腺激素药物 3~4 周，或者在服用甲状腺激素药物后停服 3~4 周，以准备接受 ^{131}I 治疗。这两种准备方法对伤口愈合、^{131}I 的疗效及不良反应的发生都没有显著差异。

（2）给予外源性重组人促甲状腺激素：患者连续两天，每天肌内注射 0.9mg 重组人促甲状腺激素，无须停用甲状腺激素。该法避免了停甲状腺素引起的甲减不适，特别适合老年 DTC 患者、不能耐受甲减的患者及停甲状腺素后 TSH 水平不达标的患者。

2. 低碘饮食准备　为降低体内稳定性碘对 ^{131}I 的竞争性抑制，提高残留甲状腺组织和转移病灶对 ^{131}I 的摄取，建议患者在 ^{131}I 治疗前 2~4 周采取低碘饮食（每日碘摄入量低于 50μg）。应避免食用海带、紫菜和海鲜等富含碘的食物，并停用含碘药物如胺碘酮。若 DTC 患者在手术前接受了含碘造影剂的 CT 增强检查，待 1 个月后体内碘水平恢复至正常后行 ^{131}I 治疗，尿碘检测结果可作为参考。

3. 育龄女性妊娠检查　在进行 ^{131}I 治疗前，必须确认育龄女性未孕状态，妊娠期间禁止进行 ^{131}I 治疗。

（六）剂量制订

1. 清甲治疗　推荐剂量为 1.11~3.70GBq（30~100mCi）。

2. 辅助治疗　由于 DTC 细胞的摄碘能力一般低于正常甲状腺组织。因此，辅助治疗的剂量需高于清甲治疗的剂量，推荐的 ^{131}I 剂量为 3.70~5.55GBq（100~150mCi）。术后影像学检查无明确肿瘤残留或转移，但是基于患者手术病理特征、血清学指标（Tg、TgAb）或诊断性全身显像而高度怀疑局部复发或残存病灶的患者适合行 ^{131}I 辅助治疗，包括疾病复发风险中危、高危且 Tg>1.0ng/ml 的患者，也适用于高血清 Tg 水平或 TgAb 持续升高的患者。

3. 清灶治疗时　70 岁以上患者应评估器官最大耐受剂量，一般不超过 5.55GBq。若因病情需超此剂量，要综合评估，谨慎处理。

（七）辐射防护宣教

^{131}I 治疗前，需向患者说明治疗目的、过程、不良反应及应对措施，签署知情同意书，告知治疗期间及后续注意事项，并指导辐射安全防护。根据《临床核医学患者防护要求》（WS 533—2017）规定，^{131}I 治疗的 DTC 患者出院时体内放射性活度应≤400MBq。

（八）^{131}I 治疗后患者注意事项

1. ^{131}I 治疗后第 3 天开始，遵医嘱剂量口服甲状腺激素片，开始 TSH 抑制治疗，并尽快缓解甲减症状。

2. ^{131}I 治疗后 2~4 周，患者需维持低碘饮食，以帮助 ^{131}I 顺利摄取至残余甲状腺或转移病灶并发挥效用。

3. 多饮水、勤排便，保持大便通畅，如厕后多次冲洗马桶，便后勤洗手，使体内多余的 ^{131}I 尽快排出并排入污水系统，以减少对自身及周围人群的辐射损害。

4. ^{131}I 治疗后 2 周内与周围人群保持 1 米以上的距离，孕妇和儿童要至少 4 周。

5. ^{131}I 治疗后女性患者 6~12 个月内避免妊娠，男性 6 个月内避孕。

6. ^{131}I 治疗后遵医嘱定期随诊血清学 TSH、Tg、TgAb 水平及颈部超声等影像学检查，及时调节甲状腺素剂量，并监测病情，及时应对病情变化。

第四节　肿瘤的放射性核素治疗

一、转移性骨肿瘤的核素治疗

（一）原理

治疗恶性骨转移的放射性药物因其亲骨性，能够高度浓聚在骨肿瘤区域，包括原发性和转移性骨癌。这些药物利用β射线集中照射病变组织，产生辐射生物效应，以缓解疼痛和抑制肿瘤生长。其机制虽未完全明确，但通常认为包括以下几个方面：①缩小瘤体以减轻骨膜和骨髓腔压力。②干扰神经末梢去极化，影响疼痛信号传递。③抑制缓激肽、前列腺素等疼痛介质的产生。

（二）适应证

成骨性或混合性骨转移，^{99m}Tc-MDP 全身扫描放射性骨痛，若常规治疗（镇静药、镇痛药、二磷酸盐、抗肿瘤治疗）无效，或多发病灶无法外放照射或手术治疗。

（三）禁忌证

1. 绝对禁忌证　妊娠期及哺乳期患者。

2. 相对禁忌证

（1）血象偏低，如血红蛋白<90g/L，白细胞<3.5×10^9/L，血小板<100×10^9/L。

（2）肾功能差者，如肾小球滤过率<30ml/min 和/或肌酐>180μmol/L。肌酐清除率<50ml/min 的患者可用减半剂量。

（3）急性脊椎压缩性骨折或治疗中病理性骨折的患者；部分慢性脊椎压缩性骨折患者，经大剂量皮质激素治疗和密切观察后可使用。

微课：^{89}Sr 治疗恶性肿瘤骨转移流程

（4）预期生存时间<4 周。

（5）大范围外放射治疗后的 3 个月内。

（6）化疗后 4～12 周内。

（四）治疗方法

1. 治疗前患者准备

（1）与末次化疗或放疗时间间隔 6 周为宜。

（2）血常规及肝肾功能检查。

（3）CT 或 MRI 检查、全身骨显像。

2. 给药方法和剂量　治疗转移性肿瘤的放射性药品均静脉注射，注射前需核对药品及剂量。^{153}Sm-EDTMP 常用剂量为 18.5～37MBq/kg 体重，必要时每月 1 次。$^{89}SrCl_2$ 按 1.48～2.22MBq/kg 体重给药，成人一般每次 111～185MBq，常用 148MBq，过大剂量疗效不增且会增加负担和副作用。^{188}Re-HEDP 常用剂量为 925~1295MBq。^{223}RaCI 每周注射 1 次，每次 50kBq，共 6 周。

（五）疗效评价

$^{89}SrCl_2$ 治疗多种恶性肿瘤骨转移，总体有效率约 70%，前列腺癌和乳腺癌骨转移的有效率最高，分别为 80%和 89%。患者通常在给药后 2~14 天开始疼痛缓解，6 周内症状显著减轻，镇痛效果平均可持续 6 个月，最长可达 12 个月。5%~10%患者会出现短暂疼痛加重的“闪烁”现象，多在注射后 5~10 天出现，持续 2~4 天，预示良好疗效。与之相比，^{153}Sm-EDTMP 骨痛缓解率相似，但缓解时间较短，且骨髓抑制更明显。

二、放射性粒子植入治疗

（一）原理

放射性粒子治疗涉及将低剂量率 γ 射线的放射性核素标记在胶体、微球或金属丝上，制成小型放射源，通过手术或影像学引导植入肿瘤内。这种治疗利用持续的射线照射，以高吸收剂量杀死或抑制肿瘤细胞，减少对正常组织的损伤。其优势在于能够持续消耗肿瘤干细胞，对氧依赖性小，有效对抗乏氧肿瘤细胞，并且对周围正常组织损伤轻微。

该治疗方式适用于以下情况：重要功能性组织保留需求、手术风险高、根治手术或放疗禁忌、患者拒绝手术或放疗，以及孤立复发或转移灶。国内常用于前列腺癌、非小细胞肺癌、胰腺癌、头颈肿瘤和肝癌等。常用的永久性植入放射性粒子包括^{198}Au、^{125}I 和^{103}Pd。

（二）治疗方法

1. 治疗前准备

（1）进行血常规及肝肾功能检查。

（2）通过 CT、MRI 检查确定病变，并经组织病理学印证。

（3）确定剂量，实体肿瘤按 18. 5MBq（0. 5mCi）/cm 计算，使肿瘤组织吸收剂量达 40~60Gy，具体剂量依据放射性核素特性、肿瘤情况及临床经验确定。

2. 植入方法

（1）模板种植技术借助三维立体定向 TPS 系统，精准匹配肿瘤治疗区域与剂量场热区，保护正常组织和敏感器官处于冷区。

（2）B 超和 CT 引导下的穿刺植入技术，通过影像学获取病灶图像，模拟粒子植入分布，确定粒子数量和剂量分布，指导放射性粒子组织间植入。优先采用超声立体定向 TPS 等方法，以实现粒子在肿瘤中的均匀分布。

（3）术中植入是在手术中直接将放射性粒子植入残存肿瘤组织，这是最常用的方法，旨在整体杀灭肿瘤。

3. 治疗后剂量学验证 粒子植入治疗的效果受多个关键因素的影响，包括精确的靶区定位、合理的剂量分布、足够的放射剂量、对危及器官的有效保护、合理的照射路径和植入过程的可行性。因此，治疗后的剂量学验证和质量评价至关重要。

（1）依美国近距离治疗协会规定，粒子植入治疗患者术前须制订治疗计划，确定预期剂量分布。常用 CT、MR、超声等影像技术定位靶区，依肿瘤轮廓设定植入导针数、粒子数量和活度，借助治疗计划系统观察并调整剂量分布，以达最佳效果。

（2）粒子植入后，剂量分布可能会有所变化，直接影响疗效和并发症的发生。为提高疗效，须评估植入粒子的质量，尤其是进行植入后的剂量测定。先进行影像学检查，利用 CT 与 X 线片图像融合技术重建粒子位置，确保准确度超过 90%。大部分患者需在术后 24 小时内做 CT 检查，以便及时反馈植入情况，必要时进行补充植入或外照射。术后计划是植入治疗的质量检查方法。

（三）疗效评价

目前，使用 ^{198}Au、^{125}I、^{103}Pd 等放射性核素粒子治疗恶性肿瘤已成为医学界的关注焦点，并显示出满意疗效。与传统开放型放射性核素治疗相比，这种通过穿刺植入的方法能更均匀地将粒子分布在肿瘤内，减少对周围组织和环境的污染。放射性粒子植入治疗适用于多种癌症，涵盖前列腺癌、胰腺癌、肝癌、脑胶质瘤、乳腺癌、肺癌、胸壁肿瘤及头颈部肿瘤等，疗效显著。患者症状改善，肿瘤缩小甚至消失，生存率提高。尤其在前列腺癌治疗上，近距离核素照射疗法无论是单独使用还是与外照射放疗联合，效果都优于单独的外照射放疗，尤其对预后不佳的患者更为有效。注意事项：①治疗中严防患者不良反应，避免穿刺部位大出血。②超声引导直接注入法依肿瘤体积大小多点注射，确保放射性核素粒子均匀分布。③严格遵守放射性操作规程，做好防护，注意放射性粒子有无丢失及植入后有无迁移。

三、放射免疫治疗

放射免疫治疗（radio-immunotherapy，RIT）是应用放射性核素标记特异性抗体导向治疗肿瘤的方法，能使肿瘤区域内获得高照射剂量，降低周围正常组织损伤。

（一）原理

使用放射性核素标记的特异性抗体能够识别并结合肿瘤细胞表面的抗原，导致放射性核素在肿瘤组织中聚集和滞留，通过发射 α 或 β 射线破坏肿瘤细胞，实现治疗效果。目前主要使用的是单克隆抗体，因其高特异性和亲和力而受到青睐。FDA 已批准 ^{90}Y-ibritumomabtiuxetan 和 ^{131}I-tositumomab 用于淋巴瘤治疗。国内批准的 ^{131}I-肿瘤细胞核人鼠嵌合单克隆抗体注射液（唯美生）和 ^{131}I-美妥昔单抗注射液（利卡汀）分别针对肿瘤坏死区域和肝癌细胞，通过将放射性物质输送到肿瘤部位发挥治疗效果。

（二）适应证

RIT 主要用于肿瘤复发、术后残留小病灶、转移性亚临床微小病灶及全身广泛转移患者。利卡汀适用于无法手术切除或术后复发的原发性肝癌，以及动脉导管化学栓塞（transcatheter arterial chemo-embolization，TACE）治疗无效或复发的晚期肝癌患者。唯美生适用于放化疗不能控制或复发的晚期肺癌。

（三）禁忌证

一般禁忌证包括对药品及成分过敏，冷抗体皮试或人抗鼠抗体反应阳性，以及妊娠期和哺乳期妇女。

（四）治疗方法

1. 准备阶段　进行常规肝肾功能检查和放射免疫显像（RI）以评估肿瘤对抗体的浓聚情况，帮助确定剂量。若用碘标记单克隆抗体，需封闭甲状腺预防碘积聚，进行“冷”抗体皮试，阴性者可治疗并监测人抗鼠抗体产生。

2. 给药方法　通常采用静脉给药，但局部给药能提高病灶的放射性摄取率，尤其在肝癌、肺癌等实体肿瘤中推荐使用高选择性动脉插管，膀胱癌和腹腔肿瘤可考虑腔内灌注。局部给药能提高疗效并减少毒副作用。

放射免疫治疗相较于化疗更为便捷，治疗时间短，仅需几分钟，且数天内起效，患者无须多次往返医院。

（五）疗效评价

使用托西莫单抗注射溶液 Bexxar 治疗难治性非霍奇金淋巴瘤患者，完全缓解率为 30%，有效率 65%，平均缓解期 5 年。未化疗非霍奇金淋巴瘤患者完全缓解率 63%，有效率 97%。主要副作用是治疗后 4～6 周中性粒细胞和血小板短暂减少，8～9 周可恢复。化疗患者人抗鼠抗体反应发生率 9%，未化疗患者为 65%。依立替单抗替舒坦 Zevalin 治疗复发或耐药非霍奇金淋巴瘤患者临床试验表明，有效率为 80% 和 56%，完全缓解率 30% 和 16%。主要副作用是治疗后 7～9 周中性粒细胞和血小板短暂降低，随后逐渐恢复。

▶知识拓展

其他放射性核素治疗

1. 皮肤病的放射性核素敷贴治疗　近距离治疗适用于某些疾病。β 射线敷贴器是纯 β 射线发射体，具有电离能力强、穿透能力弱、组织内射程短的特点，不会损伤深部和邻近组织，适合体表直接照射治疗。可用于毛细血管瘤、鲜红斑痣、瘢痕疙瘩等皮肤病变，角膜和结膜非特异性炎症、角膜溃疡等眼部疾病，浅表鸡眼、寻常疣等浅表病变，以及口腔黏膜白斑、外阴白斑等。但不适用于日光性皮炎、复合性湿疹等过敏性疾病，以及泛发性神经皮炎、泛发性湿疹、泛发性牛皮癣等泛发性疾病。临床上常用 32P 或 90Sr-90Y 敷贴器。

2. ^{131}I-MIBG 治疗肾上腺素能肿瘤　肾上腺素能肿瘤源于交感神经胎胚细胞，包括嗜铬细胞瘤、神经母细胞瘤等神经内分泌肿瘤。胍乙啶和溴苄胺作为神经元阻滞剂，碘代苄胍的抗肾上腺素能作用更强。^{131}I-MIBG 结构类似去甲肾上腺素，能被肾上腺髓质和交感神经丰富的组织摄取，其摄取机制可能包括主动摄取、弥散作用和与肾上腺素能神经递质受体的特异性结合。

^{131}I-MIBG 适用于选择性摄取 MIBG 的肿瘤，如嗜铬细胞瘤、神经细胞瘤等，特别是对于不能手术、术后残留、转移、化疗或放疗无效的患者，以及预计存活时间超过 1 年、药物难控高血压患者。禁忌证包括肿瘤不浓聚^{131}I-MIBG、妊娠期或哺乳期妇女和病情危重的患者。

3. ^{99}Tc-MDP 治疗类风湿关节炎　类风湿关节炎是一种全身性自身免疫疾病，主要表现为对称性多关节炎，未经治疗可能导致关节畸形。目前缺乏有效、安全的疗法。锝亚甲基二膦酸盐（^{99}Tc-MDP）是一种我国研发的抗类风湿关节炎新药，具有消炎镇痛和免疫抑制作用。适用于确诊的类风湿关节炎患者，但严重过敏体质和肝肾功能不良者不宜使用。推荐治疗方法为每日 1 次静脉推注，20 天一疗程，根据个体情况调整。病情严重或病程长的患者可增加剂量和疗程。治疗有效率达 80%~90%，副作用少，起效慢，但合理联用激素类药物可提高疗效和减少不良反应。

4. 放射性核素介入治疗　是将高活度放射性核素直接送达病变部位进行照射，主要有 3 种方法：动脉介入治疗是将药物注入肿瘤供血动脉形成阻塞；腔内介入治疗是将放射性胶体注入体腔或器官腔照射；组织间质介入治疗是将放射性胶体或微球注入肿瘤组织内局部照射。它适用于原发性肝癌、肝转移、肺癌、肺转移等，尤其适合血管丰富、供血明确且常规治疗无效的难治性肿瘤患者。但不适用于巨大肿瘤、供血极差、广泛坏死、动静脉分流大、妊娠期或哺乳期妇女及血象低于正常者。

5. ^{223}Ra 治疗前列腺癌的骨转移灶　美国食品药品监督管理局批准^{223}Ra 应用于临床，基于一项随机、双盲、安慰剂对照的Ⅲ期临床试验。该试验针对有骨转移症状的去势抵抗性前列腺癌患者，评估^{223}Ra 的安全性和有效性，以总生存率为主要疗效指标，首次骨骼症状事件时间为次要指标，首次骨骼症状事件涵盖体外放射治疗、新症状性病理性骨折等。研究显示^{223}Ra 可延长患者总生存期和首次骨骼症状事件时间，治疗组总生存率显著高于安慰剂组，常见不良反应包括恶心、腹泻、呕吐和外周水肿。

6. 硼中子俘获治疗和重离子治疗　硼中子俘获治疗是一种靶向治疗方式，通过硼化合物在肿瘤细胞中聚集后，用热中子照射产生致命辐射剂量杀死肿瘤细胞。临床常用的硼携带剂有 BPA 和 BSH，在胶质瘤和黑色素瘤治疗中效果良好。

重离子治疗使用碳、氖、硅等重原子核或离子，通过加速器加速至光速的 70%并射入人体，精确打击肿瘤。其布拉格峰特性意味着射线在穿透肿瘤前释放能量少，到达肿瘤时释放高能量，之后迅速减弱，有效杀伤肿瘤细胞同时减少对周围组织的损伤。碳离子是目前最佳的治疗用重离子，其对癌细胞的杀伤力强于 X 线，且定位精准。

考试知识点总结　　**本章小结**

协和云课堂……　拓展练习及参考答案

（吴庆伟　王晓慧）

参考文献

[1] 黄钢，李亚明，李方．核医学．［M］．2 版．北京：人民卫生出版社，2021.

[2] 黄钢，李亚明．核医学与分子影像．［M］．4 版．北京：人民卫生出版社，2022.

[3] 黄钢．核医学与分子影像临床操作规范［M］．北京：人民卫生出版社，2014.

[4] 李小东，黄钢．核医学影像技术学（数字版）［M］．北京：人民卫生出版社，2024.

[5] 刘德培．中华医学百科全书-临床医学，核医学［M］．中国协和医科大学出版社 2020.

[6] 彭京京．骨科核医学的临床应用进展［J］．中国骨与关节杂志，2009，8（6）：356-359.

[7] 田梅，石洪成．核医学［M］．10 版．北京：人民卫生出版社，2024.

[8] 王辉．核医学［M］．2 版．北京：人民卫生出版社，2014.

[9] 尹大一，王铁．核医学技师使用手册［M］．北京：人民卫生出版社，2015.

[10] 中华医学会．临床技术操作规范-核医学分册［M］．北京：人民军医出版社，2004.

[11] 中华医学会核医学分会．临床核医学辐射安全专家共识［J］．中华核医学与分子影像杂志，2017，37（4）：225-229.

[12] ANDREW W. Radiopharmaceuticals for Bone Metastases [J]. Seminars in Radiation Oncology, 2021, 31 (1): 45-59. DOI: 10. 1016/j. semradonc. 2020. 07. 005.

[13] GIAMMARILE F, KNOLL P, KUNIKOWSKA J, et al. Guardians of precision: Advancing radiation protection, safety, and quality systems in nuclear medicine [J]. European Journal of Nuclear Medicine and Molecular Imaging, 2024, 51 (6): 1498-1505.

[14] LI S J, YAO Z M. Atlas of PET/CT in Oncology: Volume 1-Brain, Head and Neck Cancers [M]. Beijing: People's Health Publishing House & Springer, 2023.

[15] PERSANI L, RODIEN P, MORAN C, et al. 2024 European Thyroid Association Guidelines on diagnosis and management of genetic disorders of thyroid hormone transport, metabolism and action [J]. European Thyroid Journal, 2024, 13 (4).

[16] SANTIAGO J F Y. Emission Tomography with Computed Tomography (PET/CT) [M]. Cham: Springer International Publishing, 2015.